W0264095

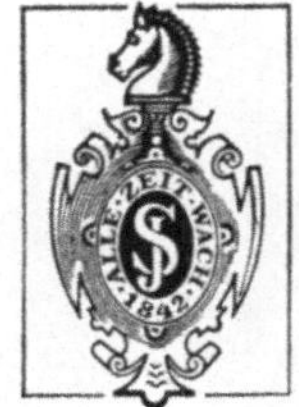

Zeidler · Kottke · Hundeshagen

Hirnszintigraphie

Technik und Klinik

2., neubearbeitete und erweiterte Auflage

Mit einem Geleitwort von Erich Trostdorf

Mit 156 Abbildungen

Springer-Verlag
Berlin · Heidelberg · New York 1975

Ulrich Zeidler, Dr. med., Professor für Nuklearmedizin, Medizinische Hochschule Hannover

Sybille Kottke, Dr. med., Chefärztin der Neurologischen Abteilung des Krankenhauses Friederikenstift, Hannover

Heinz Hundeshagen, Dr. med., o. Professor für Nuklearmedizin, Medizinische Hochschule Hannover

ISBN-13: 978-3-642-65992-8   e-ISBN-13: 978-3-642-65991-1
DOI: 10.1007/978-3-642-65991-1

Das Werk ist urheberrechtlich geschützt. Die dadurch begründeten Rechte, insbesondere die der Übersetzung, des Nachdruckes, der Entnahme von Abbildungen, der Funksendung, der Wiedergabe auf photomechanischem oder ähnlichem Wege und der Speicherung in Datenverarbeitungsanlagen bleiben, auch bei nur auszugsweiser Verwertung vorbehalten.

Bei Vervielfältigungen für gewerbliche Zwecke ist gemäß § 54 UrhG eine Vergütung an den Verlag zu zahlen, deren Höhe mit dem Verlag zu vereinbaren ist.

© by Springer-Verlag Berlin Heidelberg 1972 and 1975.
Softcover reprint of the hardcover 2nd edition 1975

Library of Congress Cataloging in Publication Data. Zeidler, Ulrich. Hirnszintigraphie; Technik und Klinik. Bibliography: p. 1. Brain—Diseases—Diagnosis. 2. Radioisotope scanning. I. Kottke, Sybille, joint author. II. Hundeshagen, Heinz, 1928- joint author. III. Title. RC386.5.Z45 1974   616.8'04'7575   74-19243

Die Wiedergabe von Gebrauchsnamen, Handelsnamen, Warenbezeichnungen usw. in diesem Werk berechtigt auch ohne besondere Kennzeichnung nicht zu der Annahme, daß solche Namen im Sinne der Warenzeichen und Markenschutz-Gesetzgebung als frei zu betrachten wären und daher von jedermann benutzt werden dürften.

Geleit- und Vorwort zur zweiten Auflage

Die Hirnszintigraphie, von U. ZEIDLER, S. KOTTKE und H. HUNDESHAGEN in Technik und Klinik dargestellt, war schon 2 Jahre nach Erscheinen vergriffen. Ich entspreche mit besonderer Freude dem Wunsche der Autoren, auch der 2. Auflage ein Geleit- zugleich als Vorwort voranzustellen, nachdem ich aus eigener Anschauung weiß, mit welchem Engagement und welcher Sorgfalt sie bearbeitet wurde.

Die Hirnszintigraphie hat längst einen festen Platz in der Diagnostik von Neurologie und Neurochirurgie einschließlich der Neuropädiatrie. Wissensstand und Erfahrungen haben eine Vertiefung erfahren, die eine Aufzeigung allgemein gültiger Normen ermöglicht, die dennoch ständiger Überprüfung bedürfen. Der klinische Teil dieser Monographie, der sich schon in der 1. Auflage auf eine äußerst sorgfältige Bearbeitung eines großen Krankengutes stützte, ist daher aufgrund von nicht weniger als 2000 weiteren, einheitlich geführten Krankengeschichten, die speziell auch optimale szintigraphische Befunde enthalten, gründlich überprüft und neuesten Erkenntnissen angepaßt worden.

Das Hirnszintigramm bietet im Verbund mit anderen, jeweils kritisch ausgewählten diagnostischen Maßnahmen vor allem eine schonende Möglichkeit, Hirngeschwülste oder auch deren Rezidive früh zu erkennen und außerdem Einblicke in ihren Gewebsaufbau zu gewinnen. Mit seiner Hilfe lassen sich schnell Hirnabscesse und intrakranielle Blutungen speziell chronische subdurale Hämatome, nachweisen. Einzelne Kapitel wurden von Grund auf neu gefaßt. Darunter das über die Sequenzszintigraphie die sich besonders bei cerebrovasculären Erkrankungen bewährt und bei ischämischen Infarkten in speziellen Fällen den Verzicht auf die hier nicht selten komplikationsbelasteten angiographischen Untersuchungen rechtfertigt. Daneben auch die Abschnitte über Ergebnisse der Hirnszintigraphie im Kindesalter sowie bei entzündlichen und systemdegenerativen Hirnerkrankungen.

Als neue Kapitel sind die Cisternoszintigraphie mit ausführlicher Besprechung speziell der Erfassungsmöglichkeiten des „normal pressure hydrocephalus", der Nachweis von Liquorfisteln und die Radiomyelographie als wertvolle Ergänzung zur Hirnszintigraphie aufgenommen.

Sämtliche Tabellen wurden auf den neuesten Stand gebracht.

Dem Springer-Verlag gebührt wiederum großer Dank für eine sehr verständnisvolle Zusammenarbeit und tadellose Ausstattung. Dabei ist besonders hervorzuheben, daß er im Interesse besserer Veranschaulichung die Auswechslung zahlreicher Ablichtungen ermöglichte.

Die 1. Auflage dieser Monographie über die Hirnszintigraphie hat uneingeschränkte Anerkennung erfahren. Ihre Besprechungen rühmen ihre gestraffte und klare Darstellung ebenso wie ihre atlasartige Übersichtlichkeit.

Das deutsche Schrifttum hat ihr nach wie vor weder eine gleichartige noch gleichwertige Bearbeitung zur Seite zu stellen.

Frühjahr 1975 E. TROSTDORF

Inhaltsverzeichnis

A. Pathophysiologische Grundlage der Hirnszintigraphie

1. Anreicherung radioaktiver Verbindungen in Hirngeschwülsten

Die Konzentration der zur Untersuchung verwendeten radioaktiven Verbindung ist in der Hirngeschwulst bzw. den vasculär geschädigten Hirnarealen höher als im normalen Nervengewebe. Diese vermehrte Anreicherung ermöglicht die positive Darstellung des erkrankten Bezirkes im Gegensatz zur szintigraphischen Diagnostik anderer Organe, bei denen die radioaktive Substanz im normalen Organgewebe gespeichert wird und sich pathologische Veränderungen als Areale verminderter Radioaktivitätsanreicherung darstellen. Wie es zu der mehr oder minder ausgeprägten Konzentration der verschiedenartigsten Radionuklide und Verbindungen unterschiedlicher Molekülgröße in den histologisch differenten Tumorarten, sowie in vasculären Prozessen kommen kann, ist in den letzten Ursachen bislang nicht endgültig geklärt. Eine ausgeprägte Tumorvascularisation hat sicher einen Einfluß auf die Intensität der Anreicherung, ist jedoch nicht von ausschlaggebender Bedeutung für die Nachweiswahrscheinlichkeit [68]. Falsch negative Befunde werden bei Verwendung von ^{99m}Tc-Pertechnetat zwar häufiger in der Gruppe der gefäßarmen Geschwülste gefunden [68, 567], jedoch wird dabei nicht immer eindeutig die Nachweissicherheit bei gefäßarmen bzw. gefäßreichen Tumoren derselben Art exakt differenziert [567]. Nach unseren Erfahrungen wechseln Befunde innerhalb derselben Tumorart. Die Aktivitätskonzentration eines gefäßarmen Meningeoms ist in der Regel nicht geringer als die eines gefäßreichen Tumors dieser Art. Bei den Geschwülsten, die ihren Ursprung aus der Neuroglia nehmen, ist der Einfluß der Zellentdifferenzierung, obgleich diese mit einer relativen Vermehrung der Vascularisation einhergehen kann, offenbar von größerer Bedeutung als die Zahl der Tumorgefäße [103, 689]. Der Gefäßreichtum einer blastomatösen Hirngeschwulst allein ist daher keine ausreichende Erklärung für die Konzentration der radioaktiven Verbindung im Tumor.

Es sind offenbar Veränderungen der Tumorgefäße selbst, die den ungehinderten Austritt der radioaktiven Verbindung in den Extracellularraum des Tumors oder seine Zellen ermöglichen. Allgemein wird daher die pathophysiologische Grundlage als „örtlicher Zusammenbruch des Blut-Hirnschranken-Systems" umschrieben. Unter dem Begriff „Blut-Hirnschranke" wird ein bisher nicht in allen Einzelheiten bekannter Mechanismus verstanden, der im Plasma gelöste Substanzen daran hindert, in das Zentralnervensystem einzudringen, ihren Übertritt verzögert, oder umgekehrt, in irgendeiner Form überhaupt erst ermöglicht [96].

Weitergehende Aussagen verstehen darunter ein membranöses System [20, 21, 37a, 104, 147a, 412a], das durch spezielle Eigenschaften und mit Hilfe bestimmter Mechanismen lipoidunlösliche Substanzen permeabel macht [37a, 104] und spezifische Transporteigenschaften aufweist [78]. In dem System: Endothelzelle der Capillare — Basalmembran der Capillare — Grundsubstanz — Basalmembran der astrogliären Fortsätze — Astrogliazelle [321] wird den Astrocyten eine wesentliche Rolle für die Weitergabe der essentiellen Verbindungen an die Nervenzelle und die Funktion der Steuerung des Transportmechanismus zugesprochen [20, 21, 207]. Die Endothelzellen und die durchgehenden Basalmembranen der Hirncapillaren sollen selektive bzw. filtrierende Eigenschaften aufweisen und für die Diffusion verantwortlich sein. Wird aber für die für den Hirnstoffwechsel essentiellen Moleküle jeweils ein aktiver Transportmechanismus, und für die hydrophilen Substanzen eine selektive Filtration durch die Basalmembran angenommen, dann ist ein extracellulärer Raum, der die freie Diffusion ermöglicht, im Gehirn nicht erforderlich [294].

Elektronenoptische Untersuchungen sprechen für das Fehlen eines Extracellularraumes im Gehirn [37, 104, 147a, 245, 253a]; er ist zumindest gegenüber den extracellulären Räumen anderer Organe klein [147b]. Messungen des funktionellen, extracellulären Raumes des Gehirns mit verschiedenen Substanzen unterstützen diese Beobachtungen [37, 84a, 84b, 154a, 294]. Bezogen auf die in der Hirnszintigraphie verwendeten unphysiologischen Substanzen würde diese Auffassung bedeuten, daß sie deshalb nicht an die normale Hirnzelle gelangen können, weil ein spezifischer Transportmechanismus für sie nicht vorhanden ist und der fehlende extracelluläre Raum ihre uneingeschränkte Diffusion verhindert.

Veränderungen des beschriebenen membranösen Systems und Erweiterungen des Extracellularraumes spielen daher wahrscheinlich für den Austritt der radioaktiven Verbindung aus dem Gefäßsystem des Tumors, und ihre Anreicherung im Tumor selbst eine wesentliche Rolle.

Im normalen Hirngewebe bilden die Basalmembranen der Endothelzellen und der astrogliären Fortsätze, eng aneinanderliegend, eine vollständige, fensterlose Scheide um die Capillare, während sich um die Arterien und größeren Venen herum noch ein perivasculärer Spalt findet.

Diese Besonderheit der Hirncapillaren wird als „histotopographische Voraussetzung für ein Blut-Hirnschranken-System" angesehen [183, 237]. Für eine funktionstüchtige Blut-Hirnschranke sind danach ausgereifte Capillaren mit porenlosem Endothel und kontinuierlicher Basalmembran, das Fehlen eines freien perivasculären Raumes und die Ausbildung einer kompletten Gliascheide Voraussetzung.

Wird eine oder werden mehrere dieser Voraussetzungen nicht erfüllt, so wird die Blut-Hirnschranke insuffizient.

Die Capillaren der benignen und semibenignen Gliome erfüllen diese Voraussetzungen [183]. Der Wandaufbau der Capillaren und kleinen Gefäße entspricht hier weitgehend dem der normalen Hirngefäße.

Demzufolge nehmen die ausgereiften Formen der Astrocytome (Grad I und II) die radioaktive Verbindung nur in geringem Ausmaß oder überhaupt nicht auf und sind von allen Tumoren der Großhirnhemisphären mit geringster Sicherheit nachweisbar [567, 689, 469].

Die Gefäßwand der proliferierenden Gefäße der malignen Gliome (Grad III und IV) besteht dagegen aus mehreren Schichten von Zellen mit Zeichen entarteten Wachstums. Eine blastomatöse Gefäßgliascheide ist vorhanden, jedoch nicht mehr sicher abgrenzbar; der perivasculäre Raum ist erheblich verbreitert. Die histotopographischen Kriterien der Blut-Hirnschranke sind hier nicht mehr erfüllt. Szintigraphisch sind diese Tumoren gut nachweisbar, reichern die radioaktive Verbindung jedoch nicht gleich intensiv an wie die Meningeome. Diese zeigen Capillaren, die denen extracerebraler Organe entsprechen und stellenweise ein großporiges Endothel aufweisen.

Neben diesen histotopographischen Kriterien sind noch weitere Faktoren für das Zustandekommen der Radioaktivitätsanreicherung im blastomatösen Hirngewebe zu berücksichtigen. Strukturelle Veränderungen der neoplastischen Gefäßwände in Form von Vermehrung der Mitochondrien in den Endothelzellen lassen vermuten, daß die gesteigerte Permeabilität auch unter Umständen durch einen erhöhten Transport oder durch vermehrte Pinocytose erfolgen kann [326, 413, 414].

Es ist angenommen worden, daß der fehlende extracellulare Raum im normalen Hirngewebe an sich eine ausreichende Barriere gegen den Austritt der radioaktiven Verbindungen aus den Hirncapillaren ist. Blastomatöse Hirngeschwülste können einen großen Extracellularraum haben, und möglicherweise ist dies das Kompartiment, in dem sich nach Austritt aus den Gefäßen die radioaktive Verbindung anreichert und einen „Radioaktivitätsfocus" bildet. Die schon wenige Sekunden nach Injektion einer diffundiblen Substanz wie ^{99m}Tc-Pertechnetat eindeutige Ausbildung eines Tumor-Hirnquotienten unterstützt diese Annahme. Dagegen kann es als erwiesen angesehen werden, daß ein den Tumor umgebendes Hirnödem die radioaktive Verbindung nur in geringem Ausmaß aufnimmt und damit kaum zur Bildung eines radioaktiven Anreicherungsherdes beiträgt [99, 744].

Inwieweit darüber hinaus ein aktiver Zellmetabolismus zu einer Anreicherung der radioaktiven Verbindung in der Tumorzelle selbst, und damit zur Möglichkeit der szintigraphischen Darstellung beiträgt, ist bislang gleichfalls ungeklärt. Zahlreiche Befunde sprechen beispielsweise für die intracelluläre Fixation von Quecksilberverbindungen [194, 195, 245, 283, 284], ^{131}J-Albumin [413, 414] und ^{99m}Tc-Pertechnetat [501]. Messungen der Tumor-Hirnquotienten für Quecksilberverbindungen zu verschiedenen Zeitpunkten sprechen dafür, daß sich Plasmaspiegel und Aktivitätskonzentration im Tumor nicht in allen Fällen gleichsinnig ändern. Dies würde die Vermutung einer cellulären Fixation bestärken. Wie hoch ihr Anteil an der Gesamtspeicherung eines Tumors ist, ist bislang nicht bekannt.

Die Ursache der pathologischen Anreicherung in blastomatösen Hirngeschwülsten ist also durch folgende Besonderheiten begründet:

a) Durch eine vermehrte Permeabilität der Tumorcapillaren infolge Verlustes der in normalen Hirngefäßen lückenlosen Endotnelauskleidung und Basalmembranen mit der Folge des in Abhängigkeit von der Molekülgröße mehr oder minder ungehinderten Austrittes der radioaktiven Verbindung in die Umgebung.

b) Durch die Konzentration der radioaktiven Verbindung in dem pathologisch erweiterten Extracellularraum des Tumors und

c) einer Aufnahme des radioaktiven Präparates in die Tumorzelle.

Dabei dürfte für den szintigraphischen Nachweis dem Verlust der Capillarabdichtung die größte Bedeutung zukommen. Die Astrocytome, deren Gefäße am ehesten die Struktur normaler Hirncapillaren aufweisen, sollten mit keinem Radionuklid nachweisbar sein, dagegen müßte bei Tumoren mit stark pathologisch veränderten Capillaren und ausreichendem Extracellularraum in Abhängigkeit von der Lage des Tumors stets eine Darstellung möglich sein. Die Einheitlichkeit der berichteten Nachweiswahrscheinlichkeiten, zumindest für die Substanzen, die als frei diffundibel bezeichnet werden können, spricht für diese Annahme. Unserer Meinung nach hat die intracelluläre Aufnahme der radioaktiven Verbindung als relativ langsamer Prozeß für den szintigraphischen Nachweis nur eine untergeordnete, für die mögliche artdiagnostische Differenzierung jedoch eine besondere Bedeutung.

2. Anreicherung radioaktiver Verbindungen bei cerebrovasculären Erkrankungen

Nach dem Verschluß eines intracerebralen arteriellen Gefäßes kann es in dem ihm zugehörigen Versorgungsgebiet zu einer pathologischen Anreicherung radioaktiver Nuklide kommen. Auffälligster Unterschied dieser Anreicherung im Gegensatz zu den pathologischen Konzentrationen bei Tumoren ist nicht die Intensität der Aktivitätseinlagerung, sondern das inkonstante Auftreten eines solchen Befundes, seine zeitliche Abhängigkeit und die Reversibilität. In der Regel erfolgt die Einlagerung radioaktiver Verbindungen, wie z.B. ^{99m}Tc-Pertechnetat, nicht vor dem 3.–5. Tag nach dem akuten Geschehen und ist zumeist nicht länger als 3–5 Wochen nach dem Insult nachweisbar. Dauer und Intensität der Anreicherung zeigen überdies keine sichere Korrelation zum klinischen Verlauf der Erkrankung (s. S. 191).

Während hyperämische Infarkte, bei denen angenommen wird, daß es nach Rekompensation des Kreislaufes zu einer Blutdurchtränkung im infarzierten Gewebe kommt, in ca. 55–89% der Fälle [81] ^{99m}Tc-Pertechnetat anreichern, erfolgt eine solche Anreicherung nur in etwa 38% der ischämischen Infarkte [81]. Dies würde dafür sprechen, daß eine Transsudation der radioaktiven Verbindung in das infarzierte Gewebe erfolgt. Die bisweilen sehr intensive Konzentration der radioaktiven Verbindung auch bei ischämischen Infarkten läßt jedoch vermuten, daß die Anreicherung der radioaktiven Substanz auch durch andere Faktoren bestimmt wird.

Wird die cerebrale Blutversorgung unterbrochen, so kommt es in den von der Ischämie betroffenen Hirnabschnitten zu phasenhaft verlaufenden Gewebsveränderungen: dem Stadium der akuten Gewebsnekrose folgt das Stadium der Resorption, in dem die nekrotischen Gewebsanteile abgebaut werden und das in das Endstadium mit Vernarbungen und cystischen Veränderungen übergeht. Schon binnen weniger Stunden erfolgt innerhalb des infarzierten Gebietes eine Volumenvermehrung, einerseits durch den ischämischen Herd selbst, andererseits durch ein perifocales Ödem, die zwischen dem 2. und 4. Tag ihre größte Ausdehnung erreichen soll. Ödem, vermehrte Blutviscosität und Schwellung der perivasculären Glia [208] führen zu einer Verengung der Capillaren und sind möglicherweise Ursache der fehlenden Anreicherung in den ersten Tagen nach dem akuten Geschehen. Im Stadium der Resorption entstehen neue Gefäße, zahlreiche Makrophagen dringen in das infarzierte Gebiet ein. Tierexperimentelle Untersuchungen nach Ligatur der A. cerebri media und anschließender Injektion von ^{203}Hg-Chlormerodrin [99] zeigten einen zeitabhängigen Verlauf der Aktivitätsanreicherung, wie sie aus Befunden der Hirnszintigraphie bekannt sind. Zwei Tage nach Unterbindung des Gefäßes betrug die Anreicherung im infarzierten Gebiet etwa das 3–5fache der Konzentration im normalen Hirngewebe. Diese Differenz nahm mit der Zeit zu und erreichte am 5. Tag einen Quotienten von 40:1, um dann mit fortschreitender Zeit auf den ursprünglichen Wert des 2. Tages zurückzugehen. Die histologischen Untersuchungen der infarzierten Gebiete 2 Tage nach der Ligatur ließen perivasculäre Ergüsse und ein eosinophiles Transsudat erkennen, jedoch waren keine Makrophagen nachweisbar. Der autoradiographische Nachweis der Radioaktivität ließ keinen signifikanten Unterschied zwischen dem infarzierten Gewebe und dem angrenzenden normalen Hirngewebe erkennen. Am 5. Tag nach der Ligatur waren in den Infarktgebieten Blutungen an der Peripherie sowie Makrophagen und eine deutliche Capillarproliferation an den Rändern erkennbar. Durch Autoradiographie ließ sich jetzt maximale Radioaktivitätsanreicherung in den Makrophagen und in den hämorrhagischen Gebieten nachweisen. Die Aktivitätsanreicherungen waren ausgeprägter im perivasculären und extracellulären Raum als in der Gefäßwand selbst bzw. im Gefäßlumen. Auch 7 Tage alte Infarkte zeigten die Radioaktivität konzentriert in den Bereichen gesteigerter Vascularisation sowie innerhalb der Makrophagen. Keine Anreicherung fand sich in dem begleitenden Hirnödem [99].

Diese Ergebnisse werden durch Untersuchungen an experimentellen Hämatomen unterstützt [792]. Bei diesen an Ratten vorgenommenen Untersuchungen fand sich gleichfalls eine enge Beziehung der Aktivitätsanreicherung im Hämatom und seiner engsten Umgebung zur Gefäßneubildung. Dagegen war kein Einfluß des umgebenden Ödems auf die Anreicherung der radioaktiven Verbindung nachweisbar.

Es darf als erwiesen angesehen werden, daß die Radioaktivitätskonzentration in einem infarzierten Gewebe oder einem intracerebralen Hämatom wesentlich von der reaktiven Gefäßneubildung abhängig ist. Dabei läßt sich der zeitlich vorübergehende Effekt des Austrittes der radioaktiven Verbindung aus diesen Gefäßen möglicherweise dadurch erklären, daß die neu einsprossenden Capillaren ihre abdichtenden Fähigkeiten im Sinne einer Schrankenfunktion erst im Verlaufe eines „Reifungsprozesses" erwerben.

Zwar geben die genannten Untersuchungen erstmalig eine mögliche Erklärung für die positiven Befunde bei cerebrovasculären Insulten, jedoch bleibt es weiterhin ungeklärt, weshalb unabhängig vom Schweregrad der neurologischen Ausfälle und von der Prognose der Erkrankung ein bestimmter Prozentsatz szintigraphischer Bilder bei cerebrovasculären Insulten zu keinem Zeitpunkt der Untersuchung einen positiven Befund aufweist.

3. Anreicherung radioaktiver Verbindungen im subduralen Hämatom

Der Nachweis subduraler Hämatome mit Hilfe der Szintigraphie gelingt mit hoher Wahrscheinlichkeit. Trotz der für die Aufnahmegeräte günstigen Lage werden dennoch „falsch negative Befunde", auch bei größerer Ausdehnung der Hämatome, berichtet. Es besteht heute Übereinstimmung, daß die Konzentration der radioaktiven Verbindung vornehmlich in der Membran des Hämatoms erfolgt [73, 265, 269]. Experimentelle Untersuchungen am Hund [265a] mit ^{74}As und ^{131}J-R$_{IHSA}$ zeigen, daß die Radionuklide aus dem Gefäßsystem in die Dura mater übergehen und sich in den an die Dura angrenzenden äußeren Hämatommembranen lokalisieren. Das Radionuklid erscheint in wesentlich geringerer Konzentration in den biologisch inerten Flüssigkeiten des Hämatoms. Hier beträgt die Konzentration weniger als 50% der des venösen Blutes, während das Verhältnis von Radioaktivität in Kapsel und Flüssigkeit bei Anwendung von radioaktiven Quecksilberverbindungen [455] schon 2 Std nach Injektion 4:1 betragen kann. Da sich nach der akuten oder subakuten subduralen Blutung die Membranen nur langsam entwickeln, besteht eine Zeitabhängigkeit für die Nachweiswahrscheinlichkeit des subduralen Hämatoms. Subdurale Hämatome, die nicht älter sind als 10 Tage, waren in einer Untersuchungsreihe nur in 50% der Fälle nachweisbar, jedoch zu mehr als 90%, wenn das akute oder subakute Ereignis bereits mehr als 10 Tage zurücklag [73]. Wesentlichen Einfluß auf die Nachweiswahrscheinlichkeit des subduralen Hämatoms hat auch die Stärke der Membranen. Bei sehr dünner oder sogar fehlender Membran kann ein subdurales Hämatom oder Hygrom dem szintigraphischen Nachweis entgehen. Darüber hinaus dürften die Vascularisation der Membranhüllen und eventuelle entzündliche Begleiterscheinungen von wesentlicher Bedeutung für den Nachweis sein. Dies wird unterstrichen durch Befunde bei congenitalen oder erworbenen Cysten. Diese sind, von Ausnahmen abgesehen (s. S. 165), szintigraphisch nicht nachweisbar. Die Wand der Cysten besteht aus vasculärem Bindegewebe und ist mit einer gefäßfreien Arachnothelzellschicht versehen, die, wie gleicherweise die cystischen Veränderungen im Endstadium nach Hirninfarkten, die radioaktive Verbindung nicht aufnehmen [535].

B. Physikalische und technische Grundlagen der Szintigraphie

1. Prinzip der Szintigraphie, Geräte und Aufnahmetechniken

Die bildliche Darstellung der Radioaktivitätsverteilung in einem Organismus oder einem Organ nach Inkorporation eines γ-Quanten emittierenden Radionuklids und Messung der γ-Strahlung an der Körperoberfläche wird als Szintigraphie bezeichnet. Die durch Wechselwirkung zwischen der einfallenden γ-Strahlung und den Atomen des lichtdurchlässigen Kristalls des Gerätes entstehenden Lichtblitze (Szintillationen) (szintilla — der Funke, szintillieren — funkeln, glitzern) werden in elektrische Impulse umgewandelt, die nach entsprechender Verstärkung und Selektion die Wiedergabeeinheiten ansteuern.

Der Szintillationszähler, bestehend aus dem lichtdurchlässigen Kristall (Natriumjodid mit Thalliumzusätzen) der Photokathode und dem Sekundärelektronenvervielfacher, ist zentraler Bestandteil zahlreicher, in der Kernphysik wie in der Nuclearmedizin verwendeter Strahlenmeßeinheiten sowie der szintigraphischen Geräte. Während es bei Verwendung des Szintillationszählers als Meßsonde zur Bestimmung der Radioaktivität in bestimmten Organen weniger auf die genaue Darstellung der Verteilung der Radioaktivität innerhalb der zu untersuchenden Gewebsanteile ankommt, als vielmehr darauf, den zeitlichen Verlauf des Aktivitätsdurchganges zu bestimmen (Funktionsuntersuchung), ist für die bildliche Darstellung der Aktivitätsverteilung eine bestimmte Auflösung in Einzelsegmente erforderlich, die es ermöglicht, die an den jeweiligen Punkten registrierte Impulsrate entsprechenden Organstrukturen zuzuordnen.

Einfachstenfalls könnte man das Untersuchungsfeld in zahlreiche, so klein wie technisch mögliche Bildelemente zerlegen, von denen jedes einzelne durch einen eigenen Szintillationszähler betrachtet wird. Eine solche Anordnung würde sowohl dynamische Untersuchungen durch Messung der Zeitaktivitätskurven ermöglichen, als auch durch Zusammensetzen der von jedem Szintillationszähler kommenden Information den Aufbau eines Mosaikbildes von dem zu untersuchenden Organ erlauben. Verwirklicht ist dieses Prinzip in der Gamma-Retina [123a] und dem Autofluoroskop [28a], hat jedoch eine gewisse Vollendung erst erreicht, nachdem es durch eine technische Zusatzeinrichtung (scannender Tisch, sog. „Heidelberger Liege" = Scankamera) [663] möglich wurde, eine für die Diagnostik ausreichende Auflösung bei ausreichender Impulsausbeute für dynamische Studien zu erzielen s. Abb. 1a].

Herausragender Vorteil einer derartigen Anordnung, eines stehenden Detektors, ist die gleichzeitige Betrachtung aller Bildelemente analog zur Photographie oder Röntgenologie, wenn auch bei wesentlich geringerem Quantenfluß. Diese gleichzeitige Betrachtung aller Bildelemente ermöglicht einerseits die Aufnahme

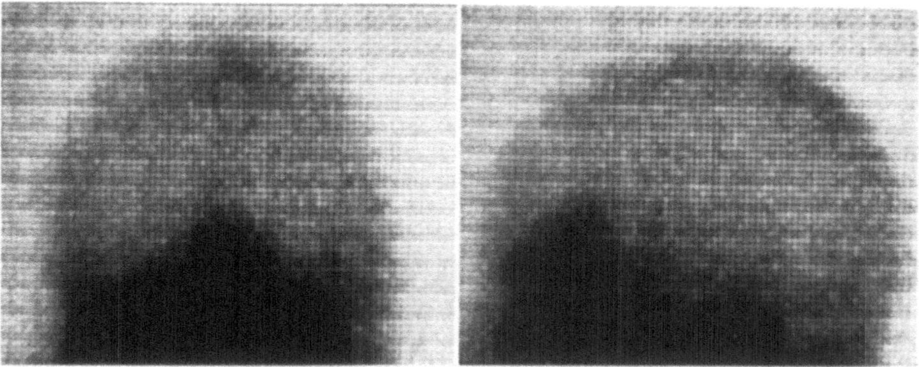

Abb. 1. Intensiv speichernde, scharf begrenzte pathologische Aktivitätsanreicherung fronto-basal, paramedian links: paraselläres Meningeom (vgl. Abb. 80). Aufnahme 30 min nach Injektion von 10 mC$_i$ ^{99m}Tc-Pertechnetat mit Autofluoroskop Mod. 5600. Aufnahmedauer: ca. 3 min/Aufnahme

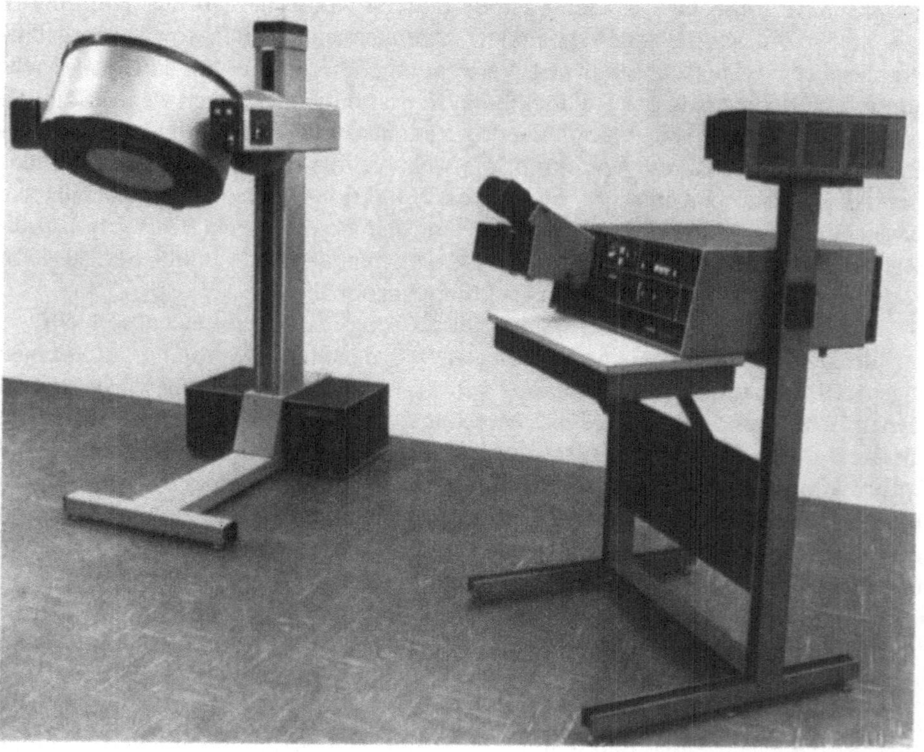

Abb. 2. Szintillationskamera vom Typ der ANGER-Kamera (Picker-Dynakamera)

von Zeitaktivitätskurven über bestimmten, frei wählbaren Abschnitten und hat gegenüber bewegten Detektoren den generellen Vorteil, daß das Bild in allen Anteilen rascher aufgebaut werden kann. Auch der bekannteste Typ eines Gerätes mit stehendem Detektor, die Szintillationskamera nach ANGER [9a, 9b], weist die Vorteile der Kombinationsmöglichkeit von Funktions- und statischen Untersuchungen auf. Im Unterschied zu den Multikristallsystemen, die aus zahlreichen (derzeit bis zu 300) Szintillationszählern zusammengesetzt sind, werden hier die Szintillationen in *einem* großflächigen Kristall (Durchmesser derzeit bis zu 30 cm) erzeugt und ohne zwischengeschaltete Lichtleiter von einer wesentlich geringeren Anzahl nachgeschalteter Photomultiplier (Photokathode und Sekundärelektronenvervielfacher) registriert. Die Zusammensetzung des Bildes erfolgt mit Hilfe eines ingeniösen elektronischen Netzwerkes, das aus den Signalen der Photomultiplier Koordinatenimpulse (X, Y) für die Lokalisation des absorbierten γ-Quantes und aus der Summe des von allen Photomultipliern absorbierten Lichtes den z-Impuls (Impulshöhe) für die Hellsteuerung der Oscillographenröhre liefert. Zu diesem System sind zusätzliche Techniken entwickelt worden, die es ermöglichen sollen, tomographische Aufnahmen anzufertigen [489a, 490a, 696a, 701a, 810].

Die Einführung stehender Detektoren war erst durch die Überwindung elektronischer Probleme und die Möglichkeit zur Züchtung entsprechend großer Natriumjodidkristalle möglich. Historisch älter ist die Szintigraphie mit bewegten

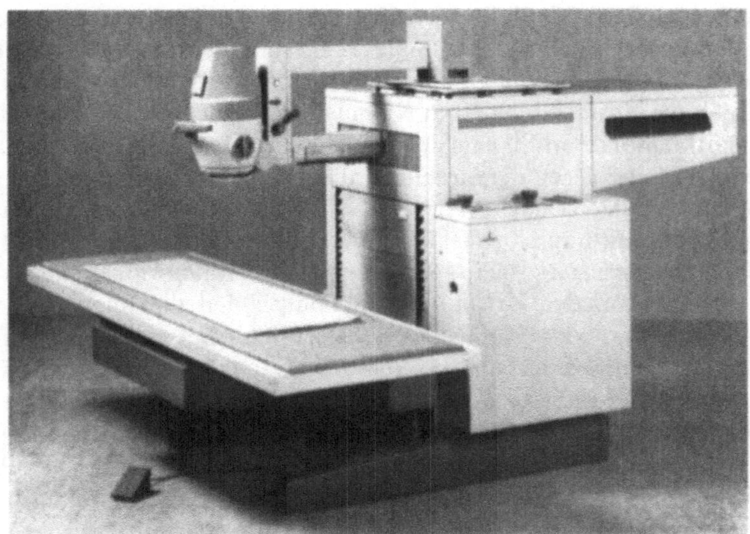

Abb.3 . Szintigraphiegerät mit bewegtem Detektor: scanner (Siemens-Scintimat)

Detektoren (CASSEN u. Mitarb. [57, 58], MAYNEORD u. Mitarb. [250a]). Hierbei wird der Detektor zeilenförmig über die gesamte Bildfläche bewegt und so die zu untersuchende Körperregion mit einem einzelnen Szintillationszähler abgetastet (to scan — abtasten). Die vom jeweiligen Ort registrierte Impulsrate wird nach Umformung in Licht- oder mechanische Impulse zur Bildgebung verwendet.

Während ursprünglich aus technischen Gründen die Durchmesser der verwendeten Kristalle relativ klein waren, verfügen die Szintigraphiegeräte mit bewegten Detektoren heute über Kristalle von einem Durchmesser bis zu 8″ (Zoll), das sind etwa 20 cm. Große Kristallvolumina gewährleisten eine hohe Registrierfähigkeit für die emittierten γ-Quanten, dennoch ist für den Aufbau des szintigraphischen Bildes durch den Abtastvorgang ein längerer Zeitraum erforderlich als für die Aufnahme mit einer Szintillationskamera (s. auch S. 45). Aus gleichem Grunde ist die gleichzeitige Gewinnung von Zeitaktivitätskurven über bestimmten Organabschnitten mit einem bewegten Detektor, insbesondere, wenn es sich um schnell ablaufende Funktionsvorgänge handelt, nicht möglich.

Die bei Zerfall des inkorporierten Radionuklids emittierte γ-Strahlung tritt gleichzeitig auf; sie ist richtungsunabhängig und entstammt verschiedenen Gewebsschichten. Der Detektorkristall wird also zum Zeitpunkt der Exposition von γ-Quanten getroffen, die jeden Punkt des Raumwinkels, unter dem das Objekt betrachtet wird, entstammen können. Dieses Problem tritt bereits bei Verwendung des Szintillationszählers als Meßsonde auf. Die Zeitaktivitätskurve der einen Seite, die über paarigen Organen (z. B. den Nieren) gewonnen wird kann durch Szintillationen, ausgelöst von γ-Quanten, die dem in dem Organ der anderen Seite inkorporierten Nuklid entstammen, beeinflußt sein, sofern nicht entsprechende Vorkehrungen getroffen werden. Dies bedeutet, daß die Meßsonde nicht den Ursprung der Quantenemission unterscheiden, nicht auflösen kann. Das Auflösungsvermögen, definiert als die Strecke, die zwischen zwei Punkten gelegen sein muß, damit beide Punkte noch als Einzelobjekte erkannt werden können, ist für die Detailerkennbarkeit im szintigraphischen Bild von wesentlicher Bedeutung und wird durch die Vorschaltung eines Kollimators vor den Detektorkristall gegeben. Bei einer Meßsonde erfüllt eine den Kristall überragende Bleihülse die Funktion einer Abschirmung gegen die Strahlung, die aus der Umgebung oder einem Nachbarorgan stammt, ermöglicht jedoch keine Feinauflösung. Eine Verbesserung der Auflösung wird durch zunehmende Verringerung der Kollimatoröffnung erreicht; dadurch verringert sich zwangsläufig der Raumwinkel, aus dem emittierte γ-Quanten auf den Kristall treffen können und die Impulsausbeute sinkt mit dem Quadrat der Auflösungsverbesserung. Der zunehmenden Verfeinerung des Auflösungsvermögens auf diese Weise waren daher Grenzen dadurch gesetzt, daß mit der weiteren Verringerung der Impulsausbeuten die für eine Bildgebung erforderliche Quantenzahl nicht mehr erreicht werden konnte. Die Einführung der Viellochkollimatoren durch MYHILL [285a] hat das Problem in der Weise überwunden, daß ein und dieselbe Stelle gleichzeitig von mehreren Kollimatorbohrungen gesehen wird, sich somit der Raumwinkel wieder vergrößert und die Impulsausbeute ansteigt. In der einfachsten Form der Darstellung handelt es sich um eine Kombination zahlreicher Einlochkollimatoren, deren Achsen in einem Punkt, dem Focuspunkt, divergieren und deren Blickfelder sich in der Focusebene decken. Das Zusammentreffen der Achsen der Einzellöcher im Focuspunkt bewirkt jedoch, daß die angegebene Auflösung nur für diesen Bereich gültig ist, während unterhalb und oberhalb davon das Auflösungsvermögen durch die Divergenz des Blickfeldes beeinträchtigt wird.

Dieser sog. Focussierungseffekt ist abhängig vom Kristalldurchmesser, der Focusentfernung und der Auflösung. Kollimatoren mit feiner Auflösung und kurzer Focusentfernung zeigen bei großen Kristalldurchmessern die ausgeprägteste Verschlechterung der Auflösung mit der Entfernung von der Focusebene.

Stehende Detektoren sind mit sog. Parallellochkollimatoren ausgerüstet. Da die Achsen der einzelnen Kollimatorbohrungen senkrecht zur Kristallebene stehen, kommt es hier zu keinem Focussierungseffekt. Das Auflösungsvermögen wird von der Länge des Kollimators und dem Durchmesser der Einzelbohrung bestimmt und verschlechtert sich mit zunehmender Entfernung von der Kollimatorunterfläche. Die Unterschiede der Kollimatoreigenschaften haben für die Untersuchungstechnik folgende Bedeutung: Bei Verwendung von Parallellochkollimatoren ist darauf zu achten, daß der Detektor so nah wie möglich an die Körperoberfläche herangebracht wird. Der Abstand eines focussierenden Kollimators von der Körperoberfläche ist so zu wählen, daß der angegebene geometrische Focuspunkt mindestens in der Mitte des zu untersuchenden Organs liegt.

Kollimator und Kristallvolumen des verwendeten Gerätes bestimmen entscheidend die Qualität des szintigraphischen Bildes, die zusätzlich durch den pathophysiologischen Faktor Tumor : Hirn-Quotient beeinflußt wird.

Der Tumorhirnquotient (s. S. 57) ist in gewissen Grenzen abhängig von der verwendeten Verbindung, der Art des Tumors und seinen pathologisch-anatomischen Besonderheiten (degenerative Veränderungen).

Die pro Bildelement erreichbare *Impulsdichte* ist abhängig von der Aktivitätsmenge, die appliziert werden kann; diese wird durch die Strahlenbelastung und durch die zur Verfügung stehende Untersuchungszeit limitiert. Sie wird außerdem bestimmt von der Impulsausbeute, diese wiederum ist abhängig von der Auflösung. Umgekehrt ist das in der Szintigraphie erreichbare Auflösungsvermögen eine Funktion der genannten Faktoren.

Über das Optimum zwischen Auflösung und Impulsausbeute bestehen noch keine allgemein verbindlichen Übereinkünfte. Empirisch weiß man jedoch, daß für eine gute Bildqualität mindestens 500 Impulse/cm² erforderlich sind [198a], daß bei geringerer Zahl die Aussagekraft des Bildes stark absinkt, nach oben hin zunächst zunimmt und dann ein Plateau erreicht. Die Auflösung des Kollimators ist daher so zu wählen, daß für eine vertretbare Untersuchungszeit bei einer vorgegebenen Radioaktivitätsmenge noch eine Mindestimpulsdichte erreicht wird, es sei denn, daß ein extrem hoher Tumorhirnquotient (isolierte Anreicherung der radioaktiven Verbindung nur im Tumor, wie z. B. bei einer intrakraniellen Metastase eines jodspeichernden Schilddrüsencarcinoms) diese Überlegungen überflüssig macht.

Die Impulsdichte bestimmt die Aufnahmeparameter, die gewählt werden müssen und deren Zusammenhang aus den nachfolgend dargestellten Formeln hervorgeht (nach JORDAN, [198a]):

n_B = Basisimpulsrate. In der Hirnszintigraphie die Zählrate in Imp./min, die über dem Hirngewebe gemessen wird

v = Abtastgeschwindigkeit des Detektors

a_y = Zeilenabstand (Stichelbreite)

D = Impulsdichte: Quotient aus der Impulsrate n_B und der Geschwindigkeit v = Anzahl der aufgetretenen Impulse in bestimmter Wegstrecke

Q = Flächenimpulsdichte: Quotient aus der Impulsdichte D und dem Zeilenabstand a_y. Gibt die Zahl der Impulse die während der Aufnahmedauer (die durch v und a_y bestimmt wird), in einem bestimmten Flächenelement anfallen

T = Aufnahmedauer: die Zeit, die der Detektor benötigt, eine Aufnahmefläche mit den Kanten-
längen x und y abzutasten.

$$D = 0{,}1 \; \frac{n_B}{v} \; \text{Imp./mm} \quad (1)$$

$$Q = 10 \cdot \frac{n_B}{v \cdot a_\gamma} \; \text{Imp./cm}^2 \quad (2)$$

$$T = \frac{Q}{n_B} \cdot (x \cdot y) \; \text{min.} \quad (3)$$

Beispiel: Die Impulsrate über normalem Hirngewebe beträgt 12000 Imp./min, der Zeilenabstand, bedingt durch die Stichelbreite: 3 mm. Welche Geschwindigkeit ist maximal zulässig,
damit eine Flächenimpulsdichte von 500 Imp./cm² nicht unterschritten wird?

Aus Gl. (2) folgt: $500 = 10 \cdot \dfrac{12000}{x \cdot 3} = 80 \; cm/min.$

Die daraus resultierende Aufnahmedauer beträgt bei einer Feldgröße von 15×20 cm nach
Gl. (3) = *13 min.*

An sich gelten diese Berechnungen stets für den Fall, daß die entsprechende
Flächenimpulsdichte auch ausgedruckt wird, was bei der Hirnszintigraphie jedoch
nicht erfolgt, da man die der Berechnung zugrunde liegende Impulsrate als unerwünscht unterdrückt. Da die Impulsraten über pathologischen Veränderungen
in Abhängigkeit von Tumor-Hirnquotienten noch um 20–100 % höher liegen, ist
bei der Verwendung der cut-off-Methode die zu erwartende Flächenimpulsdichte
im interessierenden Bereich noch höher, also statistisch zuverlässiger.

Bei Benutzung eines Gerätes mit stehendem Detektor ist die Vorausberechnung
der Impulsdichte nach den oben angegebenen Formeln nicht möglich. Sie läßt
sich jedoch unter Verwendung eines Mehrkanalanalysatorsystems, das die Wahl
einer oder mehrerer „regions of interest" und die Integration der in einer bestimmten Zeit in der jeweiligen Region aufsummierten Impulse ermöglicht,
messen. Man wird dabei feststellen, daß zur Erzielung einer geforderten Impulsdichte von $Q \geq 500$ über normalem Hirngewebe nahezu gleiche Aufnahmezeiten wie oben angegeben erforderlich sind. Die Schwierigkeit, solche Meßwerte
auf einstellbare Parameter wie Impulsvorwahl oder Expositionszeit zu übertragen
wird dadurch gegeben, daß diese Parameter sehr wesentlich von den extracerebralen Strukturen im Gesichtsfeld der Kamera (Ohrspeicheldrüse, Mundschleim-
haut) beeinflußt werden, es sei denn, man schirmt die von diesen Strukturen ausgehende Strahlung durch eine Bleischicht ab. Aus Erfahrung weiß man, daß eine
Mindestgesamtzahl von 400000 aufsummierten Impulsen beurteilbare Aufnahmen
ermöglicht, daß höhere Impulszahlen, insbesondere bei Verwendung besonders
schmaler Kanalbreite, jedoch qualitativ bessere Wiedergabe zulassen, wobei
allerdings der erwünschte Zeitgewinn wieder verlorengeht.

In praxi wird man unter Verwendung bewegter Detektoren und der genannten
Formeln feststellen, daß die geringe Ausbeute besonders fein auflösender Kollimatoren, da man die Aktivitätsmenge und damit die Impulsausbeute nicht beliebig
steigern kann, zu besonders langen Untersuchungszeiten zwingt, wenn eine vorgegebene Bildqualität eingehalten werden soll. Für eine Steigerung der Ausbeute
wird man daher eine Minderung des Auflösungsvermögens in Kauf nehmen
müssen. Es hat sich gezeigt, daß auch noch bei einem Auflösungsvermögen des

Kollimators bis zu etwa 1,5 cm Halbwertsbreite (HWB) eine ausreichende Differenzierung der wichtigsten Strukturen bei der Hirnszintigraphie möglich ist.

Die Verbesserung der Impulsausbeute kann bei bewegten Detektoren außerdem durch eine Vergrößerung der Kristalldurchmesser erfolgen. So steigt bei gleichbleibender Transmission und unverändertem Auflösungsvermögen des Kollimators die Impulsausbeute bei Verwendung eines 5″-Kristalles gegenüber einem 3″-Kristall um das 2,7fache und ist bei Verwendung eines 8″-Kristalles sogar 7mal größer. Diese erhöhte Ausbeute kann in mehrfacher Form genutzt werden. Man kann ohne Minderung der Impulsdichte und damit ohne Qualitätsverlust

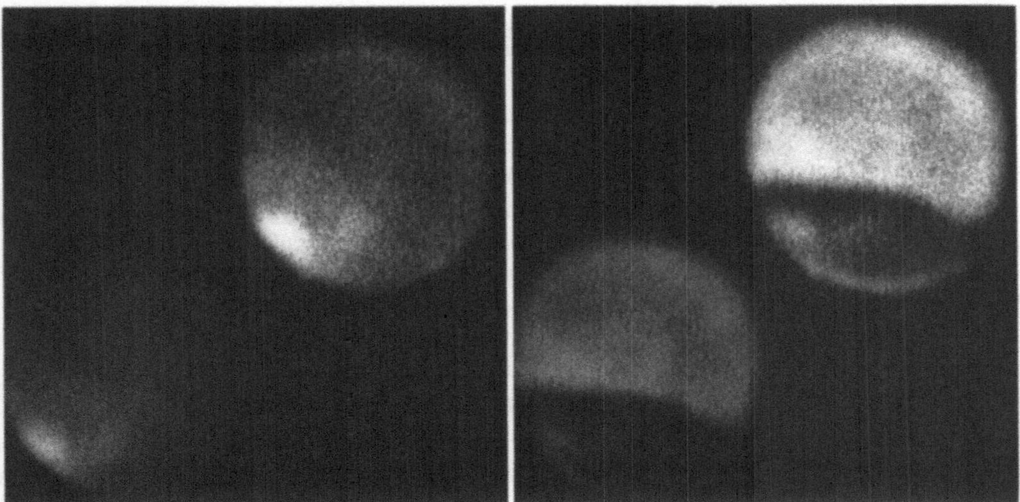

Abb. 4a. Steigerung der Aussagekraft durch Verbesserung der Bildqualität. Die linke Aufnahme mit 150 000 Gesamtimpulsen läßt den in der rechten Aufnahme mit 400 000 Impulsen sichtbarwerdenden parietalen Tumor nicht erkennen

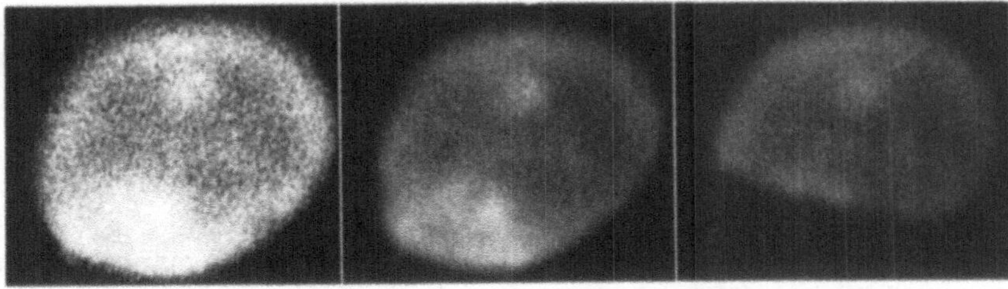

Abb. 4b. Verbesserung der Bildqualität durch höhere Impulszahlen erfordert längere Aufnahmezeiten. Links: 150 000 Gesamtimpulse = $4^{1}/_{2}$ min Aufnahmezeit; Mitte: 600 000 Gesamtimpulse = 16 min Aufnahmezeit; rechts: 300 000 Gesamtimpulse = 15 min Aufnahmezeit (abgedeckt)

nur $^{1}/_{7}$ der verwendeten Radioaktivitätsmenge applizieren oder die Untersuchungszeit um den Faktor 7 reduzieren, man kann jedoch auch, allerdings nicht in gleichem Maße, die Auflösung verbessern. Der befürchtete Informationsverlust durch Verstärkung des Focussierungseffektes bei Vergrößerung des Kristalldurchmessers ist bei einem Auflösungsvermögen von mehr als 1 cm keinesfalls so gravierend, wie man erwarten würde, ist jedoch bei oberflächlich liegenden pathologischen Veränderungen zu bedenken. Zur Minderung der Gefahr des Informationsverlustes durch einen ausgeprägteren Focussierungseffekt wird man jedoch bei größeren Kristalldurchmessern die Focusentfernung des Kollimators verlängern und damit eine, jedoch nur mit dem Abstandsquadratgesetz sich verringernde Ausbeute hinnehmen müssen.

Eine interessante Variante des rectilinear arbeitenden Szintigraphiegerätes ist der sog. Mark-III-Scanner [652]. Dieses Gerät ermöglicht einerseits die gleichzeitige Aufnahme von 4 Ansichten und zusätzlich die Anfertigung szintigraphischer Bilder in der Transversalebene, also senkrecht zur Körperachse. Man erhält auf diese Weise eine zusätzliche Information durch eine oder mehrere Scheitelansichten in beliebig vorgewählter Ebene.

Obwohl nach einem völlig anderen Prinzip aufgebaut, sei der Vollständigkeit halber die axiale Röntgen-Tomographie, die nach der Transmissionstechnik arbeitet (EMI-Scanner) [489, 617, 732] erwähnt. Bei diesem Verfahren wird der Schädel des Patienten von einem Röntgenstrahl durchdrungen. Die an der Gegenseite auftetenden Quanten werden von einem Szintillationszähler registriert. Röntgenröhre und Szintillationszähler werden gleichsinnig in zahlreichen Schritten über den Schädel geführt und nach jedem Abtastvorgang wird eine Drehung um 1° vorgenommen und der Vorgang wiederholt. Die jeweils gemessenen Transmissionswerte werden auf einer magnetischen Platte gespeichert und mit einem Rechner zu einem Transversalschnitt zusammengesetzt. Das entstandene Bild zeigt Dichteunterschiede innerhalb der gewählten Schichtebene. Auf diese Weise werden Raumforderungen mit höherer oder geringerer Dichte gegenüber dem Hirngewebe dargestellt.

Obwohl grundsätzlich unterschiedlich entstanden, sind die erhaltenen Ergebnisse vergleichbar mit denen, die mit einem Transversalscanner [653] erreicht werden können. Die zusätzliche Information kann in bestimmten Fällen interessante Aufschlüsse über die Tiefenausdehnung von Tumoren geben, obwohl man berücksichtigen muß, daß durch die gewöhnliche Szintigraphie in vier Ansichten, eventuell mit zusätzlicher Aufnahme in Scheitelansicht, bereits erhebliche Aussagen über die Ausdehnung eines intrakraniellen Prozesses gemacht werden können. Inwieweit die beschriebenen Techniken die Diagnostik basisnahe gelegener Tumoren verbessern können, wird sich erst nach langfristiger klinischer Erprobung beurteilen lassen.

Die bei szintigraphischen Geräten mit bewegten Detektoren erforderliche Untersuchungszeit läßt sich durch die gleichzeitige Aufnahme von zwei Seiten, unter Verwendung gegenüberstehender Detektoren, auf etwa die Hälfte reduzieren und ist bei Anwendung des Mark-III-Scanners noch wesentlich kürzer. Somit bestehen hinsichtlich der Gesamtuntersuchungsdauer zwischen einer Szintillationskamera und einem szintigraphischen System, gleiche Bildqualität vorausgesetzt, keine nennenswerten Zeitunterschiede [652].

Unter Berücksichtigung der Impulsdichte als bestimmendes Moment für die Qualität des szintigraphischen Bildes lassen sich die Einstelltechniken, obwohl von Gerät zu Gerät durch unterschiedlichen Bedienungskomfort verschieden, in einfacher Form darstellen.

a) Einstelltechnik für stehende Detektoren (Szintillationskamera)

Für alle Gerätetypen ist zu unterscheiden zwischen den Bedienungstechniken, die zur Herstellung und Prüfung der Betriebsbereitschaft dienen, und den Handhabungen, die für die Untersuchung am Patienten erforderlich sind. Optimale elektronische Funktionsfähigkeit vorausgesetzt, ergeben sich folgende Punkte bei Inbetriebnahme der Szintillationskamera:

Allgemeine Überprüfung

1. Selektion der Kanallage für das verwendete Radionuklid.
2. Wahl der Kanalbreite.
3. Abstimmung der Hellsteuerung der Lichtimpulse auf dem Oszilloskopschirm.
4. Prüfung der Feldhomogenität.

Selektion der Kanallage und der Kanalbreite folgen automatisch nach Tastendruck. Die Helligkeitssteuerung muß in Abhängigkeit von der zu erwartenden Zählrate vorgenommen werden und bedarf nur einiger weniger Modellversuche. Schwieriger, aber wegen ihrer wesentlichen Bedeutung für die Verläßlichkeit der Diagnostik erforderlich, (s. auch S. 44) ist die Prüfung der Homogenität des Blickfeldes der Szintillationskamera. Sie erfolgt durch eine Aufnahme mit einer Flächenquelle von der Feldgröße des Kristalls bei vorgeschaltetem Kollimator [702] oder, wo eine solche Flächenquelle nicht vorhanden ist, mit einer kleineren radioaktiven Quelle (beispielsweise einer radioaktivitätsgefüllten Spritze) ohne Kollimator bei entsprechend großem Abstand. Dabei dürfen neben einer gering betonten Impulsdichte im Zentrum des Bildes sowie an den Rändern (maximal bis 10%) [in keinen anderen Bildbereichen Unterschiede der Aktivitätsverteilung größeren Ausmaßes sichtbar werden, da ansonsten mit „falsch positiven" Befunden bei der Patientenuntersuchung gerechnet werden muß. Die Feldinhomogenität kommt dadurch zustande, daß sich die Empfindlichkeit der einzelnen Photomultiplier mit zunehmender Betriebszeit unterschiedlich stark ändert. Sie kann durch einen Abgleich der Empfindlichkeit der Photomultiplier, der abhängig vom Gerätetyp mehr oder minder einfach ist, eliminiert werden. Geräte mit einer rechnergesteuerten Auswerteeinheit nehmen diese Korrektur inzwischen elektronisch vor.

Der eigentliche Aufnahmevorgang mit der Szintillationskamera hat keine bedienungstechnischen Besonderheiten.

Einstellung für den Untersuchungsgang

1. Kollimatorunterfläche so nah wie möglich an die Oberfläche des Schädels bringen.
2. Wahl der zu registrierenden Impulse oder der Untersuchungszeit, bezogen auf die gewünschte Impulsdichte.

Steuerung des Lichtfleckes auf dem Oscilloskopschirm und Öffnung der Blende der nachgeschalteten Kamera ergeben sich aus Modellversuchen unter Berücksichtigung der zu erwartenden Zählrate.

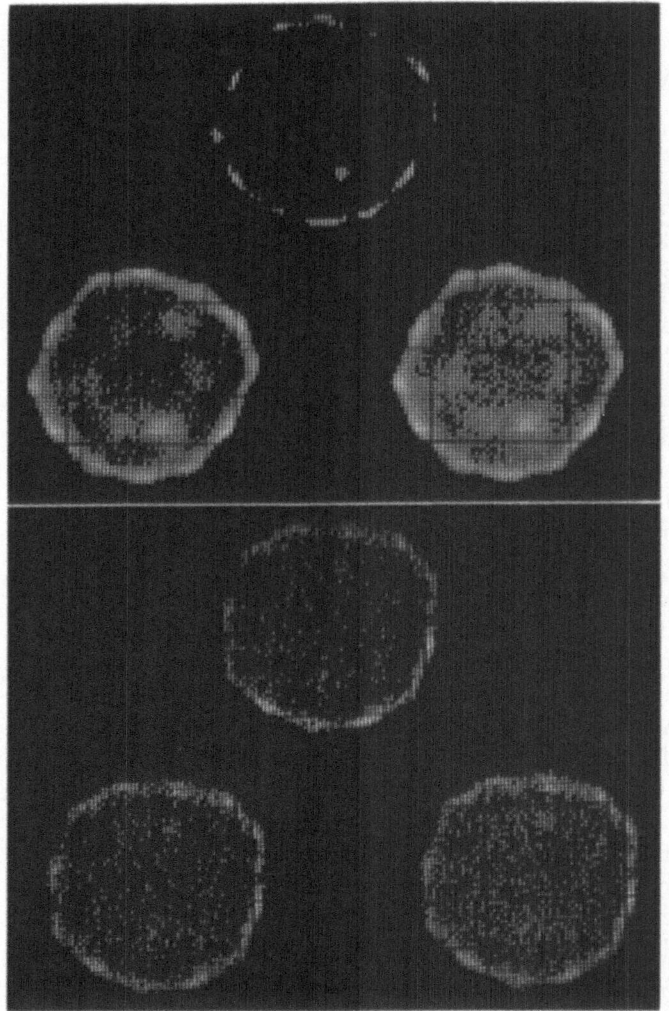

Abb. 5. Feldinhomogenität der Szintillationskamera. Oben: vor Abgleich (verschiedene Isoimpulsschichten); unten: nach Abgleich

b) Einstelltechnik für Szintigraphiegeräte mit bewegten Detektoren (Scanner)

Die Überprüfung der Betriebsbereitschaft des Gerätes erfolgt in gleicher Weise wie bei der Szintillationskamera und umfaßt:

Überprüfung der Betriebsbereitschaft

1. Selektion der Kanallage.
2. Wahl der Kanalbreite.
3. Prüfung der Impulsausbeute.

Die Wahl der Kanallage und -breite erfolgt bei neueren Geräten automatisch durch Tastendruck. Wie bei einer Szintillationskamera kann auch der Photo-

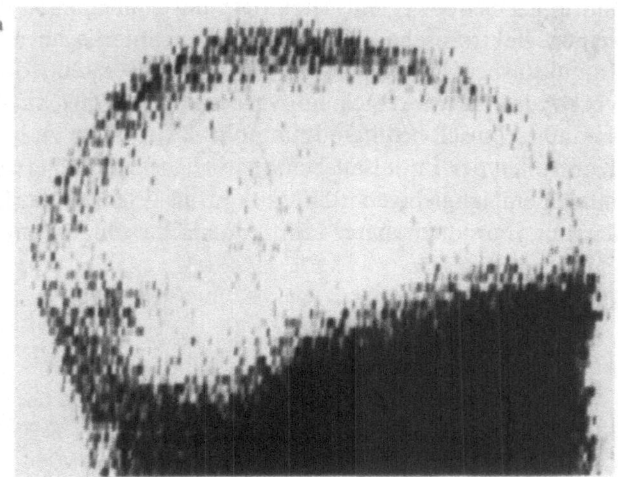

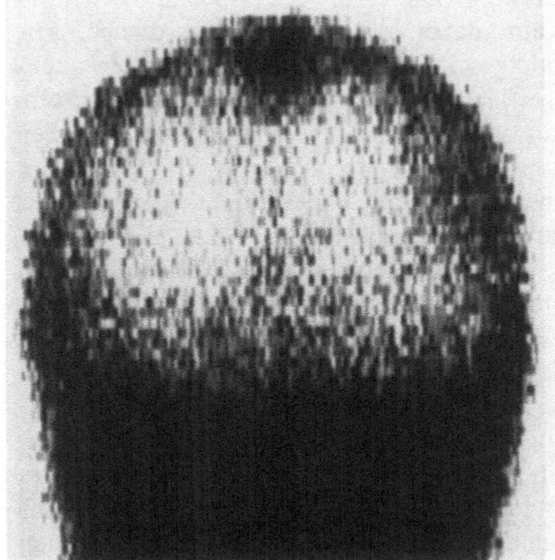

Abb. 6a–c. Focussierungseffekt. a Rindennah gelegene Metastase eines Uteruscarcinoms ist in seitlicher Ansicht bei zu nah gewähltem Kollimator-Hautabstand nicht erkennbar. b Aufnahme von dorsal. c Seitliche Ansicht bei korrekter Einstellung

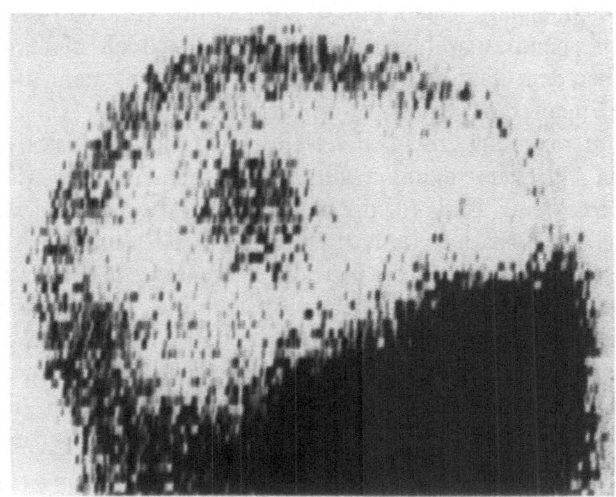

multiplier bei bewegten Detektoren mit zunehmender Betriebszeit Veränderungen seiner elektronischen Charakteristika unterliegen und damit unterschiedliche Impulsausbeuten ergeben. Da bei diesen Geräten jedoch nur ein Photomultiplier vorhanden ist, wirkt sich ein Ausbeuteverlust gleichmäßig auf alle Bildanteile aus, so daß technisch bedingte Inhomogenitäten nicht zu befürchten sind. Regelmäßige Kontrollen der Impulsausbeute, möglichst unter Verwendung einer Flächenquelle mit einem langlebigen Radionuklid als Eichstandard, sind jedoch für Gewährleistung reproduzierbarer szintigraphischer Bilder empfehlenswert.

Patientenuntersuchung

1. Festlegung der Feldgrenzen.
2. Festlegung des Kollimator-Hautabstandes.
3. Aufsuchen eines Impulsmaximums oder -minimums über dem Schädel.
4. Festlegung der Geschwindigkeit zur Erzielung der geforderten Impulsdichte.
5. Vorwahl der Kontrastanhebung.

Die Festlegung des Kollimator-Hautabstandes ist wegen des Focussierungseffektes besonders sorgfältig durchzuführen. Die Angabe der geometrischen, in Luft gemessenen Focusentfernung kann dabei als Anhaltspunkt dienen. Für einen Kollimator mit 5″ Focusentfernung sollte der Abstand von der am nächsten gelegenen Stelle der Schädeloberfläche nicht mehr als 5 cm betragen. Er muß für einen 3″-Focus-Kollimator so gering sein, wie es die anatomischen Gegebenheiten zulassen.

Szintigraphische Untersuchungen beginnen im allgemeinen mit dem Aufsuchen der maximalen Zählrate über dem zu untersuchenden Organ, d.h. mit der Bestimmung des sog. „heißen Punktes". Dieses Vorgehen mit anschließender Wahl der entsprechenden Einstellungsparameter ist bei homogen speichernden Organen, in denen der pathologische Befund als sog. negativer Kontrast, d.h. als Aussparung infolge verminderter Zählrate zu finden ist (z.B. Leber oder Niere), in der Regel einfach. Bei der Hirnszintigraphie liegt jedoch ein umgekehrtes Verhältnis vor, hier erfolgt die Darstellung mit positivem Kontrast; es sollen in einem radioaktivitätsgefüllten Bereich (Konzentration der Radioaktivität im Blutkreislauf des Gehirns) pathologische Bezirke gefunden werden, die mehr Radioaktivität anreichern. Handelt es sich um einen besonders intensiv speichernden pathologischen Bezirk, beispielsweise ein Meningeom, dann wird es in der Regel nicht schwerfallen, einen „heißen Punkt" zu identifizieren und die Einstellparameter dementsprechend zu wählen. Häufig ist dies jedoch nicht der Fall, weil die Zählrate über dem Tumor nur geringfügig (oft nicht mehr als 20 %) über der des übrigen Hirngewebes liegt bzw. weil die Zeit für das Aufsuchen eines Maximums die Untersuchung erheblich verlängern würde. Man ist also in der Regel gezwungen, ein Aktivitätsmaximum willkürlich anzunehmen und die an dieser Stelle gemessene Zählrate als Basis für die weitere Einstelltechnik zu wählen. Diese Punkte liegen bei der Hirnszintigraphie extracerebral. Bei ventraler Ansicht wählt man als Maximum die Zählrate, die über der seitlichen Schädelkontur oder über der Glabella zu messen ist, bei seitlicher Ansicht die Zählrate über dem mittleren Drittel des Sinus sagittalis und die der lateralen Schädelkontur bei Aufnahme von dorsal. Vermieden werden sollte die Einstellung unter Bezugnahme auf die besonders ausgeprägten Zählraten über den großen Blutleitern: Dem orthograd

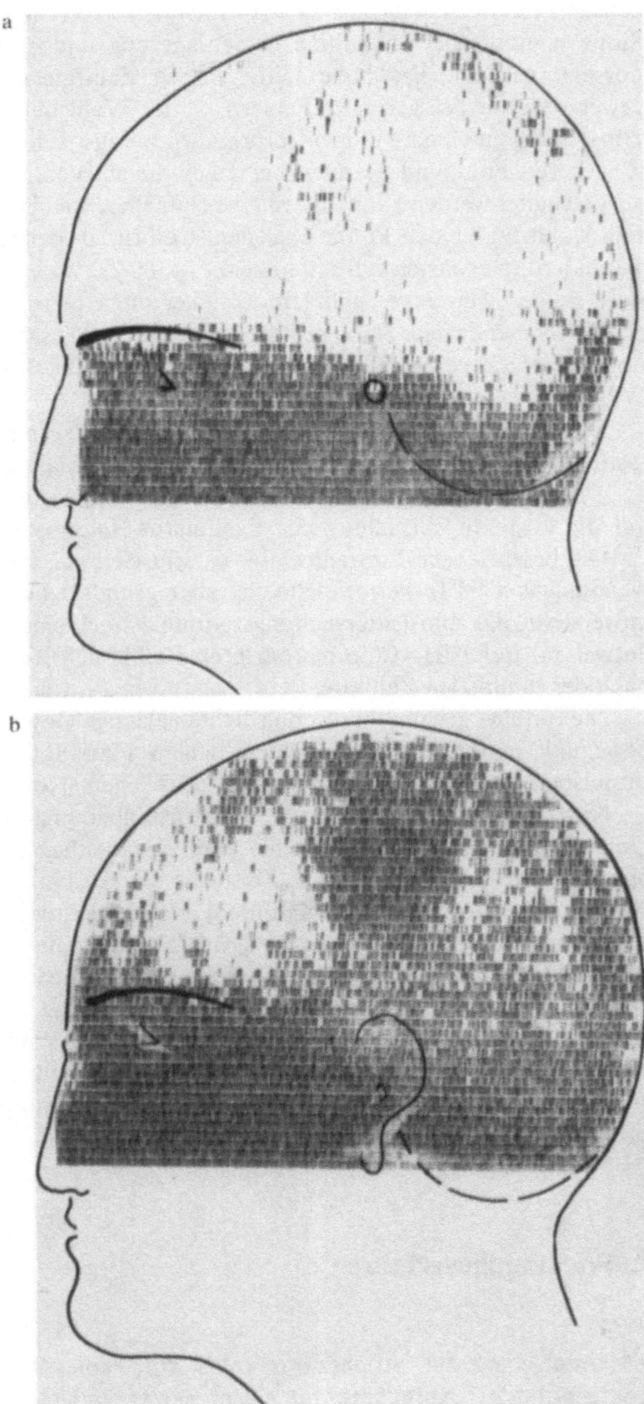

Abb. 7a u. b. Kontrastanhebung. Durch zu hohe Untergrundunterdrückung ist der pathologische Befund nur angedeutet sichtbar (a); die Wiederholung der Aufnahme mit geringerer Kontrastanhebung läßt die Größe des Befundes deutlicher erkennen (b)

getroffenen Sinus sagittalis bei Aufnahme von vorn, dem hinteren Drittel des Sinus sagittalis bei Aufnahme in Seitlagerung und dem Confluens sinuum bei dorsaler Ansicht. Die hohe Differenz zur Zählrate über dem normalen Hirngewebe würde bei geringen Fehlern in der Wahl der Kontrastanhebung unter Umständen zu einem völligen Informationsverlust führen.

Ältere Geräte und Scanner, bei denen die automatische Einstellung wahlweise ausgeschaltet werden kann, lassen eine einfachere Bedienungstechnik zu. In diesem Fall wählt man einen Punkt über dem Gehirn, an dem man keine pathologische Veränderung erwartet und unterdrückt ca. 80–90% der hier gemessenen Zählrate oder steigert bei eingeschaltetem Drucker die Unterdrückung nur so lange, bis eben noch vereinzelte Impulse gedruckt werden. Dieses Vorgehen ist für die Einübung einfacher; beide Formen der Einstelltechnik haben jedoch eine gewisse Willkür.

Die Bedienungstechnik vereinfacht sich grundlegend bei von vornherein verlustloser Aufnahme der Basisinformation mit Hilfe eines Kernspeichers (s. auch S. 26) mit nachträglicher Auswertung, weil man sich in diesem Falle lediglich auf die korrekte Einstellung des Kollimator-Hautabstandes konzentrieren muß.

Die beschriebene Einstelltechnik bezieht sich auf Untersuchungen unter Verwendung von ^{99m}Tc-Pertechnetat, ist aber grundsätzlich bei allen Verbindungen anwendbar, die zum Untersuchungszeitpunkt noch eine relativ hohe Blutaktivität aufweisen. Für ^{197}Hg-Chlormerodrin empfiehlt sich jedoch mehr die Einstellung nach der minimalen Zählrate.

Die für eine gewünschte Impulsdichte zulässige Geschwindigkeit der Detektorbewegung, ergibt sich aus der über einem Fixpunkt des Gehirns gemessenen Impulsrate nach der Formel (s. S. 12) oder einem Nomogramm.

Nicht standardisierbar ist die Kontrastanhebung, d.h. der Prozentsatz der Untergrundunterdrückung bzw. die Wahl der Steilheit der Schwärzungskurve bei photomechanischer Wiedergabe. Zu starke Kontrastanhebung kann einen völligen Verlust der Information herbeiführen, bei zu geringer Kontrastanhebung und geringen Impulsdifferenzen kann es gleichfalls unmöglich werden, die wesentlichen Punkte zu differenzieren. Hält man die zur Hirnszintigraphie verwendete Radioaktivitätsmenge von Untersuchung zu Untersuchung konstant, dann ist in der Regel mit gleichen Parametern zu rechnen, und die Wahl der Kontrastanhebung wird durch Übung ähnlich einfach, wie die Einstellung der Helligkeit des Lichtpunktes auf dem Oscilloskopschirm bei Untersuchung mit der Szintillationskamera.

2. Wiedergabeverfahren

Im Unterschied zur Strichszintigraphie auf Papier bzw. zur Wiedergabe auf Röntgenfilm bei Aufnahme mit einem bewegten Detektor, die szintigraphische Bilder in Originalgröße ermöglichen, erhält man von der Szintillationskamera, dem Mehrkristall-Scanner und von Kernspeichereinheiten, bedingt durch die Dimensionen des Oscilloskopes, nur Aufnahmen in verkleinertem Maßstab. Die

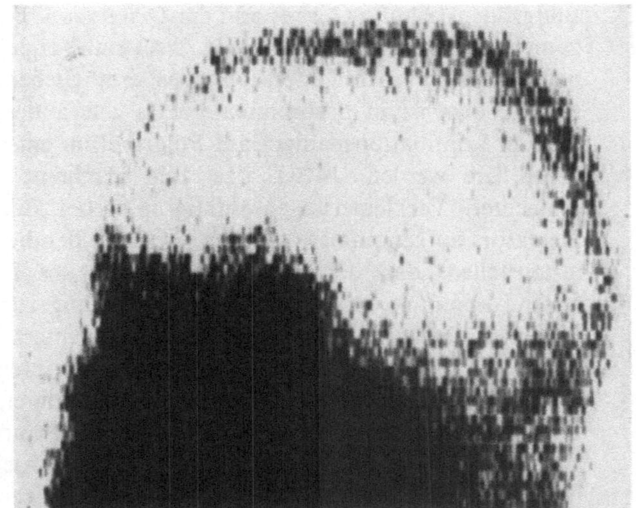

Abb. 8a u. b. Bildformat: Fronto-basaler Tumor. a Im Verhältnis 1:2 aufgezeichnet, b in Originalgröße aufgenommen. Die Verkleinerung erfolgte im gleichen Maßstab

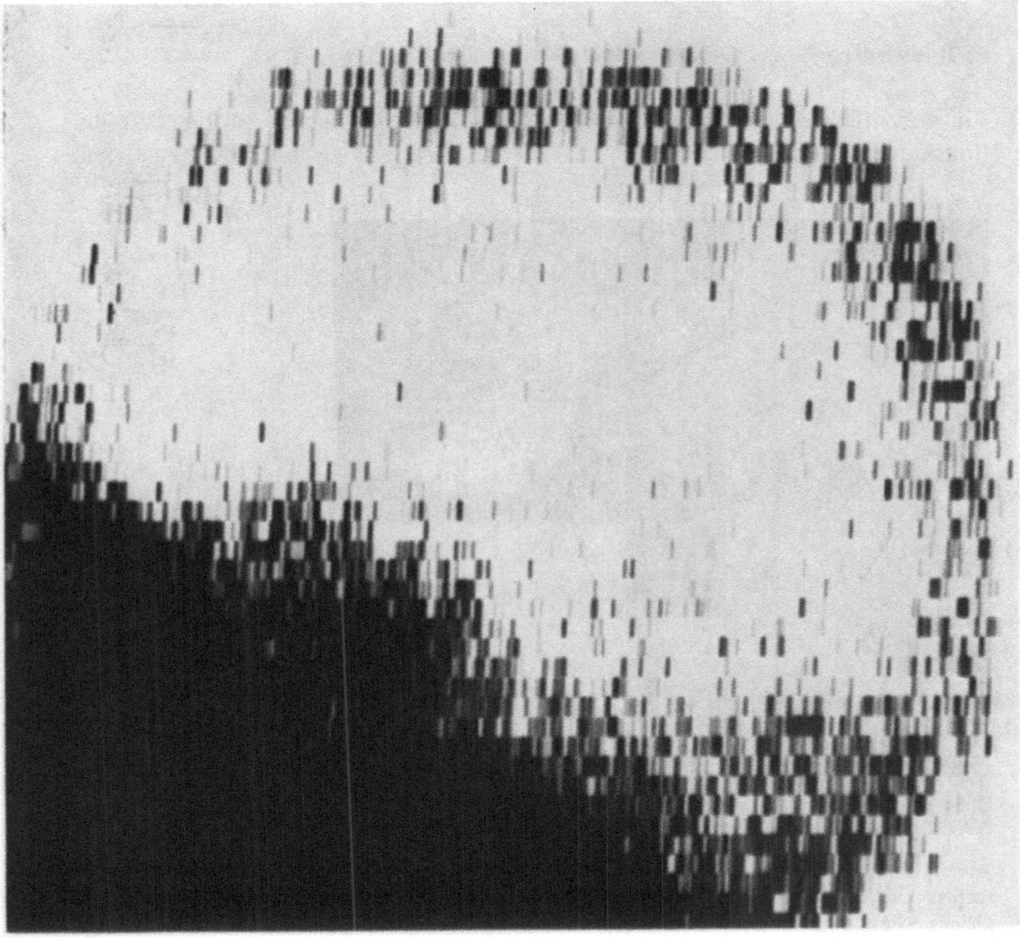

Bildgröße ist häufig Gegenstand der Diskussion. Bilder in 1:1-Darstellung werden zumeist bevorzugt, weil sie den direkten Vergleich der Befunde mit anderen neuroradiologischen Untersuchungen ermöglichen. Die Darstellung in verkleinerter Form ist in bestimmten Fällen aus anderen Gründen vorteilhaft. Die von der Szintillationskamera auf Polaroidfilm entstehenden Szintiphotos können vergrößert werden [416], das Bild erscheint dann gröber und scheinbar schlechter. Verkleinerungen szintigraphischer Bilder, die mit einem bewegten Detektor aufgenommen wurden, wirken deutlicher als das Original. Es ist festzustellen, daß der Informationsgehalt des Bildes weder bei der Vergrößerung abnimmt, noch bei der Verkleinerung zunimmt. Das Zusammenrücken der Information auf kleinerem Raum erleichtert es jedoch dem Auge des Betrachters, über bestimmten Bildelementen zu integrieren und steigert damit die Lesbarkeit bei den üblichen Betrachtungsabständen.

Für den Nachweis einer pathologischen Veränderung ist daher die Bildgröße kein absolut entscheidender Faktor, dürfte jedoch dann von Bedeutung sein, wenn für eine exakte Tumorlokalisation die szintigraphische Aufnahme den Befunden der Neuroradiologie gegenübergestellt werden soll.

a) Bildwiedergabe bei Geräten mit stehendem Detektor

Ein wesentlicher Unterschied zwischen der Wiedergabetechnik bei der Szintillationskamera zu den Wiedergabeverfahren nach Aufnahme mit bewegten Detek-

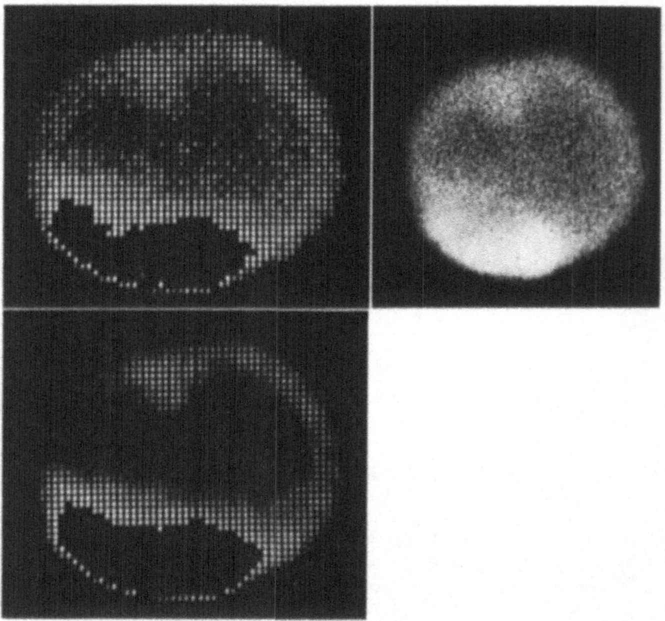

Abb. 9. Aufnahme mit der Szintillationskamera und mit angeschlossenem Kernspeicher. Oben rechts: Originalaufnahme; oben links: Kernspeicheraufnahme; unten links: Bild nach Ausgleichsrechnung durch angeschlossenen Computer (Kamera Pho-Gamma III/Linc 8)

toren liegt darin, daß die gesamte, auf dem Oscilloskopschirm erscheinende Information von dem Film aufgenommen, und das Bild aus der Häufigkeitsverteilung
hell/dunkel aufgebaut wird. Geräte mit bewegten Detektoren erlauben eine Selektion durch Kontrastanhebung, sei es, daß Impulse aus nicht interessierenden Bereichen dem Drucker nicht zugeführt werden oder daß die Leuchtwirkung der
Glimmlampe bei photomechanischer Registrierung erst bei einer bestimmten Zählrate einsetzt. Den Film erreicht dabei nur die im eigentlichen Sinne interessierende
Information, bei der zudem noch eine Abstufung durch unterschiedliche Ansteuerung möglich ist. Es müßte also eigentlich der bei der Aufnahme mit der Szintillationskamera verwendete Film einen besonders hohen dynamischen Bereich haben,
d. h., es müssen bei später Sättigung im hohen Bereich auch noch eindeutige Differenzierungen in den unteren Anteilen der Gradationskurve möglich sein. Bei
Darstellungen nach Kontrastanhebung, wie sie bei Geräten mit bewegten
Detektoren üblich ist, wäre, da es sich bei der verbleibenden Information
um eine Ja/Nein-Entscheidung handelt, der Schwärzungsbereich des Films weniger
entscheidend. Unglücklicherweise steht in der Praxis für die photomechanische
Registrierung in der Regel ein doppelt beschichteter, hochempfindlicher Röntgenfilm zur Verfügung, während für die Aufnahmen mit der Szintillationskamera
Polaroidfilme von geringem Schwärzungsbereich Anwendung finden. Untersuchungen mit verschiedenen Filmsorten lassen erwarten, daß sich die Qualität
der Szintiphotos durch richtige Filmwahl steigern läßt.

Neu entwickelte Zusatzeinheiten für die Gammakamera nach ANGER ermöglichen unter Verwendung besonders feinzeichnender Bildröhren jetzt auch die
direkte 1:1, oder verkleinerte Darstellung auf Röntgenfilm. Die Eigenschaften
dieser Filmart ermöglichen eine gewisse Kontrastanhebung und lassen künftig
eine wesentliche Verbesserung der Bildqualität erwarten.

Eine weitere Bildverbesserung ist durch Anschluß der Szintillationskamera an
eine rechnergesteuerte Auswerteeinheit (s. auch S. 28) mit anschließender Auf-
zeichnung auf Röntgenfilm möglich.

b) Bildwiedergabe bei Geräten mit bewegten Detektoren

Für die Wiedergabe der vom Detektor kommenden Information stehen bei
szintigraphischen Geräten mit bewegten Detektoren zwei Verfahren zur Verfügung.
Strichszintigraphie und Photoszintigraphie ermöglichen die Darstellung in
Originalgröße und die Markierung anatomischer Besonderheiten im szintigraphischen Bild.

Wiedergabe über einen mechanischen Drucker

Die Strichszintigraphie, das zuerst angewendete und am weitesten verbreitete
Verfahren, ermöglicht die Anfertigung von Durchschlägen und läßt Korrekturen
der Einstellung, da der Bildaufbau jederzeit betrachtet werden kann, schon vor
Beendigung der Aufnahme zu. Es ist das preiswürdigste Verfahren, soweit nicht
Farbdarstellung gewünscht wird. Inwieweit eine farbliche Darstellung einer reinen
Schwarz-Weiß-Aufnahme überlegen ist, läßt sich im Fall der Hirnszintigraphie

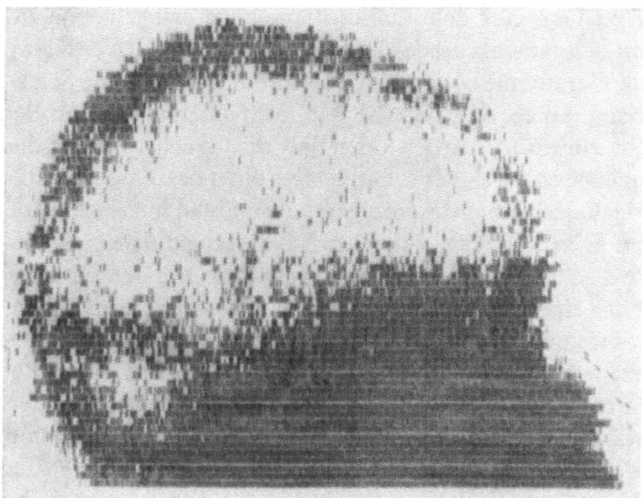

Abb. 10. Strichszintigramm 30 min nach Applikation von 10 mC$_i$ ^{99m}Tc-Pertechnetat

nicht grundsätzlich festlegen. Da die Entscheidung für die Betätigung des mechanischen Druckers eine eindeutige Ja/Nein-Entscheidung ist, d. h., nur Impulsraten
die über der unterdrückten Untergrundzählrate liegen werden registriert, sollte
es bedeutungslos sein, ob die positive Darstellung einfarbig oder in einigen abgestuften Farben erfolgt. Vorausgesetzt wird dabei allerdings, daß die Strichdichte
so gewählt wurde, daß Differenzierungen zumindest in gewissem Umfang noch
möglich sind. Eine geringe Vermehrung der Strichdichte gegenüber der Umgebung läßt sich jedoch noch zusätzlich durch andere Farbgebung akzentuieren
und wird leichter erkennbar. Inhomogenitäten innerhalb eines pathologischen
Bereiches, obwohl nur in seltenen Fällen differentialdiagnostisch aussagekräftig,
und Veränderungen im Bereich der Schädelbasis sind mitunter im Farbszintigramm
eindeutiger zu differenzieren als in der üblichen Schwarz-Weiß-Strich-Szintigraphie.

Photomechanische Bildwiedergabe

Die Möglichkeit der trägheitslosen Registrierung durch Ansteuerung einer synchron bewegten Lichtquelle und Belichtung eines Röntgenfilms ist besonders für
die Szintigraphie mit hohen Geschwindigkeiten geeignet, da jeder, meist mechanisch bedingte Versatzeffekt, vermieden wird. Wie die Frage, ob die Farbszintigraphie einer Schwarz-Weiß-Darstellung vorzuziehen sei, ist die Frage, ob
in der photomechanischen Wiedergabe mit diffuser Zerstreuung des Lichtes oder
mit möglichst scharf gebündelter Lichtquelle gearbeitet werden soll, Gegenstand
der Diskussion. Im Gegensatz zur Strichszintigraphie ist auch bei Vorsatz einer
Schlitzblende noch eine zusätzliche Differenzierung durch Helligkeitsmodulation
der Lichtquelle möglich. Einen entscheidenden diagnostischen Vorzug bietet
wahrscheinlich weder das eine noch das andere Vorgehen. Wir bevorzugen
mit anderen Autoren [89] eine möglichst feine Schlitzblende.

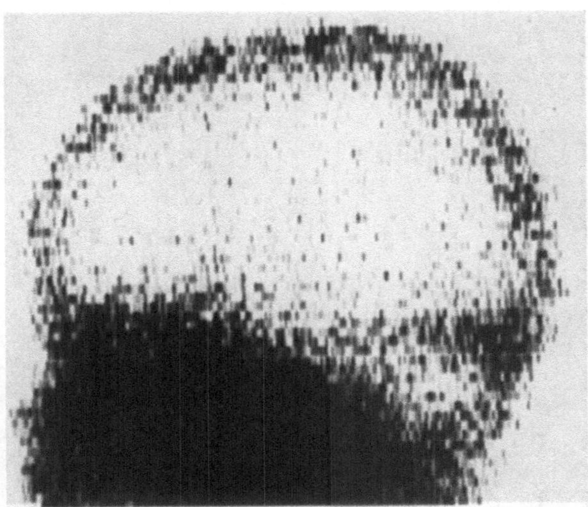

Abb. 11. Photoszintigraphie

Die Einstellung der entsprechenden Aufnahmeparameter, die früher noch etwas schwierig war, insbesondere, weil das Bild in seinem Aufbau nicht verfolgt werden konnte, ist heute durch automatische Einstellhilfen problemlos geworden.

Ein wesentlicher Vorteil der photomechanischen Registrierung ist die Möglichkeit der Kombination mit einer Röntgenaufnahme des Schädels, die als wesentliche Hilfe für die Zuordnung der szintigraphischen Befunde anzusehen ist. Für die Überprojektion von szintigraphischen Bildern auf Röntgenaufnahmen sind eine Reihe von Verfahren angegeben worden [184b]. Dabei ist man bestrebt, möglichst ohne zusätzliches Umkopieren beide Informationen auf einen Röntgenfilm zu bringen.

Schwierigkeiten entstehen hier durch die, auch bei größeren Raumhöhen nicht völlig vermeidbare, parallaktische Verzeichnung des Röntgenbildes, die sich jedoch im jeweiligen Fall aus den Werten für den Focus-Filmabstand und Focus-Objektabstand berechnen läßt.

Die von uns verwendete Kombination (Siemens-Szintimat II/Siemens-Nanophos) hat bei einem Focus-Filmabstand von 255 cm und einem Focus-Objektabstand von ca. 230 cm eine Vergrößerung im Verhältnis 1:1,1 zur Folge.

Eine vollständige Kongruenz mit der 1:1-Darstellung der Szintigraphie ist somit nicht erreicht, aber die erzielte Deckungsgleichheit reicht nach unseren bisherigen Erfahrungen aus, um Vergleiche mit anderen neuroradiologischen Verfahren zu ermöglichen. Die Aufnahmetechnik ist einfach. Nach Röntgenaufnahme des Schädels mit der über dem Szintigraphietisch befestigten Röntgenröhre (Belichtungszeit: 3 sec bei 90 kV/250 mAS) wird die Filmkassette in den für die photomechanische Registrierung des Szintigraphiegerätes vorgesehenen Einschub übergewechselt und erneut exponiert. Die Entwicklung des so doppelt belichteten

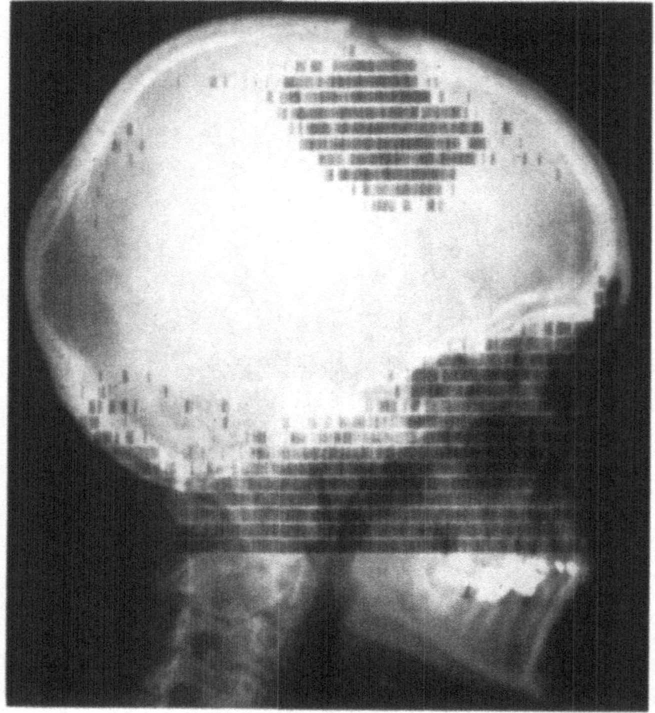

Abb. 12. Photoszintigramm auf vorher aufgenommener Röntgenaufnahme (Meningeom des vorderen Sinusdrittels)

Films erfolgt in üblicher Weise. Neben der guten Lokalisationsmöglichkeit für die Darstellung pathologischer hirnorganischer Prozesse eignet sich dieses Verfahren insbesondere für die Liquorraumszintigraphie.

Kernspeicherszintigraphie

Die genannten Wiedergabeverfahren erfordern die exakte Beachtung gewisser Regeln der Einstelltechnik und die Vorauswahl bestimmter Parameter, die entscheidend die Bildqualität beeinflussen, wie das Maximum der Zählrate und die Kontrastanhebung. Die Bildqualität ist damit zu einem erheblichen Ausmaß von der Erfahrung und dem Können des Untersuchers abhängig. Einstellfehler, die beispielsweise durch zu starke oder zu geringe Kontrastanhebung völligen Informationsverlust zur Folge haben können, oder die Lesbarkeit des szintigraphischen Bildes beeinträchtigen, sind nachträglich nicht mehr korrigierbar, erfordern eine zeitraubende Wiederholung der Aufnahme und verlängerte Untersuchungsdauer für den Patienten.

Die Aufnahme der gesamten, vom Detektor kommenden Information auf ein Speichermedium, ein Magnetband oder eine Magnetfolie [459a] ermöglicht es, bei unzureichender Einstellung ohne Anwesenheit des Patienten von der Speichermatrix ein neues, optimal eingestelltes szintigraphisches Bild herzustellen. Mehrere

Bilder unter verschiedenen Einstellungen erlauben bessere Beurteilung der erzielten Aufnahme. Allerdings erfordern alle diese Verfahren, es sei denn, daß ein spezielles Zusatzgerät vorhanden ist, für die Wiedergabe den Drucker des szintigraphischen Gerätes. Während der Wiedergabe eines aufgenommenen Szintigramms, auch wenn diese in schnellerer Form erfolgen kann, ist daher das Gerät für weitere Aufnahmen nicht zugängig; es entsteht ein Zeitverlust.

Bei der Kernspeicherszintigraphie [187, 189, 191] wird anstelle eines Magnetbandes oder einer Magnetfolie ein Magnetkernspeicher verwendet. Auch hier wird jede vom Detektor kommende Information verlustfrei und unmanipuliert gespeichert. Der große Vorteil gegenüber dem vorgenannten Verfahren liegt darin, daß die Information sofort nach Beendigung der Aufnahme auf dem Bildschirm sichtbar erscheint und daß jetzt bei kontinuierlicher Veränderung der Wiedergabeparameter beliebig viele Darstellungen erhalten und dokumentiert werden können. Die Darstellung einer Aufnahme in verschiedenen Isoimpulsschichten erfordert nur Bruchteile der Zeit, die für die Wiedergabe einer szintigraphischen Aufnahme von einem Magnetband erforderlich ist. Verwendung finden Vielkanalanalysatoren, bei denen die jeweiligen Kanäle als Zähler funktionieren und die die ihnen vom Detektor zugeführte Impulsrate digital registrieren und speichern. Über die Bewegung des Detektors in der X- und Y-Richtung wird ein Schaltsystem betätigt, das den der entsprechenden Position der Meßsonde zugehörigen Zählkanal öffnet und diesem die zu registrierende Impulsrate zuführt.

Die vorhandene Zahl der Speicherplätze, handelsüblich sind 1 600 oder 4096 Kanäle, und die für die Organuntersuchung erforderliche Feldgröße bestimmen die Dimension der Bildelemente. 4096 Kanäle ermöglichen eine Matrix von 64×64 Einheiten. Ordnet man die aus 1 cm Scanlänge von dem Detektor kommende Impulsrate jeweils einem Kanal zu, so hätte man ein szintigraphisches Feld von 64×64 cm bei einem Zeilenabstand von 1 cm zur Verfügung. Diese große Bildfläche ist technisch nur bei wenigen Geräten möglich und in der Hirnszintigraphie auch nicht erforderlich. Führt man jedem Kanal die Impulsrate von 0,3 cm Wegstrecke zu, so hat man ein Feld von $19,2 \times 19,2$ cm bei einem Zeilenabstand von 0,3 cm zur Verfügung, und das ist in den meisten Fällen ausreichend.

Nach Beendigung der Aufnahme steht die gesamte Information sofort auf dem Oscilloskopschirm für Betrachtung und weitere Verarbeitung zur Verfügung. Helligkeitsmodulation ist eine Form der möglichen Kontrastanhebung. Wesentlich ist jedoch die Möglichkeit, durch sukzessive Subtraktion vorwählbarer Impulsraten über jedem Kanal sog. Isoimpulsschichten zu erhalten und praktisch mit jeder Drehung des Potentiometers ein neues Bild darzustellen, das einer Aufnahme unter anderen Parametern entspricht. Gerade diese gleitende Bildveränderung erleichtert in vielen Fällen die Entscheidung, ob bestimmte, sichtbar vermehrte Aktivitätsanreicherungen als statistische Schwankungen oder als signifikant pathologisch zu beurteilen sind.

Die Kernspeicherszintigraphie hat in höchstem Ausmaße die szintigraphische Aufnahme vereinfacht und, da sie weitgehend von individueller Erfahrung unbeeinflußt ist, die Sicherheit der Aufnahmetechnik gesteigert.

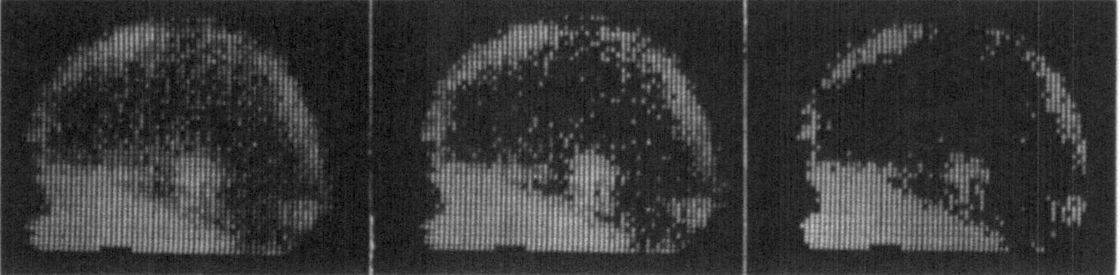

Abb. 13 a. Kernspeicherszintigraphie. Drei von den zahlreichen möglichen Einstellungen nach Speicherung der Gesamtinformation

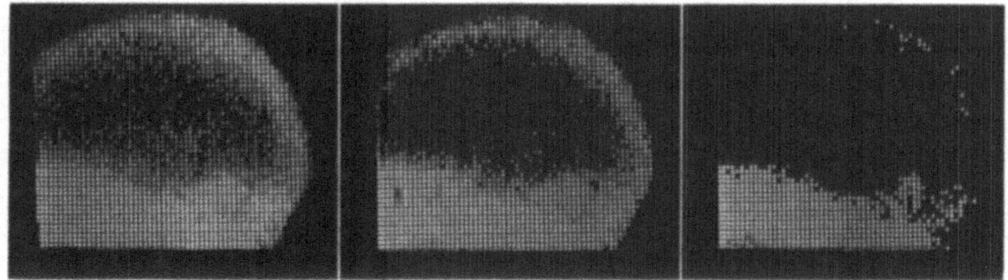

Abb. 13 b. Kernspeicherszintigraphie. Deutliche Darstellung eines Spongioblastoms der hinteren Schädelgrube durch sukzessive Subtraktion vorgewählter Impulszahlen

Computerszintigraphie

Magnetspeicher sind zentraler Bestandteil eines Computers. Verwendung dieser Rechensysteme erlaubt weitere, über die Möglichkeiten der Kernspeicherszintigraphie hinausgehende Manipulationen der gesammelten Information. Durch entsprechende Rechenprogramme können Irregularitäten, die durch statistische Schwankungen der Zählrate verursacht sind, eliminiert, das Bild geglättet werden. Über den Bereich der statistischen Schwankung hinausgehende Zählratenunterschiede können zusätzlich akzentuiert und damit lesbarer gemacht werden. Umfangreiche Rechenverfahren, die derzeit noch in Erprobung sind, werden es voraussichtlich ermöglichen, die durch Unzulänglichkeiten der Aufnahmegeräte verfälschte Originalinformation durch Filterung von dem begleitenden „Rauschen" zu trennen und aufnahmegetreu darzustellen [195a, 309]. Eine bessere Originaltreue und die Erkennbarkeit jetzt verdeckter Strukturen wird davon erwartet. Die Darstellung der durch ein Rechnersystem verarbeiteten Information des szintigraphischen Bildes kann auf einem Fernsehschirm in Grautönen oder Farbstufen in Originalgröße erfolgen, oder beliebig viele szintigraphische Bilder können in jeder gewünschten Verarbeitung in Originalgröße durch einen elektrostatischen Drucker innerhalb weniger Sekunden ausgegeben werden. Dergleichen Bild-

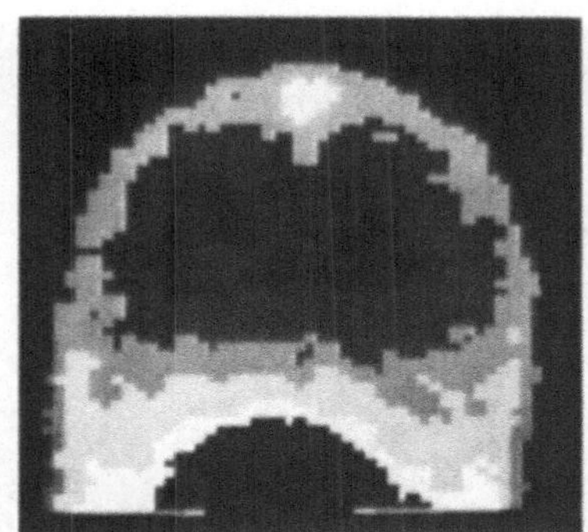

Abb. 14. Bildspeicher (Siemens). Normales Hirnszintigramm von ventral nach Ausgleich und Normierung

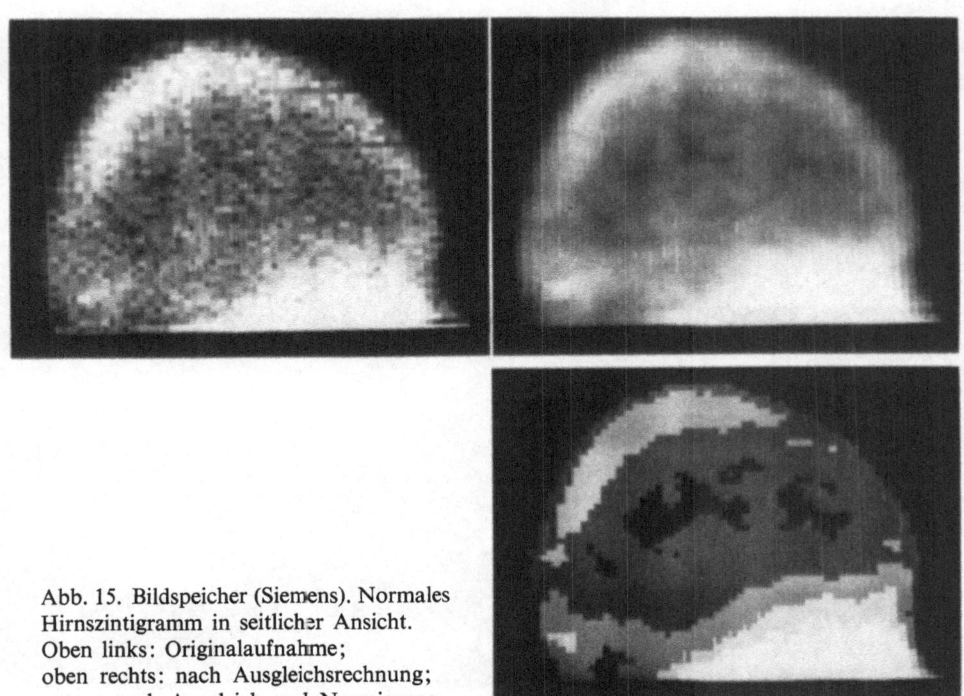

Abb. 15. Bildspeicher (Siemens). Normales
Hirnszintigramm in seitlicher Ansicht.
Oben links: Originalaufnahme;
oben rechts: nach Ausgleichsrechnung;
unten: nach Ausgleich und Normierung

speichersysteme zur Wiedergabe computerbearbeiteter szintigraphischer Aufnahmen sind bereits kommerziell erhältlich und besonders interessant bei gleichzeitiger Aufnahme mit zwei gegenüberstehenden Detektoren. Hierbei wird nach
der Speicherung der von beiden Seiten gleichzeitig registrierten Zählraten die
Information der einen Seite (der gesunden Hemisphäre) von der Information
der erkrankten Seite abgezogen. Man erhält dadurch ein Subtraktionsszinti-
gramm der pathologischen Seite, in dem alle nicht interessierenden Strukturen weitgehend eliminiert sind und die interessierende Information, der pathologische Befund, deutlicher hervortritt.

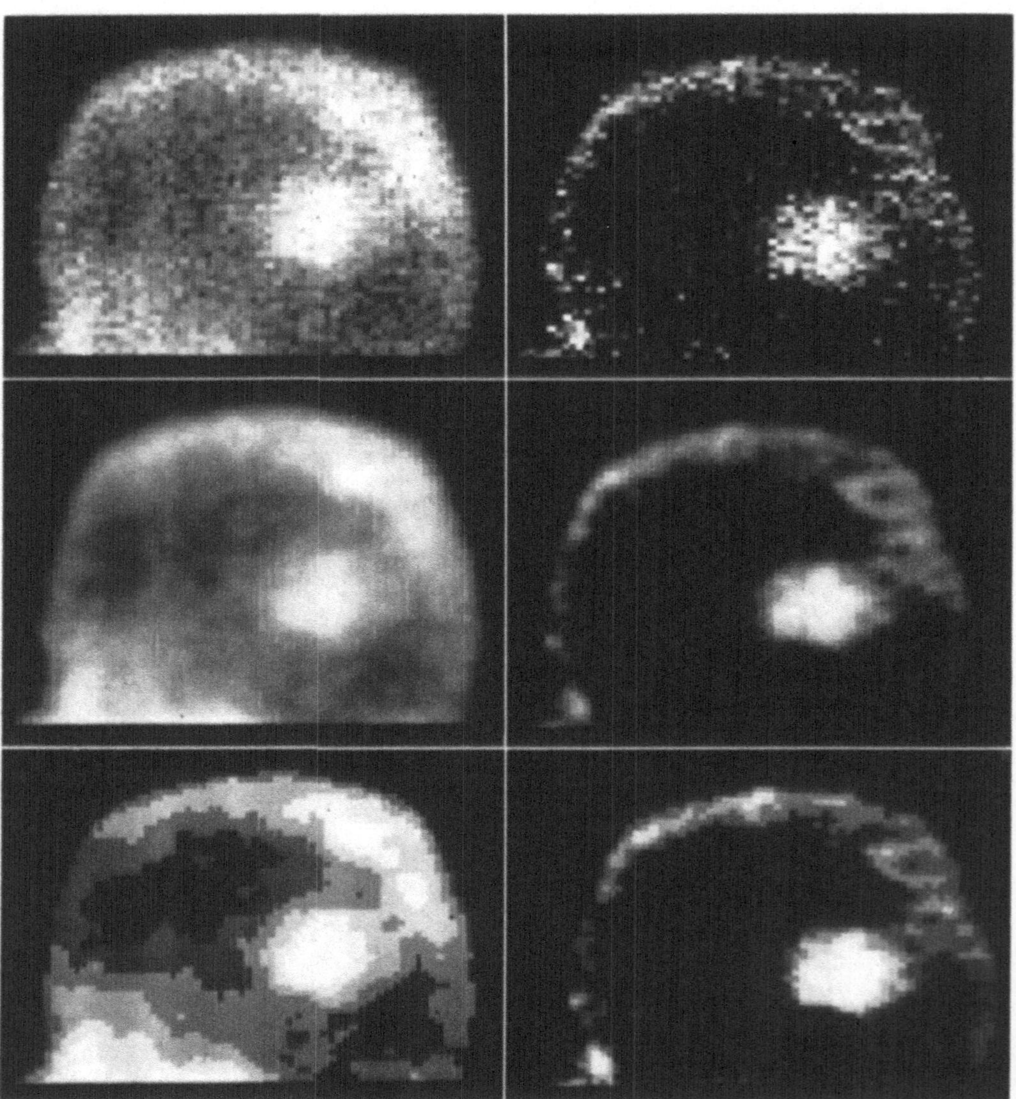

Abb. 16. Bildspeicher (Siemens). Szintigraphie eines a.-v.-Angioms mit Doppeldetektorscanner. Oben: Originalaufnahme; Mitte: nach Ausgleichsrechnung; unten: nach Ausgleich und Normierung. Linke Reihe: Aufnahme des Obertischkopfes allein. Rechte Reihe: Bilder nach Abzug der Information des Untertischmeßkopfes von der des Obertischmeßkopfes

Über dieses Subtraktionsverfahren hinaus geht ein Computerprogramm, bei dem nicht die Gegenseite des untersuchten Patienten als Referenz genommen wird, sondern eine Normmatrix, die aus der Aktivitätsverteilung bei einer größeren Anzahl gesunder Probanden gewonnen wurde [459, 741, 742]. Hier wird das zu beurteilende szintigraphische Bild im Computer mit der Normmatrix auf etwaige

Abweichungen von der normalen Aktivitätsverteilung untersucht und eine nach statistischem Vergleich als signifikant zu betrachtende Veränderung besonders hervorgehoben.

Da jedoch keineswegs jede statistisch signifikante Erhöhung der Impulsrate im szintigraphischen Bild gleichzeitig auch einen pathologischen Befund bedeuten muß (auch die Anreicherung im Plexus chorioideus ist statistisch signifikant, jedoch nicht als pathologisch im eigentlichen Sinne zu bezeichnen), liegt die besondere Schwierigkeit in der Erstellung zuverlässiger Identifizierungsprogramme.

In der rechnergesteuerten Verarbeitung statischer Hirnszintigramme ist die Situation derzeit noch so, daß die einfachsten Filterverfahren, glättende Filter mit unter Umständen mehrmaliger Anwendung, sich bislang als am zuverlässigsten erwiesen haben. Mit ihrer Hilfe sind statistisch signifikante Veränderungen deutlicher darstellbar, jedoch wie oben bereits erwähnt, keineswegs einfacher diagnostizierbar.

Die Meinung, daß sich durch Computerszintigraphie die Zahl der sog. „fraglich positiven" Befunde entscheidend senken lassen wird [741], teilen wir nicht. „Fraglich positive" Befunde in der Hirnszintigraphie sind für die Klinik bedeutungslos. Zweifellos läßt das eine oder andere szintigraphische Bild Verdachtsmomente, die auf eine pathologische Anreicherung deuten, aufkommen, dann aber ist zum gegenwärtigen Stand der Technik die einfachste und sicherste Lösung die sofortige Wiederholung des szintigraphischen Bildes unter optimalen Bedingungen (exakte Lagerung, höchstmögliche Impulsdichte).

In der dynamischen Bildanalyse (s. unten) hat die Einführung datenverarbeitender Systeme zwischenzeitlich erhebliche Fortschritte gemacht. Hierbei wird die nach Injektion der radioaktiven Substanz sich im Gehirn ausbildende Aktivitätsverteilung in einzelnen, frei vorwählbaren Zeitintervallen auf ein Magnetband oder eine Magnetplatte eines Rechnersystems aufgenommen. Die Information kann als Gesamt- oder Einzelbild aufgerufen werden und nach entsprechender Verarbeitung mit vorgegebenen Filtern dargestellt werden. Darüber hinaus lassen sich jetzt auf dem Bild einzelne oder mehrere Spezialregionen (regions of interest) herausgreifen und der Verlauf des Aktivitätsdurchflusses in diesen Bezirken in Kurvenform erstellen. Dieses Verfahren, das in seinen Grundzügen der Messung der Hirndurchblutung mit zahlreichen Einzeldetektoren entspricht, hat die diagnostische Aussagekraft der statischen Hirnszintigraphie bei cerebrovasculären Erkrankungen erweitert (s. S. 40). Bislang erlauben jedoch nur wenige der angebotenen Geräte außer der Möglichkeit der Darstellung einer Kurve auch die anschließende Kurvenanalyse durch ein vorgegebenes oder frei wählbares Rechnerprogramm. Es ist abzusehen, daß in Kürze entsprechende Geräte und Programme für diesen Zweck verfügbar sein werden.

3. Serienszintigraphie

In der Regel wird unter dem Begriff der Serienszintigraphie die wiederholte szinti-graphische Aufnahme nach einmaliger Injektion des Radionuklids verstanden, wenn auch der Ausdruck gelegentlich für Wiederholungsuntersuchungen in der Verlaufsbeobachtung bei cerebrovasculären Insulten benutzt wird [275, 431].

Dabei werden Häufigkeit und zeitliche Abstände der Serienaufnahmen durch das vorgegebene Gerät bestimmt. Mit bewegten Detektoren sind nur Aufnahmen in langfristigen Abständen möglich, während Geräte, die das gesamte Unter-suchungsfeld gleichzeitig betrachten, wie beispielsweise die Szintillationskamera, Aufnahmen auch in Sekundenabständen ermöglichen.

Ziel derartiger Untersuchungen ist es, aus den zeitlichen Änderungen der Aktivitätsverteilung im Gehirn, bzw. in pathologischen Bezirken, zusätzliche In-formationen über die Art der pathologischen Veränderung zu erhalten.

Basis dieser Untersuchungen sind einerseits Befunde der γ-Encephalographie, die gezeigt haben, daß ^{131}Jod-Albumin sich in verschiedenen Tumorarten unter-schiedlich rasch anreichert, und daß aus diesem Verhalten Hinweise zur Art-diagnostik möglich sind [310, 446], andererseits die Messungen der Hirndurch-blutung bzw. die Bestimmung der Transitzeiten für radioaktive Nuklide im Gehirn [55, 352].

a) Serienszintigraphie mit bewegten Detektoren

Die Anreicherung von radiojodmarkiertem Albumin in einem Tumor ist ein relativ langfristiger Vorgang. Bestimmte Tumorarten erreichen das Maximum der Aktivitätskonzentration erst nach 24–48 Std. Serienuntersuchungen unter Ver-wendung dieser Verbindung können daher auch mit einem szintigraphischen Gerät mit bewegtem Detektor durchgeführt werden [159] und sind im eigentlichen Sinne eine Kombination der γ-Encephalographie mit einer szintigraphischen Aufnahme. Wegen der unsicheren Reproduzierbarkeit der Einstellungen am szintigraphischen Gerät sind diese Serien jedoch nur dann zuverlässig, wenn sie gleichzeitig mit einer digitalen Messung der Impulsrate über dem Tumor kombiniert werden.

Ähnliche Untersuchungen sind auch mit radioaktiven Quecksilberverbindungen durchgeführt worden [223]. Zwar vollzieht sich die Konzentration der radio-aktiven Verbindung in der Hirngeschwulst wesentlich rascher als bei dem hoch-molekularen ^{131}J-Albumin [415], doch sollen für bestimmte Tumorarten unter-schiedliche Zeiten bis zur Erreichung eines Konzentrationsmaximums charakte-ristisch sein, wenngleich die Aussagekraft durch erhebliche Überschneidung ein-geschränkt wird [223].

Für die Verbindung ^{99m}Tc-Pertechnetat waren wir trotz wiederholter Versuche nicht in der Lage, eine für eine bestimmte Tumorart charakteristische Zeit-abhängigkeit der Aktivitätskonzentration bei Untersuchungen in stündlichen Ab-ständen nachzuweisen. Die rasch diffundierende ionische Lösung zeigte in der Regel bereits die maximale Konzentration 30 min nach Injektion, und nur ver-einzelt war bei Metastasen ein Maximum erst zu einem späteren Zeitpunkt nach-weisbar.

b) Serienszintigraphie mit stehenden Detektoren

Im Gegensatz zu den scannenden Systemen, die für eine Abbildung beim gegenwärtigen Stand der Technik noch mehrere Minuten Aufnahmezeit erforderlich machen, ist es mit stehenden Detektoren, die das gesamte Bildfeld gleichzeitig betrachten, grundsätzlich möglich, rasch aufeinanderfolgende Aufnahmen in Sekundenabständen durchzuführen. Dieses im Allgemeinen als Sequenzszintigraphie bezeichnete, Verfahren ermöglicht somit die bildliche Darstellung von Funktionsabläufen. Darüber hinaus können durch entsprechende Zusatzeinrichtungen Funktionskurven wie bei Verwendung von Meßsonden gewonnen werden.

Die in der Literatur beschriebenen Untersuchungsverfahren der Sequenzszintigraphie unterscheiden sich hinsichtlich der Lagerung des Patienten und der Auswertetechnik [55, 116. 148, 202, 305, 345, 346, 349, 352, 480, 504a, 532, 555, 560, 561, 563, 583, 591, 598, 602a, 626, 674, 681, 688, 693, 704, 710, 718, 723, 724, 733, 736, 737, 740, 747, 785, 785a, 789, 812a].

Aufnahmetechnik

Während die überwiegende Zahl der Untersucher die frontale Aufnahmetechnik anwenden, wird von anderen Autoren [681, 693, 789] die Aufnahme in Scheitelansicht bevorzugt, da hierbei Durchströmungsveränderungen in den hinteren Anteilen des Versorgungsgebietes der A. cerebri media besser zur Darstellung kommen sollen.

Nach bolusartiger Injektion von 10–20 mC$_i$ ^{99m}Tc-Pertechnetat erfolgt die Registrierung entweder durch zeitgerechtes Ziehen der Polaroid-Pack-Filme, durch eine zeitgesteuerte Schmalfilmkamera oder die Speicherung auf Magnetband bzw. Magnetplatte.

Die Taktzeiten liegen in der Regel um 1–2 sec und sollten wegen der wesentlichen diagnostischen Deutung der arteriellen Phase auch nicht überschritten werden. Die injizierte Menge ist bei semiquantitativer Kurvenauswertung so klein wie möglich zu halten, für die bildliche Darstellung sollen Volumina bis zu 5 ml ohne Einfluß auf die Erkennbarkeit sein [598].

Auswerteverfahren

Durch Bildbetrachtung

Die Beurteilung erfolgt in der Regel aufgrund der in den Einzelaufnahmen erkennbaren Änderungen der Radioaktivitätsverteilung. Die normale Bildsequenz läßt in der Norm erkennen:

6 sec nach Injektion: Radioaktivität in den extrakraniellen Arterien sichtbar und Zusammenfluß im Circulus Willisi erkennbar.
12–14 sec Füllung der intrakraniellen Hirnarterien und capillare Phase.
14–16 sec venöse Phase erkennbar an der Füllung des Sinus sagittalis und Rückfluß durch die abführenden Halsvenen.

Nach etwa 20 sec hat sich ein vasculäres Äquilibrium eingestellt. Die zeitlichen Angaben schwanken, bedingt durch unterschiedliche Technik, unterschiedliche Injektionsvolumina, Kaliberschwankungen der zur Injektion benutzten Vene, und sind überdies abhängig vom Kreislaufzustand und vom Alter des Patienten [55, 555].

Bei Aufnahme in Scheitelansicht erscheint die Radioaktivität zuerst im Bereich der A. cerebri media und breitet sich von der Mitte nach vorn und nach hinten aus, bis dann in der venösen Phase der Sinus sagittalis als „Trennlinie" zwischen den Hemisphären deutlich hervortritt.

Als regelrecht wird das prompte, gleichzeitige Erscheinen der Radioaktivität in beiden Hemisphären und ihre gleichmäßige Verteilung während der arteriellen Phase gewertet. Verzögerungen der Erscheinung oder Reduktion der Aktivitätsmenge in einer Hemisphäre wird als verläßliches Zeichen einer Minderperfusion

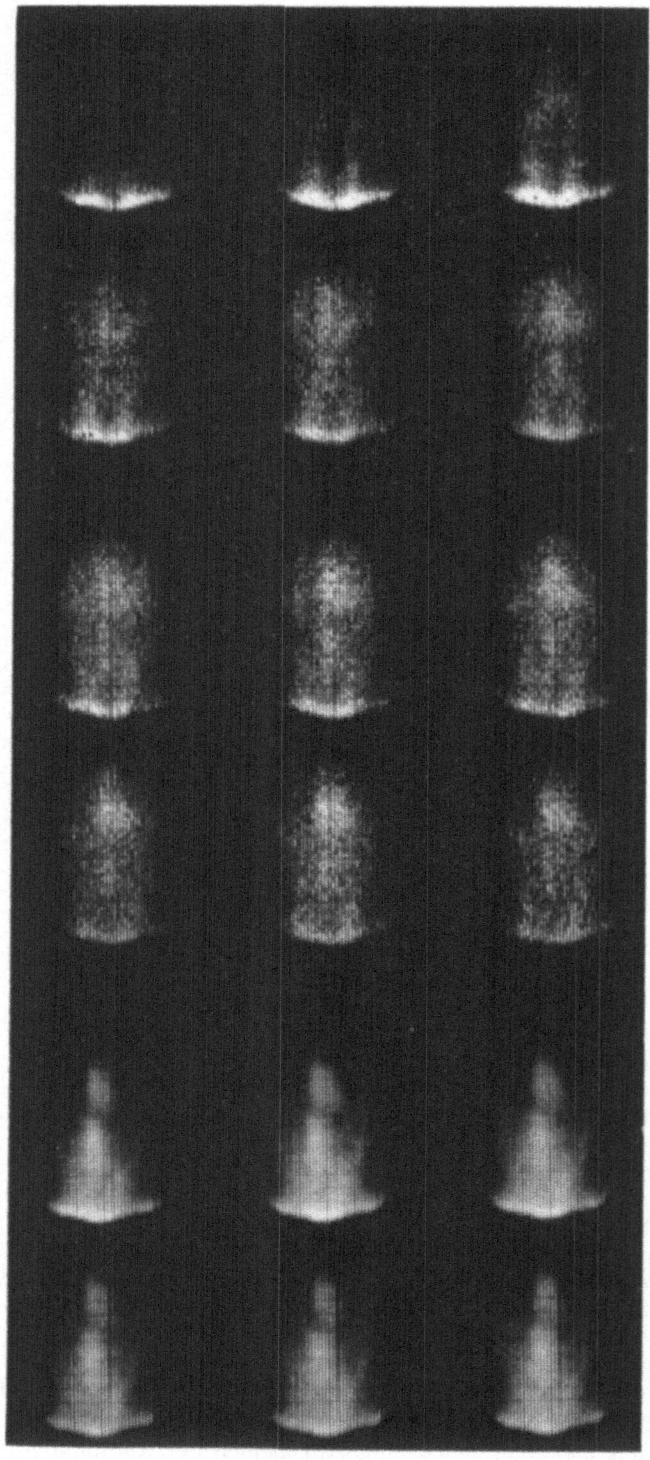

Abb. 17. Sequenzszintigraphie, bildliche Darstellung, bei einem Meningeom der Falx. 1.–4. Reihe beginnend oben links: Einzelaufnahmen in Sekundenabstand von der 10. bis 21. sec nach i.v. Injektion von 15 mCi ^{99m}Tc-Pertechnetat. 5. und 6. Reihe Aufnahmen von einer min Dauer beginnend nach der ersten Minute

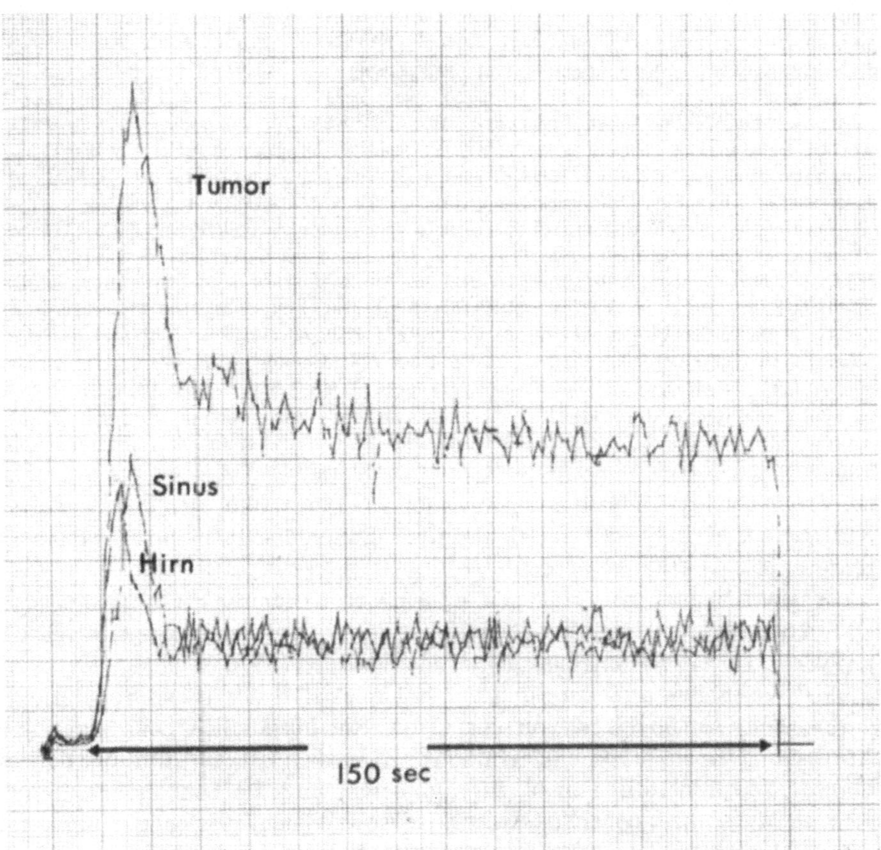

Abb. 18. Funktionskurven aus verschiedenen „regions of interest" nach Sequenzszintigraphie mit der Gamma-Kamera. Gesamtaufnahmedauer: 150 sec, Intervall: 1 sec. Meningeom der Falx (s. auch Abb. 17)

gewertet. Inhomogenitäten der Radioaktivitätsverteilung während der arteriellen Phase werden mit Vorbehalt als Hinweis auf Durchblutungsstörungen bestimmter Hirnareale angesehen [561, 764, 765], sollen in der venösen Phase jedoch bedeutungslos sein [789]. Als pathologischer Hinweis wird auch gewertet, wenn in der venösen Phase in einer Hemisphäre mehr Radioaktivität als in der gegenüberliegenden Seite verbleibt. Infolge der für den Bildaufbau zur Verfügung stehenden geringen Quantenzahl ist die optische Beurteilung nicht frei von Irrtumsmöglichkeiten. Befunde werden daher auch nur dann als pathologisch angesehen, wenn sie in zwei aufeinanderfolgenden, in Sekundenabstand aufgenommenen Bildern erscheinen [555, 530, 789].

Auswertung durch Kurvenanalyse

Die Möglichkeit der Speicherung der Information auf Magnetband oder Magnetplatte erlaubt die Wiedergabe des Aktivitätsdurchflusses in Form von Zeitaktivitätskurven, die seitengetrennt über beiden Hemisphären oder bestimmten vorgewählten Bereichen (regions of interest) gewonnen werden. Eine verbindliche Übereinkunft über die Kurvenauswertung besteht bislang nicht. Einfachstenfalls werden die Kurvenmaxima nach Abzug bzw. Addition von $3 \cdot \sqrt{\text{N-max.}}$ miteinander verglichen und als normal angesehen, wenn beide Kurvengipfel sich überlappen [625], oder es werden nur die Maxima verglichen und eine Abweichung von mehr als 12% vom Höchstwert als pathologisch bezeichnet [718, 723]. Vorsichtiger bewertet wird ein verzögertes Kurvenmaximum ohne gleichzeitige Höhendifferenz gegenüber der gegenseitigen Kurve [723]. Andere Untersucher bilden eine Differenzkurve aus beiden Zeitaktivitätsverläufen [785].

Da für die als nicht diffundibel bezeichnete Verbindung ^{99m}Tc-Pertechnetat die Angabe von Transitzeiten als unstatthaft angesehen wird, legte man bei weitergehenden Kurvenanalysen [555, 694, 710] den Berechnungen das Verfahren von SAPIRSTEIN [s. 555] zugrunde. Dabei wird in einem Falle die Fläche A zwischen dem Zeitpunkt T-1 (Zeitpunkt, zu dem die Zählrate über der Hemisphäre den Nulleffekt um das Doppelte übersteigt) und T-2 (Zeitpunkt des zuerst erscheinenden Kurvengipfels) integriert und mit der Fläche unter der Kurve der Gegenseite verglichen [693]. Nach einer anderen Auswerteart wird in Höhe N-max. $-4 \cdot \sqrt{\text{N-max.}}$ eine Gerade parallel zur Zeitachse durch die Kurven gelegt, wodurch man zwei Schnittpunkte erhält. Normalerweise sollen die Zeiten vom Erscheinen der Radioaktivität in der Hemisphäre bis zum Schnittpunkt T-1 ca. 4 sec und zwischen Schnittpunkt T-1 und T-2 3,5 sec betragen [555].

Vergleichende Untersuchungen lassen erkennen, daß die kurvenanalytische Auswertung genauer ist, „falsch positive" Befunde seltener und kleinere Differenzen richtiger erkannt werden [718].

Wegen der auch bei totaler einseitiger Carotisstenose überraschend geringen Differenzen in der Höhe der Zeitaktivitätskurve wird der alleinige Vergleich der Kurvenmaxima als wenig aussagekräftig angesehen [555].

Das Verfahren wird aufgrund der Komplexizität der Hirndurchblutung und durch seine Abhängigkeit von der Geometrie hinsichtlich einer quantitativen Auswertung noch stark eingeschränkt. Zusätzlich ist ein Einfluß der extrakraniellen Durchblutung nicht zu eliminieren, und die trotz hoher Aktivitätsmengen noch unzureichende Statistik ist, soweit nicht glättende Filterverfahren eine Verbesserung ermöglichen, ein zusätzlich limitierender Faktor.

Dennoch liegen bereits klinische Untersuchungen in ausreichender Zahl vor, die die bereits vermutete besondere Wertigkeit der Methode in der Diagnostik cerebrovasculärer Erkrankungen erkennen lassen.

Klinische Erfahrungen

Erkrankungen der extrakraniellen Hirngefäße

Zuverlässigste Methode zur Bestimmung eines extrakraniellen Verschlusses der A. carotis communis oder der extrakraniellen Anteile der A. carotis interna ist die Aortenbogenangiographie. Für die Indikationsstellung zu dieser eingreifenden Methode sind weniger belastende Vorfelduntersuchungen wie Ophthalmodynamometrie und Fluoresceintest hilfreich.

Es wird berichtet, daß die Sequenzszintigraphie in der Lage sei, mit größerer Sicherheit als die obengenannten Vorfeldmethoden externe Carotisverschlüsse zu erkennen und zu lokalisieren [583, 733]. Diesen Beobachtungen stehen jedoch andere Untersuchungen gegenüber, die nur eine geringe Beziehung zwischen den Ergebnissen der Sequenzszintigraphie und einer hochgradigen Stenose bzw. einem totalen Verschluß finden konnten [530, 560, 764].

Die unterschiedlichen Befunde sind wahrscheinlich durch anatomische und technische Gründe gleichzeitig bedingt. Das nach Injektion des ^{99m}Tc-Pertechnetat

in eine Armvene, nach ca. 6 sec im Halsbereich auftretende bilaterale Aktivitätsband, das sich kurz darauf im Circulus Willisi vereinigt, setzt sich zusammen aus
der Radioaktivitätskonzentration in den Aa. carotis communes und Aa. vertebrales. Beide Arterienpaare lassen sich nicht voneinander trennen [625, 626].
Führt die A. vertebralis auf der Seite einer verschlossenen A. carotis communis
kompensatorisch mehr Blut, dann wird die Seitendifferenz gering und unter
Umständen nicht erkennbar sein, insbesondere jedoch die Lokalisation des Verschlusses (A. carotis communis oder A. carotis interna — extrakranieller Anteil)
unmöglich.

Verständlicherweise ist eine Aussage auch nicht mehr möglich, wenn die radioaktive Verbindung bereits das Capillarbett des Gehirns passiert hat und ein Rück-
strom über die großen Venen, die seitenunterschiedlich stark sein können, eingesetzt hat.

Aber auch intrakranielle Arterienstenosen und -verschlüsse können eine Rück-
wirkung auf den Radioaktivitätsfluß in der A. carotis communis haben und einen
extrakraniellen Verschluß vortäuschen [764].

Ein Hinweis auf einen extrakraniellen Internaverschluß kann der vermehrte
Fluß über die A. carotis externa sein. Es kommt dann zu einer Aktivitätskonzentration in Projektion auf den medialen Gesichtsschädel (sog. „hot nose sign")
[687a].

Stenosen und Verschlüsse intrakranieller Arterien

Szintigraphische Befunde bei cerebrovasculären Insulten sind durch mehrere Besonderheiten gekennzeichnet. Die Radioaktivitätsanreicherung tritt nach dem
akuten Geschehen keineswegs in jedem Falle auf, ist erst nach einem bestimmten
Intervall nachweisbar und schwindet in einem Zeitraum von etwa 4 Wochen
(s. S. 4).

In einem nicht unerheblichen Prozentsatz bleibt das szintigraphische Bild auch
bei schweren neurologischen Ausfällen negativ und in der Regel ist eine pathologische Anreicherung bei flüchtigen Attacken nicht nachweisbar. In diesen Fällen
ist die Differentialdiagnose zu einer intrakraniellen Raumforderung besonders
schwer, weil sich hinter einem flüchtigen Insult, der sich als Anfall äußert, ein
semimaligner Tumor, der keine Radioaktivität speichert, verbergen kann.
Schwierig ist die Differentialdiagnose auch in den Fällen von cerebrovasculären
Insulten, bei denen sich im szintigraphischen Bild ein Befund ergibt, der aufgrund
seiner Form und Lage nicht gegen einen Tumor abgegrenzt werden kann (siehe
Abb. 123).

Wie aus den ersten Mitteilungen bereits zu vermuten war, hat hier die Sequenzszintigraphie zu einer Verbesserung der diagnostischen Aussage geführt.

Cerebrovasculäre Insulte mit deutlichen neurologischen Ausfällen zeigen in
der ersten Woche, in der das Szintigramm in der Regel negativ ist, bereits deutliche
Perfusionsminderungen der betroffenen Hemisphäre. Dies allein würde aber noch
keinen besonderen diagnostischen Fortschritt bedeuten, denn die Zahl der Groß-
hirngeschwülste, die mit apoplektiformer Symptomatik einhergeht, ist relativ
gering, und die Nachweiswahrscheinlichkeit für Hirntumoren der Großhirnhemisphären liegt überaus hoch s. S. 255).

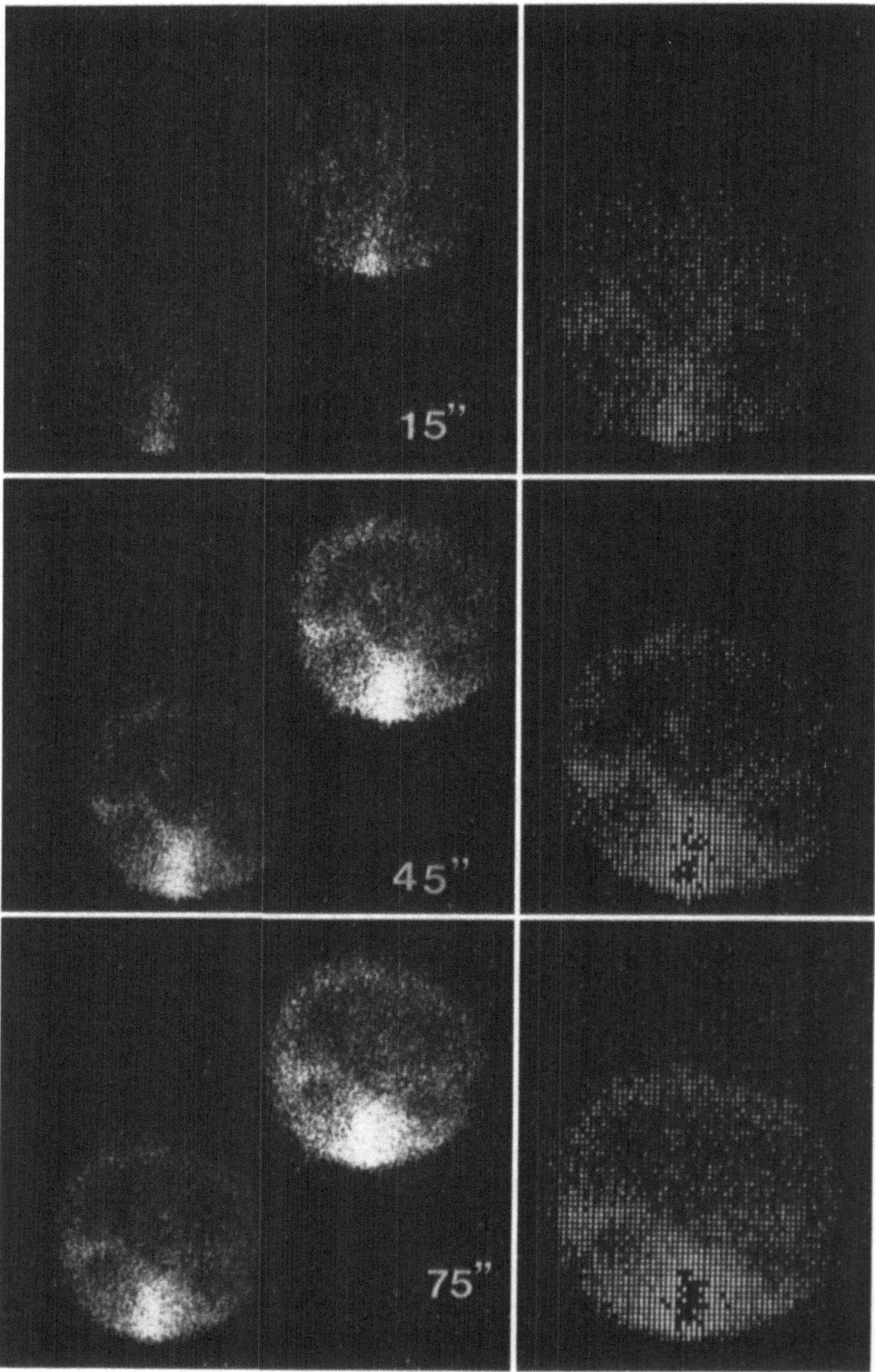

Abb. 19

Abb. 19. Sequenzszintigraphie bei
Aneurysma der A. cerebri post.
Oben: 0–15 sec; Mitte: 30–45 sec;
unten: 60–75 sec nach i.v.-Injektion
von 10 mC$_i$ ^{99m}Tc-Pertechnetat

◀

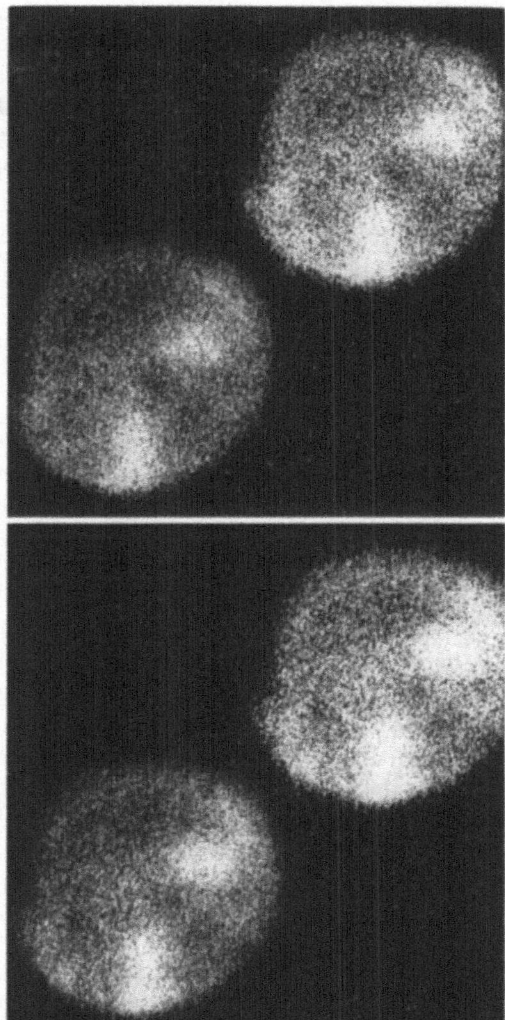

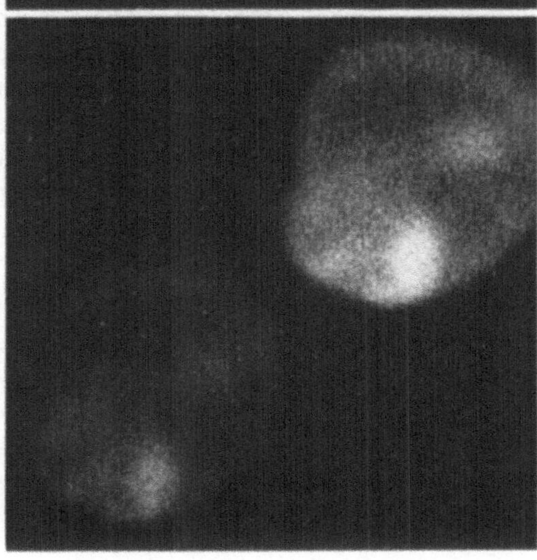

▶

Abb. 20. Sequenzszintigraphie bei
arterio-venösem Angiom li. parietal.
Oben: 0–15 sec; Mitte: 45–60 sec;
unten: 20 min nach Injektion von
10 mC$_i$ ^{99m}Tc-Pertechnetat. Konstanter
Befund auch bei späterer Untersuchung

Wichtig aber ist in diesem Zusammenhang die Beobachtung, daß es bei Hirntumoren zu keiner Minderperfusion der betroffenen Hirnhälfte kommt [530, 694], so daß hier der differentialdiagnostische Ansatz aus szintigraphischem Befund und den Ergebnissen der Sequenzszintigraphie als Perfusionsstudie möglich wird. Die wahrscheinlichste Diagnose bei verminderter Perfusion einer Hemisphäre und einem positiven Szintigramm ist ein arterieller Gefäßverschluß. Bei normaler Perfusion und einem positiven bzw. negativen Szintigramm, sofern ein nichtspeicherndes Gliom vorliegt, ist es der raumfordernde Prozeß. Einen Anhalt für die diagnostischen Kombinationsmöglichkeiten gibt die Tabelle 1.

Tabelle 1. Differentialdiagnostische Aussagefähigkeit der Kombination:
Sequenzszinigraphie – Szintigraphie

Sequenzszintigraphie	Szintigraphie	Wahrscheinlichste Diagnose
Einseitig verminderte Perfusion	positiv/negativ	Gefäßprozeß
Keine Perfusionsänderung	positiv/negativ	(Normalbefund) Hirngeschwulst
Einseitig vermehrte Perfusion	positiv/negativ	a.v.-Angiom gefäßreicher Hirntumor

Bei neurologischen Ausfällen infolge einer Insuffizienz der Blutversorgung durch die A. basilaris ist die Sequenzszintigraphie nach bisherigen Erfahrungen wenig aussagekräftig. Erwartungsgemäß ist die Aussagekraft auch gering nach flüchtigen Insulten, wenn sich nämlich der arterielle Spasmus bereits wieder zurückgebildet hat. So schwanken die Angaben über eine Minderperfusion nach flüchtigen Attacken zwischen 6 und 40% [530, 694]. Unzureichend ist auch die Aussagekraft bei bilateralen Verschlüssen. Bei völligem Zusammenbruch der intracerebralen Zirkulation soll es zu typischen Bildern durch Umverteilung des zirkulierenden Blutes kommen und damit die Diagnose des cerebralen Todes ermöglicht werden [580a].

Bedeutungsvoll ist das Verfahren im Zusammenhang mit dem Auftreten von arteriellen Spasmen nach Subarachnoidalblutungen als Folge einer Rhexisblutung aus einem Aneurysma. Die Sequenzszintigraphie hat aus den oben erwähnten Gründen somit mehr den Charakter einer differenzierenden Methode als eines „Vorfeld-Suchverfahrens". Ihr besonderer Wert liegt in der differentialdiagnostischen Abgrenzung zwischen cerebrovasculären Insulten und Hirngeschwülsten sowie im Nachweis einer Minderperfusion als Folge eines cerebrovasculären Insultes in den Fällen, in denen im statischen Bild keine pathologische Radioaktivitätsanreicherung nachweisbar ist.

Arteriovenöse Mißbildungen und Hirngeschwülste

Die Nachweiswahrscheinlichkeit für Großhirnhemisphärentumoren wird durch die Sequenzszintigraphie nicht verbessert [530]. Bis zu 95% aller Perfusionsstudien mit Hilfe der Sequenzszintigraphie sind bei Vorliegen eines Großhirnhemisphärentumors unauffällig [530]. Nur bei hypervascularisierten Tumoren findet sich eine vermehrte Perfusion auf der Seite des Tumorsitzes [693].

Nach Berichten einiger Untersucher soll die Sequenzszintigraphie zusammen mit den Befunden der Spätaufnahme nach Injektion von ^{99m}Tc-Pertechnetat gewisse artdiagnostische Hinweise in der Tumorerkennung ermöglichen [345, 361, 730, 763, 787]. Dabei sind, ähnlich wie bei Anwendung der Gamma-Encephalographie [312, 446], verschiedene Tumorgruppen zusammengefaßt worden, die sich wie folgt voneinander unterscheiden [148, 346, 361, 730, 763, 787]:

a) a.v.-Angiome zeigen einen raschen Anstieg der Radioaktivität nach Injektion von ^{99m}Tc-Pertechnetat mit anschließend abfallender Zählrate über dem Tumor, die bis auf den Wert des umgebenden Hirngewebes sinken kann. Meningeome zeigen einen ähnlichen Kurvenverlauf, wobei sich jedoch nach anfänglich steilem Abfall der Impulsrate ein über dem normalem Hirngewebe liegendes Zählratenplateau bildet.

b) Glioblastome, Sarkome und Metastasen weisen eine langsam zunehmende Aktivitätsanreicherung auf.

c) Astrocytome und cystische Läsionen lassen während des gesamten Untersuchungszeitraumes keine Aktivitätsanreicherung erkennen oder werden nur in den Spätaufnahmen angedeutet sichtbar.

Die Vergleiche der Tumorhirnquotienten, gebildet aus der Impulsrate über dem Tumor im Vergleich zur Impulsrate über dem normalen Hirngewebe zu verschiedenen Zeitpunkten, zeigen jedoch erhebliche Überschneidungen zwischen den einzelnen Tumorarten. So können Metastasen einen ähnlich zeitabhängigen Verlauf der Aktivitätsanreicherung aufweisen wie die Meningeome, und diese sich in Abhängigkeit von ihrer Vascularisation unterschiedlich verhalten [346].

Unsere Untersuchungen mit digitaler Messung der Tumorhirnquotienten in 30-sec-Abständen bis zu 20 min nach der Injektion haben bei 45 Patienten, die mit ^{99m}Tc-Pertechnetat oder/und mit ^{113m}In-DTPA untersucht wurden, nicht zu verläßlichen Resultaten geführt. In nahezu allen Fällen bildete sich bereits in den ersten 5 min ein relativ konstanter Tumor-Hirn-Quotient aus, der zwischen 1:2,2 bis 1:3 gelegen war und der sich im weiteren Verlauf nicht signifikant änderte. Zusätzliche Aussagen über die Art des Tumors waren, mit Ausnahme des intensiv speichernden Meningeoms, nur in 2 Fällen eines a.v.-Angioms zu treffen, die beide nur in der Sequenzszintigraphie nachweisbar waren. Daneben finden sich aber auch Fälle von a.v.-Angiomen, die erst in den Spätaufnahmen eindeutig darstellbar waren [740]. Im allgemeinen war das unterschiedliche Verhalten im Speicherungsverlauf bei bestimmten Tumorarten infolge erheblicher statistischer Schwankungen der relativ geringen Zählraten pro Feld in keinem Falle exakt genug reproduzierbar, und die durch die Sequenzszintigraphie gewonnenen artdiagnostischen Hinweise überstiegen mit Ausnahme der obengenannten zwei a.v.-Angiome nicht die Information, die man unter Berücksichtigung der Kriterien, wie Form, Lage und Intensität der Anreicherung, auch aus dem statischen Bild gewinnen konnte.

Die Sequenzszintigraphie ist daher in erster Linie eine wesentliche Erweiterung der Information in der differentialdiagnostischen Abgrenzung zwischen cerebrovasculären Insulten und Hirntumoren, in der vorbereitenden Untersuchung zur Angiographie bei extrakraniellen Arterienverschlüssen und zum Nachweis von arteriellen Gefäßspasmen bei Subarachnoidalblutungen.

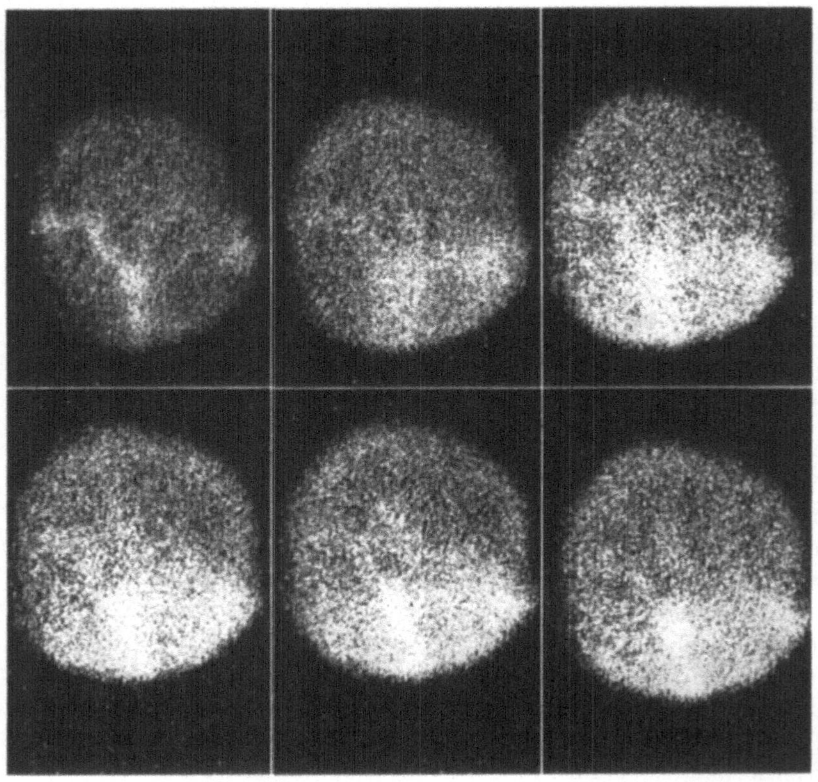

▲

Abb. 21. Sequenzszintigraphie. Monstrocelluläres Sarkom. Obere Reihe, links beginnend: 0–30 sec; 1 — 1 min 30 sec; 2 — 2 min 30 sec und jeweils 30 sec nach 3, 5 und 10 min. Der Tumor ist bereits nach 1 min erkennbar, der Befund nimmt jedoch an Deutlichkeit zu (^{99m}Tc-Pertechnetat)

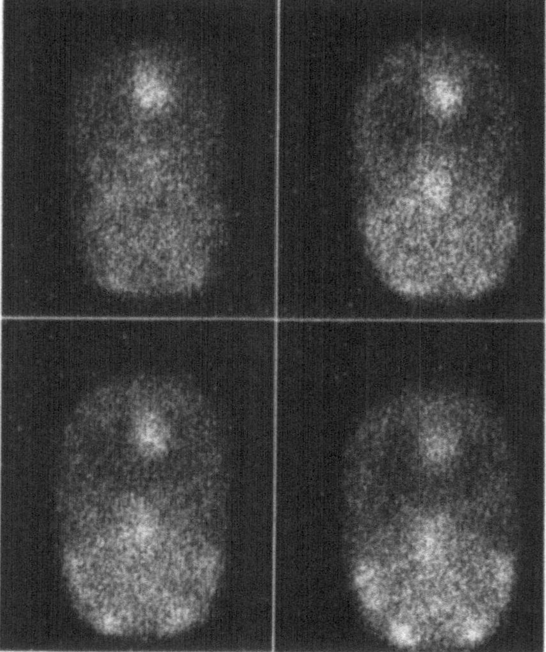

◄

Abb. 22. Sequenzszintigraphie. Parasagittales Meningeom li. Aufnahmen von 30 sec Dauer sofort nach Injektion und 1, 3 und 5 min später. Deutliche Darstellung bereits innerhalb von 30 sec (^{99m}Tc-Pertechnetat)

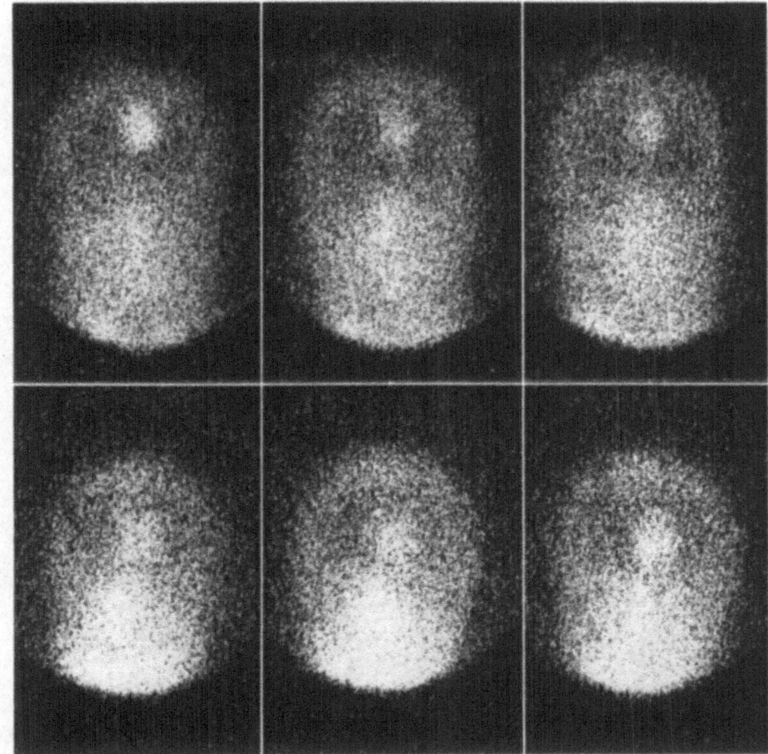

Abb. 23. Sequenzszintigraphie. Oben: parasagittales Meningeom li.; unten: Metastase eines Mammacarcinoms li. Aufnahmen nach i.v.-Injektion von 10 mC$_i$ ^{113m}In-DTPA. Dauer der Aufnahmen 3 min; Zeitpunkte: sofort nach Injektion, 4 und 8 min später. Beide Geschwülste sind in den ersten 3 min eindeutig erkennbar

4. Vergleichende Nachweiswahrscheinlichkeit bei Verwendung von Geräten mit stehenden und mit bewegten Detektoren

Die Vorteile einer Szintillationskamera, leichte Bedienbarkeit und rascher Aufbau des szintigraphischen Bildes durch gleichzeitige Registrierung in allen Bildpunkten, hat zu einer weiten Anwendung in der Hirngeschwulstdiagnostik geführt. Dies schien im Hinblick auf die berichteten kurzen Untersuchungszeiten und auf die Ergebnisse von Simultanuntersuchungen zur Aussagekraft der szintigraphischen Bilder, die mit den verschiedenen Systemen gewonnen wurden, gerechtfertigt [131, 233, 366]. Während divergierende Befunde in einzelnen Fällen beobachtet wurden [231, 233], sind wir bei einer früheren Simultanuntersuchung an 194 Patienten zu dem Ergebnis gekommen, daß mit der seinerzeitigen Technik die Untersuchung mit einem szintigraphischen Gerät und focussierendem Kollimator eine zuverlässigere Aussage bei allerdings erhöhtem Zeitaufwand ermöglicht. Bei einer konstanten Impulsvorwohl von 400000 Impulsen, entsprechend einer Unter-

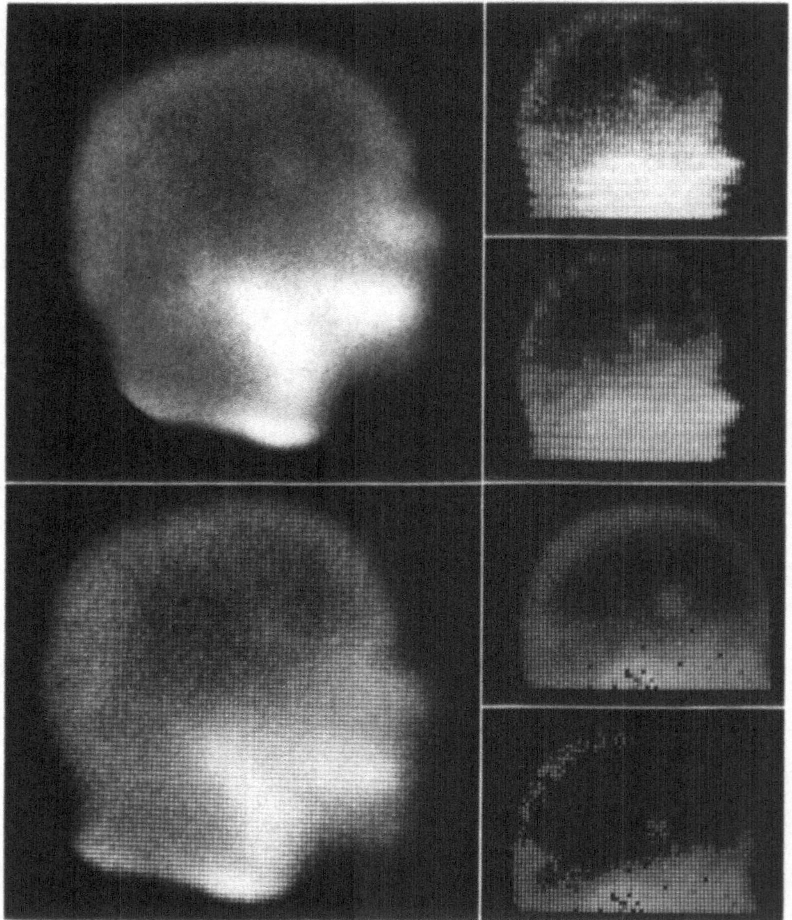

Abb. 24. Vergleichende Darstellung mit verschiedenen Systemen. Links: Szintillationskamera; oben: analoge Technik, unten: digitale Technik. Rechts oben: 10-Kristall-Scanner (Dynapix) mit Anschluß an Kernspeicher und Computer. Unten rechts: Scanner mit Anschluß an Kernspeicher. Verhältnis der Aufnahmezeiten: (Kamera = 1) wie 1:1,8:3,2

suchungsdauer von ca. 3–5 min pro Aufnahme, ließen sich nur 89% der mit einem Scanner nachgewiesenen pathologischen Befunde auch mit der Kamera darstellen. Darüberhinaus war die Zahl der „falsch positiven" Befunde unter Verwendung einer Szintillationskamera eindeutig höher als bei Anwendung eines Scanners. Die Treffsicherheit bei Untersuchungen mit einer Szintillationskamera lag also um etwa 10% niedriger als bei der Untersuchung mit einem scannenden Gerät. Diese Zahl entsprach den Befunden anderer Autoren [101] und war keineswegs etwa auf eine erhöhte Zahl „falsch positiver" Szintigramme bei Untersuchung mit einem Scanner zurückzuführen. Vielmehr fanden sich infolge häufiger Feldinhomogenitäten „falsch positive" Befunde häufiger bei der Untersuchung mit der Szintillationskamera.

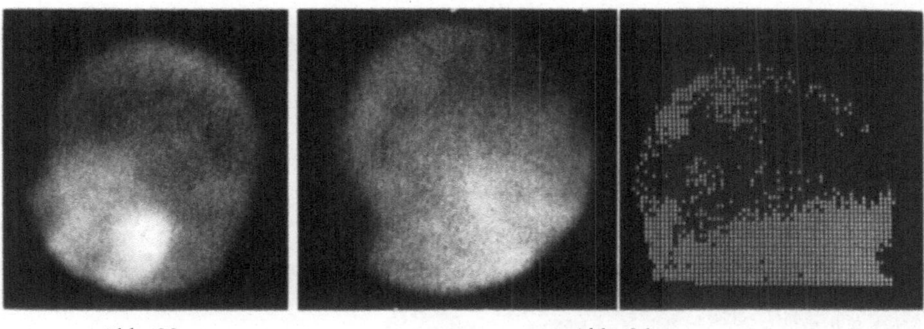

Abb. 25   Abb. 26

Abb. 25. Szintillationskamera. „Falsch positiv" diagnostiziertes Bild, bedingt durch erhöhte Empfindlichkeit des zentralen Photomultipliers

Abb. 26. Multiple (drei) Metastasen eines Mammacarcinoms. Links: Aufnahme mit der Szintillationskamera. 400000 Gesamtimpulse; Aufnahmedauer: 4 min; Rechts: Aufnahme durch Scanner mit angeschlossenem Kernspeicher nach Kontrastanhebung

Zwischenzeitlich hat das Kamerasystem wesentliche Verbesserungen erfahren. Die neuen Bialkali-Photomultiplier geben dem System eine verbesserte inhärente Auflösung, und die Möglichkeit zur elektronischen Korrektur der Feldinhomogenität eliminiert einen der wesentlichsten Unsicherheitsfaktoren. So zeigen weitere Vergleichsuntersuchungen hinsichtlich der Nachweiswahrscheinlichkeit keine entscheidenden Unterschiede mehr [520, 729]. Schwierigkeiten sind jedoch weiterhin bei tiefliegenden und schwach radioaktivitätsanreichernden Befunden zu erwarten. Das Auflösungsvermögen der Szintillationskamera verschlechtert sich mit zunehmender Entfernung vom Detektor; in Modellversuchen fanden wir, daß zu einer einwandfreien Differenzierung von Impulsunterschieden bei Verwendung einer Kamera höhere Differenzen als bei einem szintigraphischen Gerät mit focussierendem Detektor erforderlich waren. Dies ist in Übereinstimmung mit klinischen Befunden, die feststellen, daß insbesondere bei der Scheitelansicht der focussierende Effekt des Scanners pathologische Läsionen durch Elimination der Überlagerungen eindeutiger erkennen läßt [572, 780]. Wegen der, den üblicherweise verwendeten szintigraphischen Geräten unterlegenen Auflösung der Gammakamerasysteme [734] wird für eine bessere Darstellung von Läsionen der hinteren Schädelgrube der sog. Pinhole-Kollimator empfohlen. Die geringe Ausbeute führt dabei allerdings zu Aufnahmezeiten, die weit höher liegen, als sie für ein Doppeldetektor-Scannersystem erforderlich sind [604].

Die fehlende Möglichkeit zur Kontrastanhebung bei Szintillationskameras und der unzureichende dynamische Bereich des Polaroidfilms sind weitere mögliche Gründe für falsch negative Ergebnisse. Durch Anschluß des Kameradetektors an ein Magnetkernspeichersystem (entsprechende Auswertesysteme sind inzwischen in zahlreichen Variationen kommerziell erhältlich), aber insbesondere durch Verbesserung der Kollimation und durch längere Expositionszeiten [101, 319] ist eine eindeutige Verbesserung der Aussagekraft der Szintiphotos der Szintillationskamera zu erzielen, allerdings auf Kosten der angegebenen kurzen Untersuchungszeiten. Untersuchungen zur Leistungsfähigkeit der tomographischen Kameras und

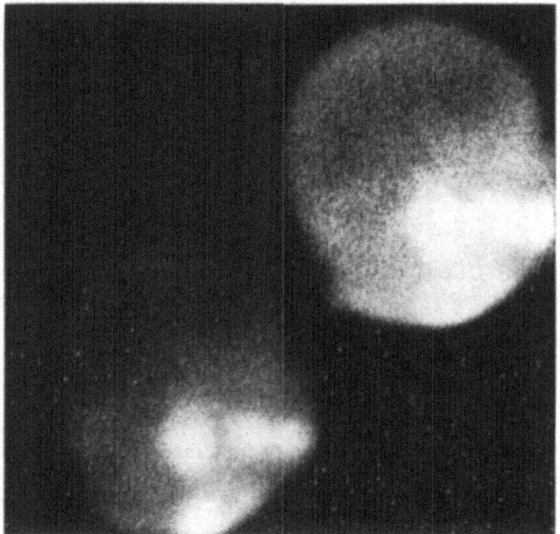

Abb. 27a. Oligodendrogliom re. mit cystischen Veränderungen. Aufnahme mit der Szintillations-kamera (400000 Gesamtimpulse, 10% Fenster, Aufnahmedauer 4 min 25 sec) läßt den Tumor nicht erkennen

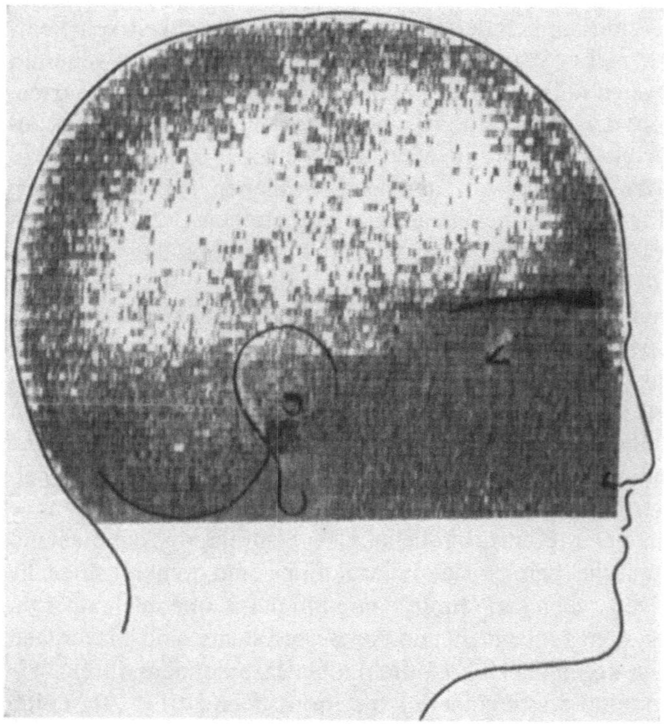

Abb. 27b. Oligodendrogliom re. mit cystischen Veränderungen. Darstellung des gering speichern-den Tumors in der Zentralregion durch Szintigraphie mit bewegtem Detektor. (Max. Impuls-rate 12000 Imp./min, Geschwindigkeit 60 cm/min; cut off: 74%, Aufnahmedauer: 15 min)

des auf S. 14 erwähnten axialen Röntgentomographiegerätes liegen bislang nicht vor. Von Geräten mit Multikristallsystem wird eine geringere Treffsicherheit und eine geringere Auflösung als bei einem üblicherweise verwendeten Scanner berichtet [725]. Nach den technischen Gegebenheiten ist bei den Multikristallsystemen mit ähnlichen Problemen der Auflösung und der unterschiedlichen Empfindlichkeit zu rechnen [465a]. Entsprechende Weiterentwicklungen [663] haben eine deutliche Verbesserung der Leistungsfähigkeit hinsichtlich der Erstellung statischer Bilder erbracht, jedoch zwangsläufig auf Kosten der früher als besonderer Vorteil angesehenen kurzen Untersuchungszeit.

Wie bereits oben erwähnt, bestehen keine signifikanten zeitlichen Unterschiede für eine komplette Hirnuntersuchung in 4–5 Ansichten, durchgeführt mit einer Szintillationskamera oder einem Doppeldetektor-Scanner, sofern gleiche Impulsdichte pro Bildelement eingehalten wird. Die Vorteile der Szintillationskamera liegen also nicht so sehr in der raschen Erstellung eines statischen Bildes, obwohl dies in Notfallsituationen von Vorteil sein kann, als vielmehr in der Möglichkeit, dynamische Funktionsuntersuchungen, wie die Sequenzszintigraphie, durchführen zu können.

C. Radionuklide und radioaktive Verbindungen; Strahlenbelastung

Seit der Einführung des [131]J-Dijodfluoresceins in die Diagnostik blastomatöser Hirngeschwülste durch MOORE [276, 277] sind bislang nicht weniger als 15 verschiedene Jodverbindungen und 23 unterschiedliche Radionuklide in der Szintigraphie der Hirntumoren eingesetzt worden (Übersicht bei DI CHIRO [94]).

Wesentliche Bedeutung haben von diesen [131]J-markiertes Albumin (PLANIOL [310, 311]; WENDE [443, 444]), die Positronenstrahler (WILKE [448, 450]) und die γ-Strahler [203]Hg (BENDER und BLAU [32, 33]), [197]Hg (SODEE [391, 392]), [99m]Tc (HARPER [149, 151]) erhalten. In letzter Zeit werden außerdem die Nuklide [113m]In (Indium) sowie [169]Yb (Yterbium) verwendet [127, 182].

Mit Ausnahme des [203]Hg, das in der Hirntumordiagnostik nicht mehr angewendet werden sollte, handelt es sich bei den übrigen γ-Strahlern um Radionuklide mit entweder niedriger Energie oder kurzer Halbwertszeit. Im Gegensatz zu den Positronenstrahlern ([74]As, ^{64}Cu) hat die Inkorporation dieser Radionuklide keine hohe Strahlenbelastung des Gesamtkörpers zur Folge. Daher können größere Radioaktivitätsmengen, die eine bessere Zählausbeute und damit größere Sicherheit des szintigraphischen Bildes ermöglichen, appliziert werden. Dies gilt jedoch nicht für [197]Hg, da die Anreicherung in der Niere zu einer unerwünscht hohen Strahlenbelastung des „kritischen Organs" führt.

Da für den Hirngeschwulstnachweis mit Positronenstrahlern oder mit der von PLANIOL angegebenen Methode der γ-Encephalographie spezielle apparative Voraussetzungen erforderlich sind, die den Einsatz herkömmlicher szintigraphischer Geräte nur bedingt erlauben, hat sich die Szintigraphie mit den genannten γ-emittierenden Radionukliden in der Diagnostik intrakranieller Erkrankungen durchgesetzt.

1. Radioaktive Verbindungen

a) Quecksilber und seine Verbindungen

Zahlreiche der hier aufgeführten Untersuchungsreihen sind noch unter Verwendung von [203]Hg entstanden. Dieses Radionuklid, ein β-γ-Strahler hat, wenn eine für die Hirnszintigraphie erforderlich hohe Aktivitätsmenge appliziert wird, eine überaus hohe Strahlenbelastung der Nieren zur Folge. [203]Hg wird daher für die Hirnszintigraphie nicht mehr eingesetzt. Rückläufig ist auch die Verwendung des ersatzweise eingeführten [197]Hg, das aus Gründen der Strahlenbelastung nicht in Aktivitätsmengen verabfolgt werden kann, die eine hohe Zählrate und damit eine kurze Untersuchungszeit gewährleisten.

[197]Hg

Herstellung: Entstehung aus [196]Hg durch *n, γ*-Reaktion.
Physikalische Halbwertszeit: 64 Std.
Zerfallschema: K und L Einfang. 85 Photonen/Zerfall der Energien:

68 keV Röntgen, 77,8 keV Röntgen, 77,3 keV γ-Strahlen und „β-like-energy" $= E_\beta = 77,4$ keV (niederenergetische Röntgenstrahlen, Auger- und Konversionselektronen). Dosiskonstante = 0,35 R/mC$_i$/h/cm^2. *Folgeprodukt:* ^{197}Au. Literatur: [32, 33, 119, 155, 319, 339, 369, 390].

^{197}Hg-Chlormerodrin

Die Herstellung des radioaktiv markierten Chlormerodrins erfolgt durch Anlagerung von radioaktivem Quecksilberacetat an Allylharnstoff und nachfolgende Behandlung mit Natriumchlorid. Chlormerodrin: (Neohydrin; 3-Chlorquecksilber-2-Methoxypropylharnstoff). Verunreinigung mit ^{203}Hg kleiner als 0,5%.

Literatur: [391, 392, 393].

Biologisches Verhalten: Im Plasma erfolgt Eiweißbindung des Pharmakons in unbestimmter Höhe und Festigkeit. Nach intravenöser Applikation rascher Abfall der Blutaktivität innerhalb von 5 Std auf 10% des Ausgangswertes. Nahezu 50% der applizierten Menge werden in den ersten 8 Std durch die Nieren eliminiert. Ca. 10% des Chlormerodrins werden in den Nieren fixiert und von dort mit einer biologischen Halbwertszeit von 18–28 Tagen ausgeschieden. Die biologische Halbwertszeit für den Gesamtkörper wird mit 12–24 Std angegeben.

Literatur: [32, 36, 339, 390, 392].

b) ^{99m}Technetium und seine Verbindungen

^{99m}Tc als Pertechnetat ist derzeit das Radionuklid der Wahl für die Hirnszintigraphie.
Gewinnung: Entsteht bei Zerfall von ^{99}Mo (Halbwertszeit 67 Tage).
Physikalische Halbwertszeit: 6 Std. *Zerfallschema:* 90,4 Photonen/Zerfall der Energien: 140 keV γ-Strahlung, 142 keV γ-Strahlung, „β-like-energy" $= E_\beta = 14$ keV/Zerfall (Konversionselektronen, niederenergetische γ-Strahlen und Fluorescenzphotonen).
Dosiskonstante $= 0,70$ R/mC$_i$/h/cm^2 unter Einbeziehung der K-fluorescierenden Strahlung.
Konversionskoeffizient: 0,095.
Folgeprodukt: aus 1 mC$_i$ ^{99m}Tc entstehen $3,3 \times 10^{-9}$ mC$_i$ ^{99}Tc; Halbwertszeit 2×10^3 Jahre.

^{99m}Tc-Pertechnetat

Gewinnung: Durch Elution des ^{99m}Tc aus einer ^{99m}Mo-Säule mit physiologischer Kochsalzlösung als Natriumsalz der pertechnetischen Säure (NaTcO$_4$). Die Lösung ist trägerfrei. 10 mC$_i$ ^{99m}Tc entsprechen weniger als 10^{-11} g Tc, somit sind keine toxischen Wirkungen zu erwarten.

Die Elutionsvolumina sind abhängig vom Säulenvolumen und speziellen Elutionstechniken, und hochspezifischer Eluate bis zu 100 mC$_i$/ml sind erreichbar.

Mögliche Verunreinigungen: ^{84}Rb, ^{103}Ru, ^{134}Cs, ^{65}Zn, ^{124}Sb, ^{131}J, ^{60}Co.

Die mögliche Strahlenbelastung durch Verunreinigungen des ^{99m}Tc-Eluates wird als gering erachtet [69]. Eine Überprüfung ist durch Mehrkanalspektroskopie möglich, allerdings liegen bislang keine verbindlichen Untersuchungen über den Anteil von Verunreinigungen in den ^{99m}Mo-Generatoren unterschiedlicher Herstellungsart vor. Fehler der Säulenpackung oder zu brüske Eluation kann zu einem ^{99m}Mo-Durchbruch führen. Das Eluat sollte daher auf den ^{99m}Mo-Gehalt geprüft werden. Dies erfolgt entweder auf chemischem Wege, verschiedene Hersteller legen entsprechende Reagenzien bei, oder durch Spektroskopie. Das Eluat sollte verworfen werden, wenn der Anteil an ^{99m}Mo höher als 1 μC$_i$/mC$_i$ ^{99m}Tc beträgt. Literatur: [70, 82, 153, 254, 333, 385, 415, 658].

Biologisches Verhalten: Pertechnetat verhält sich als Salz eines Elementes der 7. Gruppe des periodischen Systems wie Perchlorat und damit ähnlich wie Jodid. Selektive Anreicherung erfolgt in der Schilddrüse, in den Speicheldrüsen und in der Magenschleimhaut. Im Gegensatz zu Jodid wird Pertechnetat in der Schilddrüse nur in geringem Ausmaß an Eiweißkörper gebunden.

Die Ausscheidung erfolgt durch die Nieren und die Schleimzellen des Magens bei geringer Rückresorption im Duodenum und im Colon.

Blutspiegel: Nach intravenöser Injektion des ^{99m}Tc-Pertechnetat erfolgt ein rascher Abfall des Blutspiegels, der einer triexponentiellen Funktion folgt. Dabei betragen die Halbwertszeiten für den größeren, ersten Anteil ca. 1–3 min, für den zweiten Anteil 5–20 min und etwa 30% werden mit einer Halbwertszeit von 100–300 min eliminiert [658].

Wie Jodid und Perchlorat wird Pertechnetat in geringerem Umfang durch die Magenschleimhaut, im wesentlichen jedoch durch die Schleimhaut des Duodenums und des Colons

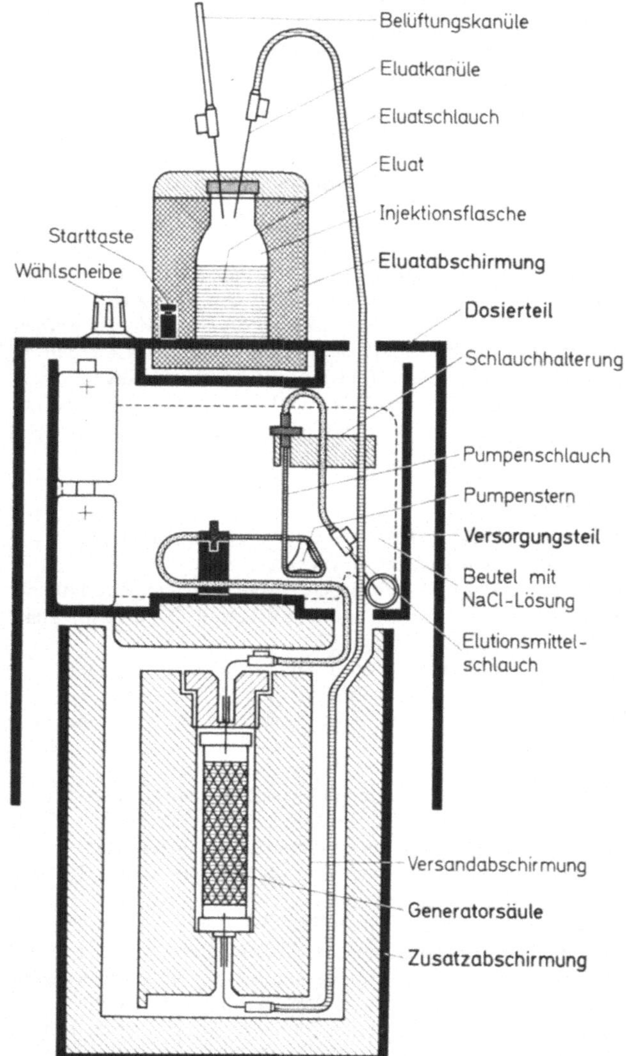

Abb. 28. ^{99}Mo-Säule in Bleiabschirmung mit automatischem Elutionssystem zur Gewinnung von ^{99m}Tc-Pertechnetat (Elugenator-Hoechst)

resorbiert [658]. Die Resorption ist nahezu vollständig, und bereits 1–3 Std nach oraler Gabe werden maximale Blutspiegel erreicht. Diese Form der Applikation ist daher bei Kleinkindern geeignet, es wird jedoch beschrieben, daß in einem gewissen Prozentsatz der Fälle die Resorption nur unzureichend ist. Dieser Effekt wird auf vorherige Nahrungsmitteleinnahme bzw. medikamentöse Wirkung zurückgeführt [658].

Pertechnetat wird im Blut nur locker an Serum und Erythrocyten gebunden. Es ist leicht dialysierbar und frei diffundibel.

Organ- und Sekretkonzentrationen: Wird die Schilddrüse vor Applikation des radioaktiven Pertechnetats nicht durch Jodid oder Kaliumperchlorat blockiert, dann erfolgt eine Aufnahme von etwa 3–4% der applizierten Radioaktivitätsmenge in das Organ euthyreoter Patienten. Da nur eine geringe Eiweißbindung erfolgt, beträgt die Konzentration in der Schilddrüse nach 24 Std nur noch 0,5% der applizierten Aktivitätsmenge.

Bis zu 3 Std nach Applikation kann das von der Schilddrüse aufgenommene Pertechnetat durch Perchloratgaben nahezu völlig verdrängt werden.

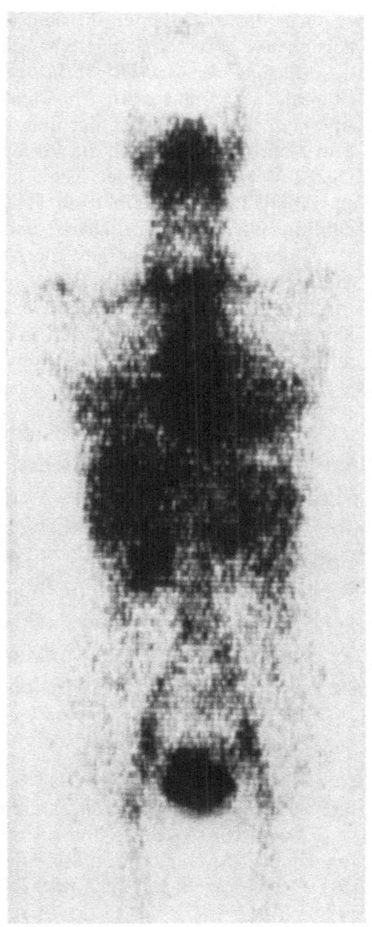

Abb. 29. Ganzkörperszintigramm 30 min nach Injektion von 10 mC$_i$ ^{99m}Tc-Pertechnetat (Kaliumperchlorat 15 min vor Injektion appliz.)

Eine erhebliche Konzentration und Sekretion des Pertechnetats erfolgt durch die Magenschleimhaut, wobei auch dieser Mechanismus durch Perchloratgaben beeinflußt werden kann [658].

Durch Konzentration der radioaktiven Verbindung in den Speicheldrüsen kommt es zu einer hohen Aktivitätskonzentration im Speichelsekret, die etwa 20–30fach höher sein kann als die Radioaktivität im Plasma. Eine hohe Radioaktivitätskonzentration wird auch im Nasensekret gefunden, dagegen jedoch nicht in den Sekreten der Tränen- oder Schweißdrüsen. Der Übertritt des Pertechnetats in den Liquor cerebrospinalis ist gering [658].

Im Tierversuch kommt es zu erheblicher diaplacentarer Passage bei graviden Tieren, die durch Perchloratmedikation beeinflußt werden kann [658].

Ausscheidung: Die Ausscheidung des Pertechnetats erfolgt durch Nieren und Darm. Bis zu 21% der applizierten Radioaktivitätsmenge werden innerhalb von 5 Std im Urin wieder gefunden, ca. 33% innerhalb von 6 Tagen. Die Gesamtausscheidung verläuft exponentiell mit drei biologischen Halbwertszeiten: 76% der applizierten Radioaktivitätsmenge werden mit einer biologischen Halbwertszeit von 1,6 Tagen ausgeschieden, 19% mit einer Halbwertszeit von 3,7 Tagen und der verbleibende Rest, wahrscheinlich bedingt durch Rückresorption im Magen-Darmkanal mit einer Halbwertszeit von 23 Tagen. Die Retention ist unabhängig von der Art der Applikation.

Aus diesen Daten ergibt sich, daß die Strahlenbelastung durch das beim Zerfall des ^{99m}Tc entstehende ^{99}Tc vernachlässigbar gering ist [25, 658].

Messung der Zeitaktivitätskurven über dem Schädel: Nach intravenöser Injektion in eine Cubitalvene kommt es in Abhängigkeit von Injektionsgeschwindigkeit und Injektionsvolumen zu einem raschen Anstieg der über dem Schädel meßbaren Zeitaktivitätskurve mit anschließendem Abfall, während sich die Verteilung des Pertechnetats in seinem Verteilungsraum vollzieht. Dieser Vorgang ist in der Regel innerhalb der 1. min abgeschlossen, es erfolgt anschließend ein Abfall mit einer effektiven Halbwertszeit von 160 min. 30 min nach Injektion beträgt die Zählrate über dem Hirnschädel noch 89% des 1-min-Wertes.

Kaliumperchlorat hemmt die Aufnahme des radioaktiven Pertechnetats in die Schilddrüse nahezu vollständig. Dieser Effekt ist auch dann ausreichend, wenn das Perchlorat nur $^{1}/_{2}$ Std vor Injektion des Pertechnetats verabfolgt wird. Durch die Perchloratgabe wird außerdem die Konzentration von Technetium im Plexus chorioideus verhindert und die Konzentration des radioaktiven Nuklids im Magen um einen Faktor 4 gesenkt.

Literatur: [25, 150, 254, 256, 271, 272, 415, 424, 658].

Mit eine der wesentlichsten Voraussetzungen für eine sichere Darstellung des pathologischen intrakraniellen Prozesses ist ein günstiger Tumor-Hirnquotient. Man versteht darunter das Verhältnis der Zählrate über dem Tumor zur Zählrate über dem normalen Hirngewebe (s. S. 58). Unter der Annahme, daß Blut- und Gewebsspiegel bevorzugt nierenpflichtiger Technetiumverbindungen zwar im normalen, jedoch nicht im blastomatösen Gewebe besonders rasch abfallen und sich dadurch ein günstiger Tumor-Hirnquotient ausbildet, sind ursprünglich für die Nierenszintigraphie verwendete Technetiumverbindungen auch in der Hirnszintigraphie eingesetzt worden.

^{99m}Tc-Eisenkomplex

Zu einer Lösung aus Eisen(III)-Chlorid in HCl wird in Anwesenheit von Ascorbinsäure das Technetium-Eluat hinzugefügt. Durch pH-Justierung wird der Eisenkomplex gebildet [403, 574].

Eine modifizierte Methodik unter Verwendung von Eisen-(II)-Sulfat vermeidet die sonst notwendige Durchmischung mit Stickstoffdurchspülung und abrupte pH-Veränderungen [146, 370]. Der Komplex soll auch nach 24stündiger Lagerung noch stabil sein.

^{99m}Tc-DTPA

Diäthylentriaminpentaessigsäure (DTPA) bildet mit dem Technetium-Eluat und Eisen-(II)-Sulfat bei entsprechender Justierung des pH ein stabiles Chelat, das vorwiegend durch die Nieren ausgeschieden wird und einen kleinen, extracellulären Verteilungsraum haben soll. Es erfolgt keine Konzentration in den Speicheldrüsen, im Plexus chorioideus oder in der Schilddrüse.

Die Konzentration der verwendeten Reagenzien in der Injektionslösung ist abhängig von der spezifischen Aktivität und beträgt bei 10–20 mC$_i$ ca. 2 mg Eisen und 1,75 mg DTPA. Die Eisenkonzentration liegt damit weit unterhalb therapeutischer Dosen. DTPA wird bei Schwermetallvergiftungen therapeutisch angewendet. Die injizierte Menge von 1,75 mg entspricht etwa 1/100 der maximalen therapeutischen täglichen Dosis [156].

Biologisches Verhalten. Nach intravenöser Injektion erfolgt der Abfall des Blutspiegels der ^{99m}Tc-DTPA mit drei biologischen Halbwertszeiten (12 min, 98 min, 14,8 Std). Innerhalb von 24 Std finden sich 89% der applizierten Radioaktivität im Urin, davon 98% in Chelatform. Maximale Organkonzentration erfolgt in den Nieren mit 5% der applizierten Radioaktivität und entsprechend dem Ausscheidungsweg in der Blase.

Die für die Herstellung des ^{99m}Tc-DTPA-Komplexes erforderlichen Reagentien sind kommerziell als Markierungsbesteck erhältlich.

Die bisher beschriebenen Technetium-Verbindungen sind entweder frei diffundibel wie das Pertechnetat oder haben einen extracellulären Verteilungsraum. Basierend auf den Befunden von PLANIOL und WENDE mit ^{131}J-Albumin scheint es sinnvoll, in speziell geeigneten Fällen die günstigen physikalischen Eigenschaften des ^{99m}Tc mit den Vorteilen der möglichen Artdiagnostik bei Verwendung einer markierten Serumverbindung zu kombinieren.

^{99m}Tc-Albumin

Technetium-markiertes Serumalbumin ist bereits für die Cisternographie und für die Blutraumszintigraphie eingesetzt worden [93, 363, 406].

Das Markierungsbesteck für Technetium-Albumin enthält Eisen-(III)-Chlorid und Ascorbinsäure zur Bildung eines Technetium-Eisen-Komplexes. Durch entsprechende pH-Änderungen wird dieser Komplex an menschliches Serum-Albumin angelagert. Die Anlagerung soll relativ fest sein und die maximal erzielbaren Technetium-Konzentrationen betragen: 10 mC$_i$/4 mg Protein|1 ml ^{99m}Tc-Albumin. Das ungebundene Technetium wird durch Ionenaustauscher abgetrennt. Wie bei allen laborchemischen Zubereitungen sind Untersuchungen auf Sterilität und Pyrogenfreiheit durchzuführen. Das hergestellte Albumin soll zwischen 50–75% intravasal verbleiben, gegenüber dem Technetium-Pertechnetat, das nur zu 30% in Gefäßen gehalten wird. Untersuchungen stellen die Brauchbarkeit der Verbindung für die Diagnose von Gefäßmißbildungen heraus [363]. In der Diagnostik von Hirntumoren wird jedoch die hohe Gefäßaktivität als Nachteil angesehen. Es werden zudem falschpositive Befunde bei Verwendung von Technetium-Albumin beschrieben; es wird jedoch darauf hingewiesen, daß jeder Tumor, der mit Pertechnetat darstellbar war, sich auch mit Technetium-Albumin nachweisen ließ.

Die Verwendung intravasal bleibender, radioaktiv markierter Serumanteile kann in Verbindung mit diffundiblen Verbindungen wahrscheinlich artdiagnostische Aussagen ermöglichen. Voraussetzung dafür wäre jedoch eine festere Eiweißbindung, als dies offensichtlich beim Technetium-Albumin der Fall ist. Wegen der einfacheren Form der Herstellung und der besseren Eiweißbindung dürfte sich in diesem Zusammenhang das ^{113m}In-Globulin (s. S. 55) besser eignen.

Technetium in ionischer Lösung wird aus Gründen der einfachen Anwendung zunächst das Mittel der Wahl bleiben.

c) ^{113m}Indium und seine Verbindungen

Entsteht bei Zerfall von ^{113}Sn (physikalische Halbwertszeit 118 Tage).

Physikalische Halbwertszeit: 1,7 Std.
Zerfallschema:
65 Photonen/Zerfall.
393 keV γ-Strahlung.
„β-like-energy" = E_β= 132 keV/Zerfall.
Dosiskonstante = 1,80 R/h/mC$_i$/cm^2.
Konversionskoeffizient: 0,053.
Folgeprodukt: ^{113}In (stabil).

^{113m}In-Chlorid

^{113m}In wird in ionischer Lösung gewonnen durch Elution der ^{113}Sn-Säule (Sn absorbiert an Zirkonium-Hydroxyd) mit 0,05 N Salzsäure. Das Elutionsvolumen ist abhängig vom Säulenvolumen und beträgt ca. 10–20 ml. Etwa 90% des im Gleichgewicht befindlichen ^{113m}In erscheinen bereits in den ersten 10 ml. Die Maximalausbeute der Säulen beträgt ca. 70–80%.

Eine Verunreinigung des Eluats mit ^{113}Sn, das sich besonders in Knochen und Leber anreichert und zu einer hohen Strahlenbelastung führen kann, ist möglich. Der Anteil ist jedoch mit 0,006% außerordentlich klein und zu vernachlässigen, kann jedoch bei zu niedrigem pH zunehmen. Wegen der Ähnlichkeit beider γ-Spektren ist eine Mehrkanalspektroskopie zur Analyse der Verunreinigung nicht möglich. Der Nachweis von Zinn im Eluat kann mit Hämatoxylin erfolgen [168]. Ein möglicher Zirkoniumdurchbruch, der jedoch erst bei Verwendung einer 0,8 N HCl erfolgt, ist mit Alizarinrot nachweisbar [405].

Toxicität. Metallisches Indium ist biologisch inert. Lösliches Indium ist jedoch toxischer als Quecksilber oder Uran. Die minimalsten letalen Dosen betragen 3 mg/kg (Ratte) und 16 mg pro kg (Maus) [292].

Das aus der Säule frisch eluierte ^{113m}In ist trägerfrei. 1 mC$_i$ ^{113m}In entsprechen 0,1 ng In. Zu den Zubereitungen darf kein Trägerindium zugesetzt werden.

Biologisches Verhalten. Die Verteilung ionischer Indiumlösung in den Organen variiert stark mit dem pH der Injektionslösung. Steigt der pH über 2,0, so erfolgt eine zunehmende Anreicherung in der Leber, bis bei pH 7,0 die durch pH-Änderungen entstandenen Kolloide eine Größe erreicht haben, die zum vollständigen Abfang in den Lungen führt [168, 404, 405]. In Gegenwart kleinster Mengen Trägerindium entsteht bei pH 4,0 unlösliches Indiumhydroxyd mit Kolloidbildung [292]. Die Injektion der stark sauren ionischen Indiumlösung in der üblichen Menge von 1–2 ml führt infolge der Pufferkapazität des Plasmas nach Untersuchungen an Ratten und Menschen zu keinen meßbaren pH-Verschiebungen [3]. In der Blutbahn soll es nach Injektion ionischer Lösung zu einer raschen Bindung des Indium an eine Globulin-Fraktion, wahrscheinlich Transferrin oder ein Glykoproteid, kommen [405]. Es ist nicht bekannt, wie rasch sich dieser Vorgang vollzieht, jedoch soll 5–10 min nach i.v. Injektion 80% des Indium fest eiweißgebunden sein. Nach diesem Zeitpunkt vollzieht sich der Abfall der Blutspiegelaktivität mit einer biologischen Halbwertszeit von 2–3 Std.

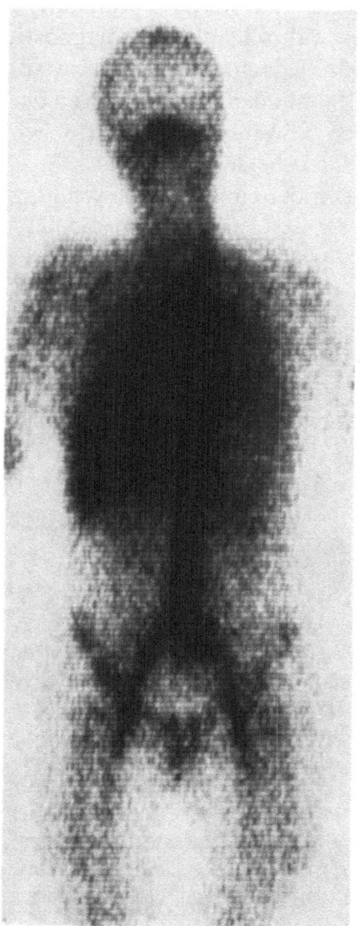

Der hohe Anteil der intravasal verbleibenden Radioaktivität nach Injektion von ionischer Indiumlösung wird als Nachteil für die hirnszintigraphische Untersuchung angesehen, da sich während eines optimalen Untersuchungszeitraumes kein ausreichender Tumor-Hirnquotient ausbildet.

Indium ist ein trivalentes Kation und bildet stabile Chelate mit EDTA und DPTA.

^{113m}In-EDTA/DTPA

Wie in der Herstellung von Technetium-DTPA (s. S. 46) werden dem Indium-Eluat Eisen-(III)-Chloridlösung und DTPA hinzugefügt und das Chelat durch pH-Änderungen gebildet. Exakte Angaben über die Zubereitung und Prüfung finden sich bei: [71, 168, 292, 405, 436].

Biologisches Verhalten. Indium-DPTA wird nicht an Serumproteine gebunden und rasch über die Nieren ausgeschieden. Der Plasmaspiegel fällt nach i.v.-Injektion mit drei biologischen Halbwertszeiten (12 min, 45 min und 2,5 Std), die gleichartig, jedoch kürzer als bei Technetium-DTPA sind. 1 Std nach i.v. Injektion finden sich bereits 40% der applizierten Menge im Urin, 75–80% innerhalb von 6 Std

Abb. 30. Ganzkörperszintigramm 45 min nach Injektion von 3 mC$_i$ ^{111}In-markiertem patienteneigenem Serum

[292]. Die höchste Organkonzentration erfolgt in den Nieren (nach 2 Std) und in der Blase, zu geringerem Anteil in Leber, Lunge und Knochen [292].

Gegenüber der technisch relativ schwierigen und variabel festen Albuminanlagerung des Technetiums gelingt die Eiweißmarkierung mit Indium relativ leicht und ist auch in vitro stabil durchführbar [190]. Da das Indium fest an eine Globulinfraktion (Transferrin oder ein Glykoproteid) fixiert ist, gewinnt man auf diese Weise eine hochmolekulare, radioaktiv markierte Eiweißverbindung, die für pathophysiologische wie für differentialdiagnostische Untersuchungen Bedeutung gewinnen könnte.

^{113m}In-Globulin

Zur Erzielung einer hohen spezifischen Aktivität der Eiweißmarkierung wird das Eluat der Indiumsäule in einem Vakuumrotationsverdampfer bis zur Trockene eingeengt. Das im Kolben verbleibende radioaktive Indiumchlorid wird mit 0,05 N HCl aufgenommen, sterilisiert und unter Rühren patienteneigenem Serum zugegeben. Zu 3 ml Patientenserum werden ca. 0,5–1,0 ml der Indiumlösung zugefügt. Die spezifische Aktivität des Serums ist abhängig von der Aktivitätskonzentration der Indiumsäule.

d) ^{111}Indium und seine Verbindungen

Herstellung: Entstehung aus ^{112}Cd durch p, $2n$-Reaktion.
Physikalische Halbwertszeit: 2,82 Tage.
Zerfallschema: K-Einfang (electron capture).
171 *keV Gammastrahlung:* 89% der Zerfälle.
247 *keV Gammastrahlung:* 94% der Zerfälle.
„β-like-energy" = E-β = 52 keV (niederenergetische Röntgenstrahlen, Auger- und Konversionselektronen).
Folgeprodukt: ^{111m}Cd (Tochternuklid mit einer Halbwertszeit von 48,6 min, das unter Aussendung von 250 und 150 keV Gammastrahlung zerfällt).
Literatur: [581].

^{111}In-Globulin

Die Herstellung erfolgt in gleicher Weise wie für ^{113m}In-Globulin (s. S. 55).

Biologische Daten: Immunelektrophoretische Untersuchungen zeigen, daß 93% der dem Serum zugefügten Indiummenge an Transferrin gebunden werden. Bindung an andere Eiweißkörper konnte nicht nachgewiesen werden.

Die Bindung ist geringer, wenn die Transferrinbindungskapazität z.B. bei therapeutischen Eisengaben eingeschränkt ist. Die Bindung kann durch Säuren, wie sie zur Eiweißfällung benutzt werden, gelöst werden.

Der Verlauf der Blutspiegelkurve kann nicht mit einem einfachen Kompartimentmodell beschrieben werden, sondern erfolgt multiexponentiell. 24 Std nach intravenöser Applikation betrug der Serumwert noch 30% des Wertes, der 15 min nach Injektion gemessen wurde.

Während die meßbare Radioaktivität über Herz und Kopf langsam abnimmt und nach 5 Tagen nur noch 60% der Zählrate 15 min nach Applikation beträgt (bei Korrektur für den physikalischen Zerfall), zeigen Leber und Knochenmark einen kontinuierlichen Anstieg in den ersten drei Tagen p.i. Die Urinausscheidung ist gering, nur ca. 1% der applizierten Dosis werden in den ersten 72 Std täglich ausgeschieden. Im Stuhl fanden sich weniger als 1% der applizierten Aktivitätsmenge innerhalb der ersten 48 Std [827].

^{113m}In-Globulin und ^{111}In-Globulin verhalten sich entsprechend ihrem hohen Molekulargewicht ähnlich wie ^{131}J-Albumin im Hinblick auf die Befunde in der Hirnszintigraphie. Die Verteilungsmuster dieser Verbindungen und von ^{99}Tc als Pertechnetat sind in den Ganzkörperszintigrammen (Abb. 29, 30) dargestellt.

e) ^{75}Se und seine Verbindungen

Herstellung: aus ^{74}Se durch *n* Reaktion oder aus ^{75}As durch *p*, n bzw. *d*, *2n* Reaktion.
Physikalische Halbwertszeit: 127 Tage.
Zerfallschema: 79 Photonen/Zerfall.
γ-Strahlung 136, 265 und 280 keV.
„β-like-energy": 0,0125–0.278 MeV.
Folgeprodukt: ^{75}As.

^{75}Se-Selenit

Die Applikation erfolgt als selenige Säure mit einem pH von 6–7,0. Die spezifische Aktivität beträgt im allgemeinen 20–50 mC$_i$/kg, appliziert werden 1,5–4,0 µC$_i$/kg.

300 µC$_i$ entsprechen etwa 15 µg Selenit, das ist weniger als die tägliche physiologische Urinausscheidung.

Biologisches Verhalten. ^{75}Se-Selenit wird nicht eiweißgebunden. Die Substanz verläßt den Gefäßraum und findet sich bevorzugt in Leber und Muskulatur. Die Ausscheidung erfolgt über die Nieren mit einer effektiven Halbwertszeit von 43 Tagen [61].

f) ^{169}Ytterbium und seine Verbindungen

^{169}Yb

In Fällen, in denen eine Gewinnung von Technetium oder Indium aus Säulen nicht möglich ist, stellt dieses Radionuklid des Ytterbiums eine Alternative zur Anwendung von ^{197}Hg-Chlormerodrin dar.
Herstellung: aus stabilem Yb-Gemisch durch *n*, γ-Reaktion.
Physikalische Halbwertszeit: 32 Tage.
Zerfallschema: Mehrere γ-Linien verschiedener Energien zwischen 63 und 308 keV, von denen die zwischen 177 und 198 keV gelegenen genutzt werden und 60 Photonen/100 Zerfälle ergeben. Verunreinigung durch ^{175}Yb möglich.
„β like energy": 0,004–0,139 MeV.
Folgeprodukt: ^{169}Lu.
Biologisches Verhalten. Handelsüblich ist ^{169}Yb in Salzsäure. Die ionische Lösung ist zur Hirnszintigraphie nicht geeignet; es erfolgt Speicherung in Knochen und Leber.

^{169}Yb-DTPA

Die Herstellung des Chelates erfolgt in gleicher Weise wie für Technetium und Indium [436]. Der Komplex wird nach intravenöser Injektion rasch durch die Nieren ausgeschieden, 2 Std nach Applikation finden sich 60–70% der applizierten Radioaktivitätsmenge im Urin, die vollständige Ausscheidung ist nach etwa 24 Std abgeschlossen.

g) ^{67}Gallium und seine Verbindungen

Herstellung: Aus ^{65}Cu durch *a*, *2n*-Reaktion.
Physikalische Halbwertszeit: 78 Std.
Zerfallschema: K-Einfang (electron capture), Gammastrahlung mit Energien zwischen 93 und 390 keV.
Folgeprodukt: ^{67}Zn.

^{67}Ga-Citrat

Das Radionuklid wird zu einer Natriumcitratlösung hinzugefügt und die Lösung auf einen pH-Wert von 7,5 eingestellt.

Biologisches Verhalten: Nach Messungen mit dem Ganzkörperzähler kann die Körper-retentionskurve durch ein biexponentielles Kompartimentmodell beschrieben werden. Dabei hat die langfristige Komponente eine biologische Halbwertszeit von 613 Std bei einem Interzept von 83 %, während die verbleibenden restlichen 17 % der applizierten Aktivitätsmenge eine biologische Halbwertszeit von etwa 30 Std aufweisen. Mit Ausnahme einer geringfügig höheren Konzentration der Verbindung in den Nieren ist die Verteilung der Verbindung in allen übrigen Körperorganen annähernd gleich.

Weniger als 5 % der applizierten Aktivitätsmenge werden innerhalb von 5 Tagen durch die Nieren ausgeschieden, etwa 9 % werden im gleichen Zeitraum durch den Darm eliminiert.

Literatur: [647, 684].

Raschere Ausscheidung erfolgt für ^{67}Ga-DTPA, das in gleicher Weise wie ^{113m}In-DTPA hergestellt wird, und dessen biologisches Verhalten anderen untersuchten DTPA-Verbindungen gleicht. Von den Galliumverbindungen wird dieser Komplex am raschesten aus dem Blut eliminiert und führt damit zur geringsten Strahlenbelastung der radioaktiven Verbindungen dieser Gruppe (s. S. 70), zeigt jedoch auch die geringste „Tumoraffinität" [647].

h) ^{57}Co/^{111}In-Bleomycin

Das mitosehemmende Antibioticum Bleomycin soll eine besonders ausgeprägte Affinität zu malignen Tumoren haben. Es ist leicht mit den Radionukliden ^{57}Co oder ^{111}In zu markieren und daher für die szintigraphische Tumordarstellung eingesetzt worden. Neben Einzelberichten liegt eine umfassende Studie [664a] vor, die nachweist, daß die Darstellung von Metastasen unter Verwendung von radioaktiv markiertem Bleomycin sicherer gelingt als mit ^{99m}Tc-Pertechnetat. Für andere hirneigene Tumoren war die Nachweiswahrscheinlichkeit und die Deutlichkeit der Darstellung annähernd gleich groß. Überraschenderweise ließen sich Meningeome überhaupt nicht oder nur angedeutet mit radioaktiv markiertem Bleomycin darstellen [664a].

Von allen genannten Radionukliden und radioaktiven Verbindungen dürfte das ^{99m}Tc-Pertechnetat derzeit häufigste Anwendung finden. Auch unsere, in den folgenden Kapiteln dargelegten Ergebnisse basieren fast ausschließlich auf Untersuchungsbefunden mit dieser Verbindung. Radioaktive Zubereitungen wie ^{99m}Tc-Albumin und ^{113m}In-Globulin haben zunächst nur Bedeutung als zusätzliche Hilfsmittel in ausgewählten Fällen. Gleiches gilt für ^{197}Hg-Chlormerodrin, dessen Vorteilen bei basisnahe gelegenen Prozessen der Nachteil gegenübersteht, daß infolge der Strahlenbelastung des kritischen Organs Niere nur relativ geringe Aktivitätsmengen verabfolgt werden können. Hinweise, inwieweit die Chelatformen des Technetiums, des Indiums und des Ytterbiums Vorteile in der Erkennbarkeit und Nachweiswahrscheinlichkeit von intrakraniellen Prozessen erwarten lassen, ergeben sich aus den folgenden Absätzen.

2. Der Tumor-Hirnquotient

Vier Faktoren bestimmen entscheidend die Nachweiswahrscheinlichkeit intrakranieller Erkrankungen mit Hilfe der Szintigraphie:

1. Die Höhe der Zählrate
2. Der Tumor-Hirnquotient
3. Lage und Größe des Tumors
4. Die Art des Tumors

Der Einfluß von Lage, Größe und Art des Tumors auf die Nachweiswahrscheinlichkeit werden in den entsprechenden Kapiteln aufgezeigt.

Die Höhe der absoluten Zählrate ist abhängig von der Menge der applizierten radioaktiven Verbindung und wird durch das Maß der noch tolerablen Strahlenbelastung begrenzt. Radionuklide, die nur γ-Strahlung einer technisch verwendbaren Energie aussenden und eine kurze Halbwertszeit aufweisen, ermöglichen die Steigerung der Zählrate durch Applikation höherer Radioaktivitätsmengen, ohne daß gleichzeitig eine Erhöhung der Strahlenexposition erfolgt. Die Erhöhung der Zählrate an sich bringt jedoch ab einer gewissen Flächenimpulsdichte keine nennenswerte Verbesserung der statistischen Sicherheit und damit der Nachweiswahrscheinlichkeit, vielmehr wird diese jetzt durch das Verhältnis der Zählrate über dem Tumor zur Zählrate über dem normalen Hirngewebe, dem sog. Tumor-Hirnquotienten, bestimmt.

Die szintigraphische Darstellung einer intracerebral oder in der Schädelkalotte gelegene Metastase eines differenzierten Schilddrüsencarcinoms nach Applikation von ^{131}Jodid ist das seltene Ausnahmebeispiel für einen idealen Tumor-Hirnquotienten. Nahezu die gesamte Radioaktivität ist hier im Tumor angereichert bei fast völligem Fehlen radioaktiver Substanz im umgebenden normalen Hirngewebe. Für alle primären Hirntumoren und andere Metastasen gibt es derzeit keine tumorspezifische Substanz. Die Nachweismöglichkeit ist allein abhängig von dem Umstand, daß sich die verwendete radioaktive Verbindung, obgleich nicht tumorspezifisch aus den in Kapitel A diskutierten Gründen, in blastomatösen oder vasculär geschädigten Hirnarealen stärker konzentriert als im normalen Nervengewebe. Das Ausmaß der Differenz der Zählraten über dem erkrankten Bereich im Vergleich zum normalen Bereich ist entscheidend für die Nachweiswahrscheinlichkeit und unterschiedlich von Radionuklid zu Radionuklid. Unglücklicherweise ist das Radionuklid, für das der höchste Tumor-Hirnquotient berichtet wird, ^{206}Bi [283] aus technischen Gründen und infolge der mit seiner Inkorporation verbundenen Strahlenbelastung nicht allgemein anwendbar.

Die Höhe des Tumor-Hirnquotienten wird in verschiedener Form ermittelt. Zur orientierenden Untersuchung in der Erprobung neuer radioaktiver Verbindungen werden experimentelle Tumoren verwendet. Externe Messungen des Tumor-Hirnquotienten über dem Schädel ermöglichen Vergleichsuntersuchungen in der klinischen Prüfung.

**a) Bestimmung des Tumor-Hirnquotienten verschiedener Radionuklide und
radioaktiver Verbindungen im Tierversuch**

Vergleichende Untersuchungen in der experimentellen Forschung werden im
allgemeinen an induzierbaren transplantablen Tumorarten durchgeführt. Häufigste
Tumorart ist das Ependymom der Maus. Die Tabelle 2 gibt eine Gegenüberstellung
der Tumor-Hirnquotienten verschiedener radioaktiver Verbindungen, gemessen
an diesem Tumor.

Tabelle 2. Tumor-Hirnquotient einiger in der Hirnszintigraphie verwendeter radioaktiver Nuklide und Verbindungen, gemessen im Tierversuch

Radionuklid oder Verbindung	Tumor-Hirnquotient	Autor
a) am Ependymom der Maus		
^{113}In-DTPA	20–30:1	436
^{113}In-DTPA	23:1	404
^{113}In-DTPA	30:1	292
^{169}Yb-DTPA	20:1	436
^{169}Yb-DTPA	18:1	127
^{99m}TcO$_4$	14:1	127
^{99m}TcO$_4$	22:1	254
^{99m}TcO$_4$	15:1	292
^{197}Hg-Chlormerodrin	22–29:1	254
b) am Sarkom der Maus		
^{113m}In-DTPA	10:1	647
^{67}Ga-Citrat	13:1	
^{67}Ga-DTPA	9:1	
^{169}Yb-DTPA	9:1	
^{99m}TcO$_4$	10:1	
^{197}Hg-Chlormerodrin	15:1	

Bei experimentell erzeugten traumatischen Hirnläsionen (Thermokoagulation
beim Hund) wurde ^{99m}Tc-Pertechnetat in 7fach höherer Konzentration im infarzierten Hirngewebe gegenüber nichtgeschädigten Nervengewebe nachgewiesen.
Für ^{113m}In-EDTA betrug die Relation 11:1 [517].

**b) Externe Messungen des Tumor-Hirnquotienten in vivo und Messungen an
Operationspräparaten**

Für die klinische Prüfung ist die externe Messung des Tumor-Hirnquotienten
durch Vergleich der über dem erkrankten Hirnareal und normalen Hirngebieten
meßbaren Zählrate ausreichend. Wird diese Untersuchung zu verschiedenen Zeitpunkten nach Applikation des Radionuklids durchgeführt, so erhält man gleichzeitig einen Hinweis auf den Zeitpunkt des größtmöglichen Tumor-Hirnquotienten
und damit für den optimalen Untersuchungstermin (s. S. 79).

Tabelle 3 zeigt die für verschiedene Radionuklide in vivo gemessenen Tumor-Hirnquotienten.

Die in Tabelle 3 aufgeführten Werte für die Tumor-Hirnquotienten zeigen, bedingt durch verschiedene untersuchte Tumorarten, eine erhebliche Streubreite. Auffällig ist weiterhin der erhebliche Unterschied zu den Werten der an experimentellen Tumoren gefundenen Tumor-Hirnquotienten. Diese Unterschiede sind einerseits durch geometrische Faktoren der Szintigraphie bedingt [468] und

Tabelle 3. In vivo gemessene Tumor-Hirnquotienten, durch Vergleich der Zählraten über erkrankten und normalen Hirnbezirken

Radionuklid oder Verbindung	Externer Tumor-Hirnquotient	Autor
$^{99m}TcO_4$	1,7:1	292
$^{99m}TcO_4$	>1,3:1	415
$^{99m}TcO_4$	1,2–2,5:1	468
$^{99m}TcO_4$	1,6–3,6:1	513
$^{99m}TcO_4$-DTPA	1,7–3,5:1	513
^{113m}In-DTPA	2,2:1	292
^{113m}In-EDTA	1,2–2,0:1	776
^{197}Hg-Chlormerodrin	1,2–8,7:1	342
^{197}Hg-Chlormerodrin	1,5–3,1:1	411
^{113m}In-DTPA	2,2:1	292
^{75}Se	2,0–5,0:1	61

Tabelle 4. Tumor-Hirnquotienten, gemessen an Operationspräparaten

Radionuklid oder Verbindung	Tumor-Hirnquotient	Autor
^{169}Yb	1,8–5,0:1	127
$^{99m}TcO_4$	1,8–5,3:1	127
$^{99m}TcO_4$	0–4,3:1	468

wahrscheinlich auch durch unterschiedliche physiologische und pathophysiologische Voraussetzungen beeinflußt.

Bei Messungen an Operationspräparaten ergaben sich niedrigere Tumor-Hirnquotienten als nach den Tierversuchen zu erwarten waren (Tabelle 4).

Bezieht man die an Operationspräparaten gemessenen Tumor-Hirnquotienten unter Berücksichtigung des Sichtvolumens des Kollimators auf die — in vivo — Verhältnisse, so korrespondieren diese Werte besser zu den extern gemessenen Tumor-Hirnquotienten als die an experimentellen Tumoren ermittelten Werte [468]. Die relative Einheitlichkeit der extern gemessenen Tumor-Hirnquotienten für die untersuchten Radionuklide und Verbindungen spricht darüber hinaus dafür, daß ihre Anreicherung gleichartigen, unspezifischen Mechanismen unterliegt.

3. Vergleich der angeführten Radionuklide und radioaktiven Verbindungen in der Hirnszintigraphie

Die Gegenüberstellung der extern gemessenen Tumor-Hirnquotienten der verschiedenen radioaktiven Verbindungen (Tabelle 3) erlaubt keinen Rückschluß darauf, daß die eine oder andere Verbindung in der Tumornachweiswahrscheinlichkeit allen anderen grundsätzlich überlegen ist. Die relative Überlegenheit der einen oder anderen Verbindung kann daher nur in Vergleichsuntersuchungen mit verschiedenen Radionukliden bei ein und demselben Patienten geprüft werden und ist außerdem abhängig von Bedingungen, wie Geschwindigkeit der Untersuchung, und damit von der Höhe der applizierbaren Radioaktivitätsmenge.

Vergleichende Untersuchungen beziehen sich im allgemeinen auf Unterschiede in der Nachweiswahrscheinlichkeit, sowie auf die subjektive Beurteilung der Bildqualität. Sie haben teilweise zu relativen Indikationen für das eine oder andere Radionuklid bei bestimmten Tumorarten geführt [94].

^{99m}Tc-Pertechnetat/^{197}Hg-Chlormerodrin

In der Tabelle 5 sind die szintigraphischen Untersuchungsergebnisse zusammengestellt, die bei ein und demselben Patienten mit ^{99m}-Pertechnetat und ^{197}Hg-Chlormerodrin erhoben wurden.

In der von uns untersuchten Vergleichsgruppe (27 Glioblastome, 7 Metastasen, 6 Meningeome, 2 Astrocytome, 4 unklassifizierte Gliome, 1 Spongioblastom, 1 Hypophysenadenom, 1 Medulloblastom) waren unter den gewählten Bedingungen 2 Metastasen mit ^{197}Hg-Chlormerodrin nicht nachweisbar. Die subjektive Beurteilung der Bildqualität sprach aufgrund der hohen Zählrate in den meisten Fällen für ^{99m}Tc-Pertechnetat, obwohl eine klarere Darstellung basisnaher Prozesse bei Verwendung von ^{197}Hg-Chlormerodrin bisweilen beeindruckte. Die bei gleicher Flächenimpulsdichte um einen Faktor 4–5 kürzere Untersuchungszeit bei Verwendung von ^{99m}Tc-Pertechnetat ist ein entscheidender Vorteil.

Tabelle 5. Befunde der Hirnszintigraphie mit ^{99m}Tc-Pertechnetat und ^{197}Hg-Chlormerodrin bei Patienten, die mit beiden radioaktiven Verbindungen untersucht wurden

Radionuklid	Szintigraphie		Autor
	+	−	
^{99m}Tc	13	2	76
^{197}Hg	12	3	76
^{99m}Tc	46	3	eigene Untersuchungen
^{197}Hg	44	5	eigene Untersuchungen

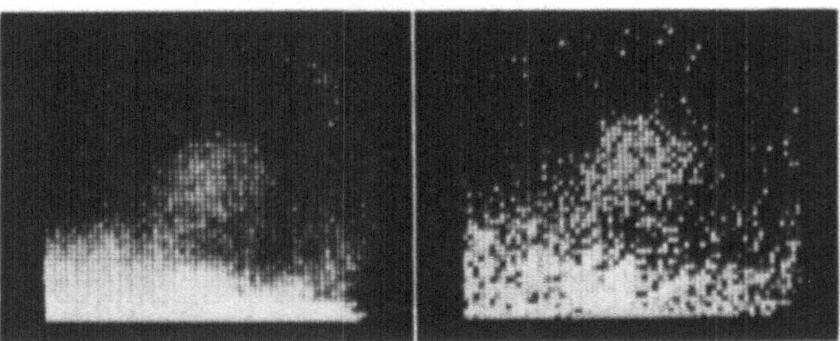

Abb. 31. Darstellung eines Glioblastoms mit Scanner und Kernspeicherszintigraphie. Links:
nach 10 mC$_i$ ^{99m}Tc-Pertechnetat; rechts: nach 1 mC$_i$ ^{197}Hg-Chlormerodrin

^{113m}In-DTPA im Vergleich zu ^{99m}Tc-Pertechnetat und ^{197}Hg-Chlormerodrin

Die lange Halbwertszeit des „Mutternuklids" (^{113}Sn), des ^{113m}In, hat organisatori-
sche Vorteile. Andererseits muß die Säule oder das Eluat bei längerer Verwen-
dungsdauer sterilisiert werden und die zur Hirnszintigraphie verwendeten Indium-
zubereitungen erfordern im allgemeinen einen gewissen labortechnischen Aufwand. Zwar ermöglicht die kurze Halbwertszeit des ^{113m}In die Applikation größerer Radioaktivitätsmengen ohne Steigerung der Strahlenbelastung, diese sind
jedoch im Vergleich zu ^{99m}Tc-Pertechnetat auch notwendig, wenn man die gleiche
Zählrate erhalten will. Als Folge eines geringeren Konversionskoeffizienten des
^{113m}In ist die Photonenausbeute gegenüber ^{99m}Tc um nahezu die Hälfte geringer
und wird durch die verminderte Ansprechwahrscheinlichkeit dünner Kristalle, wie
bei der Szintillationskamera, für die höhere Energie des ^{113m}In noch zusätzlich

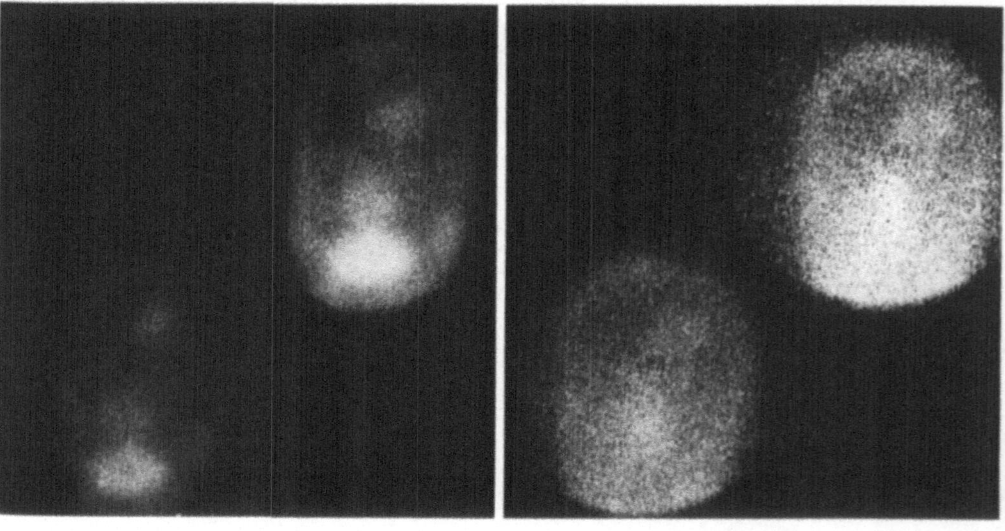

Abb. 32. Nachweis der Metastase eines Bronchialcarcinoms mit der Szintillationskamera. Links:
nach Applikation von ^{99m}Tc-Pertechnetat; rechts: nach Applikation von ^{113m}In-DTPA.
(Gleiche Aufnahmezeiten bei gleicher Aktivitätsmenge)

reduziert. Vergleichsuntersuchungen an ein und demselben Patienten und Gegenüberstellungen von Untersuchungskollektiven beweisen die grundsätzliche Gleichwertigkeit der geprüften Verbindungen (Tabelle 6).

Tabelle 6. Untersuchungen zur Nachweiswahrscheinlichkeit und Zuverlässigkeit der Hirnszintigraphie mit ^{113m}In-Verbindungen im Vergleich zu anderen radioaktiven Präparaten an ein und demselben Patienten sowie Untersuchungskollektiven

Radionuklid-Verbindung	Szintigraphie		Autor
	+	−	
^{113m}In-DTPA	64	6	56
^{197}Hg	92	8	
^{113m}In-DTPA	35	3	
^{99m}Tc	37	1	
^{113m}In-DTPA	36	51	436
^{99m}Tc	36	51	
^{113m}In-DTPA	20	3	216
^{99m}Tc	20	3	
^{113m}In-EDTA	26	6	360
^{99m}Tc	27	5	
^{113m}In-EDTA	21	12	216
^{99m}Tc	21	12	
^{113m}In-EDTA	13	4	776
^{99m}Tc	17	−	

Die subjektive Beurteilung der Bildqualität der mit ^{113m}In-Verbindungen erhaltenen szintigraphischen Aufnahmen läßt keine positiven oder negativen Schlüsse zu. Gekreuzte Ergebnisse in der Nachweiswahrscheinlichkeit sind berichtet [56], jedoch nicht die Regel.

Ungünstiger im Vergleich zu anderen Radionukliden werden die Ergebnisse der Hirnszintigraphie nach Injektion ionisierter Indiumlösung [71] und die Ergebnisse der Hirnszintigraphie unter Verwendung von ^{99m}Tc-Albumin beurteilt [239]. Für ^{113m}In wird hier eine Nachweiswahrscheinlichkeit für supratentorielle Tumoren mit Ausnahme des Meningeoms von nur 71% angegeben [71].

Während von ^{99m}Tc-Albumin einerseits angenommen wird, daß sich innerhalb eines sinnvollen Untersuchungszeitraumes ein für den Nachweis erforderlicher Tumor-Hirnquotient nicht einstellt [256], wird andererseits über eine gute Tumornachweiswahrscheinlichkeit unter Verwendung dieser hochmolekularen Eiweißverbindung berichtet.

Während, wie angegeben wird, die relativ niedrige Nachweiswahrscheinlichkeit für ^{99m}Tc-Pertechnetat nicht repräsentativ ist, ist die hohe Quote der möglichen Tumordarstellung zu frühem Untersuchungszeitpunkt mit ^{99m}Tc-Albumin über-

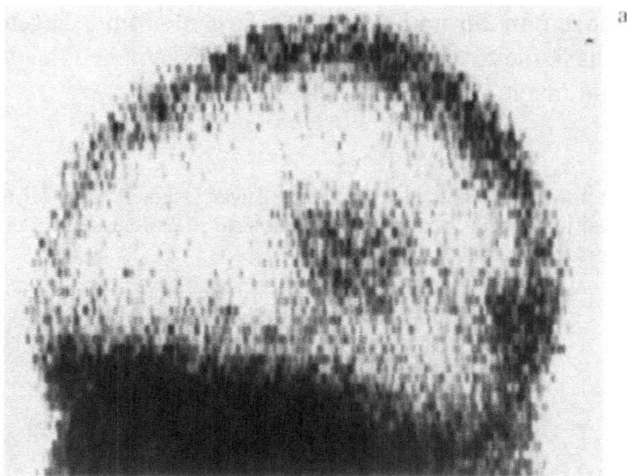

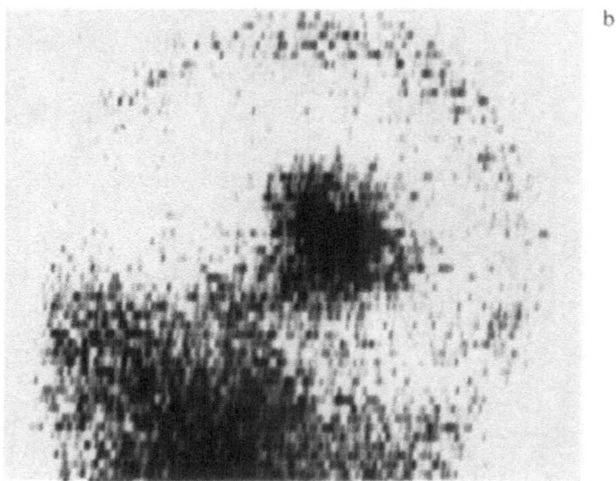

Abb. 33. Darstellung eines Ependymoms mit verschiedenen radioaktiven Verbindungen: a) ^{99m}Tc-Pertechnetat, b) ^{111}In-Globulin

raschend. Wir können diese Gleichsinnigkeit bei einem Vergleich des diffundiblen ^{99m}Tc-Pertechnetats mit einer hochmolekularen Eiweißverbindung (^{113m}In-Globulin) nicht bestätigen.

$^{111}In/^{113m}In$-Globulin

Die − in vitro − Bindung des Indium an das Transferrin des patienteneigenen Serums [190, 827] resultiert in einer einheitlich markierten, hochmolekularen Verbindung. Diese verhält sich hinsichtlich der Anreicherung in Hirngeschwülsten ähnlich dem ^{131}J-Albumin, hinsichtlich der Nachweiswahrscheinlichkeit und dem Zeitpunkt der Anreicherung jedoch nicht wie ^{99m}Tc-Albumin bzw. ^{113m}In in ionischer Lösung [71, 363, 378, 692, 827].

Meningeome, aber auch Angiome lassen sich mit der Verbindung bereits wenige Minuten nach intravenöser Injektion eindeutig darstellen, während Tumoren der Neuroglia in der Regel erst nach 24 Std nachweisbar sind. Eine eindeutige Beziehung zwischen Intensität der Anreicherung und Art des Tumors kann jedoch nur für die Meningeome und a.v.-Angiome postuliert werden.

Hirnmetastasen stellen hierbei das größte differentialdiagnostische Problem dar, da die Anreicherungsgeschwindigkeit in diesen Fällen keine sicheren art-diagnostischen Hinweise ergibt. In Einzelfällen kommt es zu einer sehr frühen Aktivitätskonzentration, ohne daß man bisher sagen kann, daß diese abhängig von einem bestimmten Metastasentyp ist; in der Regel jedoch speichern auch Metastasen die hochmolekulare Verbindung erst zu einem weitaus späteren Zeitpunkt.

Auch im Hinblick auf die Differentialdiagnose, ob eine im szintigraphischen Bild erkennbare Anreicherung durch einen Tumor oder einen cerebrovasculären Insult versucht ist, sind die Ergebnisse nicht völlig befriedigend. Indium-markiertes Transferrin reichert sich auch im infarcierten Hirngewebe an, wenngleich auch erst nach einem Zeitintervall von mindestens 24 Std nach Injektion und keinesfalls in gleicher Intensität wie ^{99m}Tc-Pertechnetat.

Vergleichende Beurteilung der für die Hirnszintigraphie verwendeten Radionuklide und Verbindungen

Die in der Hirnszintigraphie derzeit verwendeten radioaktiven Substanzen lassen sich aufgrund ihrer chemischen und biologischen Eigenschaften in zwei Gruppen unterteilen:

a) Ionische Lösungen oder Komplexe, die in Abhängigkeit von einer möglichen Eiweißbindung im Serum unterschiedlich rasch von Tumorgewebe und Hirninfarkten aufgenommen werden. Ihre Ausscheidung erfolgt in der Regel durch die Nieren und die Schleimhaut des Darmes.

b) Radioaktiv markierte, patienteneigene oder homologe Eiweißkörper, die in Abhängigkeit von ihrer Molekülgröße relativ langsam in genuinen Hirntumoren und Hirninfarkten akkumulieren. Sie werden in der Leber abgebaut. Abbauprodukte und freigesetzte Markierungsnuklide werden teilweise ausgeschieden, teilweise in bestimmten Organen fixiert (z.B. Indium im Knochenmark, Jod in der Schilddrüse).

Aus den Gegenüberstellungen in den Tabellen 6 und 7 ist ersichtlich, daß zwischen den einzelnen verwendeten Präparaten in der gleichen Gruppe keine grundsätzlichen Unterschiede hinsichtlich der Nachweiswahrscheinlichkeit der Hirntumoren bestehen. Da beispielsweise auch radioaktiv markiertes Kaliumpermanganat sich eindeutig in experimentell erzeugten Hirntumoren anreichert [761], liegt die Vermutung nahe, daß an sich jede mit einem Gammastrahler markierte Verbindung sich mehr oder minder gut für die Hirnszintigraphie eignet. Die Entscheidung über die Verwendung einer solchen Substanz ist daher einerseits abhängig von der zu erwartenden Strahlenbelastung und von speziellen Eigenschaften, die es unter Umständen erlauben, differentialdiagnostische Hinweise zu erhalten.

Wenngleich auch bis heute keine tumorspezifische Verbindung bekannt ist, ^{75}Se-Selenit und ^{67}Ga-Citrat machen dabei keine Ausnahme, und somit kein

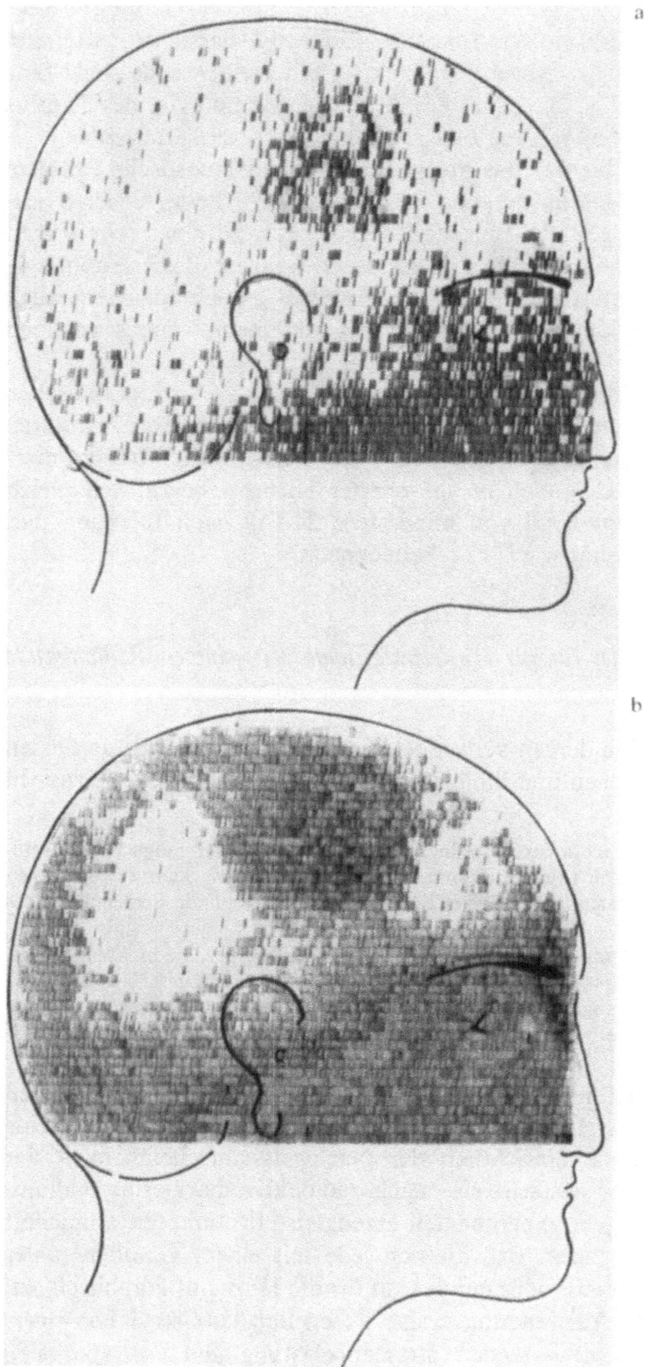

Abb. 34a–c. Darstellung eines parasagittalen Meningeoms. a 2 Std nach Applikation von 1 mC$_i$ ^{197}Hg-Chlormerodrin; b 30 min nach Applikation von 10 mC$_i$ ^{99m}Tc-Pertechnetat; c 15 min nach Applikation von 10 mC$_i$ ^{113m}In-Globulin

Abb. 34 c

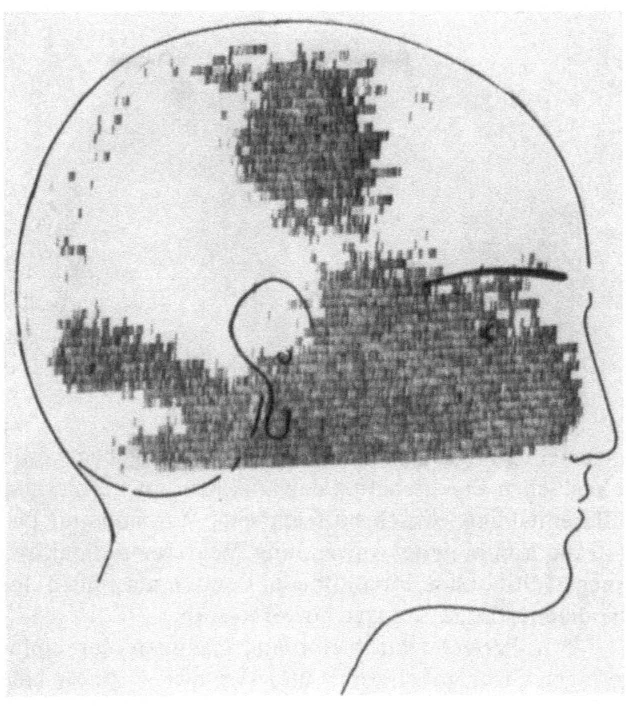

Tabelle 7. Vergleichende Untersuchungen zur Nachweissicherheit von Hirngeschwülsten unter Verwendung der Radionuklide ^{169}Yb, ^{67}Ga und ^{75}Se

Radionuklid-Verbindung	Szintigraphie		Autor
	+	−	
^{169}Yb-DTPA	38	11	127
^{99m}Tc	39	10	
^{169}Yb-DTPA	32	5	634
^{203}Hg	26	11	
^{67}Ga-Citrat	28	−	814
^{99m}Tc	24	4	
^{75}Se	72	4	754
^{99m}Tc	76	−	
^{67}Ga-Citrat	3	4	608
^{99m}Tc	5	2	

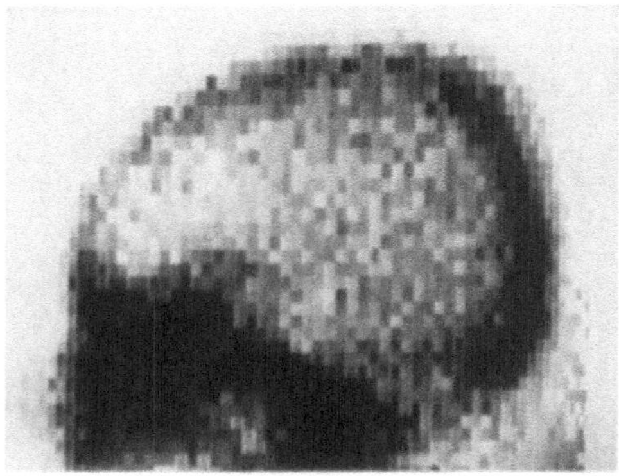

Abb. 35. Die Anreicherung der radioaktiven Verbindungen bei mesodermalen Tumoren ist in jedem Falle unspezifisch: Konzentration von ^{99m}Tc-Polyphosphat in einem Keilbeinmeningeom

allgemein gültiges Untersuchungsschema gegeben werden kann, können die unterschiedlichen Eigenschaften der Nuklide und Verbindungen im Einzelfall durchaus differentialdiagnostisch hilfreich sein. Wir sind mit DI CHIRO [94] der Meinung, daß die kombinierte Anwendung mehrerer radioaktiver Verbindungen im Sinne einer Multinuklidszintigraphie in besonderen Fällen durchaus geeignet sein kann, die diagnostische Aussage zu verbessern.

^{99m}Tc-Pertechnetat bleibt aus Gründen der einfachen Anwendbarkeit, der geringen Strahlenbelastung und der bisher durch keine andere Substanz übertroffenen Nachweissicherheit weiterhin die radioaktive Verbindung der Wahl für die Erstuntersuchung. Bei Interpretationsschwierigkeiten hinsichtlich der Lage des pathologischen Befundes und einer unter Umständen erforderlichen differentialdiagnostischen Unterscheidung zwischen einem Hirninfarkt und einer Hirngeschwulst können dann nach abwägender Beurteilung der Notwendigkeit unter Berücksichtigung der Strahlenbelastung und des klinischen Zustandes des Patienten, die radioaktiven Nuklide und Verbindungen eingesetzt werden, die entweder eine geringere physiologische Anreicherung in den basisnahen Gebieten zur Folge haben und so einen hier gelegenen Tumor unter Umständen klar erkennen lassen, oder aber nur zu einem geringen Prozentsatz in infarcierten Hirnarealen angereichert werden.

4. Strahlenbelastung

a) Strahlenbelastung des Untersuchers (Umgang mit Säulensystemen)

^{99m}Technetium und ^{113m}Indium werden in Säulensystemen geliefert, wobei das jeweilige Mutternuklid an das Säulenbett gebunden ist. Die Säulensysteme befinden sich in einer Bleiabschirmung, die einen weitgehenden Schutz vor der radioaktiven Strahlung, insbesondere der des hochenergetischen ^{99}Mo, gewährleistet [140a, 140b, 619]. Ein mit 1,8 cm Bleimantel versehener ^{113}Sn/^{113m}In-Generator von 25 mC$_i$ hat in 10 cm Abstand eine Dosisleistung von 2,5 mr/h

[619]. Bei der Elution und bei evtl. anschließenden Markierungsmaßnahmen sind jedoch Sicherheitsvorkehrungen durch eine zusätzliche Bleiabschirmung und entsprechendes Hantiergerät erforderlich. Nach entsprechenden Messungen [140a, 140b, 619] ist in 10 cm Entfernung von einem ungeschützten Glasbehälter mit ca. 20 mC$_i$ ^{113m}In-Eluat mit einer Dosisleistung von etwa 100 mr/h zu rechnen. Bereits eine Abschirmung von nur 1,2 cm Blei reduziert diese Dosisleistung in 10 cm Entfernung auf 5 mr/h. Die Dosisleistung der Gammastrahlung des ^{99m}Tc-Pertechnetat ist bereits durch 5 mm Bleiabschirmung auf einen Wert von weniger als 1 mr/h an der Oberfläche eines bleiumhüllten Fläschchens mit 20 mC$_i$ ^{99m}Tc reduzierbar, während die Dosisleistung ohne Bleiabschirmung in 10 cm Entfernung dagegen mit 100 mr/h gemessen wurde [140a, 140b].

Kommerziell erhältliche Abfüllsysteme ermöglichen die Abschirmung der Elutionsflaschen, aber auch die mit Radioaktivität gefüllten Injektionsspritzen müssen bis zur Applikation in einem Bleibehälter aufbewahrt werden und sollten nach Möglichkeit einen wechselbaren Bleimantel haben, da die an der Oberfläche der Kunsstoffspritze freiwerdende Dosisleistung von mehreren hundert mr/h (bei Verwendung der in der Diagnostik üblichen Mengen) langfristig gesehen zu einer erheblichen Belastung der Fingerspitzen führen kann.

Der Patient selbst ist nach Inkorporation für die Untersucher keine gefährdende Strahlenquelle, da sich meist ein entsprechender Arbeitsabstand einhalten läßt, und die absolut notwendigen Arbeiten in unmittelbarer Umgebung des Patienten rasch vollzogen werden können. Nach Inkorporation von 2 mC$_i$ ^{113m}In-Kolloid zur Leberszintigraphie wurden an der Körperoberfläche 10 mr/h und 2,5 mr/h in 25 cm Abstand gemessen [140a, 140b, 619].

Nach Inkorporation von 1,5 mC$_i$ ^{99m}Tc-Pertechnetat zur Schilddrüsendiagnostik werden nur 0,2 mr/h in 50 cm Entfernung gemessen [140a, 140b].

Elutionszeiten für Säulensysteme

Die Regenerationszeit der Säule ist die Dauer bis zu dem Zeitpunkt, zu dem sich wieder ein volles Gleichgewicht zwischen Mutter- und Tochternuklid eingestellt hat. Diese Zeit ist abhängig von der Halbwertszeit des Tochternuklids. Zur Bestimmung der Radioaktivitätsmenge, die nach einer bestimmten Zeit nach erfolgter Elution wieder zur Verfügung steht, kann man sich der folgenden Formel bedienen.

$A = C\,(1 - e^{-\lambda t})$

A = Aktivität des Tochternuklids zum t nach vorausgegangener Elution

C = Konstante (Aktivität des Mutternuklids)

λ = Zerfallkonstante = $\dfrac{\ln 2}{\text{HWZ (Tochter)}}$

t = Zeitpunkt nach letzter Elution.

Beispiele: Die im Säulensystem ^{99}Mo/^{99m}Tc zur Verfügung stehende Radioaktivitätsmenge beträgt bei 50 mC$_i$ ^{99}Mo:
6 Std nach erfolgter Elution wieder 25 mC$_i$,
24 Std nach Elution 46 mC$_i$.
In dem Säulensystem ^{113}Sn/^{113m}In beträgt bei 50 mC$_i$ ^{113}Sn die zur Verfügung stehende Radioaktivitätsmenge nach erfolgter Elution:
35 mC$_i$ nach 3 Std,
45 mC$_i$ nach 6 Std.

b) Strahlenbelastung des Patienten

Die Inkorporation radioaktiver Nuklide hat eine Belastung des Gesamtorganismus zur Folge, deren Höhe, mit Ausnahme des Radionuklids ^{75}Se, jedoch nicht die Belastung durch andere nuclearmedizinische oder röntgenologische, diagnostische Maßnahmen übersteigt (Tabelle 8).

Tabelle 8. Ganzkörperbelastung in mrad/mC$_i$ für verschiedene in der Hirnszintigraphie verwendete Radionuklide und radioaktive Verbindungen

Radionuklid oder Verbindung	mrad/mC$_i$	Autoren
^{197}Hg	78–120	339, 374, 386
^{99m}TcO$_4$-Fe-Komplex	8	574
^{99m}TcO$_4$	10–16	119, 153, 254, 256, 323, 386
^{113m}In-EDTA	16	156
^{113m}In-DTPA	5–9	119, 292, 436, 513
^{113m}In-Globulin	18	365
^{111}In-Globulin	140	827
^{169}Yb-DTPA	10–20	127, 436
^{75}Se	4000	61
^{67}Ga	260	684

Selektive Anreicherung in einzelnen Körpergeweben kann zu einer höheren Strahlenbelastung in bestimmten Organen führen. Limitierender Faktor für die Höhe der applizierbaren Radioaktivitätsmenge ist damit die Strahlenbelastung dieses Körpergewebes, des sog. „kritischen Organs". Da sich ^{99m}Tc-Pertechnetat ähnlich verhält wie Jodid, erfolgt eine Konzentration der Verbindung in der Magenschleimhaut, den Speicheldrüsen und bevorzugt in der Schilddrüse. 5% des applizierten ^{197}Hg-Chlormerodrin werden in den proximalen Tubulusabschnitten der Niere gespeichert. Nahezu die gesamte Radioaktivitätsmenge nach Applikation von ^{113m}In-DTPA wird innerhalb kurzer Zeit in die Blase ausgeschieden. Die dabei resultierenden Strahlenbelastungen der einzelnen Organe sind in Tabelle 9 zusammengestellt.

Für den Vergleich der bei der Hirnszintigraphie zu erwartenden Strahlenbelastung, zur Strahlenbelastung anderer nuclearmedizinischer und röntgenologisch-diagnostischer Methoden sind die berechneten Werte auf die in der Hirnszintigraphie üblichen Radioaktivitätsmengen bezogen und in Tabelle 10 aufgeführt.

Fehlende Angaben in der Tabelle bedeuten im allgemeinen, daß hier die Strahlenbelastung die Ganzkörperbelastung nicht wesentlich überschreitet. Unterschiedliche Werte geringeren Ausmaßes sind durch unterschiedliche Berechnungsansätze bedingt; größere Differenzen sind verursacht durch verschiedene Applikationsformen und Vorbehandlungen (s. S. 72). So beträgt die Strahlenbelastung des Magens und des Darmes bei oraler Applikation von ^{99m}Tc bis

Tabelle 9. Strahlenbelastung des „kritischen Organs" in mrad/mC$_i$

Radionuklid	Kritisches Organ						Autoren
	Blut Knochenmark	Darm	Blase	Schilddrüse	Niere	Magen	
^{99m}TcO$_4$	17–47	150–290	—	100–270	—	40–320	119, 153, 254, 256, 323, 386
^{99m}TcO$_4$-Fe Komplex				120			574
^{197}Hg Chlormerodrin	—				4370–19400	—	198, 339, 386, 390, 420
^{113m}In-DTPA	34–69	—	510–550	—	42–60	—	67, 292, 436 513
^{99m}Tc-EDTA	—	—	550	—	42	—	156
^{169}Yb-DTPA	—	—	390	—	—	—	436
^{67}Ga-Citrat	580	220–900	—	—	410	220	684
^{111}In-Globulin	2700						827

Eine ausführliche Übersicht liegt in der Literaturzusammenstellung von: KAUL, A., K. OEFF, ROEDLER, H. D.: Die Strahlenbelastung von Patienten bei der nuklearmedizinischen Anwendung offener radioaktiver Stoffe, vor. (Informationsdienst Nuklearmedizin der Freien Universität Berlin 1972)

Tabelle 10. Ganzkörper- und Organbelastung nach Inkorporation radioaktiver Verbindungen bei für die Hirnszintigraphie üblichen, diagnostischen Aktivitätsmengen

Radionuklid oder Verbindung	Applizierte Radioaktivität (mC$_i$)	Strahlenbelastung in rad						
		Ganzkörper	*Blut*	*Darm*	*Blase*	*Niere*	*Schilddrüse*	*Magen*
^{99m}Tc	10	0,10–0,16	0,17–0,47	1,5–2,9	—	—	1,0–2,7	0,4–1,9
^{113m}In	15	0,07–0,13	0,50–1,0	—	7,1	0,9	—	—
^{197}Hg	1	0,08–0,12	—	—	—	4,3–19,4	—	—
^{169}Yb	15	0,10–0,20	—	—	5,8	—	—	—
^{75}Se	0,25	1,0	—	—	—	—	—	—
Schilddrüsenfunktions-Untersuchung mit ^{131}J		—	—	—	—	—	bis 50	—

i.v.-Pyelogramm: 0,60–1,03 [377a, b]

zu 2,9 rad, nach intravenöser Injektion nur bis zu 1,5 rad. Die erheblichen Unterschiede in den Angaben der Nierenbelastung durch ^{197}Hg-Chlormerodrin sind durch unterschiedliche Parameter in der Berechnung der „β-like-activity" bedingt.

Die Strahlenbelastung bei Kindern nach Applikation von ^{197}Hg-Chlormerodrin bzw. ^{99m}Tc-Pertechnetat ergibt die in Tabelle 11 aufgeführten Werte [5].

Tabelle 11. Ganzkörperbelastung (rad) eines Kindes nach Applikation von ^{197}Hg-Chlormerodrin bzw. ^{99m}Tc-Pertechnetat in Abhängigkeit vom Körpergewicht. (Nach Akerman u. Mitarb. [5])

Radionuklide	Applizierte Menge	Körpergewicht				
		3,5 kg	12 kg 1 Jahr	20 kg 5 Jahre	33 kg 10 Jahre	Erw.
^{197}Hg	15 mC$_i$/kg	0,066	0,087	0,097	0,109	0,120
^{99m}Tc	140 mC$_i$/kg	0,083	0,102	0,105	0,112	0,160

Durch entsprechende Vorbehandlung ist es möglich, die Strahlenbelastung des kritischen Organs zu senken:

a) Bei Verwendung von ^{99m}Tc-Pertechnetat

Die Anreicherung des ^{99m}Tc-Pertechnetat in der Schilddrüse läßt sich durch Jodid oder Kaliumperchlorat blocken. Dadurch wird die unerwünschte Strahlenbelastung des Organs von maximal 2,7 rad bei der in der Hirnszintigraphie üblichen Aktivitätsmenge auf 90 mrad reduziert [386]. Gleichzeitig wird die Konzentration der radioaktiven Verbindung in der Magenschleimhaut und somit auch die Strahlenbelastung verringert [386].

Die blockierende Vorbehandlung vor jeder hirnszintigraphischen Untersuchung mit Kaliumperchlorat ist daher als obligatorisch anzusehen, zumal bislang keine unerwünschten Nebeneffekte berichtet werden. Eine orale Gabe des Kaliumperchlorats in Tropfenform (Handelspräparat Irenat), etwa 30 min vor Injektion der radioaktiven Verbindung appliziert, hemmt die Pertechnetataufnahme der Schilddrüse nahezu vollständig. Dabei ist eine Dosierung von 15 mg/kg Körpergewicht nach bisherigen Erfahrungen ausreichend.

b) Bei Verwendung von ^{197}Hg-Chlormerodrin

Die Applikation von inaktivem Chlormerodrin 24 Std vor der Untersuchung soll die Fixation der radioaktiven Verbindung in den Nieren kompetitiv hemmen und eine Minderung der Strahlenbelastung um einen Faktor 3 [32, 141] ermöglichen. Die Vorbehandlung wird nicht generell durchgeführt; ihre Verläßlichkeit scheint nicht völlig gesichert [273]. Die Anreicherung in den Nierentubuli ist nachträglich nicht beeinflußbar [165].

c) ^{113m}In und ^{99m}Tc-DTPA

Durch Steigerung der Diurese sollte eine wesentliche Senkung der Strahlenbelastung der Blase bei Verwendung dieser Verbindungen möglich sein.

Die Strahlenbelastung des Ganzkörpers und der „kritischen Organe" bei Durchführung der Hirnszintigraphie mit den genannten radioaktiven Verbindungen überschreitet nicht die Höhe der Belastungen durch andere nuclearmedizinische oder röntgenologisch-diagnostische Untersuchungen. Sie ist in einigen wesentlichen Fällen durch entsprechende Vorbehandlung reduzierbar. Diese Vorbehandlung ist bei Anwendung in der Kinderheilkunde obligat.

D. Das normale Hirnszintigramm

1. Vorbereitung und Lagerung des Patienten

Die sorgfältige Lagerung des Patienten ist wesentlichste Voraussetzung für das Gelingen der szintigraphischen Aufnahme. Artefakte, die durch Verkantungen oder durch Bewegung entstehen, sind nachträglich durch keine technischen Hilfsmittel mehr auszugleichen und bisweilen sogar schwierig als solche zu erkennen. Die mit der Szintillationskamera zu erzielenden, relativ kurzen Aufnahmezeiten (s. S. 44) können bei schwerkranken Patienten von großem Vorteil sein. Häufiger stören jedoch die anatomischen Gegebenheiten wie Adipositas, kurzer Abstand zwischen Schulterhöhe und Kopf und gedrungener Körperbau die Untersuchung in gleicher Weise, wie bei Verwendung eines szintigraphischen Gerätes mit bewegtem Detektor.

Bei der Untersuchung mit der Szintillationskamera kann der Patient im Normalfall in Rückenlage auf der Transportliege verbleiben. Bei der Aufnahme in ventraler Ansicht entstehen naturgemäß keine Schwierigkeiten. Für die lateralen Ansichten dreht man den Kopf so weit wie möglich zur Seite und bringt den in 2 Achsen drehbaren Kamerameßkopf parallel zur Oberfläche möglichst bis an den Schädel heran. Bei Patienten mit gedrungenem Körperbau wird dies häufig nicht gelingen und so ist es erforderlich, den Patienten in Seitlagerung zu bringen und dabei die zuunterstliegende Schulter so weit wie möglich zurückzunehmen. Das obenliegende Bein wird in Hüft- und Kniegelenk angewinkelt und stabilisiert die Lagerung. Diese Lage ist für den Patienten im allgemeinen angenehmer als die reine Seitlagerung auf der Schulter und deshalb vorzuziehen, weil hier der Detektor der Kamera wie der des szintigraphischen Gerätes, besonders bei Verwendung einer Maschine mit Obertisch- und Untertischmeßkopf, am leichtesten in die optimale Position zum Kopf gebracht werden kann. Häufig ist diese Haltung für den Patienten nicht möglich, weil die Drehung des Kopfes als unangenehm empfunden wird, insbesondere dann, wenn andere Untersuchungen, beispielsweise die Angiographie, vorausgegangen sind. In diesen Fällen ist die Untersuchung in reiner Seitlagerung durchzuführen, wobei man bei Verwendung der Szintillationskamera Zählraten- und Auflösungsverluste als Folge des unvermeidlichen, größeren Schädel-Detektorabstandes in Kauf nehmen muß. Auch bei Aufnahme mit einem Untertischmeßkopf hat diese Lagerung im allgemeinen eine Minderung der Bildqualität zur Folge, da der große Abstand bei den derzeit üblichen Kollimatoren häufig die Focusebene (s. S. 10) nicht in die optimale Schädeltiefe bringen läßt.

Die Fixation des Kopfes ist bei kurzdauernden Untersuchungen und hoher Zählrate nicht erforderlich, jedoch unerläßlich, wenn z. B. bei Verwendung von ^{197}Hg-Chlormerodrin die geringen Impulsausbeuten eine langsame Geschwindigkeit und damit lange Untersuchungsdauer vorschreiben. Neben Schaum-

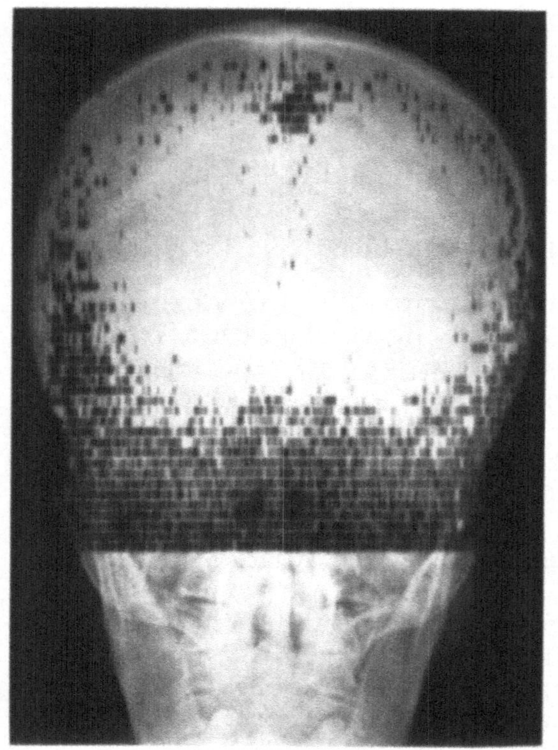

a

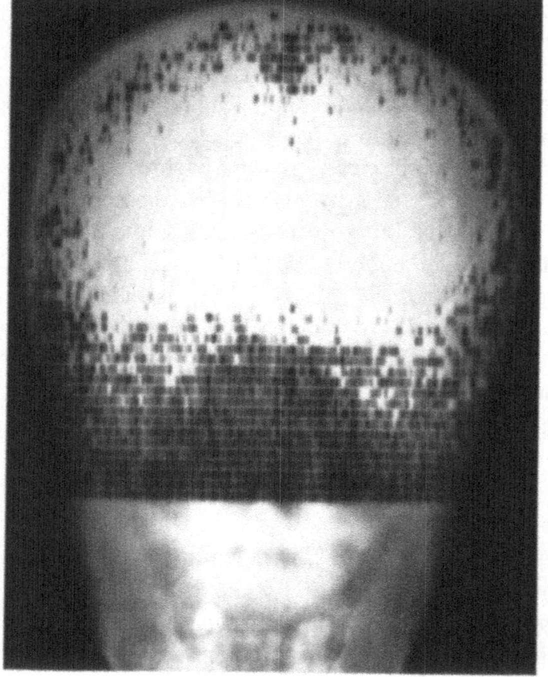

b

Abb. 36a–c. Einfluß der Kopfhaltung auf die Darstellung im szintigraphischen Bild. Frontale Ansicht. a Kinn brustwärts gesenkt; b Augen-Ohr-Linie senkrecht zur Auflagefläche; c Dorsalflexion ca. 30° aus der Senkrechten

Abb. 36c

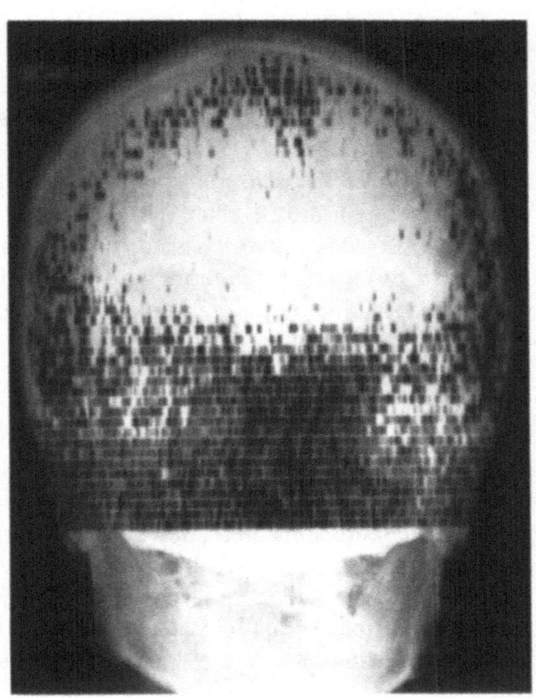

stoffschalen mit Fixationsbändern hat sich ein im normalen Zustand flexibles, evakuierbares Kissen (Flexicast-Picker) bewährt, da es eine gute Ruhigstellung gewährleistet, ohne den Patienten zu stark zu beengen. Bei Fixationsbändern ist zu beachten, daß Behinderungen der Blutzirkulationen der Kopfhaut zu verminderter Radioaktivitätskonzentration der betreffenden Seite führen und damit zu Artefaktbildungen Anlaß geben können.

Lagerung zur Aufnahme in ventraler Ansicht. Der Patient befindet sich in Rückenlage, der Kopf wird so gelagert, daß die Augen-Ohr-Linie, die den lateralen Augenwinkel mit dem äußeren Gehörgang verbindet, senkrecht zur Tischplatte und damit parallel zur senkrechten Achse des Detektors verläuft. Wir haben diese ursprünglich stets verwendete sog. — Normaleinstellung — heute bei Verwendung eines szintigraphischen Gerätes mit einem Untertisch- und Obertischmeßkopf wieder verlassen, weil die gleichzeitige Darstellung der hinteren Schädelgrube in dieser Lagerung nicht optimal ist und bringen den Kopf in eine Position, die im amerikanischen Schrifttum als „Towne's position" bezeichnet wird. Dabei erfolgt eine Neigung des Kopfes brustwärts um etwa 30°. Diese Kopfhaltung ist für den Patienten nicht beschwerlich und ermöglicht in einem Arbeitsgang bei Verwendung eines Gerätes mit doppeltem Meßkopf die gleichzeitige, optimale Anfertigung der ventralen wie der dorsalen Ansicht. Nach bisherigen Erfahrungen hat diese Lagerung auf die Nachweiswahrscheinlichkeit frontobasaler Tumoren keinen negativen Einfluß und sie ist nach unserer Meinung für Vergleichsuntersuchungen leichter reproduzierbar als Untersuchungen mit Kippung des Detektors um seine horizontale Achse.

Es ist besonders darauf zu achten, daß der Kopf nicht zu einer Seite geneigt ist, weil die dadurch entstehenden Artefakte unter Umständen Anlaß zu Verwechslungen mit einem subduralen Hämatom oder einem Gefäßprozeß geben können.

Lagerung zur Aufnahme in Seitansicht. Hierzu ist der Patient in die stabile Seitlagerung zu bringen, der Kopf soll plan zur Auflagefläche liegen und mit der senkrechten Detektorachse einen rechten Winkel bilden. Es ist anzustreben, daß die Augen-Ohr-Linie in einer Geraden liegt, zumindest, daß beide Punkte auf parallelen Geraden lokalisiert sind. Dies macht eine leichte Kippung des Kopfes brustwärts erforderlich; dadurch wird jedoch die hintere Schädelgrube besser von der überlagernden Anreicherung im Rachenraum und der Ohrspeicheldrüse getrennt.

Lagerung zur Aufnahme in dorsaler Ansicht. Die Aufnahme in dorsaler Ansicht ist für den Patienten am angenehmsten bei Verwendung eines szintigraphischen Gerätes mit einem Untertischmeßkopf. Hier können die Aufnahmen in frontaler und dorsaler Ansicht gleichzeitig bei Rückenlagerung mit leicht brustwärts geneigtem Kopf vorgenommen werden. Bei Verwendung der Szintillationskamera wird der Meßkopf so gedreht, daß der Kollimator nach oben sieht und der Patient in Rückenlage auf den Kollimator gelagert wird. Möglich ist hier auch die Durchführung in Seitlagerung mit geneigtem Kopf.

Die wenigsten szintigraphischen Geräte verfügen gleichzeitig über einen Untertischmeßkopf, so daß hier dem Patienten für die Darstellung der hinteren Schädelgrube die Aufnahme in Bauchlage zugemutet werden muß. Diese Lagerung, die bei möglichst hängendem Kopf und senkrecht stehendem Detektor durchzuführen ist, ist für den Patienten unangenehm und wird von schwerkranken Patienten meist nicht während der gesamten Aufnahmezeit durchgehalten. Der Kopf muß also durch eine Hilfsperson gestützt werden und der Patient ist genauestens zu überwachen, weil es, wahrscheinlich wegen der eingeschränkten Atmung und der durch die starre Lage bedingten körperlichen Anstrengung, häufig zu Kollapsneigung kommt.

Lagerung zur Aufnahme in Scheitelansicht. Aufnahmen in Scheitelansicht können zusätzliche Informationen über Lage und räumliche Ausdehnung des pathologischen Bereiches geben und lassen sich mit der Szintillationskamera im Sitzen wie im Liegen durch entsprechende Veränderungen der Detektorstellung anfertigen. Für eine gute und beurteilbare Bildqualität ist es erforderlich, die dem übrigen Körpergewebe entstammende radioaktive Strahlung abzuschirmen und die Schulter mit einer Bleiabdeckung zu versehen. Scheitelaufnahmen mit einem szintigraphischen Gerät gelingen in der Regel nur dann, wenn der Patient in der Lage ist, den Kopf für die Untersuchungsdauer in der extrem deflektierten Lage zu halten. Der Patient liegt dabei in Bauchlage, der Kopf wird so deflektiert und fixiert, daß die Augen-Ohr-Linie parallel zum Tisch verläuft. Auch hier ist die Abdeckung der Schulterpartien erforderlich; eine dünne Bleifolie erfüllt bei Verwendung niederenergetischer γ-Strahler diesen Zweck [177, 178].

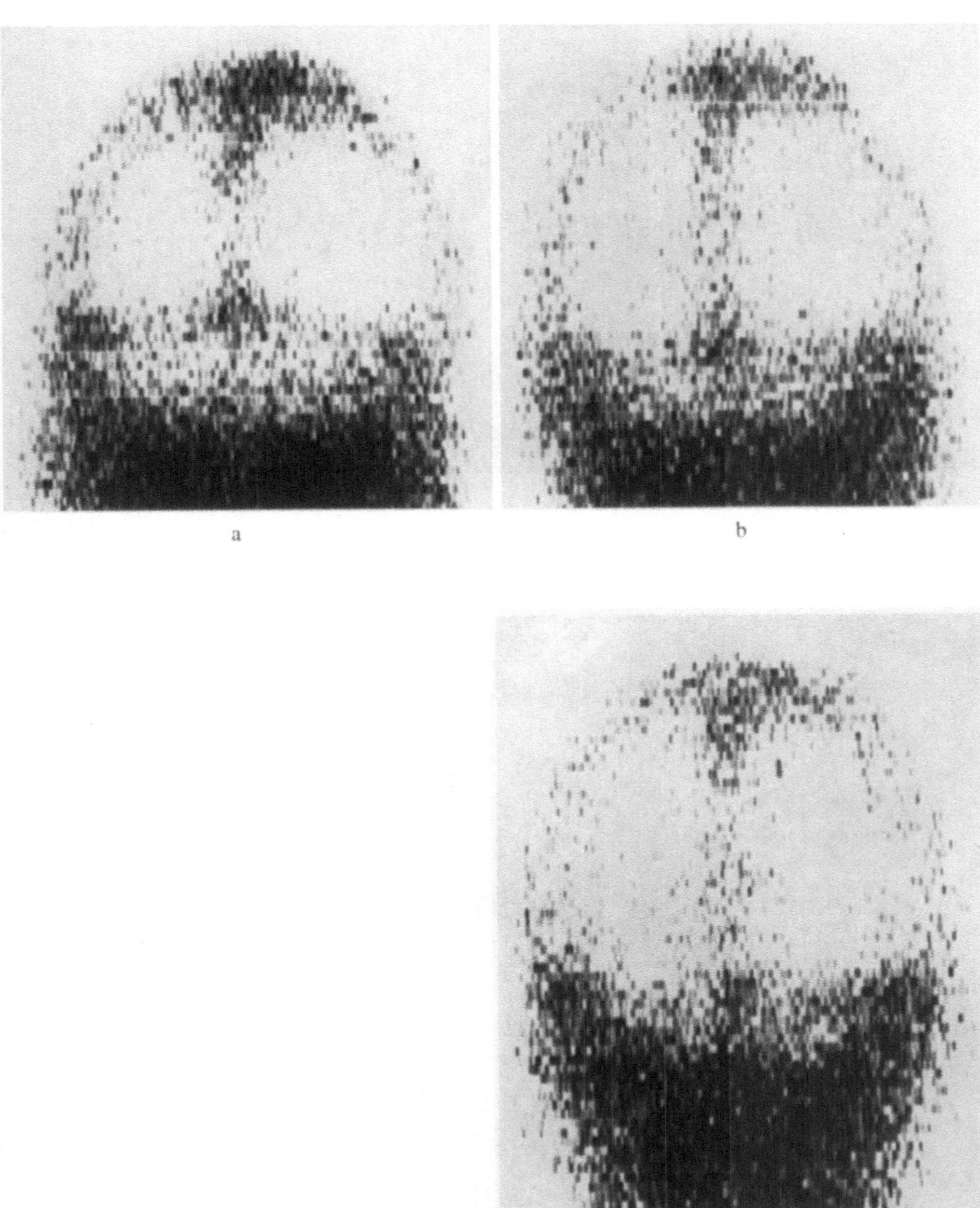

Abb. 37a–c. Einfluß der Kopfhaltung auf die Darstellbarkeit der hinteren Schädelgrube. Aufnahme in Rückenlage mit Untertischmeßkopf. a Kinn ca. 30° brustwärts geneigt; b Augen-Ohr-Linie senkrecht zur Auflagefläche; c Dorsalflexion. Nur die Position (a) ermöglicht überlagerungsfreien Einblick in die hintere Schädelgrube

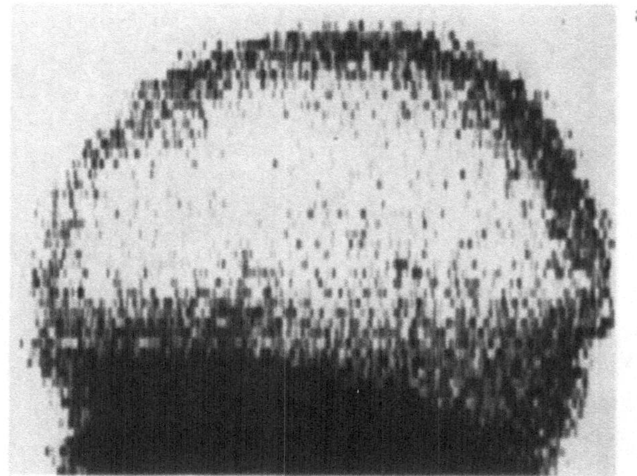

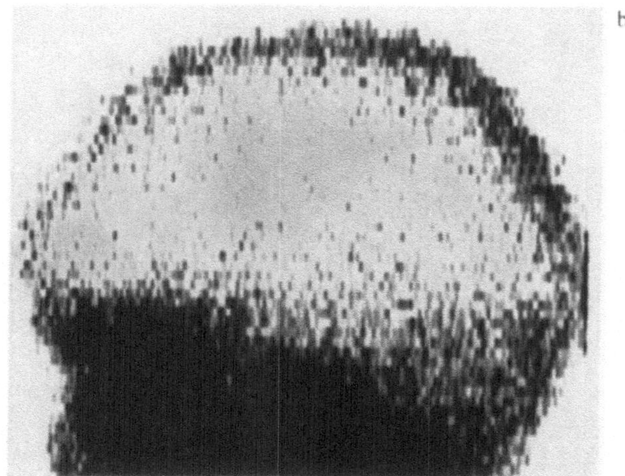

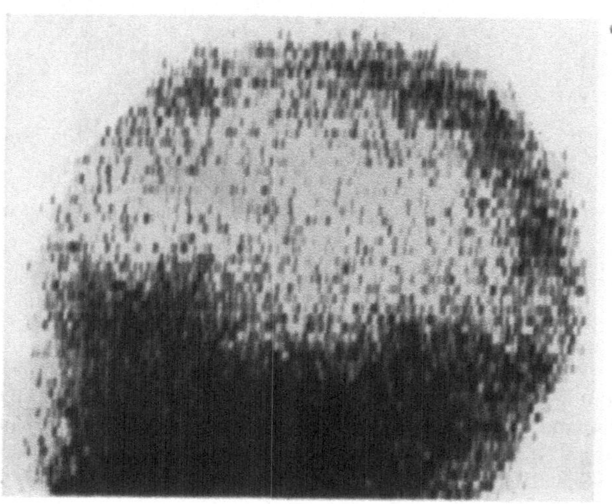

Abb. 38a–c. Abhängigkeit der Nachweissicherheit von der Zeit zwischen Applikation und Untersuchungsbeginn. Spongioblastom des Kleinhirns. a Untersuchung 1 Std; b 2 Std; c 6 Std nach Applikation von 5 mC_i ^{99m}Tc-Pertechnetat. Der Befund wird mit zunehmender Zeit deutlicher erkennbar

2. Optimaler Untersuchungszeitpunkt

Die Sicherheit des Nachweises einer pathologischen Anreicherung ist von technischen Gegebenheiten und von der Größe des Tumor-Hirnquotienten abhängig. Dieser Quotient sollte daher für eine optimale Untersuchung möglichst groß sein und sollte, um einen optimalen Ablauf des Untersuchungsvorganges zu ermöglichen, frühzeitig nach Injektion erreicht werden. Optimale Tumor-Hirnquotienten sind abhängig von der Art der verwendeten Verbindung und teilweise abhängig von der Art des Tumors. Für radioaktiv markierte, hochmolekulare Eiweißverbindungen wird dieser Zeitpunkt erst nach Stunden bis zu Tagen erreicht, mit Ausnahme des Meningeoms, bei dem die maximale Konzentration bereits nach Minuten eingestellt ist. Ähnliches gilt für die radioaktiven Quecksilberverbindungen; hier werden optimale Quotienten erst nach mehreren Stunden erreicht, so daß es ratsam ist, die szintigraphische Untersuchung nicht früher als 2 Std nach Applikation zu beginnen [342]. Aber auch für die an sich rasch diffundierende Verbindung ^{99m}Tc-Pertechnetat wird berichtet, daß sich ein optimales Verhältnis zwischen der Konzentration der Verbindung im pathologischen Bereich zur Konzentration im normalen Hirngewebe erst nach etwa 3 Std ausbildet [125a, 392]. Damit ist allerdings nicht gesagt, daß ein sicherer Tumornachweis nicht auch schon zu einem früheren Zeitpunkt möglich wäre, vielmehr sprechen die Befunde der Serienszintigraphie dafür, daß in der Regel eine Latenzzeit von 20–30 min nach Injektion ausreichend ist, um eine deutliche Darstellung der pathologischen Anreicherung zu ermöglichen. Es hat jedoch den Anschein, daß insbesondere Metastasen, aber auch Tumoren der hinteren Schädelgrube erst zu einem späteren Zeitpunkt eine ausreichend hohe Radioaktivitätskonzentration erreichen (s. Abb. 38), so daß in diesen Fällen, bei dringendem Tumorverdacht oder verdächtigen Anreicherungen im Szintigramm, Kontrollen zu einem späteren Zeitpunkt erfolgen sollten [125a, 225, 226, 271, 327a, 415]. Dies gilt auch für den Nachweis subduraler Hämatome, da nach vorliegenden Erfahrungen die Differenz der Aktivitätskonzentration auf der erkrankten Seite zur gesunden Seite mit der nach Applikation verstrichenen Zeit zunimmt [804].

3. Darstellung normaler Strukturen im Szintigramm

Die radioaktiven Verbindungen, die zur Szintigraphie benutzt werden, verlassen die normale Hirncapillare nicht oder nur in minimalem Ausmaß. So kommen im normalen Hirnszintigramm vornehmlich intrakranielle Gefäßstrukturen und extrakranielle Konzentrationen zur Darstellung. Die Bilder sind allerdings abhängig von der Art und Menge der verwendeten Verbindung. Wir beschreiben hier das sog. normale Hirnszintigramm nach Applikation von ^{99m}Tc-Pertechnetat als diffundible Verbindung sowie das Bild nach Applikation von ^{113m}Indium-Globulin einer, auch extrakraniell, zunächst intravasal verbleibenden Verbindung. Die Bilder nach Injektion von ^{113m}In-DTPA gleichen in etwa den Aufnahmen, die man nach ^{99m}Tc-Pertechnetat erhält. Etwas anders verhält es sich mit ^{197}Hg-Chlormerodrin; hier werden, einerseits wegen der geringeren Zählrate, andererseits wohl auch wegen verringertem Austrittes der Verbindung aus den extrakraniellen Gefäßen die beschriebenen Strukturen nicht in gleicher Weise sichtbar [303, 375, 441].

a) Die ventrale Ansicht

Die besonders hohe Aktivitätskonzentration im Scheitelpunkt entspricht dem orthograd getroffenen Sinus sagittalis. Durch Anreicherung der radioaktiven Verbindung, vor allem in der Kopfhaut, und Konzentration des ^{99m}Tc-Pertechnetats in den Diploevenen und den corticalen Gefäßen, kommt die begrenzende Randstruktur zustande, die sich nach unten hin etwas oberhalb der Augenbrauen durch das Hinzutreten des Musculus temporalis verbreitert. Senkrecht vom orthograd getroffenen Sinus sagittalis nach unten verläuft das Band der sog. Interhemisphärenaktivität, deren anatomisches Substrat durch die Arteriae cerebri anteriores und den beginnenden Sinus sagittalis gebildet wird.

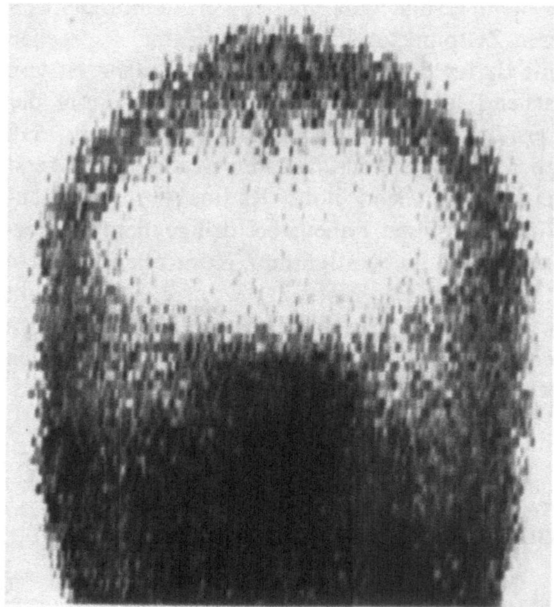

Abb. 39. Normales Hirnszintigramm. Ventrale Ansicht (^{99m}Tc-Pertechnetat)

Die „Basis" ist in der Mitte kegelstumpfartig erhöht und bedingt durch Anreicherung in der Nase und im Sinus cavernosus. Nach lateral zieht sich manchmal sichtbar, etwa in Augenbrauenhöhe, ein schmaler Aktivitätsstreifen, der der Konzentration des Radionuklids im Sinus spheno-parietalis entsprechen dürfte, der am hinteren Rand der Keilbeinflügel verläuft.

Die „Basis" fällt nach den Seiten zu ab, entsprechend dem Verlauf des Rachen-
daches. Das optimal eingestellte, szintigraphische Bild zeigt somit rechts und links
von dem breiten Band der basalen Mittellinienaktivität verminderte Radioaktivitätsanreicherung, die nach oben vom Sinus spheno-parietalis, zur Seite hin von
der Aktivität des Musculus temporalis und nach unten hin von der Konzentration
im Rachenraum begrenzt wird. In diese Exkavationen projizieren sich insbesondere die paramedianen Tumoren des Chiasma-Sella-Bereiches und des vorderen
Temporallappens.

Von den basisnahen Tumoren wird man in Ventralansicht das Hypophysenadenom und das Craniopharyngiom als pathologische Anreicherung in der
Mittellinie erwarten, während sich paramedian Meningeome der Olfactoriusrinne
und des Tuberculums sellae projizieren. Weiter nach lateral hin ist die pathologische Anreicherung bei Meningeomen des inneren und äußeren Keilbeinflügels
zu erwarten.

Die Ventralansicht bei Szintigraphie mit ^{113m}Indium-Globulin, das streng intravasal verbleibt, ist, da keine Konzentration der Verbindung in der Kopfhaut erfolgt, kleiner als das gleiche Bild nach Gabe von ^{99m}Tc-Pertechnetat. Hier wird
die äußere Begrenzung ausschließlich durch die Radioaktivitätskonzentration in
den corticalen Gefäßen gebildet. Die maximale Aktivität findet sich entsprechend
dem Verlauf der großen zu- und abführenden Gefäße beiderseits paramedian.

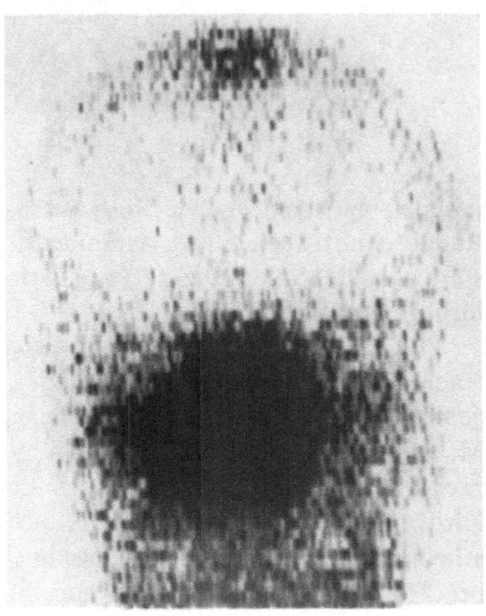

Abb. 40. Normales Hirnszintigramm. Ventrale Ansicht (^{111}In-Globulin)

b) Die seitliche Ansicht

Auch in seitlicher Ansicht ist die Radioaktivitätskonzentration in der Kopfhaut
von der im Sinus sagittalis nicht zu trennen, es sei denn, daß zwischen beiden ein

besonders dicker Schädelknochen gelagert ist. Das Aktivitätsband der oberen
Begrenzung wird durch den Sinus sagittalis superior gebildet, der in der Gegend
des Foramen coecum beginnt und sich nach occipitalwärts durch ständige Aufnahme der oberflächlichen Hirnvenen verstärkt und in den Sinus confluens, in
dem sich die meisten der Hirnsinus vereinigen, mündet. Es findet sich daher ein
Maximum der Aktivitätskonzentration im Confluens sinuum, etwa in der Gegend
der Protuberantii occipitalis in Höhe des Tentorium cerebelli. Hier entsteht der
Sinus transversus, der dem Verlauf des Tentorium cerebelli folgt, nach vorne etwas
ansteigt und zum Foramen jugulare zieht, wo er in den Bulbus venae jugulares

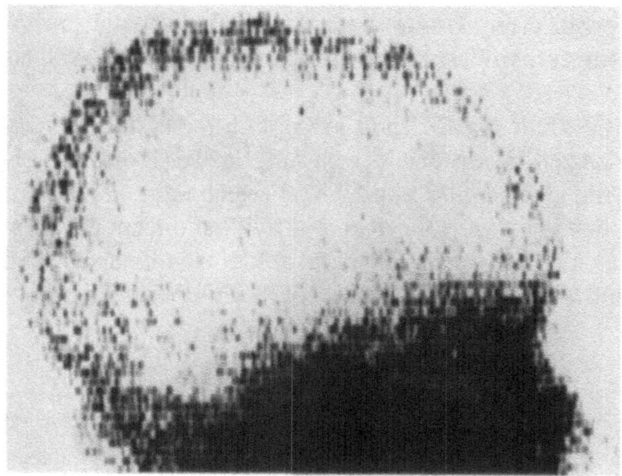

Abb. 41. Normales Hirnszintigramm. Seitliche Ansicht (^{99m}Tc-
Pertechnetat)

mündet, nachdem er den Sinus petrosus aufgenommen hat. Er heißt in seinem
Endabschnitt auch Sinus sigmoideus. Die Radionuklidkonzentration in diesem
stärksten aller Sinus, überdeckt teilweise die hintere Schädelgrube und den Kleinhirnbrückenwinkel.

Die „Basis" wird vor allem durch die Aktivitätskonzentration im Nasen-
Rachenraum, in der Ohrspeicheldrüse, der Gesichtsmuskulatur und in der Haut
gebildet. Frontotemporal entspricht eine meist halbkugelige Vorwölbung dem
M. temporalis, bisweilen findet man hier auch eine besondere intensive Aktivitäts-
zacke, deren Zuordnung uns jedoch nicht möglich ist. Der Gefäßverlauf der tiefen
Hirnvenen stellt sich in der Regel nicht dar, trägt jedoch möglicherweise zu den
erheblichen physiologischen Überschneidungen im Kleinhirnbrückenwinkelbereich
bei. Hier trifft man zusätzlich zum Sinus sigmoideus auf den Sinus rectus, der
die Vena cerebri magna und den Sinus sagittalis inferior aufnimmt. Die im Vergleich zu den übrigen Hirnabschnitten relative „Gefäßarmut" im Frontalhirn
läßt die Aktivitätsverteilung im Frontalbereich gegenüber dem Temporo-parieto-
Occipitalbereich lichter erscheinen. Dieses Phänomen wird als „frontal lucency
sign" bezeichnet [727]. Szintigramme, die dieses Zeichen nicht erkennen lassen,
werden als pathologisch gedeutet, weil man als zugrundeliegende Ursache einen
gering radioaktivitätsanreichernden Tumor im Frontalgebiet vermutet.

Dieses Zeichen mag gelegentlich von diagnostischem Nutzen sein, es darf
jedoch im Hinblick auf die nicht standardisierbare Aufnahmetechnik und die er-

hebliche Variation der intracerebralen Aktivitätsverteilung nur dann als sicheres Kriterium verwendet werden, wenn gleichzeitig die Aufnahme in der zweiten Ebene eine eindeutige Seitendifferenz erkennen läßt.

Bei Verwendung einer intravasal bleibenden Verbindung kommt die hohe Konzentration der radioaktiven Verbindung im Confluens sinuum und dem Sinus transvers, noch deutlicher zum Ausdruck. Die maximale Aktivität findet sich jedoch bei diesen Aufnahmen im Verlauf der großen zu- und abführenden Hirngefäße, wobei die Spitze dieser Aktivitätsanreicherung etwa dem Sinus cavernosus entsprechen dürfte.

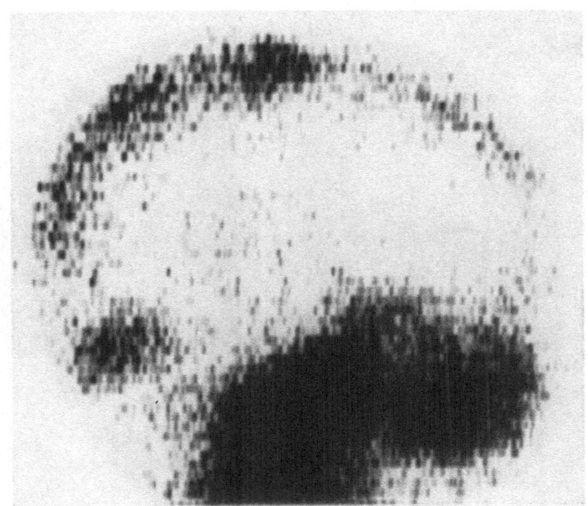

Abb. 42. Normales Hirnszintigramm. Seitliche Ansicht ^{111}In-Globulin)

c) Die dorsale Ansicht

Auch in dorsaler Ansicht sind die großen Blutleiter und die von der Kopfhaut und den oberflächlichen Gefäßen gebildete Seitbegrenzung orientierender Anhalt. Deutlich hervortretend findet sich der Confluens sinuum, von dem aus nach den Seiten leicht absteigend der paarige Sinus transversus entspringt. Gewöhnlich ist der rechte Sinus transversus etwas stärker entwickelt und daher deutlicher zu erkennen. Lateral wird das Bild der hinteren Schädelgrube etwas eingeengt durch ein Aktivitätsband, das dem absteigenden Sinus transversus, der hier bereits Sinus sigmoideus heißt, entspricht.

Kleinhirnwurm, Hirnstamm und Meatus acusticus internus sind unterhalb des Confluens sinuum gelegen, werden jedoch teilweise durch diesen verdeckt. Da der Sinus transversus am unteren Rand des Tentorium cerebelli verläuft, überdeckt er teilweise die oberen Anteile der Kleinhirnhemisphären. Diese Überlagerung wird ausgeprägter, wenn nicht bei Lagerung des Kopfes eine deutliche Flektion brustwärts vorgenommen wird.

Bisweilen ist die hintere Schädelgrube durch eine in der Mittellinie verlaufende Aktivität in zwei Hälften geteilt; hier handelt es sich dann um einen ausnahmsweise deutlich ausgeprägten Sinus occipitalis. Die Häufigkeit dieser Besonderheit wird mit etwa 22% angegeben [179].

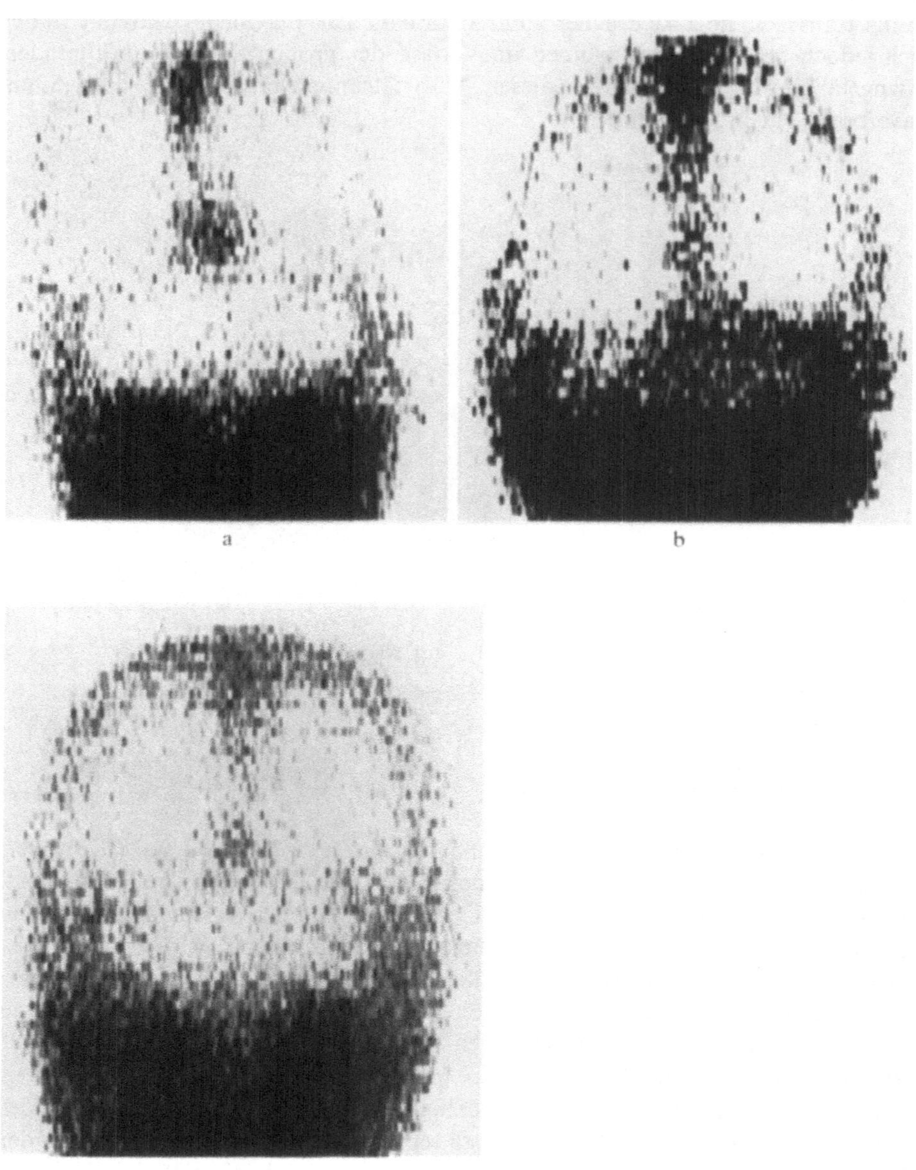

Abb. 43a–c. a Normales Hirnszintigramm. Dorsale Ansicht (^{99m}Tc-Pertechnetat). b Normales Hirnszintigramm. Dorsale Ansicht. Prominenz des re. Sinus transversus. c Dorsale Ansicht. Deutlich ausgeprägte Darstellung der Sinus sigmoideus bds., die bei einseitiger Betonung (zumeist re.) Anlaß zu Verwechslung mit einer pathologischen Anreicherung geben kann

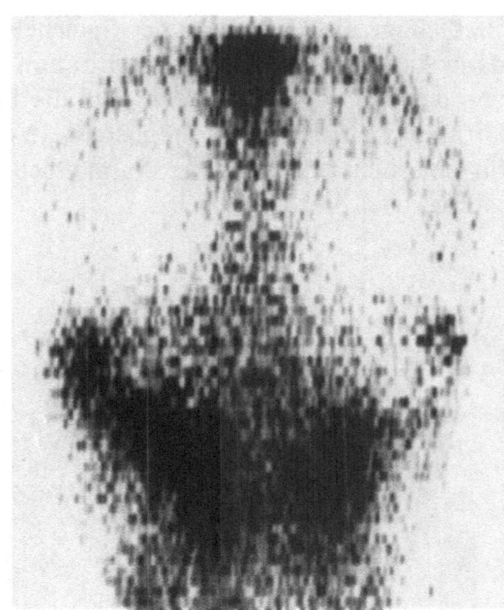

Abb. 44. Normales Hirnszintigramm. Dorsale Ansicht (^{111}In-Globulin)

d) Die Scheitelansicht

Die im szintigraphischen Bild erkennbare Schädelbegrenzung kommt durch die Konzentration der radioaktiven Verbindung in der Kopfhaut und den oberflächlichen Hirngefäßen zustande. Occipital findet sich eine etwas intensivere Anreicherung, bedingt durch den orthograd getroffenen Sinus sagittalis und den Confluens sinuum. Beide Hemisphären werden durch einen Streifen vermehrter Radioaktivitätsanreicherung, die der Nuklidkonzentration im Sinus sagittalis entspricht, getrennt. Da ^{99m}Tc-Pertechnetat durch den Plexus chorioideus konzentriert wird und zudem eine Anreicherung in den Speicheldrüsen mit Ausscheidung in die Mundhöhle erfolgt, ist eine entsprechende Vorbereitung mit Kaliumperchlorat zur Hemmung der Aufnahme des Pertechnetats im Plexus chorioideus und mit Atropin [177, 178] oder Citronensäure, falls die Gabe von Atropin kontraindiziert ist [824], angezeigt.

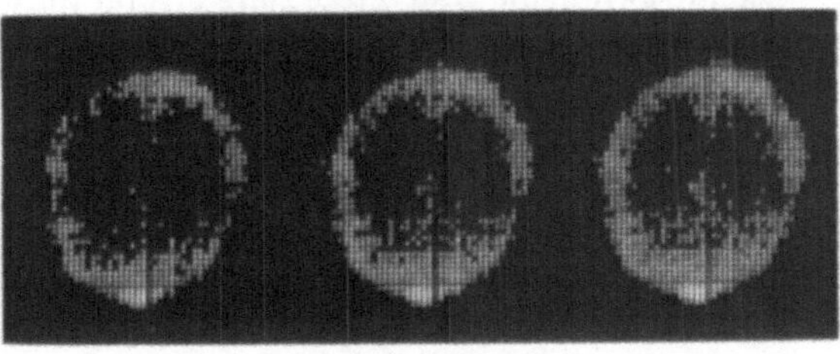

Abb. 45. Normales Hirnszintigramm. Scheitelansicht. Aufnahme mit der Szintillationskamera und Kernspeicheranschluß. Subtraktion unterschiedlicher Impulsraten

Gelingt die Hemmung der Speichelsekretion auf diese Art und Weise nicht, dann kann die Aktivitätskonzentration im Nasen-Rachenraum in Abhängigkeit von der Zeit so stark werden, daß die Beurteilung der frontalen und temporalen Hirnregionen nicht mehr möglich ist. In diesen Fällen empfiehlt sich bei Indikation für eine Scheitelansicht der Aufnahmebeginn wenige Minuten nach Injektion der radioaktiven Verbindung.

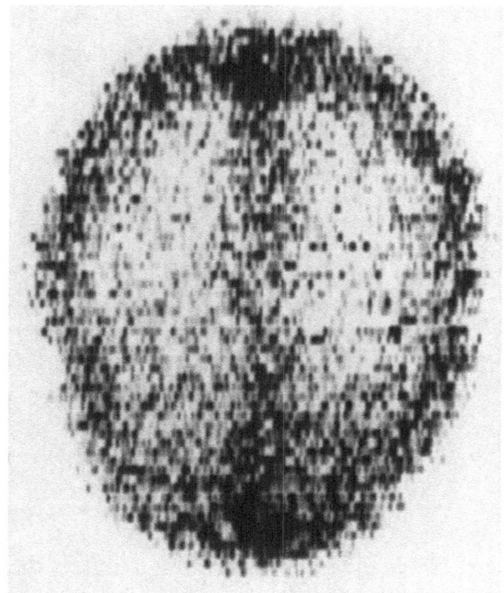

Abb. 46. Normales Hirnszintigramm. Scheitelansicht 30 min nach Applikation. (Abdeckung der Schultern durch Bleischürze)

4. Der intrakranielle Blutkreislauf

Für die Beurteilung der szintigraphischen Befunde bei cerebrovasculären Erkrankungen sind gewisse Kenntnisse der arteriellen Gefäßversorgung erforderlich. Sie ermöglichen eine bessere Zuordnung der Befunde und erleichtern die Deutung im Gespräch mit der Klinik.

Die intrakranielle Blutversorgung erfolgt durch zwei arterielle Gefäßpaare, die Arteriae carotides internae und die Arteriae vertebrales.

Das Carotissystem

Nach Durchtritt durch die Hirnhäute gibt die A. carotis die A. ophthalmica ab, die für den Kollateralkreislauf bedeutsam ist. Am oberen Syphonteil entspringt die A. communicans posterior, die so stark ausgebildet sein kann, daß die Versorgung der A. cerebri posterior, die ansonsten aus dem Vertebralissystem entspringt, durch den Carotiskreislauf gespeist wird. Dies ist jedoch nur in 20 % der

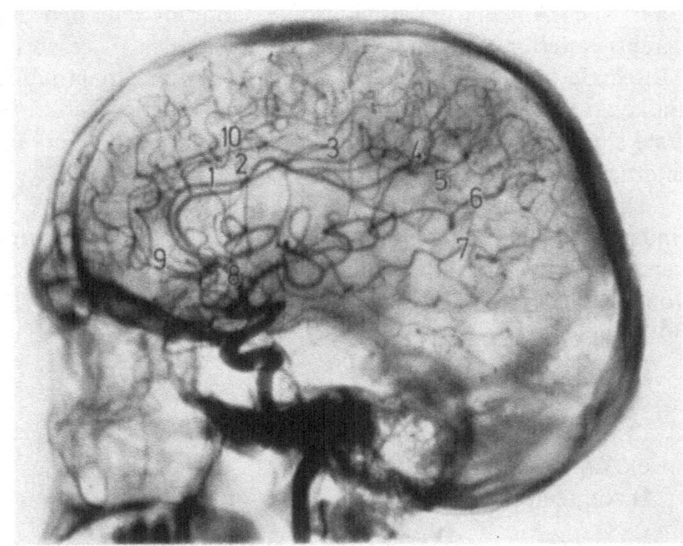

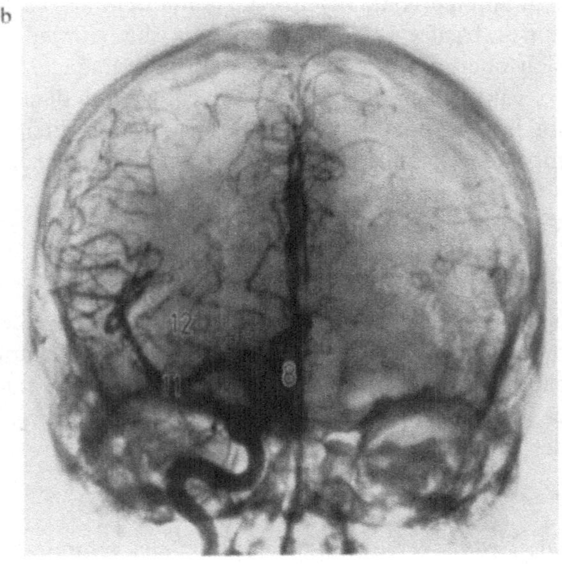

Abb. 47a u. b. Gefäßsystem der A. carotis int. *1* A. orbitofrontalis, *2* A. praecentralis (praerolandica), *3* A. centralis (rolandica), *4* A. parietalis ant., *5* A. parietalis post., *6* A. gyri angularis, *7* A. temporalis post., *8* A. cerebralis ant., *9* A. frontopolaris, *10* A. callosomarginalis, *11* A. cerebralis media, *12* A. lenticulostriatae

Fall. Nach Abgang der A. chorioidea anterior teilt sich die A. carotis in die A. cerebri anterior und die A. cerebri media. Die A. cerebri anterior biegt in der Mittellinie nach oben um und zieht zur Fissura longitudinalis, sie biegt um das Balkenknie zum Splenum corporis callosi. Hier heißt sie A. pericallosa. Ihre Äste sind die A. frontopolaris, A. callosomarginalis und die A. frontoparietalis interna.

Die A. cerebri media ist der eigentliche Endast der A. carotis interna, daher finden sich auch hier embolische Verschlüsse am häufigsten. Ihre Äste sind variationsreich und uneinheitlich bezeichnet. Wir verwenden hier die Einteilung von HOFF u. Mitarb. [176]:

a) A. orbitofrontalis,
b) A. prärolandica,
c) A. rolandica,
d) Aa. parietalis anterior et posterior,
e) A. gyriangularis,
f) Aa. temporalis anterior et posterior.

Vertebraliskreislauf

Am unteren Rand der Brücke hinter dem Clivus verbinden sich die Aa. vertebrales zur A. basilaris. Diese Arterie gibt die Arteriae cerebellares superior ab und teilt sich oberhalb des Tentoriums in ihre Endäste, die Aa. cerebri posterior.

Ein Verschluß der A. basilaris ist mit dem Leben nicht vereinbar. Infarkte im Bereich der Aa. cerebri posterior sind seltener als im Bereich der Aa. cerebri mediae. Kleinhirninfarkte sind außerordentlich selten.

Versorgungsgebiete

1. *A. cerebri anterior*

Versorgungsgebiet der A. cerebri anterior sind die fronto-basalen Hirnanteile, die medialen Bereiche des Frontal- und Parietallappens bis zum Splenum corpus callosi. Das Versorgungsgebiet der A. cerebri anterior greift an der Mantelkante ca. 1 cm auf die Hemisphärenanteile über und ist hier mit dem Versorgungsgebiet der A. cerebri media verknüpft.

2. *A. cerebri media*

Die Arterie versorgt die Lobi frontalis, temporalis und parietalis.

3. *A. cerebri posterior*

Versorgungsgebiet dieser Arterie sind die Unterfläche und die mediale Innenfläche des Occipital- und Schläfenlappens.

An der Versorgung des Hypothalamus und des Thalamus sind Carotis- und Vertebralissystem gemeinsam beteiligt.

Putamen und Pallidum liegen im Versorgungsgebiet der A. cerebri media (Aa. lenticulo striatae). Der Nucleus caudatus wird durch die A. cerebri anterior und A. cerebri media gespeist.

Das zentrale Gebiet des Großhirns versorgt die A. basilaris mit ihren Ästen.

5. Artefaktbildungen im Szintigramm

Artefaktbildungen im szintigraphischen Bild werden im allgemeinen nur von ^{99m}Tc-Pertechnetat beschrieben. Da diese radioaktive Verbindung durch die Speicheldrüsen sezerniert wird, kann der Speichel eine relativ hohe spezifische Aktivität aufweisen und Kontaminationen können auftreten. Hierauf ist besonders bei Kindern und bei desorientierten Patienten zu achten. In der Regel ist die Erkennung dieses Artefaktes einfach, er ist immer oberflächlich gelegen und bei Kontrolluntersuchungen nach entsprechender Säuberung nicht mehr nachweisbar.

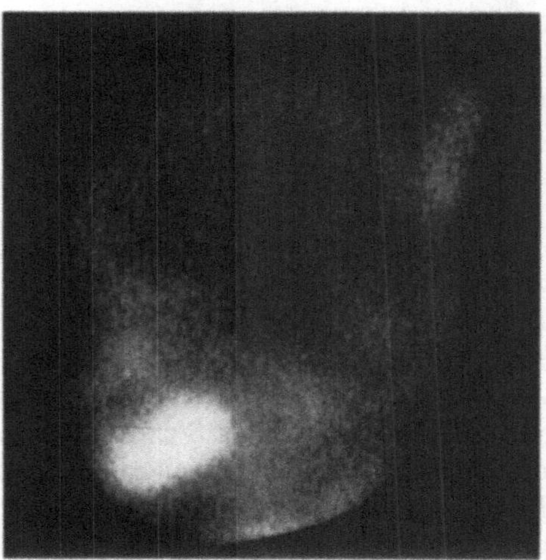

Abb. 48. Artefakt. Kontamination der Haare durch radioaktiven Speichel bei einem 8jährigen Kind mit Kleinhirnspongioblastom (^{99m}Tc-Pertechnetat)

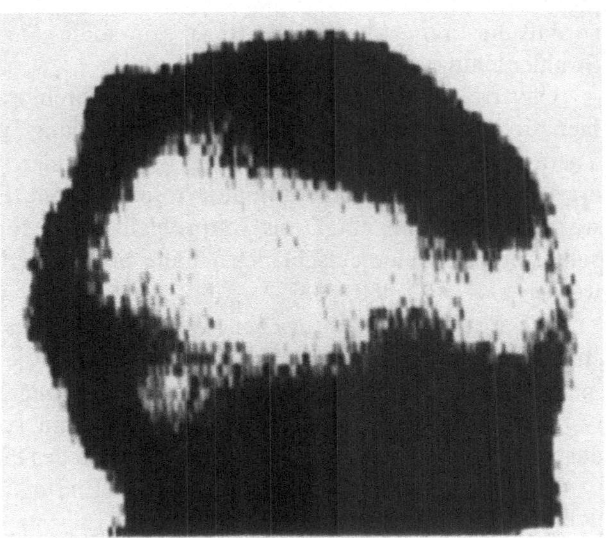

Abb. 49. Ausgedehnte Artefakte nach versuchter Injektion in eine Schädelvene

Einstiche in die Kopfhaut, können zu pathologischen Aktivitätsanreicherungen an der Injektionsstelle führen, auch wenn hier anschließend keine Injektion der radioaktiven Verbindung durchgeführt wurde. Bei Kleinkindern sollte daher, wenn die Injektion in eine schädelferne Vene nicht möglich ist, die perorale oder subcutane Applikation des ^{99m}Tc-Pertechnetat erfolgen [685].

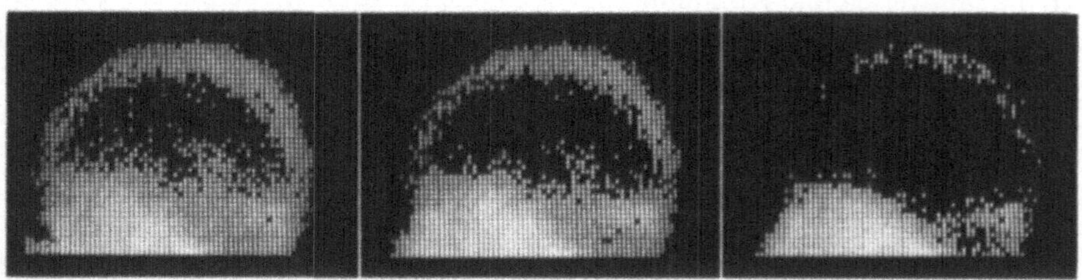

Abb. 50. Artefakt. Anreicherung von ^{99m}Tc-Pertechnetat im Plexus chorioideus (keine Prämedikation mit Kaliumperchlorat)

Erhebliche differentialdiagnostische Schwierigkeiten können durch die Konzentration des ^{99m}Tc-Pertechnetat im Plexus chorioideus auftreten. Die Anreicherung der Verbindung kann bisweilen und insbesondere bei Kindern so intensiv sein, daß ein pathologischer Prozeß vorgetäuscht wird. Zwar findet sich die Aktivitätsvermehrung in der Regel entsprechend der Lage des Plexus der Seitenventrikel stets an gleicher Stelle mit der nahezu typischen, kommaförmigen Figur, doch kann dieser Befund auch andere Formen aufweisen und zudem auch im Plexus des IV. Ventrikels auftreten, und dann als Tumor der hinteren Schädelgruppe fehlgedeutet werden.

Durch vorausgehende Applikation von Kaliumperchlorat wird die Anreicherung des ^{99m}Tc-Pertechnetat im Plexus chorioideus um mehr als einen Faktor 10 vermindert [784] bzw. für praktische Anwendung nahezu vollständig ausgeschaltet, so daß die Prämedikation die Regel sein sollte. Sie ist zudem aus Gründen des Strahlenschutzes (s. S. 72) unerläßlich.

Unverträglichkeitserscheinungen nach Perchloratgabe haben wir bei den hier üblichen Mengen von 1,0 g/70 kg bislang nicht beobachtet. Aus der Therapie der Hyperthyreose sind im Verlauf einer langfristigen Behandlung allergische Reaktionen und Agranulocytosen bekannt. Es handelt sich hierbei jedoch wahrscheinlich um ein Dosis/Zeitproblem; die Möglichkeit der Nebenwirkung sollte, obwohl keine einschlägigen Fälle bislang berichtet worden sind, beachtet werden [441, 442, 460, 463].

Zur Erzielung eines raschen Wirkungseintrittes wird in verschiedenen Institutionen das Kaliumperchlorat intravenös appliziert. Eine entsprechende pharmazeutische Zubereitung ist jedoch nicht im Handel. Nach vorliegenden Erfahrungen genügt eine orale Applikation 30–60 min vor Untersuchungsbeginn zur ausreichenden Abblockung der Schilddrüse und des Plexus chorioideus (s. Abb. 50).

Die Perchloratgabe hat keinen negativen Einfluß auf die Nachweiswahrscheinlichkeit von Plexuspapillomen [556].

E. Das pathologische Hirnszintigramm

1. Das szintigraphische Bild bei Hirngeschwülsten

Während intrakranielle Geschwülste im Kindesalter zu den häufigsten malignen Erkrankungen gehören (umfassende Übersicht bei KOOS und MILLER [210]), ist der Anteil der Hirngeschwülste an den malignen Erkrankungen Erwachsener nur schwer abschätzbar (Übersicht bei ZÜLCH [475]). Relative Seltenheit, die in Abhängigkeit von Tumorart und -lokalisation uncharakteristische Vorgeschichte und die im Anfangsstadium oft vieldeutige Symptomatik erschweren häufig die Frühdiagnose einer Hirngeschwulst [116]. Wir haben daher die in neurologischen und neurochirurgischen Büchern übliche Unterteilung nach Tumorart und -lokalisation (in Anlehnung an KOOS und MILLER) übernommen, in der Absicht Leistungsfähigkeit und Unzulänglichkeiten der Szintigraphie bei bestimmten Tumorarten und -lokalisationen zu verdeutlichen. Es fanden sich dabei in vielen Fällen eindeutige Beziehungen, wenn auch bei den selteneren Geschwulstarten die mitgeteilten Zahlen mitunter nicht ausreichen um verbindliche Schlüsse zu ziehen.

Die den Besprechungen der szintigraphischen Nachweiswahrscheinlichkeit der einzelnen Tumorarten vorangestellten kurzen Einführungen, die sich auf die Klinik und die Tumorbiologie beziehen und die wir im wesentlichen den umfangreichen Untersuchungen von ZÜLCH und von PENZHOLZ entnommen haben, sollen dem nicht neurologisch Vorgebildeten als Hilfe für die interdisziplinäre Verständigung dienen. Wir haben jedoch dabei unterschiedliche Auffassungen der Nomenklatur und Neueinteilungen, wie sie beispielsweise bei den Astrocytomen vorgenommen worden sind, nicht berücksichtigen können.

Bei der Besprechung der einzelnen Tumoren sind die Ergebnisse der Szintigraphie, soweit es sich ermöglichen ließ, den Befunden der Elektroencephalographie und der Angiographie gegenübergestellt worden. Dabei bedeutet in Beziehung auf das EEG die Bezeichnung Lokalisation, daß der Herdbefund mit dem Sitz des Tumors absolut übereinstimmte. Bei korrekter Lateralisation fand sich auf der Seite des Tumorsitzes entweder ein Herd, dessen Lokalisation jedoch nicht direkt mit dem Sitz des Tumors übereinstimmte, oder aber eine Seitbetonung bestehender Allgemeinveränderungen. Als nur hinweisend auf einen Tumor wurde ein pathologisches EEG bezeichnet, das keine Lokalisation oder Lateralisation erlaubte.

Die angiographischen Befunde wurden dann mit der Bezeichnung „Anfärbung" versehen, wenn sich der Tumor in der arteriellen oder venösen Phase der Serienangiographie direkt anfärbte, pathologische Gefäße nachweisbar waren, oder sich arterio-venöse Fisteln bzw. frühabführende Venen darstellen ließen.

Einteilung nach der Art des Tumors

In der Unterteilung nach der Tumorart folgen wir der Klassifizierung nach ZÜLCH [473, 475]. Diese Unterteilung ist in Tabelle 12 in etwas gekürzter Form wiedergegeben:

Tabelle 12. Klassifizierung der Hirngeschwülste und anderer raumfordernder Prozesse nach ZÜLCH [473, 475]

A. Neuroepitheliale Tumoren

  I. Medulloblastome

  II. Gliome
    1. Spongioblastome
    2. Oligodendrogliome
    3. Astrocytome
    4. Glioblastome

  III. Paragliome
    1. Ependymome
    2. Plexuspapillome
    3. Pinealome
    4. Neurinome

  IV. Gangliocytome

B. Mesodermale Tumoren

    1. Meningeome
    2. Angioblastome
    3. Sarkome

    4. Chondrome, Lipome
      Osteome Chordome,

C. Ektodermale Tumoren

    1. Craniopharyngeome
    2. Hypophysenadenome
    3. Epitheliome (Cylindrome)

D. Mißbildungstumoren

    1. Epidermoide
    2. Dermoide
    3. Teratome

E. Gefäßmißbildungen und -geschwülste

    1. Angiome
    2. Aneurysmen

F. Sonstige raumfordernde Prozesse

    1. Metastasen
    2. Parasiten
    3. Granulome
    4. Arachnopathie und Ependymitis

Einen Überblick über die relative Häufigkeit der verschiedenen Tumorarten im Erwachsenenalter und bei Kindern gibt Tabelle 13.

Tabelle 13. Relative Häufigkeit der verschiedenen Tumorarten im Erwachsenenalter und bei Kindern nach KOOS, MILLER [210] und ZÜLCH [473, 475]

Tumorart	Histologische Sammlung ZÜLCH (6000 Fälle) (alle Altersklassen) %	Histologische Sammlung Koos (700 Fälle) (Kinder) %
Neuroepitheliale Tumoren	52,7	68,4
Medulloblastome	4,0	19,0
Gliome	35,3	38,0
Paragliome	13,0	11,4
Gangliocytome	0,4	—
Mesodermale Tumoren	22,5	8,1
Gefäßmißbildungen und Gefäßtumoren	2,1	0,3
Kongenitale und embryonale Tumoren	1,9	1,3
Andere raumfordernde Prozesse außer Absceß	10,9	12,2

Einteilung nach der Lokalisation des Tumors

Verschiedene Tumorarten kommen in bestimmten Altersgruppen und Hirnregionen ungleich häufig vor [475]. Nicht alle intracerebralen und intrakraniellen Regionen sind jeder Diagnostik gleich gut zugänglich. Für eine bessere Vergleichsmöglichkeit wird daher die Nachweiswahrscheinlichkeit für verschiedene Tumorarten durch die Szintigraphie in folgenden Abschnitten besprochen.

A. Supratentorielle Tumoren

a) Tumoren der Großhirnhemisphären einschließlich der Tumoren im Stammganglienbereich;

b) Geschwülste im Bereich der Sella, des Chiasma opticum und der mittleren Schädelgrube;

c) Tumoren des Ventrikelsystems und des Mittelhirns.

B. Infratentorielle Tumoren

a) Tumoren der hinteren Schädelgrube und des Kleinhirnbrückenwinkels;
b) Tumoren der Brücke und der medulla oblongata.

a) Tumoren der Großhirnhemisphären

Das Spongioblastom

Das Spongioblastom ist ein neuroepithelialer Tumor, dessen Vorzugssitz unter Berücksichtigung der sog. Kleinhirnastrocytome die hintere Schädelgrube und die Schädelbasis sind. Dieser Tumor kommt jedoch auch in den Hemisphären und hier besonders in Ventrikelnähe vor. Das Spongioblastom gehört zu den relativ gutartigen Gliomen, zeigt ein langsames Wachstum und ist bei Lokalisationen in Großhirnhemisphären in der Regel gut begrenzt, häufig cystisch und der Außenwand des Ventrikels anliegend. Die Geschwulst findet sich, außer in der hinteren Schädelgrube in der Vierhügelgegend, im Bereich des Thalamus und des 4. Ventrikels.

Szintigraphischer Nachweis

Der Tumor, der unter Umständen sehr gefäßreich sein kann und daher im angiographischen Bild zu Verwechslungen mit einem Meningeom Anlaß geben kann, zeigt im Szintigramm eine relativ intensive Anreicherung, wobei durch cystische Veränderungen Auflockerungen des Speichermusters und unscharfe Randbegrenzung vorhanden sein können. Da der Tumor ventrikelnah entsteht und erst spät an die Oberfläche vordringt, wird man die pathologische Anreicherung vornehmlich mittelliniennah gelegen erwarten.

Die geringe Anzahl beobachteter Spongioblastome der Großhirnhemisphären läßt eine sichere Aussage über die Nachweiswahrscheinlichkeit nicht zu. Sie scheint jedoch nach unseren Erfahrungen größer zu sein als bei Spongioblastomen der Ventrikel und des Hirnstamms.

Tabelle 14. Nachweiswahrscheinlichkeit des Spongioblastoms der Großhirnhemisphären durch Szintigraphie [290]

	Szintigraphie	
	+	−
Eigene Ergebnisse	6	−
Literatur	2	−

Tabelle 15. Befunde der Elektroencephalographie und der Szintigraphie bei Spongioblastomen der Großhirnhemisphären

EEG	Szintigraphie	
	+	−
Physiol.	−	
Hinweis	−	
Lateralisation	4	4	−
Lokalisation	2	2	−

Tabelle 16. Befunde der Serienangiographie und der Szintigraphie bei Spongioblastomen der Großhirnhemisphären

Angiographie	Szintigraphie	
	+	−
o.B.	−	
Gefäßverlagerung 2	2	−
Anfärbung 4	4	−

Das Oligodendrogliom

Oligodendrogliome sind vorwiegend in den Großhirnhemisphären lokalisiert und kommen bei Kindern mit Ausnahme derjenigen, die den Thalamus betreffen, äußerst selten vor. Sie treten besonders häufig in der Altersgruppe zwischen 35 und 45 Jahren auf. Der Tumor findet sich am häufigsten frontolateral und frontomedial-parasagittal; er breitet sich subcortical aus und setzt sich nach hinten sagittal fort, bleibt dabei jedoch immer oberhalb der Fissura Sylvii. Es handelt sich um eine meist zellreiche Geschwulst, die langsam infiltrierend wächst, sich aber auch gegen die Umgebung scharf absetzt. Cystischer Zerfall und Nekrosenbildung sind nicht selten und bisweilen ausgedehnt. Die relativ häufige, röntgenologisch sichtbare Verkalkung des Tumors gilt als hinreichend sicheres artdiagnostisches Merkmal dieses Tumors. Die Neigung zu apoplektiformen Blutungen in den Tumor kann ein akutes Krankheitsbild wie bei einem ischämischen Hirninfarkt erzeugen und differentialdiagnostische Schwierigkeiten bereiten. Im allgemeinen ist jedoch die Anamnese dieser Tumoren außerordentlich lang, hirnorganische Anfälle können jahrelang einziges klinisches Symptom sein.

Szintigraphischer Nachweis

Die Sicherheit des szintigraphischen Nachweises dieser Tumorart wird erheblich von den bisweilen ausgedehnten regressiven Veränderungen innerhalb der Geschwulst beeinflußt. Neben vereinzelten szintigraphischen Darstellungen mit glatter Begrenzung und relativ intensiver Anreicherung, überwiegen jedoch die unscharf dargestellten Tumoren, deren Speichermuster entweder erhebliche Auflockerungen zeigt, oder die nur in bestimmten Anteilen eindeutig abgrenzbar sind. Die Tumorgröße kann daher bei den Oligodendrogliomen häufig nicht sicher angegeben werden. Erhebliche differentialdiagnostische Schwierigkeiten ergeben sich, wenn der Tumor flach und rindennah wächst. Dann können bei Aufnahmen in ventraler Ansicht Bilder entstehen, die denen eines cerebrovasculären Insults zum Verwechseln ähnlich sind.

Auch unter Berücksichtigung der kleinen Zahl der zur Verfügung stehenden Beobachtungen, scheint die szintigraphische Nachweiswahrscheinlichkeit für Oligodendrogliome gegenüber anderen Tumoren, wie Meningeomen und Glioblastomen eindeutig geringer (Tabelle 17).

Vorzugssitz der Oligodendrogliome in dieser Untersuchungsreihe war die Frontalregion. Das erklärt die hohe lokalisatorische Treffsicherheit des Elektroencephalogramms (Tabelle 18).

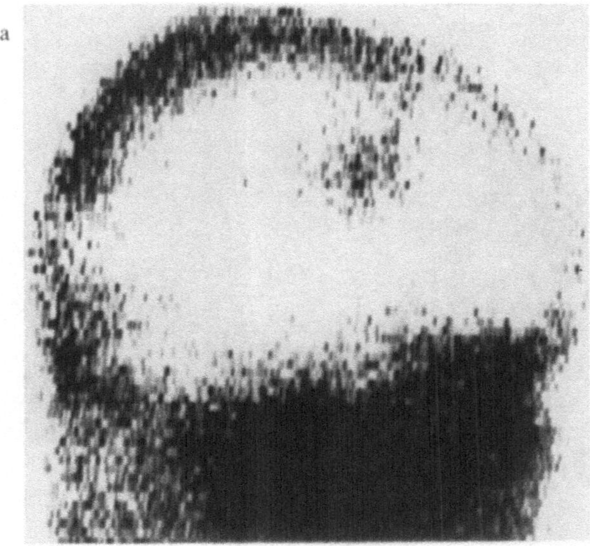

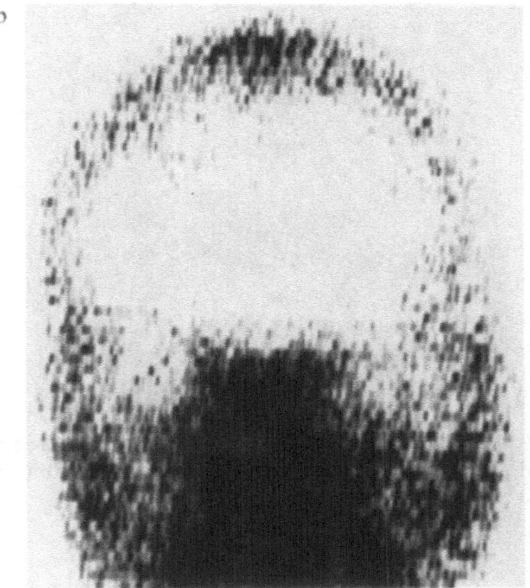

Abb. 51a u. b. Präzentral, rindennahe pathologische Radioaktivitätsanreicherung, die neben einem Bereich intensiver Radioaktivitätskonzentration Bezirke geringerer Speicherung aufweist: Oligodendrogliom mit Cystenbildung

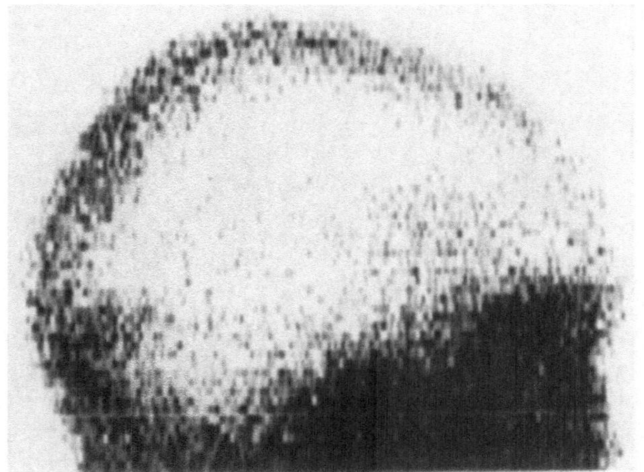

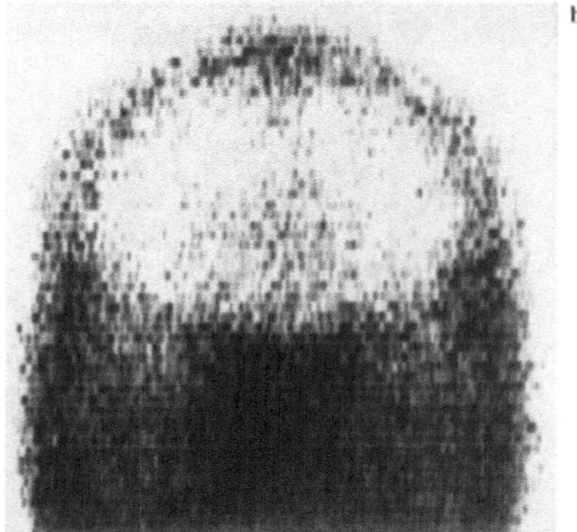

Abb. 52a u. b. Fronto-basal, im Marklager, paramedian re. unregelmäßig begrenzte inhomogene Radioaktivitätsanreicherung: Oligodendrogliom mit derbem gefäßarmem Knoten, teilweise verkalkt

Tabelle 17. Ergebnisse der Hirnszintigraphie bei Oligodendrogliomen [4, 38, 103, 290, 409 759, 760, 788]

	Szintigraphie	
	+	−
Eigene Ergebnisse	30	6
		(83%)
Literatur	34	9
		(80%)

Tabelle 18. Befunde der Elektroencephalographie und der Szintigraphie bei Oligodendrogliomen

EEG		Szintigraphie	
		+	−
Physiol.	1	1	−
Hinweis	5	5	−
Lateralisation	10	8	2
Lokalisation	20	16	4

Eine eindeutige „Tumoranfärbung" der Serienangiographie zeigten nur etwa 30% der Tumoren. In den Fällen, in denen angiographisch lediglich eine Gefäßverlagerung erkennbar war, konnte durch die Szintigraphie der Tumor sicher lokalisiert werden, in einzelnen Fällen konnte jedoch infolge der ausgedehnten regressiven Veränderungen die wahre Tumorausdehnung nur aus der Kombination der Befunde beider Untersuchungen hinreichend genau bestimmt werden.

Von den angiographisch nicht darstellbaren Oliogodendrogliomen zeigten nur zwei im szintigraphischen Bild eine pathologische Anreicherung, die drei übrigen Geschwülste waren nicht nachweisbar, wahrscheinlich durch das operativ bestätigte, rein infiltrative Wachstum bedingt (Tabelle 19).

Tabelle 19. Befunde der Serienangiographie und Szintigraphie bei Oligodendrogliomen

Angiographie		Szintigraphie	
		+	−
o.B.	5	2	3
Gefäßverlagerung	20	17	3
Anfärbung	10	10	−

Die Astrocytome

In diese Gruppe sind nur Astrocytome des Malignitätsgrades I und II aufgenommen worden.

Astrocytome mit glioblastomatösem Einschlag entsprechend dem Malignitätsgrad III, sind in die Gruppe des Glioblastoma multiforme, entsprechend Malignitätsgrad IV eingereiht worden.

Die Astrocytome treten in allen Altersgruppen auf, zeigen jedoch eine besondere Häufigkeit zwischen dem 30. und 40. Lebensjahr. Entsprechend der Histologie ist die Tumorart in 4 Untergruppen teilbar:

a) A. fibrillare   c) A. gigantocellulare
b) A. protoplasmaticum   d) Astroblastom

Obwohl ein fließender Übergang zwischen den einzelnen histologischen Formen besteht, setzt sich das Astrocytoma fibrillare aus nur wenigen, jedoch intensiv faserbildenden Geschwulstzellen zusammen. Gefäße sind bei dieser Form nur spärlich vorhanden. Der Tumor wächst in den Randzonen infiltrierend, jedoch begleitet von einem ausgeprägten, expansiven Wachstum. Bevorzugte Lage des Tumors ist der Frontalbereich; protoplasmatische Astrocytome finden sich häufig temporal, jedoch nicht occipital und nur in einem geringen Prozentsatz im Parietallappen. Die Gefäße des Astrocytoms bestehen im allgemeinen aus normal gebauten Capillaren; ein Umstand, der entsprechend den Ausführungen im Kapitel zu den pathophysiologischen Grundlagen (s. S. 3) möglicherweise einen wesentlichen Einfluß auf die szintigraphische Nachweiswahrscheinlichkeit hat. Regressive Veränderungen mit Folge cystischen Zerfalls werden bei fibrillären, wie auch protoplasmatischen Astrocytomen beobachtet. Im Gegensatz zu den Gefäßen der fibrillären und protoplasmatischen Astrocytome sind die Capillaren der gigantocellulären Astrocytome und der Astroblastome stark pathologisch verändert.

Szintigraphischer Nachweis

Die szintigraphische Nachweiswahrscheinlichkeit für Astrocytome ist nach unseren Erfahrungen außerordentlich gering und liegt mit 40% weit niedriger als bei jeder anderen Tumorart der Großhirnhemisphären.

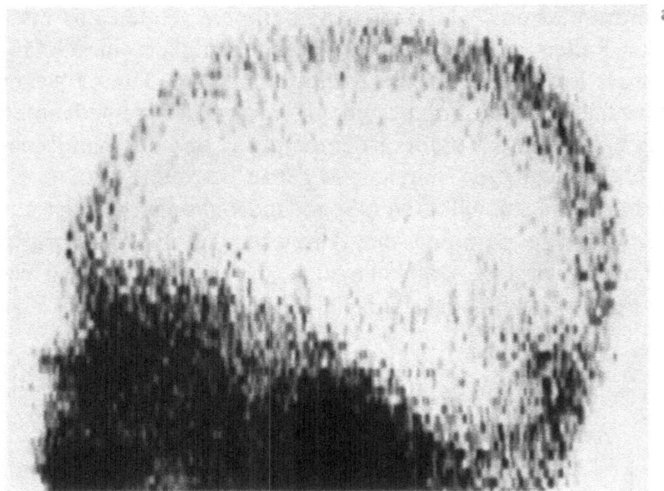

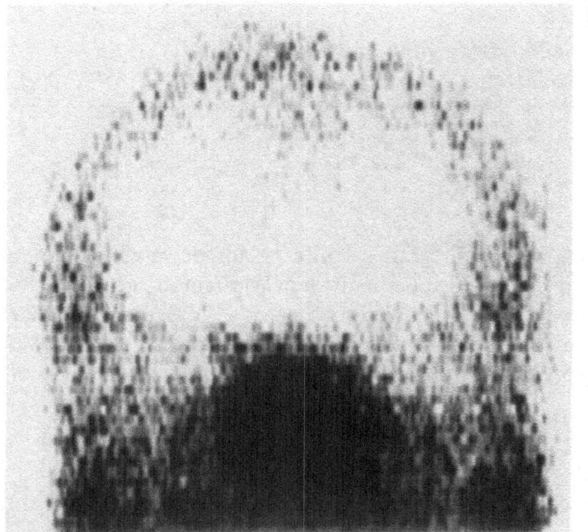

Abb. 53a u. b. Hoch frontal, paramedian, diffuse pathologische Radioaktivitätsanreicherung, die eindeutige Begrenzung nicht erkennen läßt: Astrocytom Grad II von 8× 8× 8 cm Ausdehnung! (Großes Begleitödem)

In der Literatur schwanken die Angaben für die Sicherheit des Nachweises eines Astrocytomes durch Szintigraphie von 46% [260] bis zu 95% [134]. Differenziertere Untersuchungen [519, 689] bestätigen, daß eine eindeutige Abhängigkeit der Nachweiswahrscheinlichkeit vom Malignitätsgrad besteht. Von 15 nicht nachweisbaren Gliomen der Großhirnhemisphären in einer größeren Untersuchungsreihe waren 11 Astrocytome des Malignitätsgrades I und II [519]. Dagegen ist die Korrelation zum Gefäßreichtum der Geschwulst von geringerer Bedeutung. Auch ohne Nachweis einer Tumoranfärbung im Angiogramm war in bestimmten Fällen die szintigraphische Darstellung ohne weiteres möglich [689].

Während mit Hilfe der Szintigraphie nicht einmal jedes zweite Astrocytom nachgewiesen werden konnte, zeigte das Elektroencephalogramm einen hohen Prozentsatz richtig lokalisierender Ergebnisse (Tabelle 21). Unter Berücksichtigung der

Tabelle 20. Szintigraphische Nachweiswahrscheinlichkeit der Astrocytome (Grad I und II) [38, 47, 59, 79, 112, 117, 118, 134, 217, 260, 290, 338, 373, 376, 383, 409, 464, 689, 759, 760, 788]

	Szintigraphie		
	+	−	
Eigene Ergebnisse	14	21	(40%)
Literatur	164	79	(67%)

Tabelle 21. Befunde der Elektroencephalographie und der Szintigraphie bei Astrocytomen Grad I und II

EEG	Szintigraphie		
	+	−	
Physiol.	1	−	1
Hinweis	4	2	2
Lateralisation	7	3	4
Lokalisation	23	9	14

hohen Nachweiswahrscheinlichkeit der Szintigraphie für alle übrigen Großhirnhemisphärentumoren darf man daher mit aller Vorsicht folgern, daß bei entsprechender klinischer Symptomatik, negativem Szintigramm und Verlagerung des Mittelechos ein konstanter EEG-Herd ein Astrocytom sehr wahrscheinlich macht.

In der Operationsplanung ist die Szintigraphie bei dieser Tumorart in den meisten Fällen wenig hilfreich. Von den angiographisch nicht erfaßbaren Astrocytomen ließ sich nur eines szintigraphisch eindeutig darstellen, und von den nicht angefärbten Tumoren dieser Art waren weniger als ein Drittel mit Hilfe der Szintigraphie lokalisierbar.

Tabelle 22. Befunde der Serienangiographie und der Szintigraphie bei Astrocytomen Grad I und II

Angiographie		Szintigraphie	
		+	−
o.B.	6	1	5
Gefäßverlagerung	18	5	13
Anfärbung	11	9	2

Die Schwierigkeiten der Diagnostik und insbesondere der Lokalisation eines Astrocytoms sind also durch die Szintigraphie nur unwesentlich verringert worden. Diese Tatsache wird noch dadurch unterstrichen, daß in nahezu der Hälfte der Fälle zur endgültigen Lokalisation des Tumors zusätzlich eine Pneumencephalographie erforderlich war, während bei allen anderen Großhirnhemisphärentumoren der Prozentsatz zusätzlich notwendiger encephalographischer Untersuchungen durch die Szintigraphie entscheidend zurückgegangen ist.

Gelingt die szintigraphische Darstellung des Astrocytoms, so ergeben sich auch aus der Form, der Lage und der Intensität der Anreicherung keine Anhaltspunkte, die eine artdiagnostische Aussage erlauben würden.

Das multiforme Glioblastom

Die Glioblastome sind neuroepitheliale Gliageschwülste von biologisch äußerst bösartigem Verhalten. Der Tumor entsteht im allgemeinen subcortical und erreicht durch expansives und infiltratives Wachstum die Hirnoberfläche und kann Beziehung zur Dura aufweisen. Er ist im allgemeinen sehr gefäßreich und nur in seltenen Fällen makroskopisch abgekapselt. In der Umgebung kommt es zu ausgedehnter Ödembildung, so daß die intracerebrale Massenverschiebung stets größer zu sein pflegt als es der Ausdehnung des Tumors entspricht.

Die Glioblastome, die bis zu 25% der neuroepithelialen und 13% aller Tumoren ausmachen, sind die häufigste intracerebrale Hirngeschwulst. Nur in Ausnahmefällen kommt das Glioblastom im jugendlichen Alter vor. Sein Auftreten vor dem 40. Lebensjahr ist selten. Der Gipfel der Häufigkeit liegt zwischen dem 40. und 50. Lebensjahr bei eindeutiger Bevorzugung des männlichen Geschlechts.

In der Regel ist das Glioblastom supratentoriell lokalisiert, nur gelegentlich im Bereich der Brücke, nie im Kleinhirn. Einen eigentlichen Vorzugssitz, wie z.B. die parasagittale Lokalisation der Meningeome, kann man für die Glioblastome nicht nennen. Die Häufigkeit des Auftretens ist mit Ausnahme der hinteren Occipitalregion annähernd gleich, bei gewisser Bevorzugung des fronto-parietalen und des temporalen Bereiches. Nur ein Fünftel der Glioblastome beschränkt sich auf einen Hirnlappen; die Größe des Tumors ist variabel, er kann bis zur Faustgröße reichen. Da diese Tumoren sehr rasch wachsen und in der Regel spät zur Beobachtung gelangen, zeigen sie meist auch im szintigraphischen Bild bereits eine ausgedehnte Größe. Das Glioblastom, das sich subcortical ausbreitet, kann keilförmig in die Tiefe reichen, aber auch im Temporal-occipital-Gebiet walzenförmig die Hirnlappen in sagittaler Richtung durchsetzen. Diese Ausbreitungsart und das infiltrative Wachstum erklären die Vielschichtigkeit der Erscheinungsformen im szintigraphischen Bild.

Szintigraphischer Nachweis

Ein für ein Glioblastom pathognomonisches szintigraphisches Bild gibt es nicht. Häufig lassen jedoch die Größe, die bisweilen bizarre Begrenzung und die bei anderen Tumorarten nur selten zu beobachtende Ausbreitungsart, die sich an keine Lappengrenzen hält, gewisse Rückschlüsse zu.

Da der Tumor in der Regel gefäßreich ist, und diese Gefäße stark pathologisch verändert sind und in keiner Weise eine Blut-Hirnschranken-Funktion erfüllen können, ist die Nachweiswahrscheinlichkeit des Glioblastoms mit Hilfe der Szintigraphie außerordentlich gut (Tabelle 23).

In der ambulanten Hirngeschwulstdiagnostik ergänzt das Szintigramm die Befunde der Elektroencephalographie in vortrefflicher Weise. Beide Methoden in Kombination konnten in unserer Untersuchungsreihe in jedem Falle den Tumorverdacht bestätigen.

Tabelle 23. Szintigraphische Befunde bei Glioblastomen [38, 47, 59, 79, 95, 103, 112, 118, 260, 290, 376, 409, 464, 689, 729, 759, 760, 788]

	Szintigraphie	
	+	−
Eigene Ergebnisse	92	2 (98%)
Literatur	516	28 (95%)

Tabelle 24. Befunde der Elektroencephalographie und der Szintigraphie bei Glioblastomen

EEG		Szintigraphie	
		+	−
Physiol.	3	3	−
Hinweis	6	5	1
Lateralisation	23	23	−
Lokalisation	62	61	1

Die invasive und irreguläre Ausbreitung dieser Hirngeschwulst kann mitunter zu szintigraphischen Bildern führen, die differentialdiagnostische Schwierigkeiten in der Abgrenzung gegen einen cerebrovasculären Insult bereiten (s. S. 197). Da jedoch Hirninfarkte in der Regel auf das Versorgungsgebiet einer Arterie beschränkt sind, während das Glioblastom die Lappengrenzen überschreitet, ist bei Aufnahmen in 2 Ebenen eine differentialdiagnostische Aussage zumeist möglich, auch in den Fällen von cerebrovasculären Insulten, bei denen früh abführende Venen den Verdacht auf einen Tumor erwecken, oder aber in jenen Fällen von Glioblastomen, die durch apoplektiformen Beginn der Symptomatik zunächst ein vasculäres Geschehen vermuten lassen.

In 98% der Fälle, in denen angiographisch das Glioblastom infolge fehlender „Tumoranfärbung" nicht eindeutig in seiner Lokalisation und Ausdehnung be-

Tabelle 25. Befunde der Serienangiographie und der Szintigraphie bei Glioblastomen

Angiographie		Szintigraphie	
		+	−
o.B.	5	4	1
Gefäßverlagerung	29	28	1
Anfärbung	60	60	−

stimmt werden konnte, war die Darstellung mit Hilfe der Szintigraphie möglich. Entscheidende Bedeutung hatte das szintigraphische Bild bei dieser Tumorart immer dann, wenn durch den Nachweis der Balkeninfiltration, d.h. der Darstellung eines „Schmetterlingsglioblastoms", Entscheidungshilfe für die Wahl der Therapieform gegeben werden konnte. Dies war in 15% der Untersuchungen der Fall.

Der überwiegende Anteil der Glioblastome zeigt im angiographischen Bild eine deutliche Anfärbung mit arteriovenösen Fisteln und früh abführenden Venen. Dergleichen artdiagnostische Hinweise ergeben sich im szintigraphischen Bild nicht.

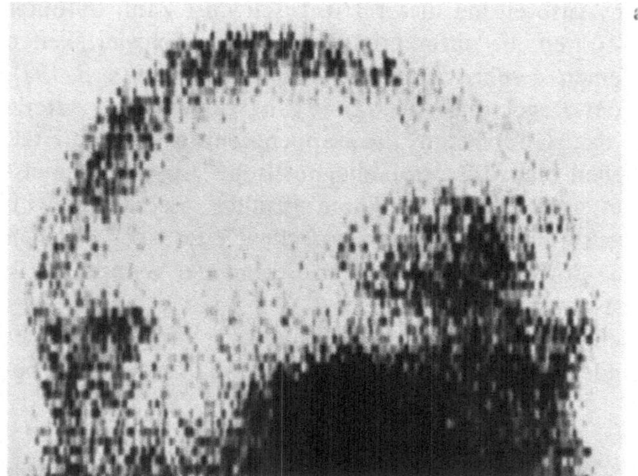

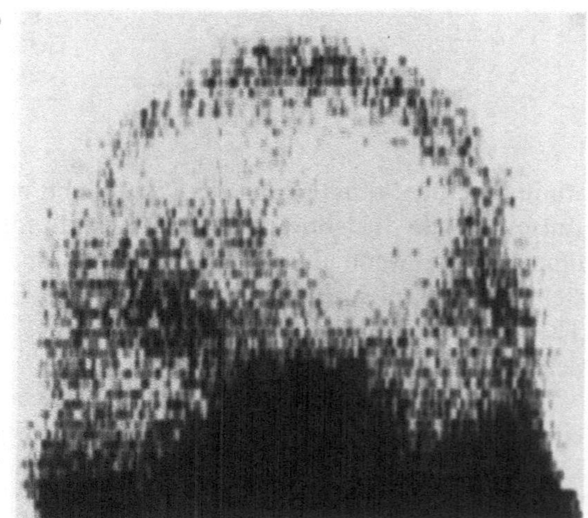

Abb. 54a u. b. Fronto-basal re. bis zur Mittellinie reichende unregelmäßig begrenzte, inhomogen speichernde Radioaktivitätsanreicherung: Glioblastom mit großer Cyste

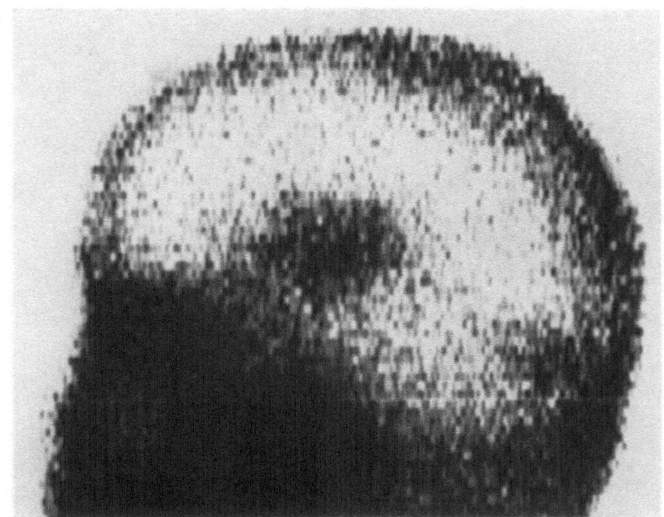

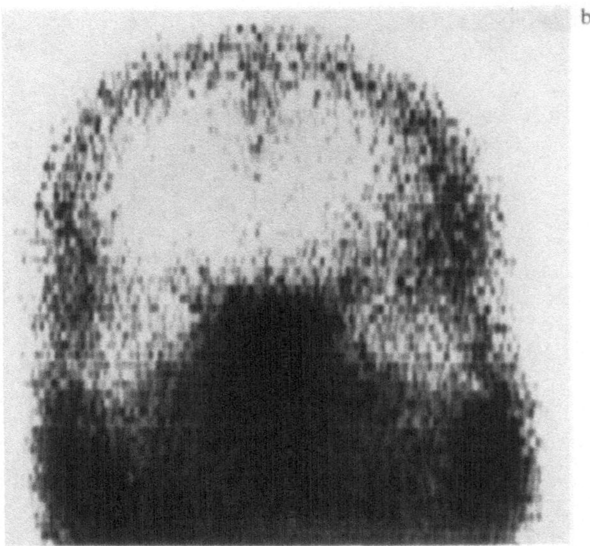

Abb. 55a u. b. Unregelmäßig begrenzte, irregulär geformte pathologische Radioaktivitätsvermehrung fronto-temporo-basal: Glioblastom (häufiger Befund bei dieser Tumorart)

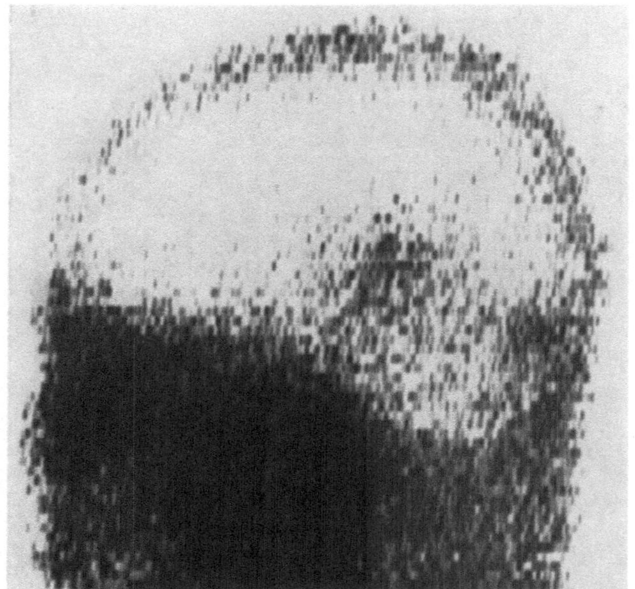

a

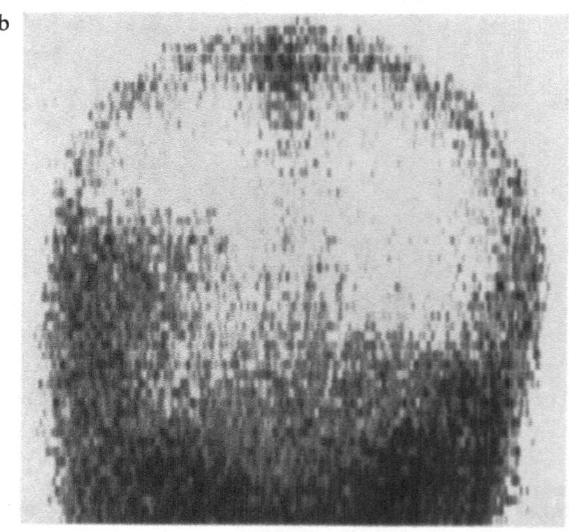

b

Abb. 56a u. b. Unscharf begrenzte, in der Seitaufnahme kugelig wirkende, bei dorsaler Ansicht keilförmig in die Tiefe ziehende Radioaktivitätskonzentration in der hinteren Temporalregion: Infiltrativ wachsendes Glioblastom

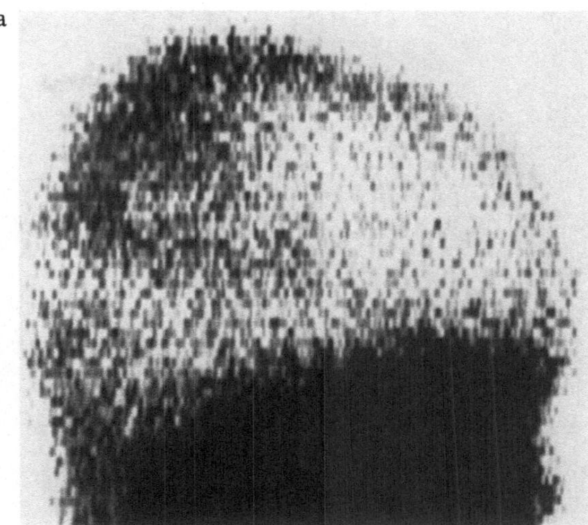

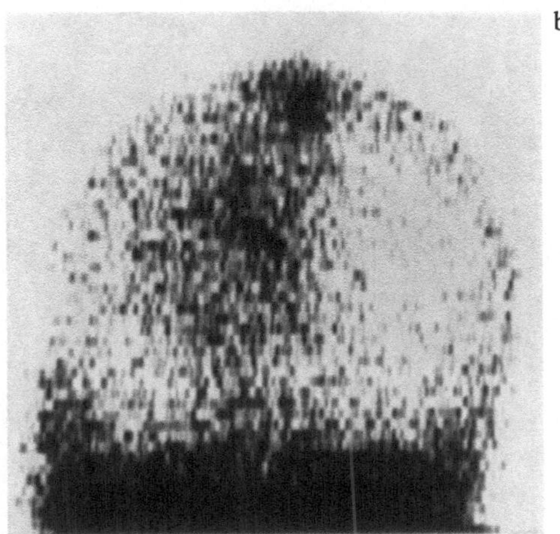

Abb. 57a u. b. Riesige, inhomogen speichernde Veränderung parieto-occipito-temporal: Glioblastom mit regressiven Veränderungen und Blutung in den Tumor

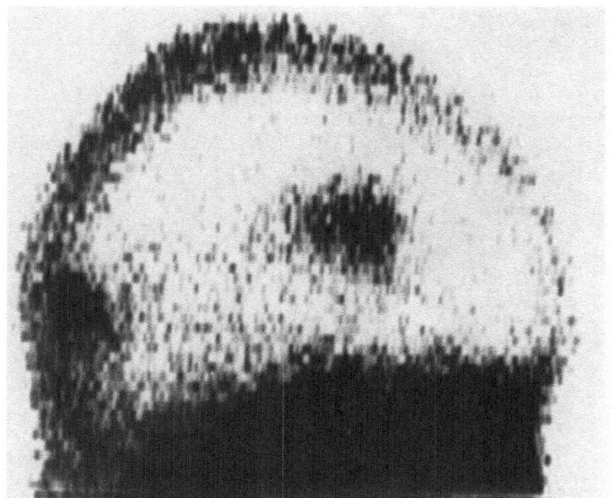
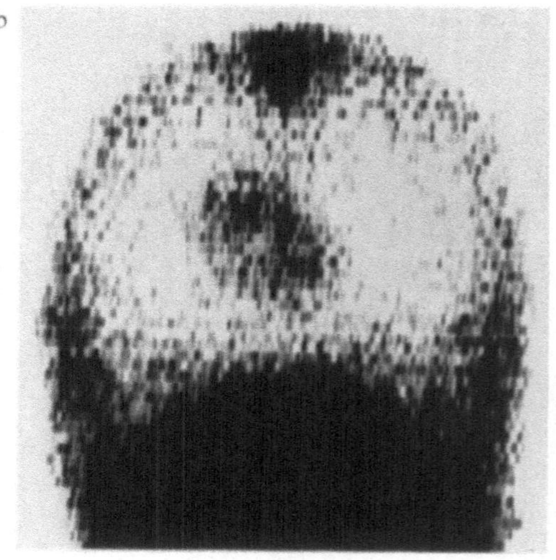

Abb. 58a u. b. Intensive, irregulär begrenzte pathologische Radioaktivitätsanreicherung im frontalen Marklager mit Überschreitung der Mittellinie: Glioblastom mit Einbruch in den Ventrikel und die Stammganglien

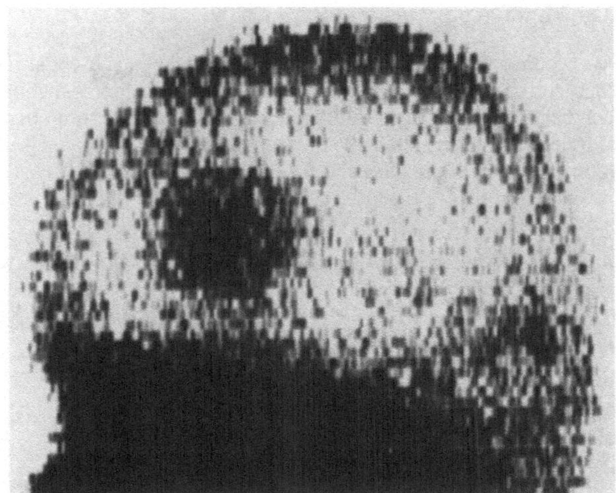

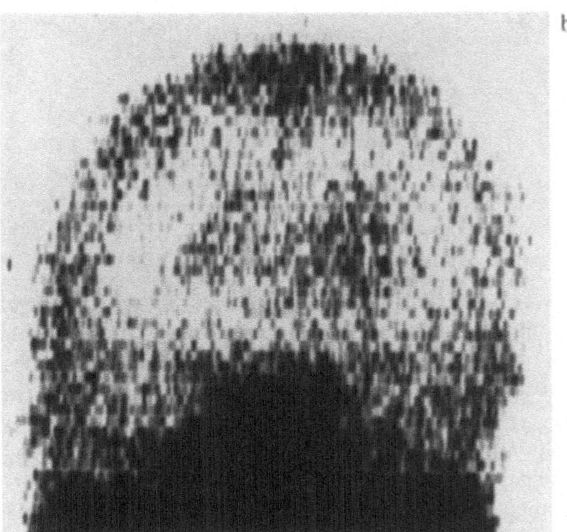

Abb. 59a u. b. Runder, intensiv speichernder Bezirk von etwa 5 cm Durchmesser fronto-präzentral li., der bei Aufnahme von ventral paramedian gelegen ist und die Mittellinie überschritten
hat: Glioblastom frontal li. mit Infiltration des vorderen Balkens („Schmetterlingsgliom")

Das Meningeom

Das Meningeom ist ein mesodermaler, expansiv wachsender Tumor, der in seinem mikroskopischen Aufbau den Pachioninischen Granulationen der Arachnoidea ähnelt. Der Tumor ist daher auch bevorzugt an den intrakraniellen Stellen lokalisiert, an denen diese Granulationen besonders zahlreich sind. Die Tabelle 26 gibt einen Überblick über die relative Häufigkeit des Meningeoms an besonderen Prädilektionsorten.

Tabelle 26. Relative Häufigkeitsverteilung der intrakraniellen Meningeome

Relative Häufigkeit der Meningeome	GOLD [133]	MERREM [268]	GAUTIER-SMITH [126]
Parasagittal und Falx	16,5	30,5	21,0%
Konvexität	23,3	21,2	31,0
Keilbeinflügel	13,6	18,6	12,5
Lamina cribriformis	12,7	10,6	7,0
Mittlere Schädelgrube	9,0	7,1	2,5
Tub. Sellae	4,5	4,4	
Kleinhirnbrückenwinkel	4,5	0,9	
Hintere Schädelgrube	3,0	2,6	5,7
Intraventriculär	2,3		1,4
Clivus	1,5		
Tentorium	0,8	3,5	
Parasellär	4,5		7,1

Das Meningeom, das bevorzugt im Erwachsenenalter zu beobachten ist und bei Kindern relativ selten vorkommt, ist in der überwiegenden Zahl der Fälle in der parasagittalen Region und über der Konvexität lokalisiert. Man unterscheidet je nach Lage die Meningeome des vorderen, des mittleren und des hinteren Sinusdrittels.

Das Wachstum der Meningeome ist langsam, die Größe zum Zeitpunkt des Nachweises ist abhängig von der Lokalisation. So wird ein Meningeom in „stummen" Hirnzonen bei Entdeckung wesentlich größer sein können als ein Meningeom über der Zentralregion, das bereits frühzeitig eine klinische Symptomatik hervorruft. In der Regel haben die Meningeome eine sphärische oder halbkugelige Form, doch kommen insbesondere, am Boden der vorderen und mittleren Schädelgrube rasenförmig wachsende Meningeome vor, die szintigraphisch meist sehr schwer nachweisbar sind.

Als parasagittale Meningeome werden diejenigen Tumoren bezeichnet, die fest mit der Sinuswand verbunden sind. Falxmeningeome haben ihren Ursprung ausschließlich im Bereich der Falx cerebri und keine direkte Beziehung zum Sinussystem. Infolge unzureichender Auflösung der szintigraphischen Geräte ist eine sichere Unterscheidung zwischen den Meningeomen die vom Sinus und denen, die von der Falx, ausgehen nicht in allen Fällen möglich, so daß sie hier gemeinsam abgehandelt werden.

Groß ist ebenfalls der Anteil der über der Konvexität gelegenen Meningeome. Sie sind hier entsprechend der Anordnung der Pachioninischen Granulationen, insbesondere in der Zentralregion zu finden.

In der Regel erhalten die Meningeome ihre Blutzufuhr aus der Arteria carotis interna; die Versorgung durch die Arteria carotis externa und ihre Äste ist jedoch ebenfalls möglich, so daß bei selektiver Angiographie unter Umständen die typische Anfärbung unterbleibt.

Veränderungen der knöchernen Schädelstrukturen, als Verdickungen oft schon klinisch erkennbar und im Röntgennativbild leicht erfaßbar, geben häufig bereits den entscheidenden artdiagnostischen Hinweis.

Szintigraphischer Nachweis

Die Gefäße des Meningeoms erfüllen in keiner Weise die sog. „histotopographischen Voraussetzungen" einer funktionell wirksamen Blut-Hirnschranke. Nach i.v.-Injektion einer diffundiblen Substanz wie ^{99m}Tc-Pertechnetat ist diese Tumorart daher bereits wenige Sekunden später eindeutig darzustellen.

Auch großmolekulare Verbindungen, wie ^{113m}In-Globulin, verlassen die pathologischen Gefäße des Meningeoms sehr rasch und ermöglichen bereits wenige Minuten nach Injektion eine eindeutige Abbildung. In der Regel ist das Meningeom im szintigraphischen Bild als runder, ovaler oder schalenförmiger Tumor mit enger Beziehung zur Schädelkapsel darstellbar.

Die Wahrscheinlichkeit, mit Hilfe der Szintigraphie ein Meningeom nachzuweisen ist hoch (Tabelle 27) und wird nur von der Nachweiswahrscheinlichkeit

Tabelle 27. Szintigraphische Nachweiswahrscheinlichkeit der supratentoriellen Meningeome [4, 38, 47, 59, 79, 87, 102, 103, 112, 118, 134, 217, 260, 290, 373, 376, 409, 464, 361, 519, 689, 729, 759, 760, 788]

	Szintigraphie	
	+	−
Eigene Ergebnisse	62	− 100%)
Literatur	265	5 (98%)

Tabelle 28. Befunde der Elektroencephalographie und der Szintigraphie bei parasagittalen und Konvexitätsmeningeomen

EEG		Szintigraphie	
		+	−
Physiol.	3	3	−
Hinweis	6	6	−
Lateralisation	19	19	−
Lokalisation	22	22	−

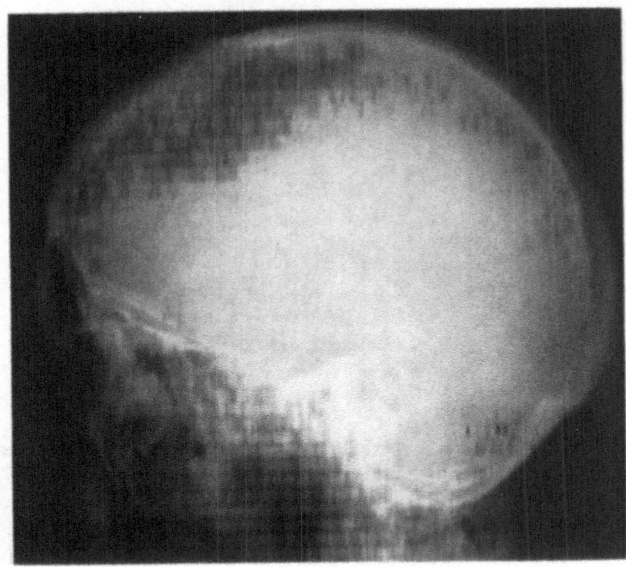

Abb. 60. Ausgedehnte flache pathologische Anreicherung frontal bei teilweiser Zerstörung des Os frontale: Meningeom

der Glioblastome annähernd erreicht. Von diesen lassen sich die Meningeome im szintigraphischen Bild im allgemeinen aufgrund der Lage, der glatten Begrenzung und der intensiven Speicherung unterscheiden.

Infolge der hohen Sicherheit des Nachweises von Meningeomen ist die Szintigraphie bei dieser Tumorart, die eine durchschnittliche Vorgeschichte von etwa 40 Monaten [126] aufweist, von zentraler Bedeutung. Elektroencephalographische Befunde haben zwar bei Meningeomen eine gute lokalisatorische Treffsicherheit, jedoch ist auch der Anteil physiologischer EEGs bei dieser Geschwulst besonders hoch. Da das parasagittal gelegene Meningeom im Frühstadium selten zu einer ausgedehnten Massenverschiebung führt, ist eine diagnostische Hilfeleistung durch die Echoencephalographie häufig nicht zu erwarten.

In mehr als zwei Drittel der Fälle finden sich in der Serienangiographie bei Meningeomen Anfärbungen und Gefäßveränderungen, die teilweise pathognomonisch sind, oder im Zusammenhang mit der Röntgenübersichtsaufnahme differentialdiagnostische Hinweise ermöglichen können [126, 343]. In etwa 10% der Fälle entgehen jedoch insbesondere die parasagittalen Meningeome des zentralen und des parietalen Sinusdrittels dem angiographischen Nachweis [126]. Alle drei der hier angiographisch zunächst nicht nachweisbaren Meningeome

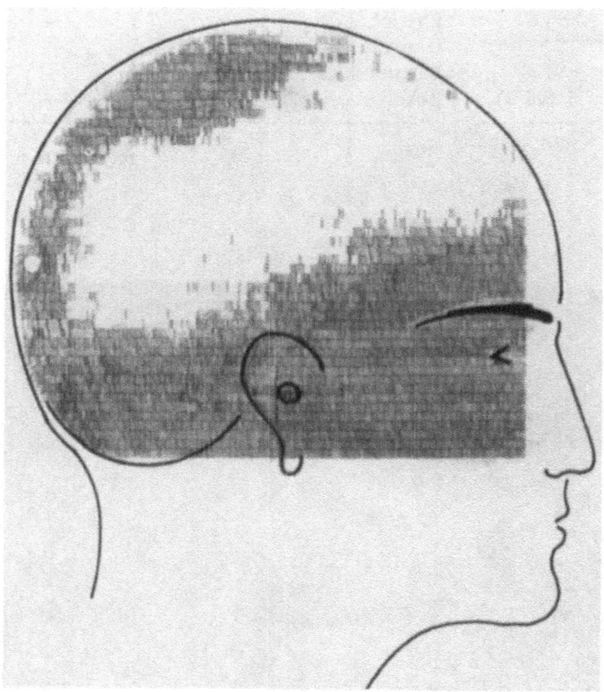

Abb. 61. Parietal li., mantelkantennah in dorsaler Ansicht parasagittal lokalisierte, relativ flache, scharf begrenzte und intensiv speichernde pathologische Veränderung, die in der Serienangiographie erst 10 Monate später eine tumorverdächtige Anfärbung zeigte, einen wechselnden Herdbefund im EEG verursachte und keine Verschiebung des Mittelechos zur Folge hatte: Parasagittales Meningeom des mittleren und hinteren Sinusdrittels

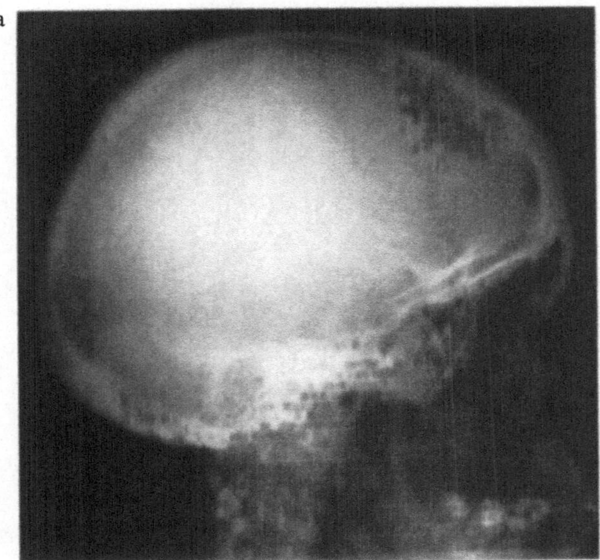

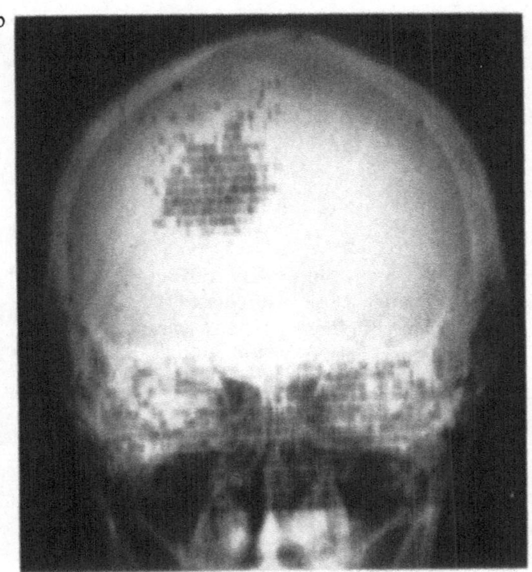

Abb. 62a u. b. Glatt begrenzte nahezu kugelige pathologische Anreicherung frontal, paramedian re.: Falxmeningeom

waren im Frühstadium nur mit der Szintigraphie zu erfassen. Erst 2–6 Monate später war auch mit der Angiographie die Lokalisation möglich. In allen Fällen war das Mittelecho nicht verlagert, nur bei einem der drei Patienten zeigten sich uncharakteristische Veränderungen im Elektronencephalogramm.

Tabelle 29. Befunde der Serienangiographie und der Szintigraphie bei parasagittalen und Konvexitätsmeningeomen

Angiographie		Szintigraphie	
		+	—
o. B.	3	3	—
Gefäßverlagerung	8	8	—
Anfärbung	38	38	—

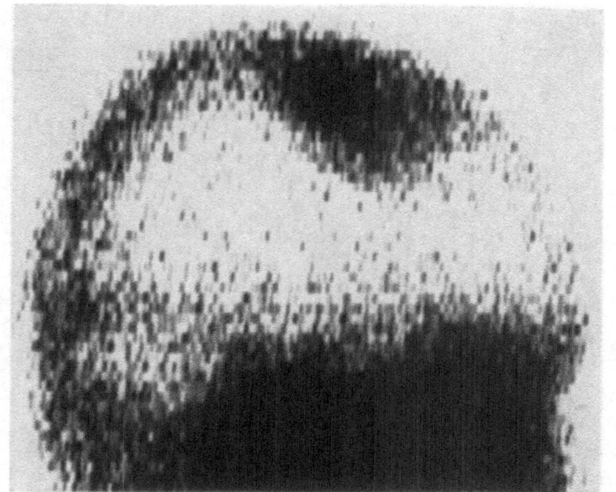

a

b

Abb. 63 a u. b. Fronto-präzentral re. mantelkantennah, bei Aufnahme in ventraler Ansicht parasagittal gelegene, intensive, scharf begrenzte Radioaktivitätsvermehrung von 4×2 cm Ausdehnung: Parasagittales Meningeom des vorderen Sinusdrittels

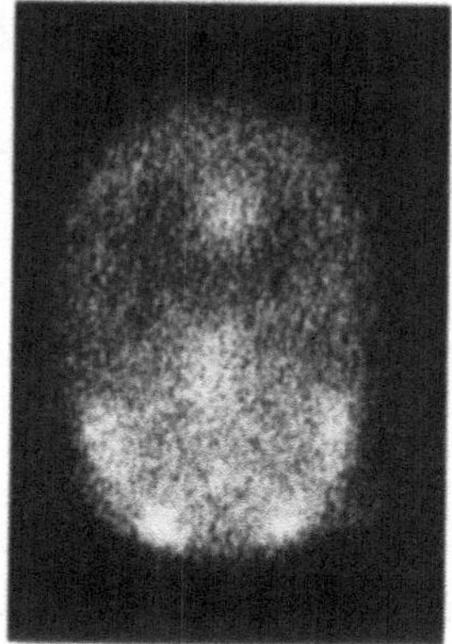

Abb. 64. Falxmeningeom, dargestellt mit der Szintillationskamera 30 sec nach Injektion von 10 mC_i ^{99m}Tc-Pertechnetat

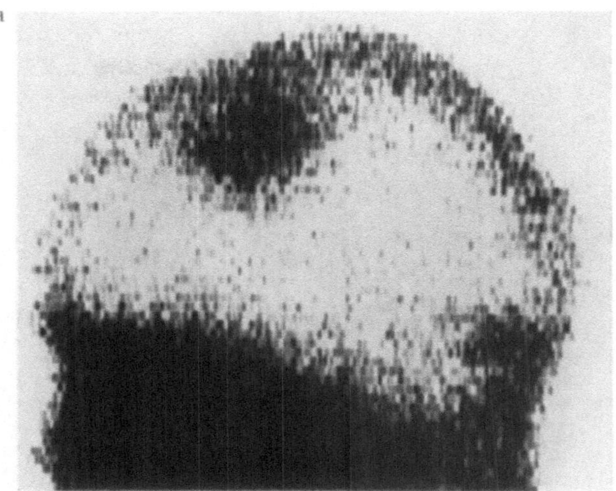

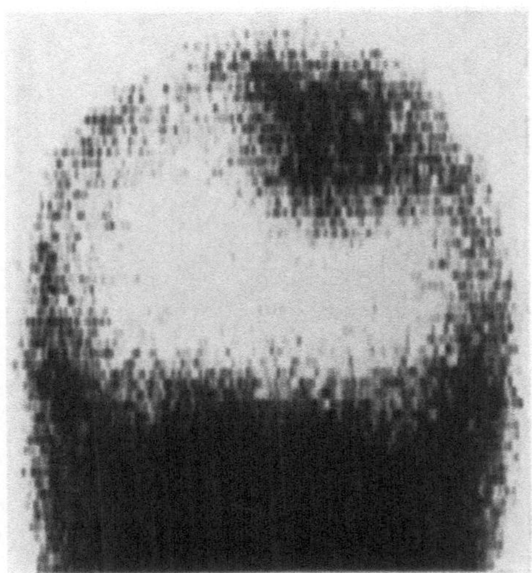

Abb. 65a u. b. Hochfrontal, paramedian, sich konvex nach unten vorbuckelnde, glatt begrenzte intensive Anreicherung: Meningeom des vord. und mittl. Sinusdrittels (nahezu pathognomischer Befund)

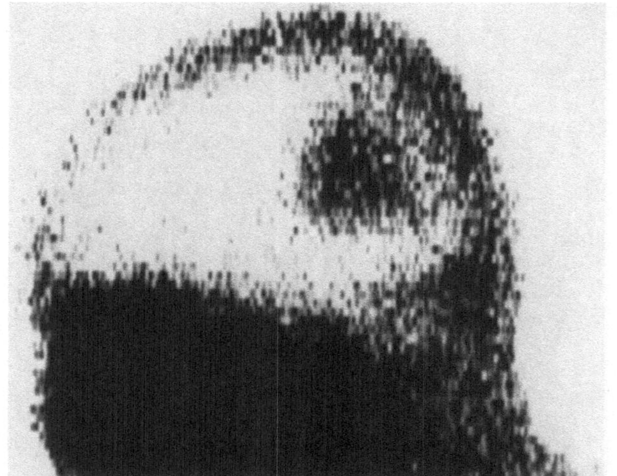

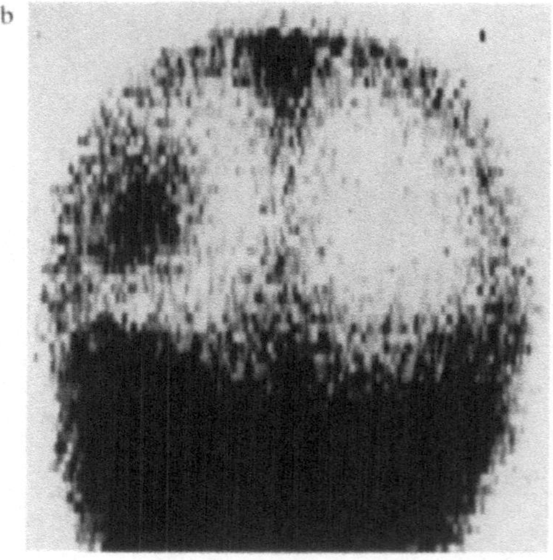

Abb. 66a u. b. Parieto-occipital, rindennahe intensive pathologische Anreicherung, die scharf gegen die Umgebung abgegrenzt ist: Konvexitätsmeningeom

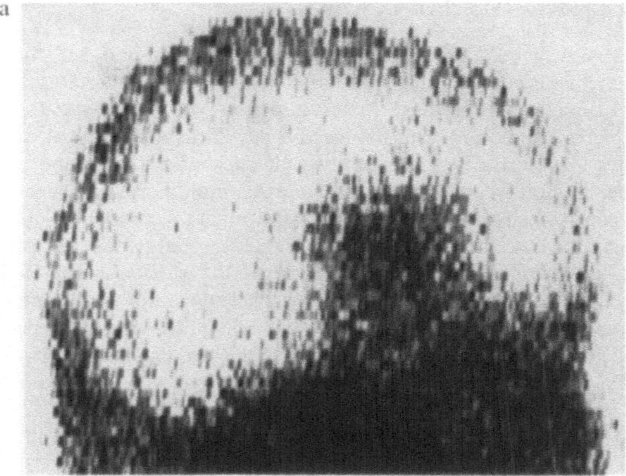

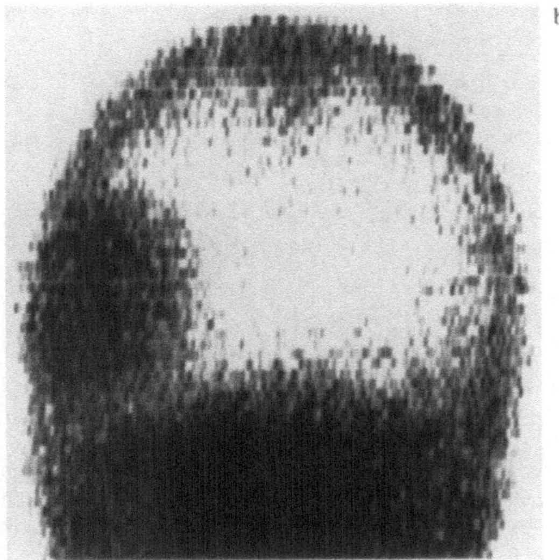

Abb. 67a u. b. Fronto-basal re. von der Basis jedoch gut abgrenzbar, in der Seitansicht kugelige, bei Aufnahme von ventral ovoide scharf abgesetzte, intensive Aktivitätskonzentration: Fronto-baso-laterales Konvexitätsmeningeom

Die metastatischen Geschwülste

Alle Angaben über die Häufigkeitsverteilung und Lokalisationen der metastatischen Hirngeschwülste entstammen der Übersichtsarbeit von PENZHOLZ [304]. Danach sind nur 43% aller
Hirnmetastasen solitäre Metastasen. Fast ein Drittel der solitären Metastasen ist im Kleinhirn
lokalisiert; nimmt man die Region des Hirnstamms hinzu, so sind es 40%. Solitäre Metastasen
des Großhirnes finden sich etwa gleich häufig frontal und parietal, in geringerer Häufigkeit in
der Occipital- und Temporalregion. Bei multipler Metastasierung sind die Großhirnhemisphären
zu 61% betroffen, in 33% der Fälle finden sich auch multiple Herde im Kleinhirn und Hirnstamm. Die Tabelle 30 zeigt in der ersten Reihe, daß bei intrakraniellen Metastasen das Bronchialcarcinom der häufigste Primärtumor ist. Die zweite Reihe gibt eine Übersicht der Wahr-
scheinlichkeiten, mit der bei einem Primärtumor bestimmter Art mit Metastasierung in den
intrakraniellen Raum zu rechnen ist. 36% aller intrakraniellen Metastasen sind durch ein Bronchialcarcinom verursacht, aber nur jedes 5. Bronchialcarcinom führt zur Hirnmetastasierung.
Dagegen sind bei jedem 2. Patienten mit einem metastasierenden Melanom, Metastasen im
Gehirn zu erwarten.

Tabelle 30. Primärtumoren bei intrakraniellen Metastasen. a Relative Häufigkeitsverteilung. b Prozentsatz der intrakraniellen Metastasierung der entsprechenden Primärtumoren. (Nach PENZHOLZ, 1968
[304])

	a %	b %
Bronchialcarcinom	36	19,4
Mammacarcinom	14	19,0
Hypernephrom	8	13,5
Melanom	5	53,0
Intestinaltrakt	6	1,4
Schilddrüse	2	19,2
Weibliche genitale Carcinome	3	2,7
Übrige und unklassifizierte Primärtumoren	26	

18% der intrakraniellen Metastasen finden sich in der Dura mater. Sie kommen am häufigsten
bei Mammacarcinomen vor, jedoch auch bei Carcinomen des Intestinaltraktes, sind jedoch selten
bei Bronchialcarcinomen. Ihrem Nachweis kommt besondere Bedeutung zu, da es sich hier in
einem hohen Prozentsatz um Solitärmetastasen handelt.

Szintigraphischer Nachweis

Das Vorhandensein oder Fehlen intrakranieller Metastasen bei bekanntem Primärtumor bestimmt in hohem Maß das therapeutische Handeln sowohl im Hinblick
auf die Therapie der Primärgeschwulst als auch hinsichtlich einer eventuellen
Operation der intrakraniellen Metastase. Solitäre Metastasen wird man abhängig
von klinischer Situation und Lokalisation in ausgewählten Fällen operativ an-
gehen und/oder strahlentherapeutisch behandeln. Grundlage der Therapie sind
Nachweis und Lokalisation der metastatischen Geschwulst sowie die Aussage,
daß es sich um einen solitären Prozeß handelt. Aus diesen Forderungen und den
eingangs dargestellten Häufigkeitsverteilungen der intrakraniellen Metastasen ergeben sich für die Szintigraphie Probleme in mehrfacher Hinsicht. Die Größe
intrakranieller Metastasen kann außerordentlich variabel sein und reicht nach

Befunden von Sektionsstatistiken (zitiert bei PENZHOLZ) von 2 mm Durchmesser bis zu 8 cm Durchmesser. Metastasen unterschiedlicher Größe, deren kleinster Durchmesser unter dem Auflösungsvermögen der szintigraphischen Systeme liegt, können nebeneinander vorkommen. Die Darstellung eines größeren metastatischen Prozesses läßt unter Umständen weitere, kleinere Metastasen übersehen. Der unterschiedlich hohe Befall des Kleinhirns durch Metastasen, alle falsch negativen Befunde bei Metastasen in einem größeren Untersuchungsgut waren im Kleinhirn lokalisiert [519], erschwert in diesen Fällen das Nachweisverfahren.

Es ist daher unerläßlich, daß bei Verdacht auf intrakranielle Metastasierung die Szintigraphie in mindenstens vier Ansichten durchgeführt wird, und mögliche Befunde in der hinteren Schädelgrube besonders beachtet und gegebenenfalls verifiziert werden.

Die Analyse unserer Befunde bei Metastasen ist insofern unvollkommen, als es nur in etwa 40% der Fälle möglich war, die szintigraphischen Befunde durch Operation oder Autopsie zu bestätigen oder zu korrigieren. Bei weiteren 30% wurde im Hinblick auf eine mögliche Therapie die Diagnostik durch neuroradiologische Methoden ergänzt. In der verbleibenden Zahl der Fälle handelte es sich um Patienten mit bekanntem Primärtumor, die sich in einem so schlechten Allgemeinzustand befanden, daß der szintigraphische Befund einer intrakraniellen pathologischen Anreicherung im Zusammenhang mit der klinischen Symptomatik als beweisend für eine intracerebrale Metastasierung angesehen werden mußte:

A	Intrakranielle Metastasen bei bekanntem oder unbekanntem Primärtumor, durch Operation oder Autopsie gesichert:	42
B	Intrakranielle Metastasen bei bekanntem Primärtumor, die zusätzlich neuroradiologisch gesichert wurden:	32
C	Intrakranielle Metastasen bei bekanntem Primärtumor, allein szintigraphisch nachgewiesen:	28
		102

Die weiteren Ausführungen beziehen sich nur auf die beiden ersten Gruppen; das sind insgesamt 74 Fälle intrakranieller Metastasen. In dieser Untersuchungsreihe lag die Nachweiswahrscheinlichkeit mit 89% in gleicher Höhe wie die Ergebnisse der Literatur (Tabelle 31).

Tabelle 31. Szintigraphische Nachweishäufigkeit bei metastatischen intrakraniellen Hirngeschwülsten (4, 38, 47, 59, 79, 87, 95, 102, 103, 112, 118, 134, 217, 290, 338, 340, 383, 409, 464) 519, 759, 760, 786, 788]

	Szintigraphie	
	+	−
A	36	6
B	30	2
Eigene Ergebnisse	66	8 (89%)
Literatur	583	54 (90%)

In der Gruppe der durch Operation oder Autopsie gesicherten Befunde finden sich sechs falsch negative Ergebnisse. Dabei handelte es sich in einem Fall um zahlreiche kleinere, bis maximal 1,5 cm im Durchmesser betragende Metastasen des Großhirns, in einem Fall um eine 2 cm große, flachwachsende Durametastase, in einem weiteren Fall um zwei Metastasen, von denen eine mit einem Durchmesser von 3 cm parietal gelegen war, und eine weitere temporobasal mit einem Durchmesser von 0,5 cm autoptisch nachweisbar war. Die übrigen metastatischen Geschwülste waren solitäre Metastasen mit ausgedehnter Kolliquationsnekrose des umgebenden Gehirns. Darüber hinaus fanden sich bei 3 Patienten neben einem eindeutig dargestellten Befund weitere, zumeist kleinere Metastasen, teilweise im Kleinhirn, die im szintigraphischen Bild bei retrospektiver Betrachtung vermutet werden konnten, jedoch nicht beschrieben worden waren. Die angegebene Treffsicherheit von 89% reduziert sich, sofern man die Aussage als inkorrekt in den Fällen bezeichnet, wo neben einem eindeutig dargestellten Befund weitere Metastasen autoptisch nachweisbar waren, auf etwa 75%. Es ist zu vermuten, daß auch in den übrigen Untergruppen ähnliche Befunde verborgen sind. Im Hinblick auf die Tragweite der diagnostischen Aussage ist daher bei Verdacht auf intrakranielle Metastasierung ein äußerst subtiles Vorgehen zu fordern. Dies schließt ein, die Aufnahme in mindestens 4 Ansichten und die Anfertigung der Bilder mit höchstmöglicher Informationsdichte. Als überaus günstig hat sich in diesen Fällen die Kernspeicherszintigraphie erwiesen, deren Vorteile der Speicherung der Gesamtinformation es uns in 5 Fällen ermöglichte, multiple Metastasen nachzuweisen, während in einem optimal eingestellten herkömmlichen Szintigramm jeweils nur eine, nämlich die inzwischen größte der Metastasen dargestellt war.

Pathologische encephalographische Befunde finden sich auch bei metastatischen Prozessen, die nicht intrakraniell lokalisiert sind. Dieser Umstand und die Tatsache, daß das Elektroencephalogramm nur relative Hinweise auf multiple Metastasen geben kann, weisen die Szintigraphie bei Verdacht auf intrakranielle Metastasierung als die aussagestärkere Methode aus. Mit beiden Methoden zusammen war es in jedem Falle möglich, den Verdacht auf eine intrakranielle Metastasierung zu erhärten.

In 60% der angiographischen Untersuchungen bei intrakraniellen Metastasen fand sich eine Tumoranfärbung. Dieser Prozentsatz ist im Vergleich zu anderen Befunden (Übersicht bei PENZHOLZ) sehr hoch und erklärt sich möglicherweise dadurch, daß Metastasen verschiedener Primärtumoren in unterschiedlichem Ausmaß Anfärbungen in der Serienangiographie hervorrufen. Von den metastatischen Prozessen, die in der Angiographie nicht angefärbt waren oder aber bei multipler Metastasierung nur einen angefärbten Tumor erkennen ließen, konnte mit Hilfe der Szintigraphie in 85% der Fälle die diagnostische Aussage erweitert werden (Tabelle 33). Auf der anderen Seite gelang es mit Hilfe der Serienangiographie multiple Metastasierungen in 2 Fällen durch Tumoranfärbung nachzuweisen, in denen die Szintigraphie nur eine Solitärmetastase erkennen ließ.

In der Serienangiographie werden die Metastasen häufig als runde oder ovale, zumeist scharf begrenzte, angefärbte Bezirke beschrieben, deren Differenzierung gegenüber Meningeomen bisweilen Schwierigkeiten bereiten kann. Auch das szintigraphische Bild zeigt die Metastase häufiger als scharf begrenzten, runden

Tabelle 32. Befunde der Elektroencephalographie und der Szintigraphie bei solitären und multiplen intrakraniellen Metastasen

EEG		Szintigraphie	
		+	−
Physiol.	2	2	−
Hinweis	8	7	1
Lateralisation	19	17	2
Lokalisation	37	34	3

Tabelle 33. Befunde der Serienangiographie und der Szintigraphie bei solitären und multiplen intrakraniellen Metastasen

Angiographie		Szintigraphie	
		+	−
o.B. oder unzureichend	5	4	1
Gefäßverlagerung	21	18	3
Anfärbung	39	36	3

Prozeß, der bisweilen intensive Speicherung aufweist. Dies ist jedoch keinesfalls die Regel. Im Gegensatz zu den glatten Konturen der Meningeome ist die Randbegrenzung der Metastasen im szintigraphischen Bild zumeist unregelmäßig. Einziehungen der Randkontur und Ausläufer geben dem Erscheinungsbild bisweilen bizarre Konfigurationen ähnlich wie bei einem Glioblastom. Durch nekrotische Veränderungen kann es zu einer Auflockerung des Speichermusters im Zentrum der Metastase kommen (sog. „dough nut Zeichen") [293]. Dieser Befund ist jedoch nicht pathognomonisch für eine Metastase, sondern er findet sich bei allen Tumoren, die eine zentrale Nekrose aufweisen, so beispielsweise auch bei Glioblastomen und Sarkomen, in seltenen Fällen auch bei Meningeomen. Von besonderer Häufigkeit ist dieses Zeichen bei Hirnabscessen, kommt jedoch hier dadurch zustande, daß sich die radioaktive Substanz in der Kapsel und weniger im Inneren des Abscesses anreichert (s. S. 185).

Eine ausgedehnte Meningealcarcinose, wie sie bei Mammacarcinomen nicht selten ist, kann im Szintigramm das Bild wie bei einem subduralen Hämatom hervorrufen (s. S. 126).

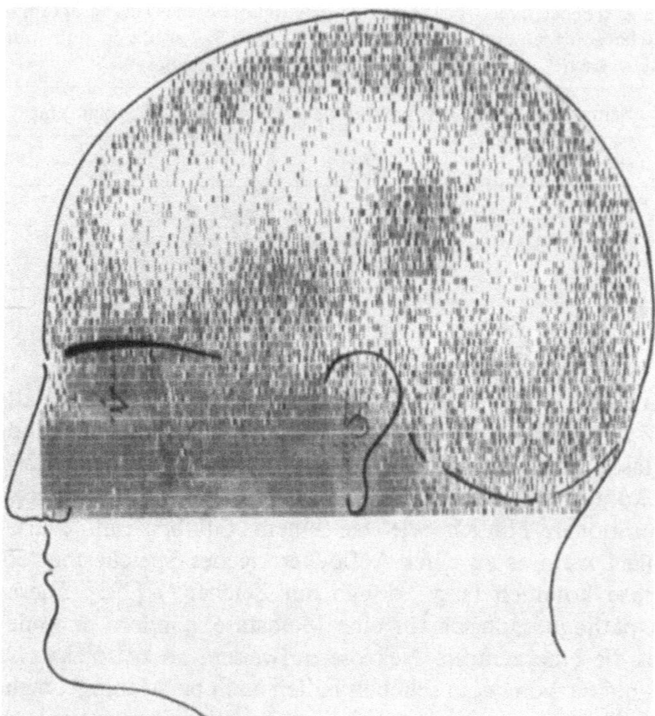

Abb. 68a. Fronto-temporal basal und temporo-parietal li. 2 runde, relativ scharf begrenzte pathologische Befunde intensiver Speicherung, ein weiterer Befund temporo-occipital; von geringerer Intensität: Multiple Metastasen eines Bronchialcarcinoms

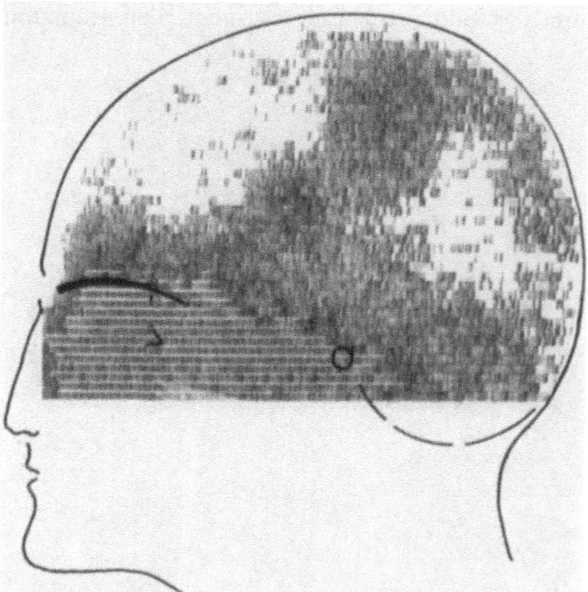

Abb. 68b. Am Fuße der Zentralwindung und parietal 2 kugelige intensiv speichernde Befunde, die gegeneinander nicht sicher abzugrenzen sind, sich gegen die Umgebung jedoch deutlich absetzen: Multiple Metastasen bei Bronchialcarcinom

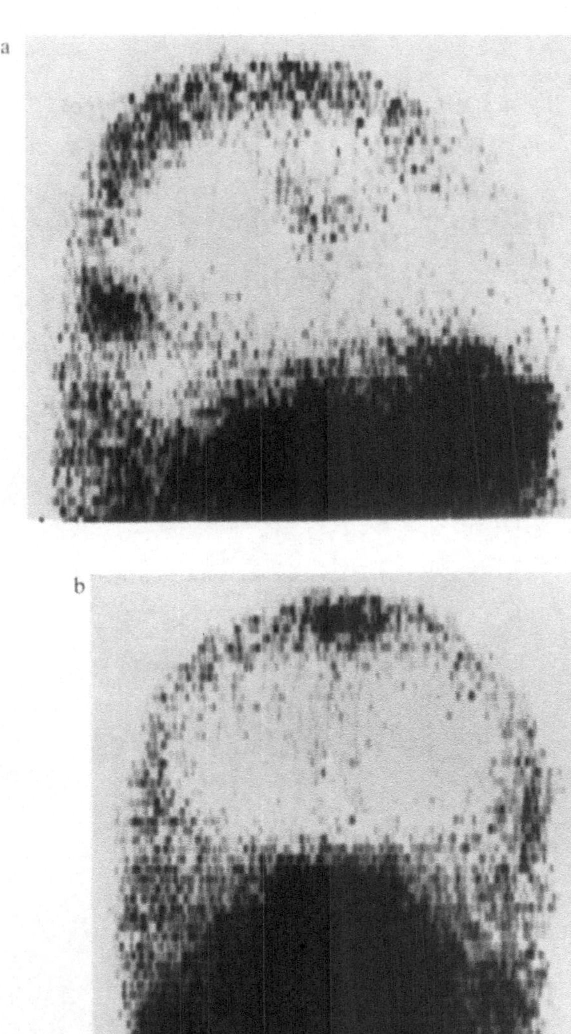

Abb. 69a u. b. Über der re. Zentralregion zerklüftete Anreicherung mit zentraler Aktivitäts-
minderung (sog. ,,dough-nut sign"): Metastase eines Mammacarcinoms

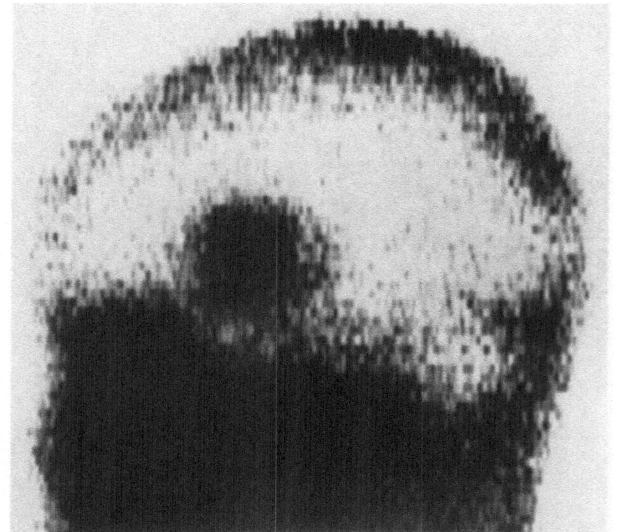
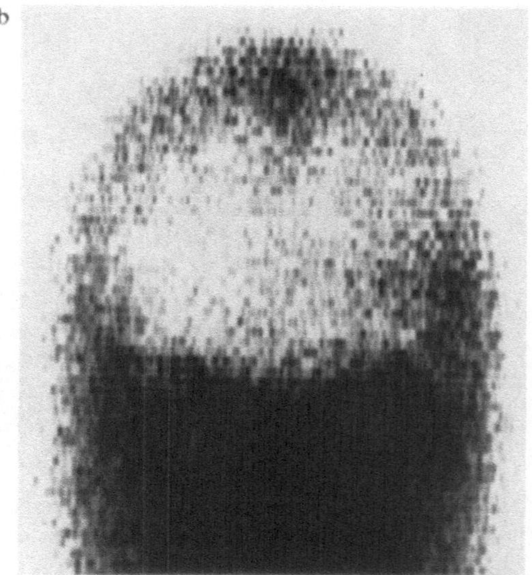

Abb. 70a u. b. Fronto-temporo-basal li. gelegene, kugelige pathologische Anreicherung, die sehr scharf begrenzt ist und intensiv speichert: Metastase eines operativ entfernten Medulloblastoms!

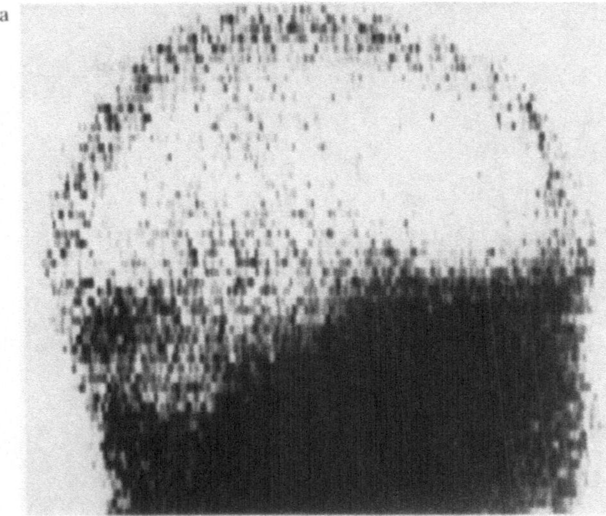

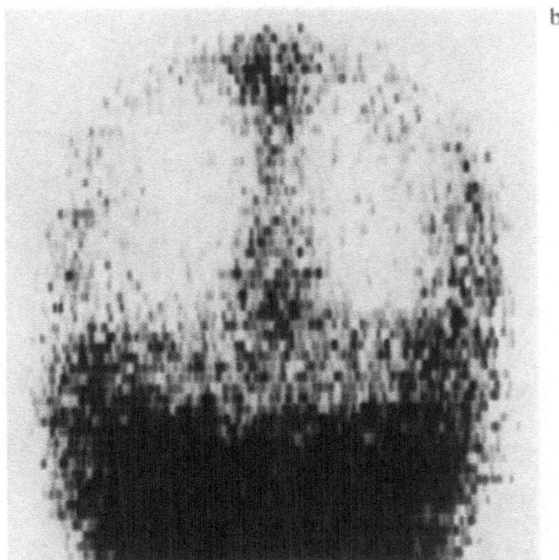

Abb. 71a u. b. Temporo-parietal re. oberflächlich gelegene Anreicherung mit fleckförmig unterschiedlicher Konzentration: Infiltration bei Lymphosarkom

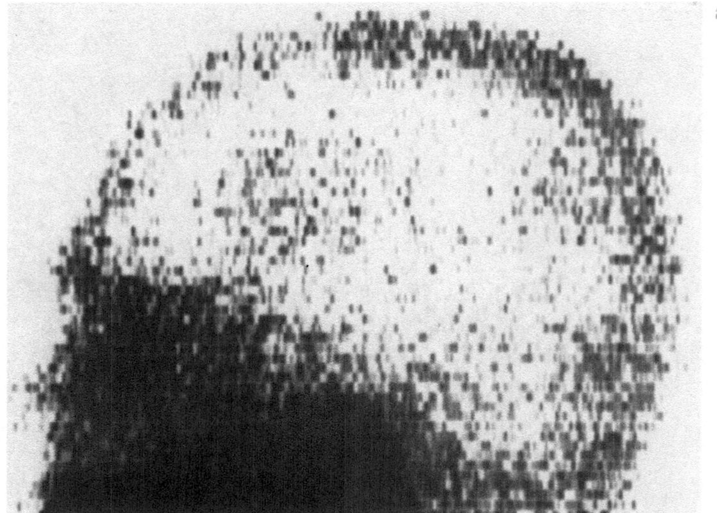

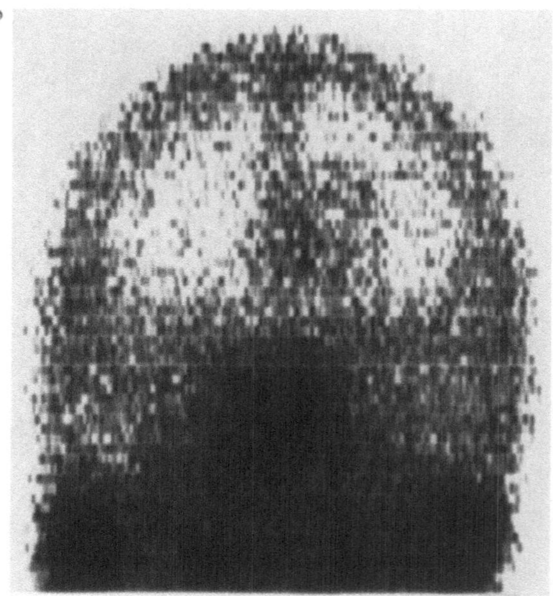

Abb. 72a–d. Fronto-zentral, paramedian li. und parietal paramedian re. zwei gut abgegrenzte, intensiv speichernde pathologische Befunde, die die Mittellinie nicht überschreiten: Metastasen eines Carcinoms bei unbekanntem Primärtumor

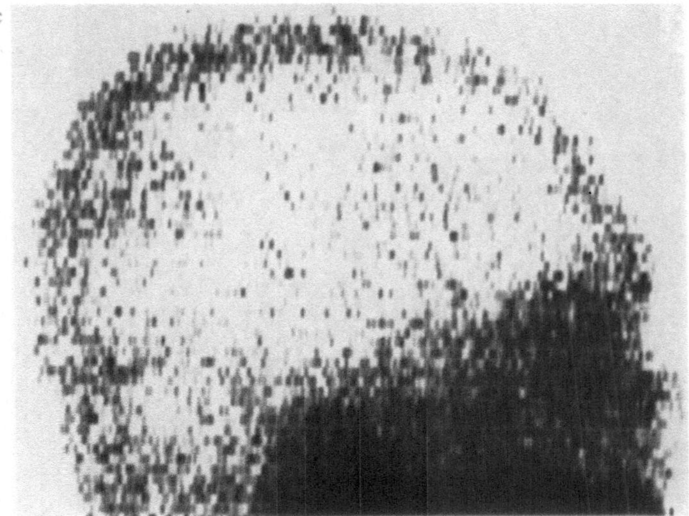

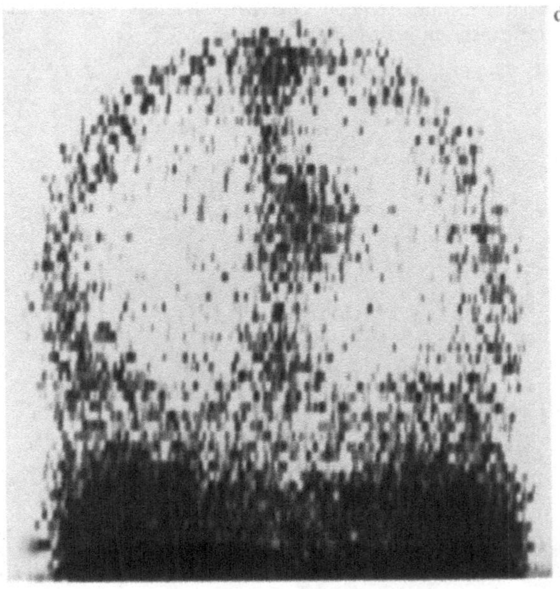

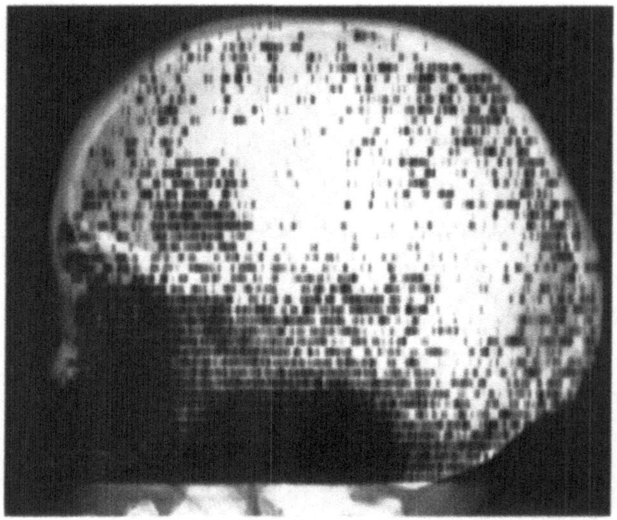

Abb. 73. Runde, scharf abgegrenzte pathologische Anreicherung fronto-basal li., verdächtige pathologische Aktivitätsvermehrung parietal li. und irregulär begrenzter intensiv speichernder Befund temporo-basal li.: Multiple Durametastasen bei Mammacarcinom

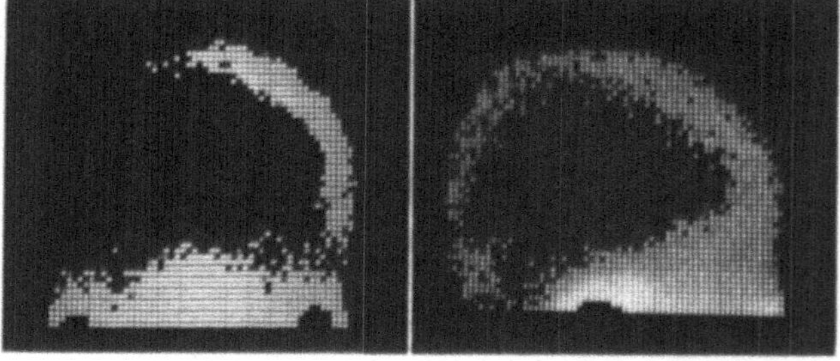

Abb. 74. Ausgeprägte pathologische Radioaktivitätsanreicherung im Bereich der Randaktivität, bei Ansicht von frontal links, in Seitansicht frontal lokalisiert (Befund wie bei einem subduralen Hämatom): Meningealkarzinose bei Mammacarcinom

a

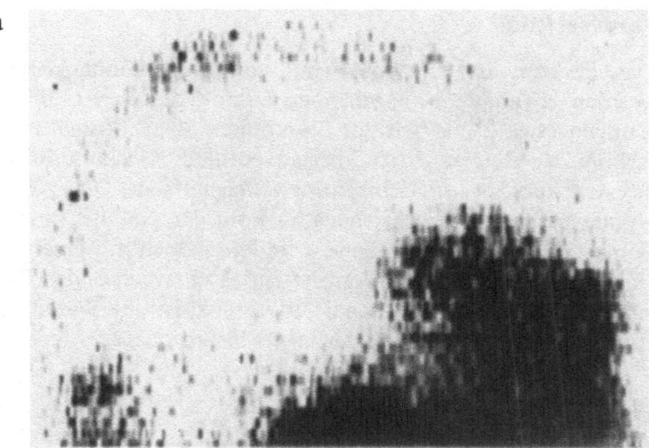

b

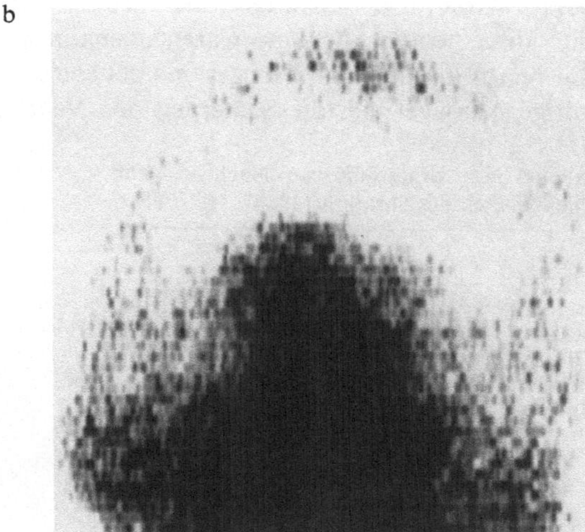

Abb. 75a u. b. Frontobasal, in der Mittellinie jedoch nach beiden Seiten ausladende intensive Aktivitätsanreicherung, die zunächst an ein Meningeom denken lassen würde: Metastase bzw. intrakranielle und intracerebrale Infiltration eines Plattenepithelkarzinoms der Siebbeinzellen

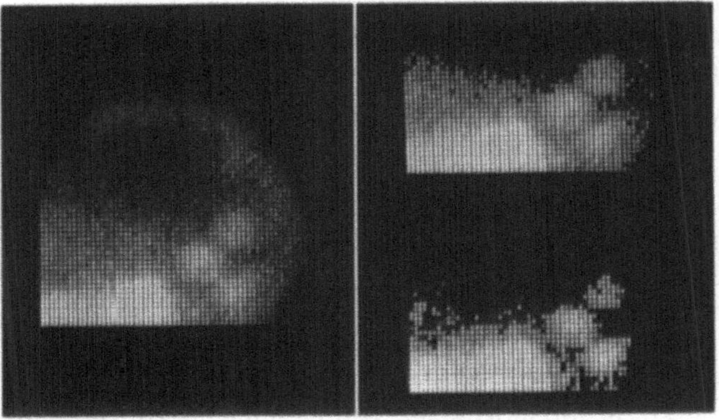

Abb. 76. Multiple, kreisrunde, intensiv speichernde pathologische Bezirke im Bereich des Kleinhirns, Kleinhirnbrückenwinkels und occipital: Multiple Metastasen eines Mammacarcinoms

Das Sarkom

Das Sarkom ist ein bösartiger, von der mesodermalen Bindesubstanz, den Gefäßen und
weichen Hirnhäuten ausgehender Tumor, dessen Anteil an den Hirngeschwülsten aller Altersgruppen etwa 2,7% beträgt. Sie können als Sarkomatose der Leptomeningen und Meningeal-
sarkom der Gefäße als sog. periadventitielles Sarkom auftreten, oder als umschriebene Sarkome
der Arachnoidea im Kleinhirn nachweisbar sein. Den größten Anteil in unserer Untersuchungs-
gruppe hatte das umschriebene Sarkom der Gefäße, das sog. monstrocelluläre Sarkom. Dieser
Tumor ist in allen Hirnteilen zu finden, jedoch mit einer gewissen Bevorzugung im Hirnstamm.
Das monstrocelluläre Sarkom ist ein rasch wachsender Tumor, der metastasieren kann, gegen
seine Umgebung zumeist scharf abgegrenzt ist und in der Regel eine ausgedehnte Vascularisation
aufweist. Regressive Veränderungen bis zu ausgedehnter Cystenbildung sind möglich.

Szintigraphischer Nachweis

Wie die Gefäße der „gutartigen" mesodermalen Tumoren, der Meningeome, sind
offenbar auch die Gefäße der monstrocellulären Sarkome außerordentlich durch-
lässig für die in der Szintigraphie verwendeten radioaktiven Verbindungen. Alle
hier untersuchten Sarkome waren ausnahmslos intensiv speichernd darstellbar.
Die relativ geringe Zahl insgesamt beobachteter Sarkome läßt jedoch eine end-
gültige Aussage über die Sicherheit des Nachweises nicht zu (Tabelle 34).

Tabelle 34. Szintigraphische Nachweiswahrscheinlichkeit des Sarkoms [38, 47, 102, 788]

	Szintigraphie	
	+	−
Eigene Ergebnisse	9	−
Literatur	16	4
	25	4 (86%)

Alle Sarkome, mit Ausnahme eines, das im Versorgungsgebiet der Arteria
cerebri posterior gelegen war, zeigten in der Carotisangiographie eine intensive
Anfärbung.

Tabelle 35. Befunde der Elektroencephalographie und der Szintigraphie bei Sarkomen

EEG	Szintigraphie	
	+	−
Physiol.; Hinweis	−	−	−
Lateralisation	3	3	−
Lokalisation	6	6	−

Tabelle 36. Befunde der Serienangiographie
und der Szintigraphie bei Sarkomen

Angiographie	Szintigraphie	
	+	−
o.B.	−	−	−
Gefäßverlagerung	1	1	−
Anfärbung	8	8	−

Ein charakteristisches Szintigramm für ein Sarkom gibt es nicht. In einigen
Bildern war das Speichermuster des Tumors relativ unruhig und zeigte größere
Auflockerungen insbesondere dann, wenn Cystenbildungen vorhanden waren.

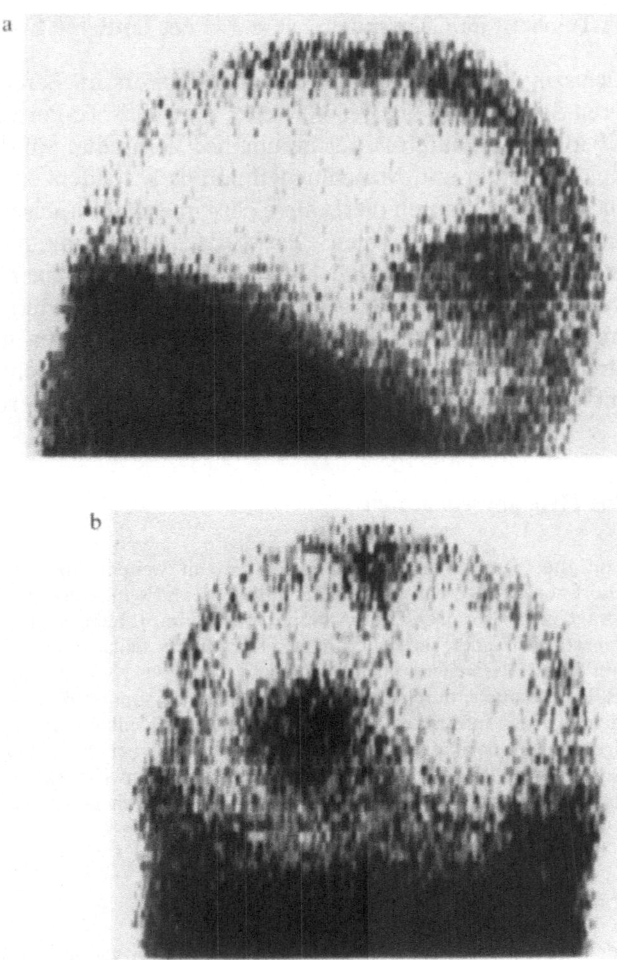

Abb. 77a u. b. Occipital, paramedian li., unregelmäßig konfigurierte intensive Radioaktivitätsanreicherung, die dem Tentorium aufsitzt und in die hintere Schädelgrube vorzudringen scheint: Sarkom mit penetrierendem Wachstum

In 2 Fällen war jedoch der Tumor auch intensiv angereichert und scharf gegen die Umgebung abgegrenzt, so daß in einem Fall zunächst an ein Meningeom gedacht wurde.

b) Tumoren im Chiasmabereich und in der mittleren Schädelgrube

Der szintigraphische Nachweis eines Tumors im Bereich der vorderen und mittleren Schädelgrube ist bei Verwendung von ^{99m}Tc-Pertechnetat infolge der starken Überlagerung durch Anreicherung der Verbindung in der Mundhöhle, im Nasen-Rachen-Raum und Musculus temporalis besonders erschwert. Häufig stellen sich auch große Tumoren dieses Bereiches im szintigraphischen Bild nur als Vorbuckelung der szintigraphischen „Basis" dar. Die Aufnahme in Rückenlage sollte zur besseren Abbildungsmöglichkeit bei nach vorn geneigtem Schädel durchgeführt werden (s. S. 84). Dennoch wird es bei Verwendung von ^{99m}Tc-Pertechnetat immer wieder zu unvermeidbaren Überschneidungen mit physiologischen Strukturen kommen, so daß bei basisnahen Prozessen nicht selten eine Szintigraphie mit ^{197}Hg-Chlormerodrin eindeutigere Ergebnisse liefert.

Das Hypophysenadenom

Häufigster Tumor der Chiasmaregion ist mit weitem Abstand das Hypophysenadenom. Es gehört zur Gruppe der epithelialen Tumoren, und sein Anteil an der Gesamtzahl aller Tumoren beträgt etwa 8%. Der Tumor, der bevorzugt im 4. Lebensjahrzehnt auftritt, führt durch sein Wachstum zu einer Vergrößerung des Inhaltes der Sella und damit zu Atrophie und Ausweitung ihrer Wand. Bei weiterer Größenzunahme drängt das Hypophysenadenom gegen das Diaphragma des Türkensattels, durchbricht es und breitet sich suprasellär aus. Andere Hypophysenadenome wachsen mehr infiltrierend in Richtung auf die Keilbeinhöhle. Basophile Adenome haben im allgemeinen eine minimale Größe, eosinophile können bei klinisch ausgeprägter Symptomatik ebenso gut geringe Größe bewahren oder erheblichen Umfang erreichen. Der Tumor ist in der Regel von einer festen Kapsel umgeben, kann jedoch in seinem Inneren Verflüssigungen und Cystenbildung aufweisen.

Szintigraphischer Nachweis

Der szintigraphische Nachweis eines Hypophysenadenoms ist mit größter Wahrscheinlichkeit abhängig von der Größe des Tumors. Wir konnten bei Patienten, die eine eindeutige klinische Symptomatik aufwiesen und bei denen das Röntgenbild sichere Veränderungen der knöchernen Schädelstruktur zeigte, den Tumor nur in einem geringen Prozentsatz der Fälle nachweisen. Aber auch wenn das Hypophysenadenom das Diaphragma bereits vorgewölbt oder durchbrochen hatte und im Angiogramm die Steilstellung der sog. T-Stücke der A. carotis einen eindeutigen Hinweis erlaubte, gelang der szintigraphische Nachweis nur in der geringeren Zahl der Fälle. Möglicherweise spielen hier Zahl und Art der versorgenden Gefäße eine zusätzliche Rolle (Tabelle 37).

Im Gegensatz zur Röntgennativaufnahme des Schädels hat das szintigraphische Bild für die Diagnose des häufigsten Tumors im Sellabereich nur eine geringe Aussagekraft.

Tabelle 37. Szintigraphische Nachweiswahrscheinlichkeit des Hypophysenadenoms [4, 8, 38, 59, 79, 87, 95, 103, 134, 217, 234, 260, 290, 325, 328, 367, 396, 409, 519, 721, 788]

Hypophysenadenom	Szintigraphie	
	+	−
Operativ bestätigt	6	14
Nicht operiert	4	7 (32%)
Literatur	69	89 (43%)

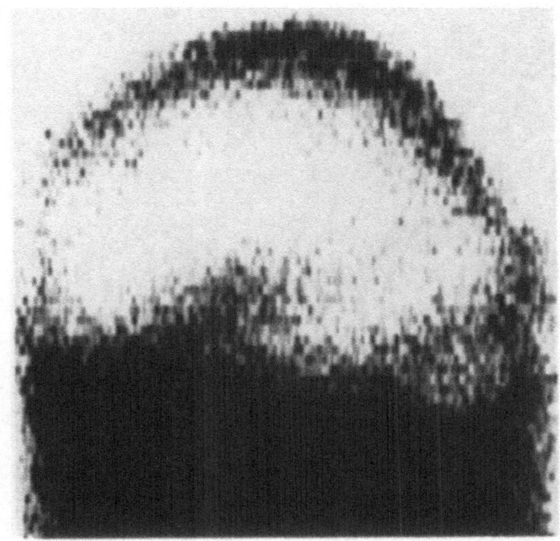

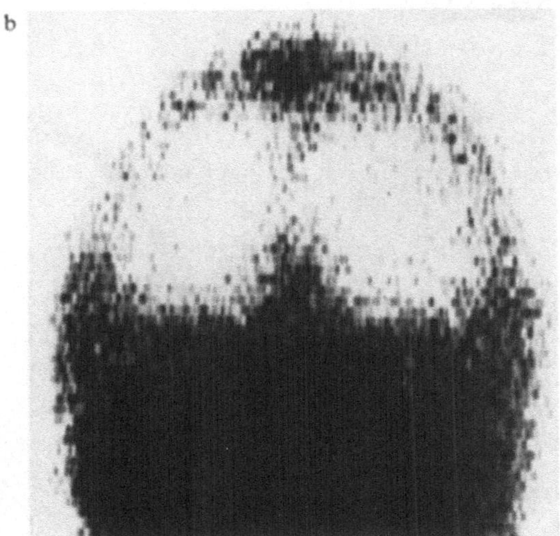

Abb. 78a u. b. Fronto-temporal von der Basis nicht zu trennende Anreicherung, die sich bei Ansicht von vorn in die Mittellinie projiziert: Hypophysenadenom

Das Kraniopharyngeom

Häufigster Tumor des Chiasmabereichs im jugendlichen Alter. Es kann nach ZÜLCH als Faustregel gelten, daß das Kraniopharyngeom gewöhnlich im 2. Lebensjahrzehnt, Hypophysenadenome etwa um das 3. Lebensjahrzehnt auftreten, während supraselläre Meningeome am häufigsten zwischen dem 40. und 50. Lebensjahr anzutreffen sind. Kraniopharyngeome in höherem Lebensalter sind jedoch keine Seltenheit.

Kraniopharyngeome sind kongenitale Tumoren und entstehen aus Proliferationen der epithelialen Reste der Rathkeschen Tasche. Sie können suprasellär und intrasellär entstehen und sich dementsprechend ausbreiten. Supraselläre Kraniopharyngeome sind häufiger und liegen im Arachnoidalraum der basalen Zisternen. Sie wachsen gegen den 3. Ventrikel und können bis zum Mittelhirn ziehen. Dieser Tumor erreicht erhebliche Ausmaße, kann in die Hemisphären eindringen und Verkalkungen aufweisen. Aber auch die Ausdehnung im Keilbeinkörper ist nicht selten. Hier ist der szintigraphische Nachweis besonders schwierig.

Abb. 79a

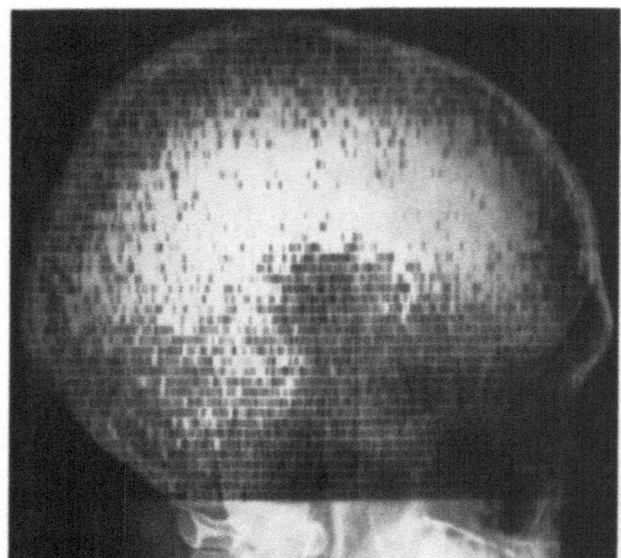

Abb. 79b

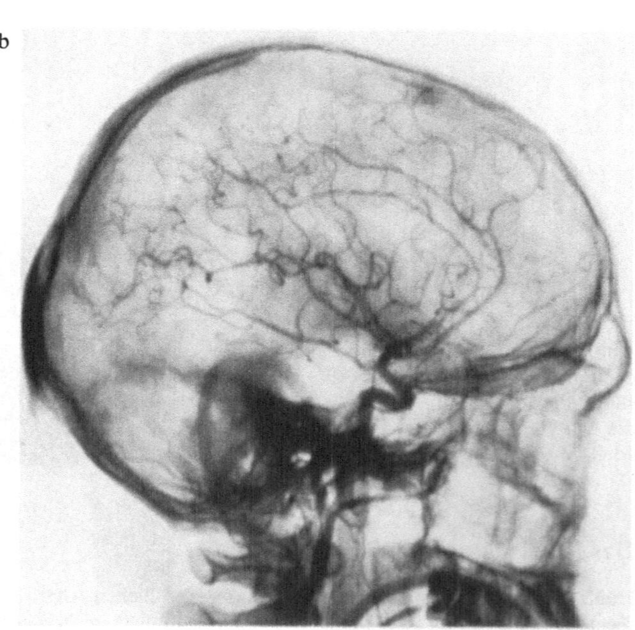

Abb. 79 a–d. Szintigraphische Darstellung einer intensiven pathologischen Radioaktivitätsanreicherung in Projektion auf die Sella und in Seitansicht nicht von der „Basis" abgrenzbar,
hingegen in ventraler Ansicht deutlich oberhalb der Sella und mittelständig gelegen. Röntgennativaufnahme und Angiographie: Sella und Gefäßverlauf als unauffällig beurteilt. Pneumencephalographie (s. nächste Seite)

Abb. 79 c

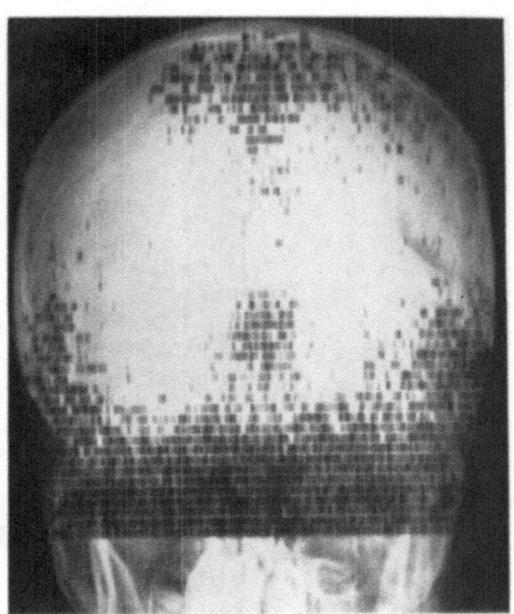

Abb. 79 d

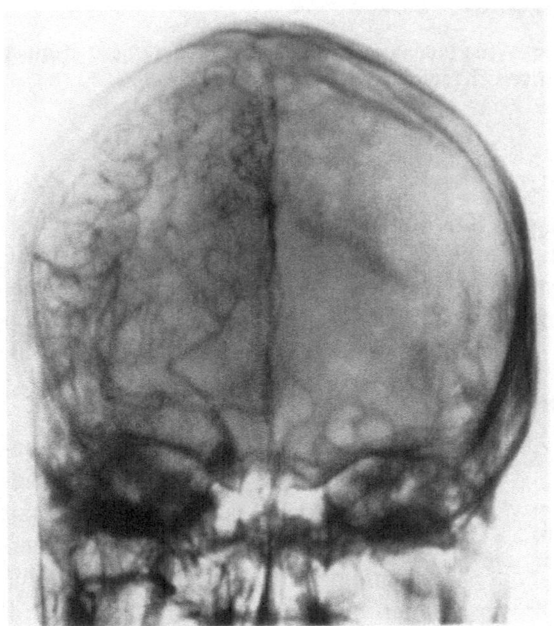

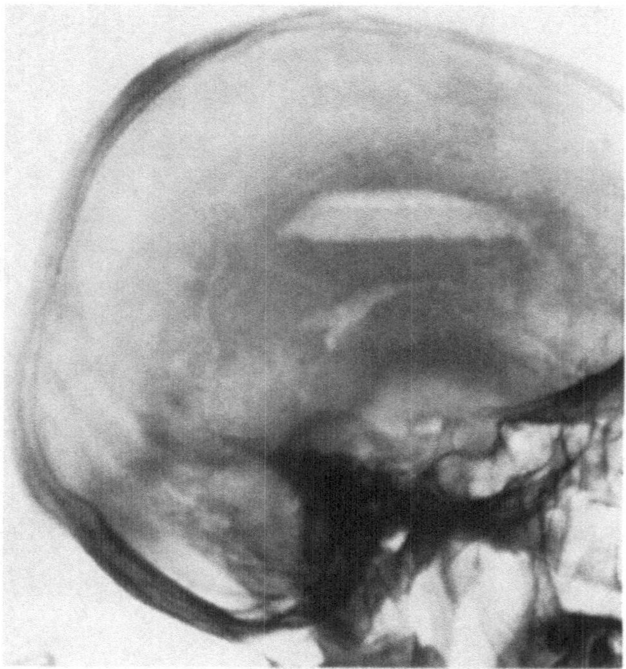

Abb. 79e. Pneumencephalographie: Bei Wiederholung wegen fehlender Füllung, jetzt deutlich pathologische Veränderung des 3. Ventrikels: Kraniopharyngeom (s. Text S. 146)

Szintigraphischer Nachweis

Die Nachweiswahrscheinlichkeit der Kraniopharyngeome wird in erheblichem Umfang vom Ort ihrer Entstehung, ihrer Ausbreitung und der Größe bestimmt. Kleine Kraniopharyngeome können aus Gründen der Überlagerung mit physiologischen Strukturen dem szintigraphischen Nachweis entgehen, und die Form des Tumors, die sich vornehmlich im Keilbeinkörper ausbreitet, konnten wir in keinem Falle darstellen.

Ähnlich wie für das Hypophysenadenom ist die Nachweiswahrscheinlichkeit für das Kraniopharyngeom mit etwa 50% der untersuchten Fälle außerordentlich gering, und die Szintigraphie daher für die Lokalisationsdiagnostik in der Operationsplanung nur bedingt geeignet. In der Literatur werden für die Nachweissicherheit dieser Tumorart jedoch Zahlen bis zu 98% [633, 721] angegeben. Dabei wird in einigen Fällen die Erkennbarkeit nur in einer Ebene bereits als diagnostisch sicheres Kriterium angesehen. Für die ambulante Diagnostik ist dieses Vorgehen bedenklich, da es infolge der physiologischen Überlagerungen in

Tabelle 38. Szintigraphische Nachweiswahrscheinlichkeit des Kraniopharyngeoms [4, 16, 38, 95, 118, 234, 296, 325, 328, 519, 633, 721, 788]

	Szintigraphie	
	+	−
Eigene Ergebnisse	5	5
Literatur	25	18 (58%)

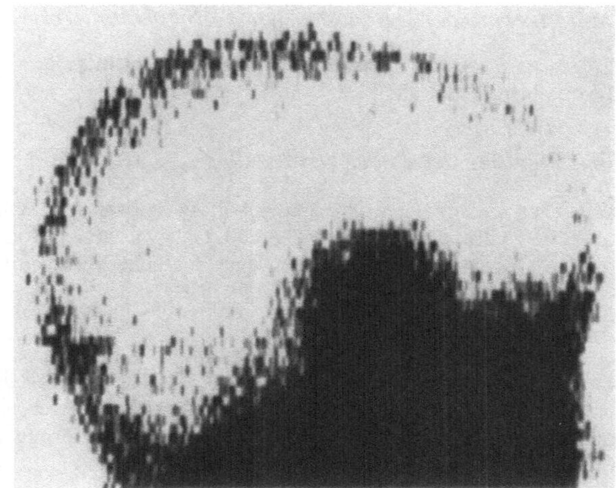

a

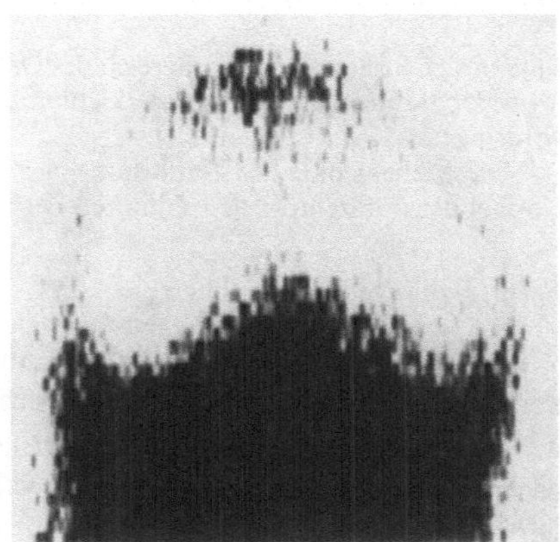

b

Abb. 80a u. b. Fronto-temporal, basal große, sich halbkugelig aus der „Basis" vorwölbende Aktivitätsanreicherung, die sehr intensiv und scharf begrenzt ist. Bei Aufnahme in frontaler Ansicht ist der Befund in der Mittellinie zu lokalisieren: Kraniopharyngeom

diesem Bereich ohne Zweifel zu einem hohen Prozentsatz „falsch positiver" Befunde mit allen Konsequenzen der erweiterten Hirndiagnostik führen muß (s. auch S. 134).

Die Meningeome der Schädelbasis

Der Anteil der Meningeome an den Tumoren der Chiasmagegend beträgt etwa 10%. Etwas mehr als ein Drittel aller Meningeome finden sich in diesem Bereich. Tabelle 37 gibt die relative Häufigkeit dieser Tumorart in der Chiasmagegend, bezogen auf die Gesamtzahl der beobachteten Meningeome, wieder.

Tabelle 39. Relative Häufigkeit der Meningeome im Chiasmabereich, bezogen auf die Gesamtzahl [133, 268]

Keilbeinmeningeome	16%
Olfactoriusrinne	12%
Temporale Basis	8%
Tuberculum sellae	4%

Meningeome der Olfactoriusrinne (Siebbeinplatte)

Liegen paramedian, frontobasal und können halbkugelig weit nach oben reichen, wobei sie das Frontalhirn verdrängen.

Meningeome des Tuberculum sellae

Entstehen im vorderen Chiasmawinkel am Tuberculum sellae und wachsen verdrängend nach oben und vorn. Durch ihre Nähe zum Chiasma opticum können sie schon bei geringer Größe infolge Gesichtsfeldeinschränkung eine deutliche klinische Symptomatik hervorrufen.

Meningeome des Keilbeinflügels

Sind nach ihrer Lage in die Meningeome des äußeren und des inneren Keilbeinflügels zu unterteilen. Ihre Ausdehnung ist unterschiedlich; sie ziehen teilweise mehr in Richtung der vorderen oder der mittleren Schädelgrube; sie können kugelförmig oder rasenförmig wachsen. Häufig führen diese Meningeome zu Hyperostosebildungen.

Meningeome der frontalen und temporalen Schädelbasis

Finden sich insbesondere im Bereich des Orbitadaches, der Fossa Sylvii, wachsen zumeist flächenförmig in mitunter erheblicher Ausdehnung und können zapfenförmig in andere Schädelregionen vordringen.

Die Meningeome des Tentoriums, des Kleinhirnbrückenwinkels und des Clivus sind in dem Kapitel der infratentoriellen Tumoren berücksichtigt.

Szintigraphischer Nachweis

Während die parasagittalen, die Meningeome der Falx und der Konvexität durch keine andere, derzeit verfügbare Methode mit der gleichen Sicherheit nachgewiesen werden können, ist die Treffsicherheit der Szintigraphie für die basalen Meningeome wesentlich geringer (Tabelle 40). Ursache dürfte auch hier die Erschwerung der szintigraphischen Diagnostik durch Überlagerung mit physiologischen Struk-

Tabelle 40. Szintigraphische Nachweiswahrscheinlichkeit für Meningeome im Bereich des Chiasma, der frontalen und temporalen Schädelbasis [4, 38, 59, 79, 95, 260, 290, 396 788]

	Szintigraphie		
	+	−	
Keilbein	13	1	
Olfactoriusrinne	3	1	(74%)[a]
Tub. sellae	3	4	
Front./temp. Basis	1	1	
Keilbein	17	7	
Olfactoriusrinne	1	3	(52%)[b]
Tub. sellae	2	5	
Front./temp. Basis	1	4	

[a] eigene Ergebnisse [b] Literatur

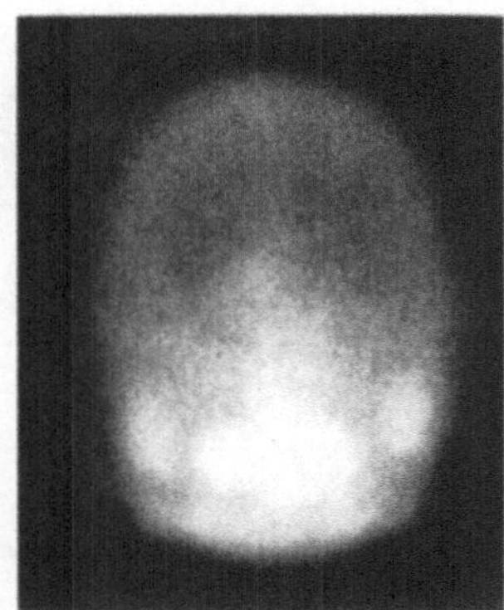

Abb. 81. Fronto-basal, paramedian gelegener, intensiv speichernder pathologischer Bezirk, der gut gegen die Umgebung
abgegrenzt ist: Meningeom der Olfactoriusrinne

turen und die geringe Größe der Tumoren, insbesondere der Meningeome des
Tuberculum sellae, sein. Erschwerend kommt hinzu, daß ein Teil der Meningeome
zwar ein ausgedehntes Flächenwachstum mit Kompression von Hirnnerven aufweisen kann, jedoch sich nur gering von der Basis abhebt, so daß die mitunter
zu beobachtende Vorbuckelung der „szintigraphischen Basis" ausbleibt. Eine
Ausnahme scheinen die Keilbeinmeningeome zu bilden, die mitunter riesige Ausmaße bei nur geringer typischer neurologischer Symptomatik erreichen, und infolge ihrer Größe dann szintigraphisch gut erfaßbar sind. Da gerade diese Patienten häufig mit einer sehr langfristigen Anamnese zur Untersuchung kommen,
könnte hier die Szintigraphie durch einen gezielteren Einsatz einen wesentlichen
Beitrag zur Frühdiagnostik leisten.

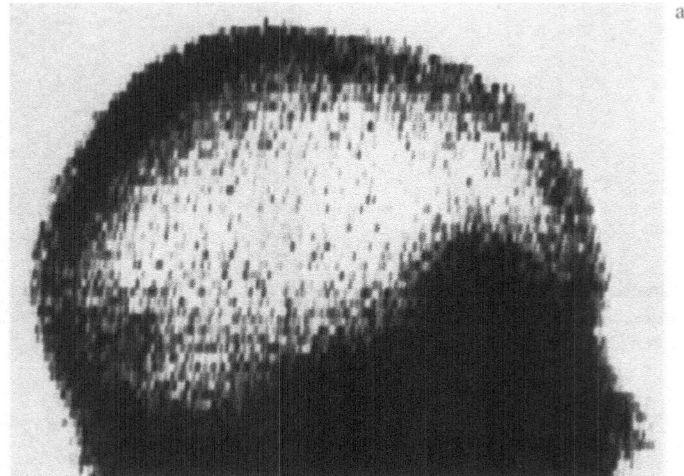

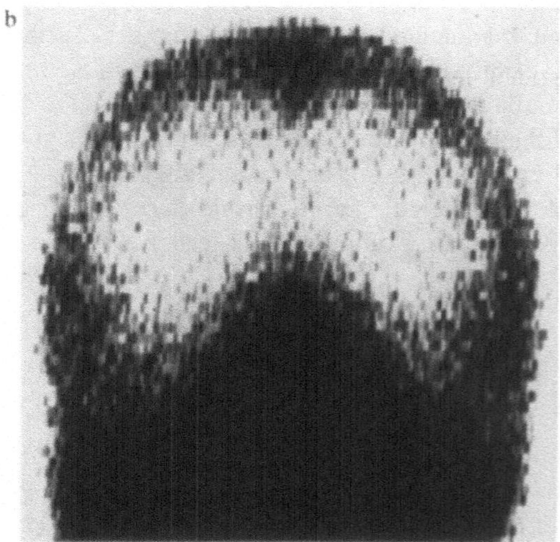

Abb. 82a u. b. Fronto-basal, gegen die Umgebung scharf begrenzte pathologische Aktivitätsanreicherung, die von der „Basis" nicht zu trennen ist und in ventraler Ansicht nur als halbkugelige Hochwölbung der basalen Mittellinienaktivität erkennbar ist: Meningeom der Olfactoriusrinne

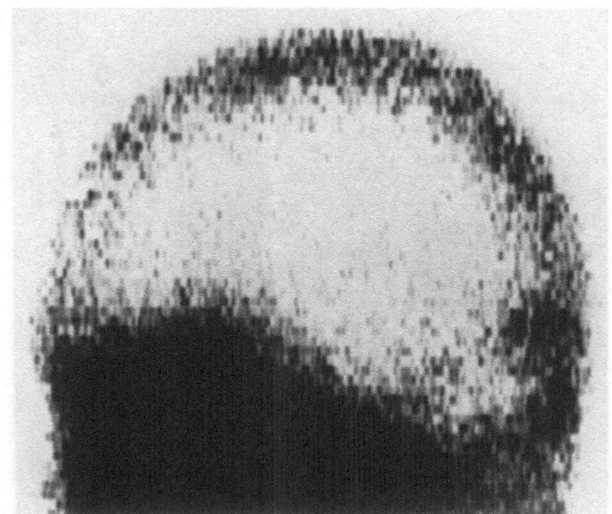

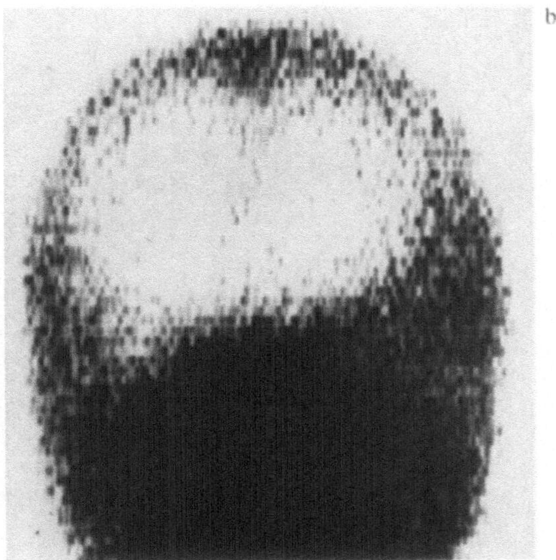

Abb. 83a u. b. Flachkonvexe Vorwölbung der "szintigraphischen Basis" bei seitlicher Ansicht mit vermehrter Aktivitätskonzentration fronto-basal li. bei Ansicht von vorn: Keilbeinmeningeom

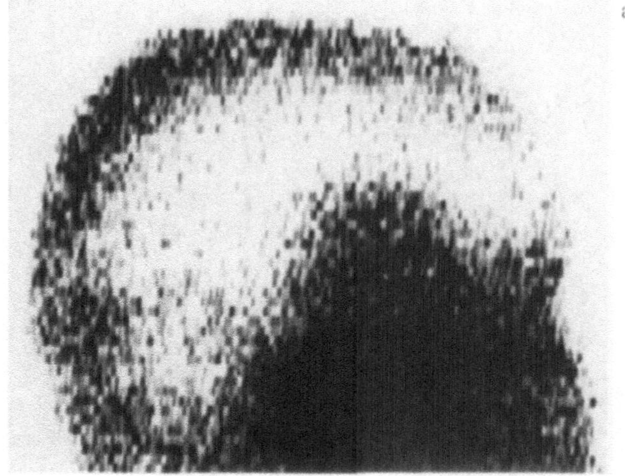
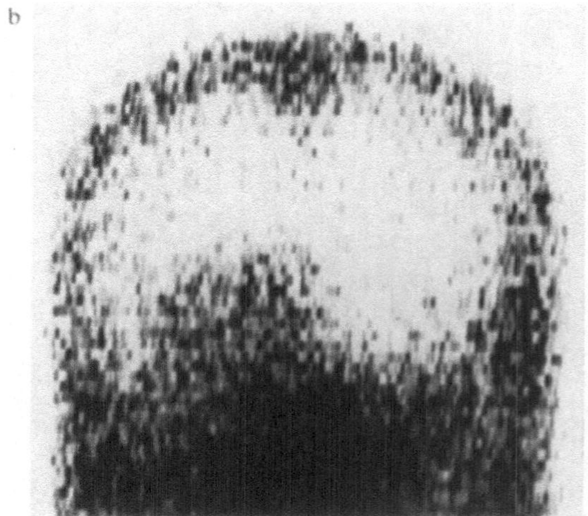

Abb. 84a u. b. Ausgedehnte pathologische Anreicherung fronto-basal re. Scharfe Begrenzung und intensive Konzentration der Verbindung: Keilbeinmeningeom (Gewicht des Op.-Präparates 110 g)

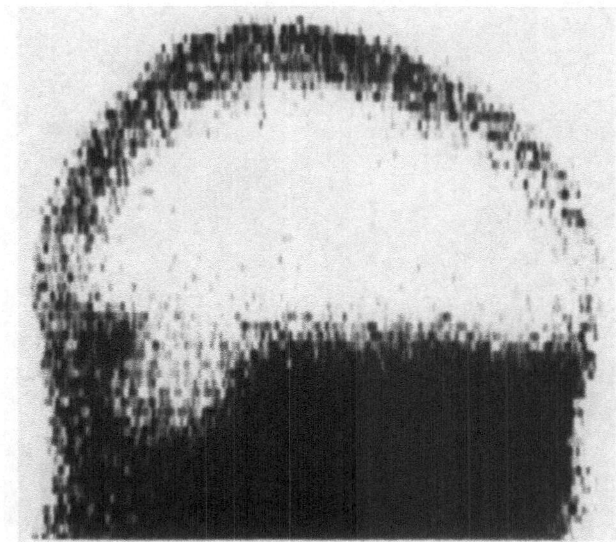

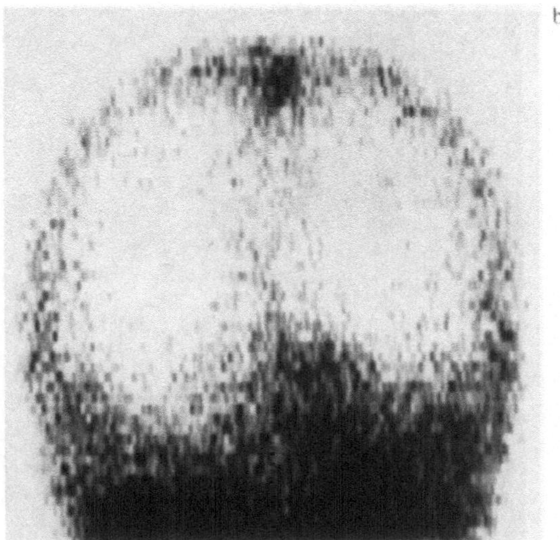

Abb. 85a u. b. Vorbuckelung der „szintigraphischen Basis" im Bereich der mittleren Schädelgrube! Ansicht von dorsal läßt Verwechslung mit Anreicherung in der hinteren Schädelgrube zu (unzureichende Kippung des Kopfes nach ventral): Flach wachsendes Meningeom der mittleren Schädelgrube mit Einbruch in das Felsenbein

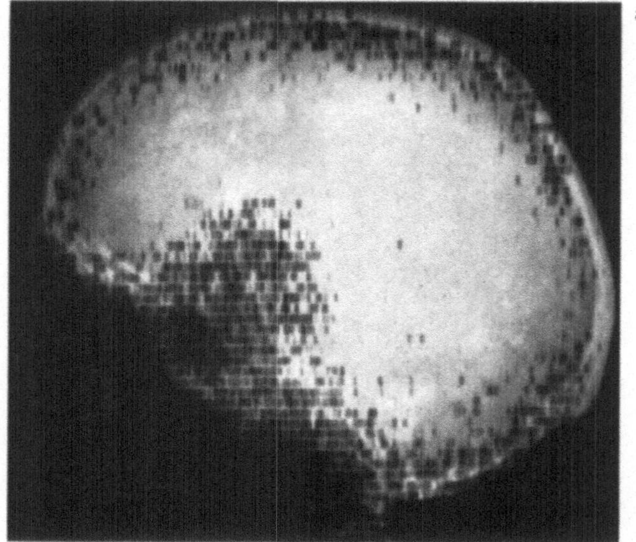

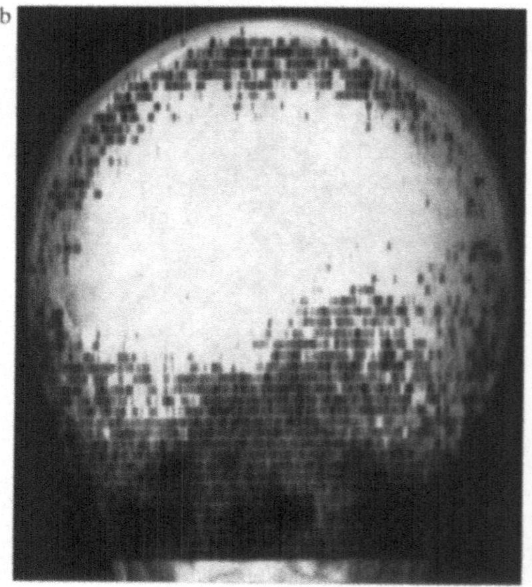

Abb. 86a u. b. Fronto-basal, paramedian intensiv speichernder pathologischer Befund, der nahezu kugelig und scharf begrenzt ist: Meningeom des Tuberculum sellae

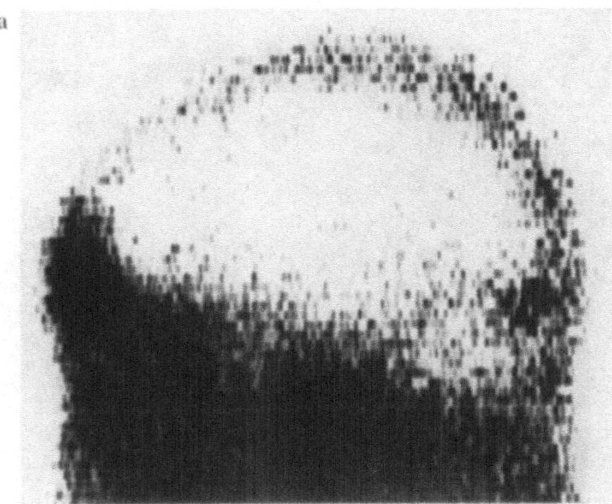

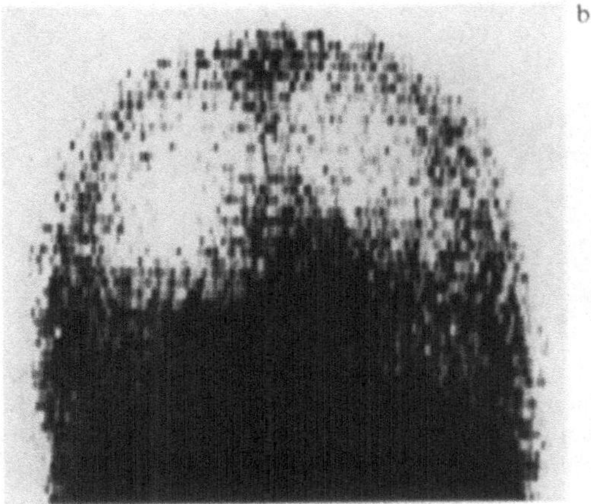

Abb. 87a u. b. Ansicht von vorn könnte sellanahen Prozeß vermuten lassen. Die Seitenansicht zeigt jedoch, daß die Aktivität im Bereich der Schädelkalotte konzentriert ist: Hämangiom der Stirnhöhlen

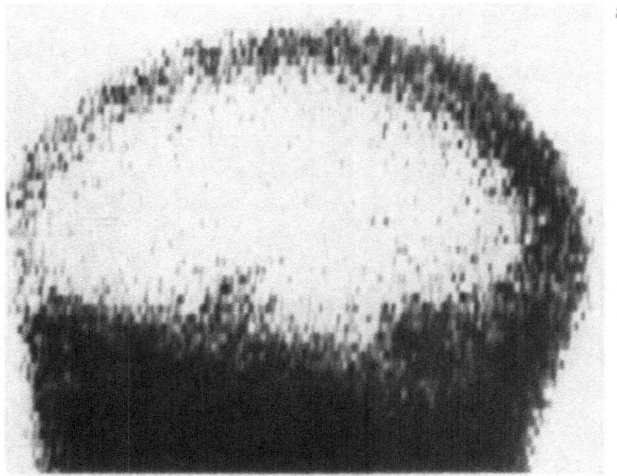

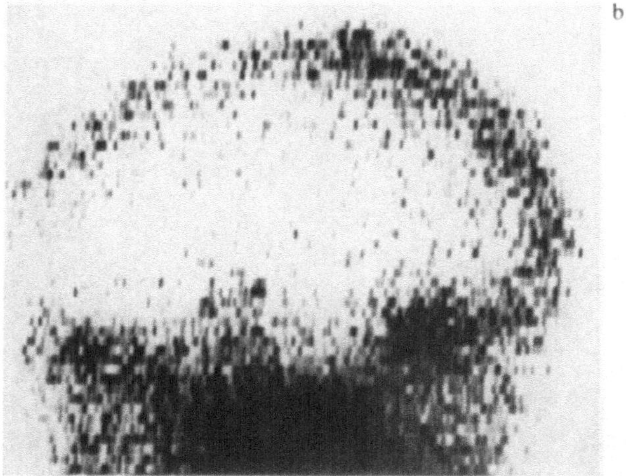

Abb. 88a u. b. Pathologische Anreicherung fronto-basal etwa in Projektion auf die Sella. Der Befund, der mitunter auch durch einen prominent hervortretenden M. temporalis vorgetäuscht werden kann, entspricht in diesem Falle einem *Opticusgliom*, das unter Verwendung von ^{111}In-Globulin (b) noch besser zur Darstellung kommt. Zusätzlich: Spongioblastom des Kleinhirns!

Das Opticusgliom

Es handelt sich bei diesem Tumor um ein Spongioblastom, das im Verlauf des Sehnerven zwischen Chiasma und Netzhauf auftreten kann. Der Tumor wächst intrakraniell, bricht in die Orbita ein und erreicht eine Größe von mehreren Zentimetern Durchmesser. Besonders häufig findet sich das Opticusgliom bei Kindern und Jugendlichen. Seine Wachstumsgeschwindigkeit ist langsam, und die Rezidivneigung nach radikaler Operation ist gering.

Szintigraphische Befunde bei Opticusgliomen sind bislang nur Einzelbeobachtungen. Der Tumor scheint, wie alle anderen Spongioblastome, gut nachweisbar zu sein (s. auch S. 93), kann jedoch bei geringer Größe infolge der physiologischen Überlagerungen sich der szintigraphischen Darstellung entziehen.

Mißbildungstumoren

Epidermoide und Dermoide finden sich bevorzugt im Kleinhirnbrückenwinkelbereich und in der Chiasmagegend, können jedoch auch in anderen Hirnregionen, besonders im Ventrikelsystem, auftreten. Diese Tumoren sind relativ selten und entstehen mit großer Wahrscheinlichkeit aus versprengten Keimen, wobei die Dermoide Anhangsgebilde der Haut enthalten.

Mißbildungstumoren sind kaum mit Gefäßen versorgt, und das ist wahrscheinlich die Ursache, daß sie szintigraphisch in der Regel auch bei erheblicher Größe und günstiger Lage nicht nachweisbar sind. Positive Befunde bei dieser Tumorart zeigen nur eine diffuse Anreicherung, die keinen differentialdiagnostischen Hinweis ermöglicht.

Tabelle 41. Szintigraphische Befunde bei Mißbildungstumoren [47, 102, 290, 296, 366, 519, 781]

	Szintigraphie	
	+	−
Eigene Ergebnisse	−	5
Literatur	4	12

Tabelle 42. Szintigraphische Befunde bei Opticusgliomen [210, 721]

	Szintigraphie	
	+	−
Eigene Ergebnisse	1	1
Literatur	3	1

Mesodermale Tumoren außer Meningeomen und Sarkomen

Von diesen Geschwülsten finden sich die Chondrome bevorzugt im Bereich der temporalen Basis und das Chordom insbesondere am Clivus. Das Osteom hat keinen Vorzugssitz. Szintigraphische Beobachtungen bei diesen Tumoren sind Einzelfälle [95, 558].

In unseren Untersuchungsreihen ließen sich ein Chondrom wie auch ein Chordom szintigraphisch eindeutig nachweisen, während zwei Osteome nicht darstellbar waren.

Synopsis der Befunde bei Tumoren der Sella-Chiasma-Region

Röntgen-Übersichtsaufnahmen

Häufigste Befunde in Röntgen-Übersichtsaufnahmen waren destruktive Knochenveränderungen an der Sella, insgesamt gesehen häufiger als szintigraphische Befunde bei Hypophysenadenomen.

Aber auch in den Fällen, in denen röntgenologisch im Bereich der Sella keine Veränderung nachweisbar war, ließ sich der später nachgewiesene Tumor szintigraphisch nicht immer darstellen. Veränderungen der knöchernen Schädelstrukturen bei Meningeomen waren im Röntgen-Übersichtsbild weitaus seltener und nur vorhanden, wenn beispielsweise ein Keilbeinmeningeom eine vornehmlich intraossäre Ausbreitungsweise zeigte.

Elektroencephalographische Befunde

Lokalisatorische Befunde sind bei den, zumeist in der Mittellinie gelegenen Tumoren dieser Region durch das EEG im allgemeinen nicht zu erwarten. Eine Lateralisation war jedoch bei ausgedehnten Keilbeinmeningeomen möglich. Hoch ist der Anteil physiologischer Befunde, insbesondere auch bei den Meningeomen dieses Bereiches. Mit Hilfe des Szintigramms konnte in jedem zweiten Fall eines physiologischen EEG oder eines nur unspezifischen EEG-Befundes der klinisch vermutete Tumor nachgewiesen werden (Tabelle 43).

Angiographie und Pneumencephalographie

In der Angiographie zeigten nur Meningeome Zeichen der „Tumoranfärbung". Jedoch war dieser Befund nicht die Regel, und die „Anfärbung" kein Kriterium für Darstellbarkeit des Tumors im Szintigramm. Negative szintigraphische Befunde fanden sich auch bei „angefärbten" Meningeomen, insbesondere bei denen die am Tub. sellae lokalisiert waren. Überlagerung bei geringer Tumorgröße muß in diesen Fällen als Ursache angenommen werden.

Nur etwa jeder zweite in der Angiographie nicht nachweisbare Tumor ließ sich szintigraphisch darstellen, und es gab nur einen Befund, der unter Hinzuziehung der Pneumencephalographie nicht auch ohne das Szintigramm hätte geklärt werden können. Dieser Fall ist in der Abb. 133 dargestellt. Es handelt sich um ein operativ bestätigtes Kraniopharyngeom, das zu keiner Veränderung der

Tabelle 43. Elektroencephalographische und szintigraphische Befunde bei Tumoren der Sella-Chiasma-Region				Tabelle 44. Befunde der Serienangiographie und der Szintigraphie bei Tumoren der Sella-Chiasma-Region			

EEG		Szintigraphie		Angiographie		Szintigraphie	
		+	−			+	−
Physiol.	23	11	12	o.B.	9	4	5
Hinweis	22	10	12	Verlagerung	26	12	14
Lateralisation	6	6	−	Anfärbung	14	9	5

knöchernen Strukturen der Sella geführt hatte, im angiographischen Bild keine Gefäßverlagerungen verursachte und in der ersten Pneumencephalographie wegen fehlender Füllung des dritten Ventrikels nicht erkannt werden konnte. Die positive Darstellung des Tumors der erst danach durchgeführten Szintigraphie gab Anlaß zu einer Kontroll-Pneumencephalographie, die jetzt deutlich die Veränderung des dritten Ventrikels erkennen ließ. Ein solcher Fall ist bei Tumoren dieser Region eher die Ausnahme als die Regel, bestätigt jedoch die Aussage, daß ein positives Szintigramm den gezielteren Einsatz der eingreifenden Methoden ermöglicht.

Insgesamt gesehen hat das szintigraphische Bild für die Operationsplanung bei Tumoren des Sella-Chiasma-Bereiches nur eine untergeordnete Bedeutung. Für den Einzelfall jedoch wird man einräumen müssen, daß ein positives szintigraphische Bild, insbesondere in den Fällen, in denen angiographisch keine „Tumoranfärbung" nachweisbar ist, durch hinreichend zuverlässige Größenangabe des Tumors und Hinweise auf seine Beziehungen zur Umgebung eine wertvolle Hilfe sein kann.

Da bei entsprechender klinischer Symptomatik, insbesondere Gesichtsfeldeinschränkungen und bei Frontalhirnsyndromen, die Ursache zunächst nicht erkennbar, die Möglichkeit eines Meningeoms jedoch gegeben ist, wird man in diesen Fällen die Szintigraphie in der ambulanten Diagnostik vermehrt einsetzen. Diese Forderung ist um so mehr berechtigt, als sich in unserem Krankengut zwei Patienten befanden, bei denen das, einen fortschreitenden Visuszerfall verursachende Meningeom weder elektroencephalographisch noch angiographisch zu erfassen war, während in beiden Fällen die eindeutige Darstellung durch die Szintigraphie gelang (s. auch S. 136).

c) Tumoren des Ventrikelsystems (einschließlich der Tumoren des Mittelhirns)

Mit Ausnahme des Plexuspapilloms können alle anderen intraventriculär auftretenden Tumorarten auch in anderen Hirnregionen gefunden werden. Einige, wie das Ependymom, finden sich jedoch, insbesondere im jungen Alter, intraventriculär. Das szintigraphische Bild ermöglicht es nicht, aus der Lage der pathologischen Anreicherung auf ein intraventriculäres oder paraventriculäres Wachstum zu schließen. Die Behandlung dieser Tumoren als eigene Gruppe erfolgte daher auch mehr mit dem Ziel der Klärung, ob die besondere Lage des Tumors einen Einfluß auf seine Nachweiswahrscheinlichkeit hat. Dies scheint der Fall zu sein, da es in der Regel gelang, Spongioblastome und Ependymome der Großhirnhemisphären darzustellen, während der Nachweis bei intraventriculärer Lage dieser Tumoren auch bei Lokalisation in den Seitenventrikeln seltener möglich war.

Das Plexuspapillom

Ursprung dieser Tumorart ist der Plexus chorioideus. Das Plexuspapillom kommt in etwa gleicher Häufigkeit in den Seitenventrikeln, wie im 4. Ventrikel, seltener im 3. Ventrikel vor. Das Wachstum ist langsam expansiv, und der Tumor kann in den Seitenventrikeln eine erhebliche Größe erreichen, während er durch Liquorblockade bei Lokalisation im 3. und 4. Ventrikel schon in geringer Größe eine ausgeprägte klinische Symptomatik mit Hirndrucksteigerung hervorruft.

Wir konnten nur eins von fünf Plexuspapillomen eindeutig lokalisieren. Dieses negative Ergebnis ist wahrscheinlich durch die geringe Größe und die besondere Lage der hier beobachteten Tumoren bedingt gewesen (alle nicht darstellbaren Plexuspapillome waren im 3. bzw. 4. Ventrikel gelegen) und nicht auf die Art des Tumors zurückzuführen. Befunde der Literatur zeigen ein wesentlich günstigeres Ergebnis (Tabelle 45), wobei darauf hingewiesen wird, daß die vorherige Prämedikation mit Kaliumperchlorat keinen Einfluß auf die Nachweissicherheit dieser Tumorart hat [556].

Tabelle 45. Szintigraphische Befunde bei Plexuspapillomen [95, 290, 338, 464, 556, 759, 760]

	Szintigraphie	
	+	−
Eigene Ergebnisse	1	4
Literatur	8	1

Das Ependymom

Dieser neuro-epitheliale Tumor findet sich bei Erwachsenen und auch bei Kindern bevorzugt im Ventrikelsystem, hier insbesondere im 4. Ventrikel, kann aber auch in den Großhirnhemisphären auftreten, hier zum überwiegenden Teil frontal oder parietal. Es nimmt seinen Ausgang von der ependymalen Begrenzung der lateralen Ventrikel. Von hier wächst er langsam verdrängend gegen die Rinde vor.

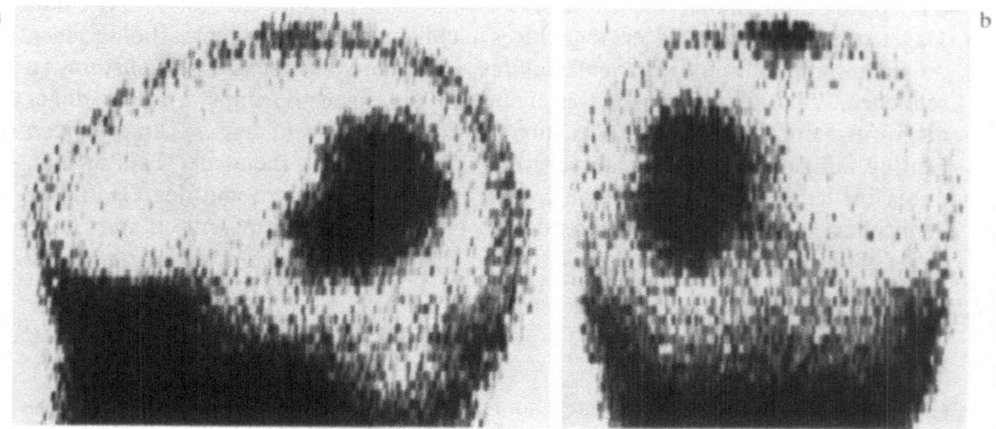

Abb. 89a u. b. Parietal, paramedian li. ausgedehnter intensiv speichernder pathologischer Bezirk, der nahezu das gesamte Parietalhirn ausfüllt: Ependymom ausgehend vom Hinterhorn des li. Seitenventrikels

Szintigraphischer Nachweis

Im szintigraphischen Bild ist die pathologische Anreicherung des intraventriculär wachsenden Tumors wie bei allen Tumoren des Ventrikelsystems entweder in der Mittellinie infra- oder supratentoriell oder paramedian zu erwarten.

Die Nachweiswahrscheinlichkeit der Ependymome erweist sich nach bisherigen Erfahrungen als gut und liegt bei etwa 80% (Tabelle 46).

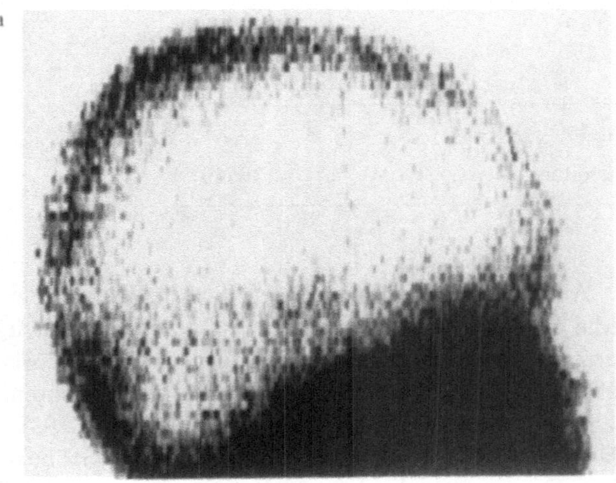

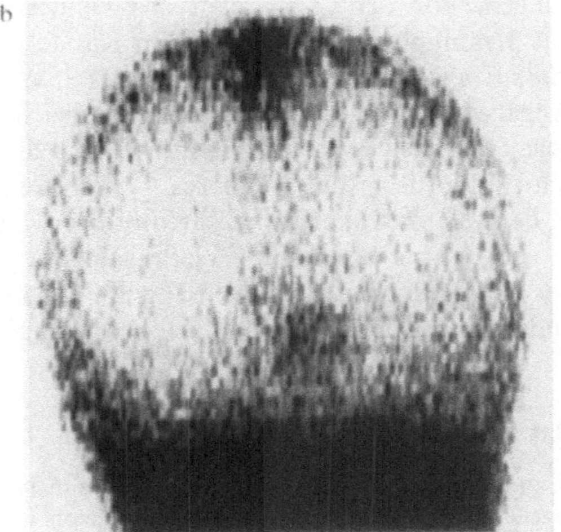

Abb. 90a u. b. Temporo-basal, von der Basis nicht zu trennende kugelige pathologische Anreicherung, die bei Ansicht von dorsal überwiegend durch den Confluens sinuum verdeckt wird: unklassifizierter Tumor ausgehend vom Aquäduct

Von den nachgewiesenen Ependymomen war eines im Hinterhorn eines Seitenventrikels lokalisiert. In den anderen Fällen handelte es sich um Großhirnependymome bei Kindern.

Tabelle 46. Szintigraphische Befunde bei Ependymomen [4, 8, 38, 95, 217, 234, 260, 290, 376, 409, 464, 759, 760, 720, 788]

	Szintigraphie	
	+	−
Eigene Ergebnisse	5	2
Literatur	41	10 (80%)

Außer den genannten beiden Tumorarten wurde in unserer Untersuchungsreihe ein intraventriculär gelegenes Meningeom nachgewiesen, während ein Epidermoid durch die Szintigraphie nicht dargestellt werden konnte. Im Gegensatz zu den Spongioblastomen der Großhirnhemisphären, die in der überwiegenden Zahl der Fälle lokalisiert werden konnten (s. S. 93), entzogen sich 2 Spongioblastome der Seitenventrikel trotz erheblicher Größe dem szintigraphischen Nachweis. Diese unterschieden sich von den, in den Großhirnhemisphären gelegenen Spongioblastomen durch Gefäßarmut und zeigten keine regressiven Veränderungen. Von den „sekundär" das Ventrikelsystem beeinflussenden Tumoren ist das Kraniopharyngeom bereits in Kapitel E.1b besprochen worden. Von 2 unklassifizierten Gliomen im Bereich des 3. Ventrikels war eines sicher nachweisbar, Angaben in der Literatur berichten gleichfalls nur über Einzelfälle, bei denen gelegentlich ein szintigraphischer Nachweis gelang [16, 338, 367]. Über die Geschwülste, die in der Nähe des 4. Ventrikels die Liquorpassage behindern, wird in dem Kapitel über die infratentoriellen Tumoren berichtet (s. S. 152).

Bei den im Bereich der Vierhügelplatte gelegenen Tumoren handelt es sich in der überwiegenden Zahl der Fälle um das Pinealom bzw. um Teratome, während andere Hirntumoren hier in weitaus geringerer Häufigkeit nachweisbar sind.

Das Pinealom

Das Pinealom ist ein relativ seltener neuro-epithelialer Tumor, der bevorzugt beim männlichen Jugendlichen auftritt. Ausgangsstelle des Tumors ist die Zirbeldrüse selbst, und die gefäßreiche Geschwulst kann wie die normale Zirbel verkalken.

Szintigraphischer Nachweis

Während die normale Zirbeldrüse in keinem Fall die zur Szintigraphie verwendeten radioaktiven Verbindungen anreichert, gelingt die Darstellung des Tumors, wenn auch in einem geringen Prozentsatz (Tabelle 47). Die relative Seltenheit dieses Tumors erlaubt jedoch keine sichere Beurteilung der Nachweissicherheit.

Tabelle 47. Szintigraphische Befunde bei Pinealomen [8, 134, 234, 290, 296, 464]

	Szintigraphie	
	+	−
Eigene Ergebnisse	2	1
Literatur	3	5

Andere Tumorarten treten in dieser Region außerordentlich selten auf, der Nachweis ist dann abhängig von der Art der Geschwulst. Teratome nehmen die radioaktive Verbindung relativ gering auf und werden kaum nachweisbar sein, während ein Spongioblastom und ein gigantocelluläres Astrocytom im Bereich der Vierhügelplatte hier eindeutig lokalisierbar waren.

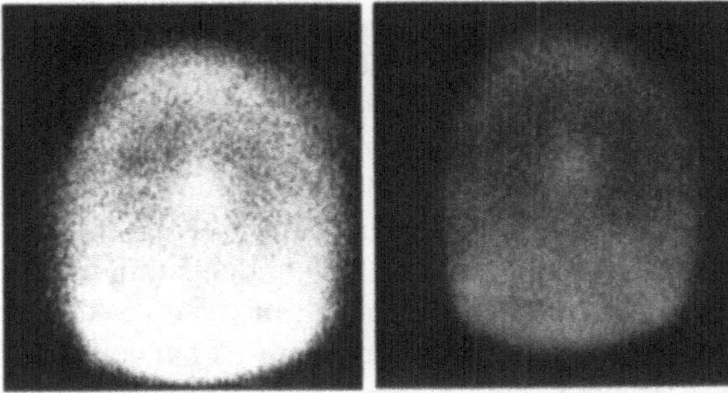

Abb. 91. Li. temporal, in der Mittellinie gelegener pathologischer Befund, der gegen die Umgebung gut abgegrenzt ist: Pinealom. a Serienaufnahme mit der Szintillationskamera

d) Infratentorielle Tumoren

Der infratentorielle Raum wird nach oben durch das Tentorium cerebelli begrenzt, den Boden bildet die hintere Schädelgrube, die nach vorn zu vom hinteren Teil des Keilbeinkörpers ergänzt wird. In diesem Bereich finden sich die Neurinome des Kleinhirnbrückenwinkels, Tumoren des Kleinhirnwurms und der Kleinhirnhemisphären, des Aquädukts und des 4. Ventrikels, außerdem die Meningeome des infratentoriellen Raumes und die Tumoren der Medulla oblongata.

Als grobe Regel kann gelten, daß Kleinhirntumoren vornehmlich im Kindes- und Jugendalter auftreten [745]. Im Erwachsenenalter sind es vornehmlich die Hämangioblastome und im Kleinhirnbrückenwinkelbereich die Neurinome. Diese nehmen mit 80% die erste Stelle ein, seltener sind in dieser Region Meningeome und Epidermoide, während andere Tumorarten hier nur gelegentlich vorkommen.

Die Neurinome

Ihr Anteil an den intrakraniellen Geschwülsten beträgt 7,5 %. Sie treten in höheren Lebensjahrzehnten auf und sind am häufigsten am N. octavus, aber auch am N. cochlearis wie vestibularis
zu finden, seltener an anderen Hirnnerven, etwa dem N. trigeminus.

Das Acusticusneurinom liegt im Kleinhirnbrückenwinkel mehr oder weniger paramedian,
liegt nach vorn dem Felsenbein und nach oben dem Tentorium an und drängt mit freier Fläche
gegen Kleinhirn und Brücke. Der Tumor kann relativ groß werden, jedoch bei Lage im Porus
acusticus nur wenige Millimeter Durchmesser betragen. Das Acusticusneurinom wächst langsam
und zeigt regressive Veränderungen wie Verfettung und Hyalinisierung.

Szintigraphischer Nachweis

Die richtige Lagerung des Patienten ist eine der wesentlichsten Voraussetzungen
für die optimale Darstellung des Acusticusneurinoms im Szintigramm. Für den
Versuch, aus der Lokalisation der pathologischen Anreicherung einen gewissen
Rückschluß auf die Art der Geschwulst zu ziehen, sind Kenntnisse der regionalen
Anatomie erforderlich [63, 91]. Die meisten Acusticusneurinome entstehen dicht
am Meatus acusticus internus. Die laterale Ausbreitung wird durch das Os
petrosum begrenzt; so dehnen sich die Tumoren nach hinten und zur Mitte hin
aus. Auf dem seitlichen Bild findet man sie vor dem abwärts verlaufenden Sinus
sigmoides, und sie überlagern denselben. Eine sichere Trennung von der Basis-
aktivität ist in der Regel nicht möglich; die typische Vorbuckelung ist in Abhängigkeit von der Größe des Tumors im allgemeinen nicht zu verkennen und
läßt auf ein Acusticusneurinom schließen, insbesondere, wenn man in der dorsalen
Ansicht bei korrekter Lagerung die pathologische Anreicherung paramedian und
dicht unterhalb des Sinus transversus lokalisieren kann. Acusticusneurinome
können auch bilateral auftreten. Es handelt sich dann zumeist um eine familiäre
Erkrankung, und es wird darauf hingewiesen, daß ein Acusticusneurinom im
jugendlichen Alter, oder ein bilaterales Acusticusneurinom, stets Anlaß zu einer
Untersuchung auch anderer Familien-
angehöriger sein sollte [826].

Die szintigraphische Nachweiswahrscheinlichkeit ist offenbar mehr abhängig von der Größe des Tumors als von
seiner Beschaffenheit. Wir konnten auch
stark verfettete Acusticusneurinome
darstellen, während andere, die keine
ausgeprägten regressiven Veränderungen dieser Form aufwiesen, sich dem
szintigraphischen Nachweis entzogen.
Hier handelte es sich zumeist um kleinere und innerhalb des Porus acusticus
gelegene Neurinome (Tabelle 48).

Tabelle 48. Szintigraphische Nachweiswahrscheinlichkeit des Acusticusneurinoms [4, 28,
38, 47, 59, 87, 95, 103, 118, 217, 234, 260, 290,
296, 325, 328, 338, 367, 376, 409, 464, 662, 759,
760, 720, 721, 788, 826]

	Szintigraphie	
	+	−
Eigene Ergebnisse	17	5 (77%)
Literatur	74	37 (67%)

Differentialdiagnostisch kommt in diesem Bereich das intensiv speichernde
Meningeom und in äußerst seltenen Fällen auch ein Glomustumor des Glomus
jugulare in Frage [828]. Ähnliche Bilder können bei Tumoren des Aquädukts,
bei Raumforderungen in den vorderen Anteilen der hinteren Schädelgrube und
bei entzündlichen Cholesteatomen entstehen.

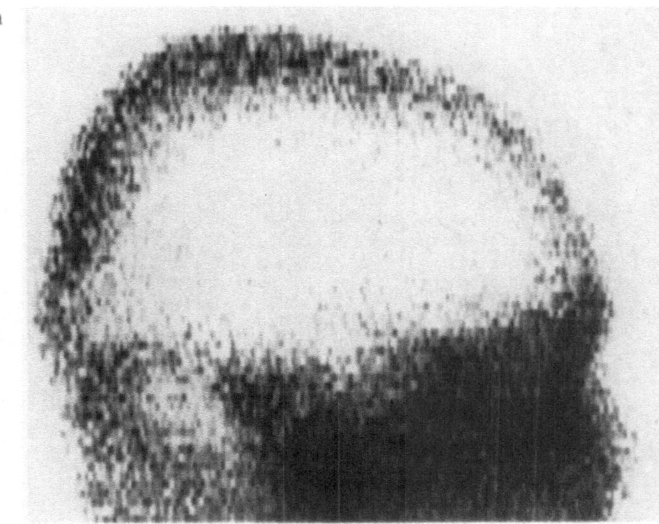

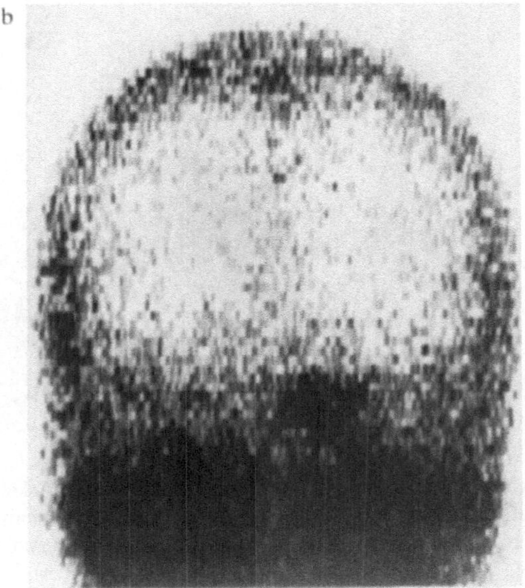

Abb. 92a u. b. Pathologische Aktivitätsanreicherung, die den vorderen Anteil des Sinus transversus überlagert und den medialen Anteil der hinteren Schädelgrube re. ausfüllt: Acusticusneurinom

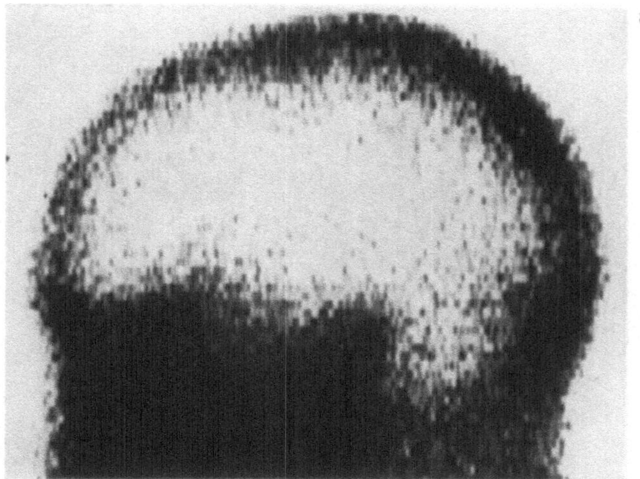

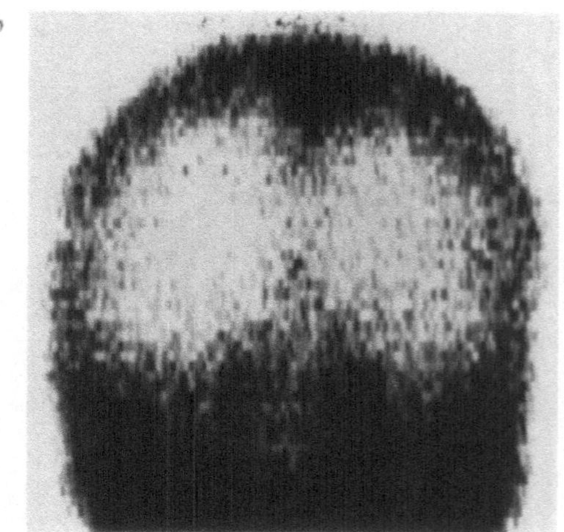

Abb. 93a u. b. In Projektion auf den Kleinhirnbrückenwinkel, scharf begrenzte, intensive Aktivitätsvermehrung. Bei Ansicht von dorsal erkennt man in der hinteren Schädelgrube seitengleich paramedian Zentren vermehrter Radioaktivität: Acusticusneurinom bds.

Die infratentoriellen Meningeome

Im infratentoriellen Raum sind die Meningeome des Brückenwinkels die häufigsten Geschwülste nach den Neurinomen. Sie entspringen hier an der medialen Kante der Pyramidenspitze und wachsen in Richtung auf den Brückenwinkel.

Meningeome des Tentoriums können am freien Rand des Tentoriums, an seinen Ansätzen am Os petrosum oder am lateralen Sinus lokalisiert sein. Sie können supratentorielle, infra-

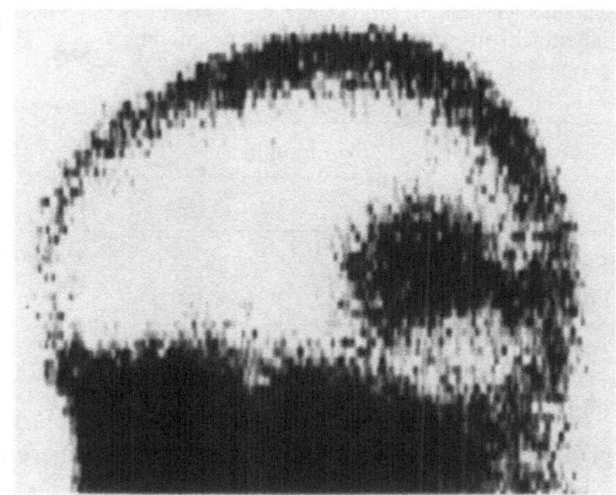

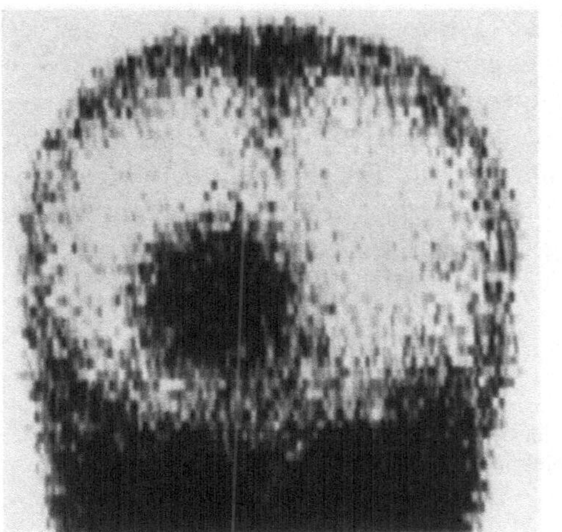

Abb. 94a u. b. Kugelförmige, scharf begrenzte intensive Radioaktivitätsanreicherung occipital, paramedian li.: Tentoriummeningeom

tentorielle oder Ausbreitung in beiden Richtungen zeigen. In ähnlicher Lage wie die Brückenwinkelmeningeome finden sich die Meningeome des Clivus und die Meningeome des Cavum Meckeli. Szintigraphisch sind je nach Ausdehnung des Meningeoms die Ursprungsorte nicht voneinander zu unterscheiden.

Die Nachweiswahrscheinlichkeit der infratentoriellen Meningeome ist hoch, und die hier untersuchten Meningeome zeigten alle eine intensive Anreicherung der radioaktiven Verbindungen (Tabelle 49).

Tabelle 49. Szintigraphische Nachweiswahrscheinlichkeit der infratentoriellen Meningeome [16, 28, 38, 47, 59, 103, 217, 662, 720,
721, 788]

	Szintigraphie	
	+	−
Eigene Ergebnisse	7	−
Literatur	32	8 (80%)

Aufgrund der nahezu rund um die laterale Begrenzung der hinteren Schädelgrube laufenden Ursprungsorte der Meningeome wird man zumeist schwerlich
allein aus dem Standort artdiagnostische Rückschlüsse ziehen können. Die enge
Beziehung zum Tentorium läßt die pathologischen Anreicherungen bei Aufnahme
aus dorsaler Ansicht dicht unterhalb oder unterhalb und oberhalb des Sinus
transversus erwarten, während tiefer zum Boden der hinteren Schädelgrube hin
gelegene Anreicherungen eher gegen ein Meningeom sprechen. Auch bei der
Betrachtung der seitlichen Ansicht wird es ganz vom Ausbreitungsweg des Meningeoms abhängen, inwieweit eine differentialdiagnostische Aussage getroffen werden kann. Die scharfe Begrenzung und die intensive Konzentration der radioaktiven Verbindung innerhalb des Tumors läßt im Hinblick auf die weniger gute
Darstellung der übrigen Tumorarten im Erwachsenenalter die Verdachtsdiagnose
zu; im Kindesalter sind die Meningeome eine Rarität. Verwechslungen mit
Sarkomen, die ähnlich intensiv anreichern, sind möglich.

Metastasen des Kleinhirns

Kleinhirn und Hirnstamm sind in ca. 25% der Fälle Sitz solitärer Metastasen. Bei multiplen
Geschwülsten ist mit 33% Befall auch im Kleinhirn zu rechnen [304].

Szintigraphischer Nachweis

Während Metastasen des Großhirns in einem relativ hohen Prozentsatz nachweisbar sind (s. S. 117), war in unserer Untersuchungsreihe die gute Darstellung einer
Kleinhirnmetatstase eher die Ausnahme. Auch in der Literatur wurden falsch
negative Befunde in der Regel bei kleinhirngelegenen Metastasen erhoben [519].
Die Ursachen sind sicher nicht einheitlich. Wie bereits erwähnt, (s. S. 118) kann
es vorkommen, daß bei Nachweis von metastatischen Hemisphärengeschwülsten
zusätzliche Kleinhirnmetastasen übersehen werden, bzw. daß kleine Metastasen mit
einem Durchmesser von weniger als 1 cm erst anläßlich der Obduktion nachgewiesen werden. Dies war in unserem Untersuchungsgut bei 2 Patienten der Fall.
Im übrigen mißlang auch der Nachweis von Kleinhirnmetastasen mit einer Größe
von 4 cm Durchmesser, allerdings handelte es sich in diesen Fällen um Tumoren
mit erheblichen cystischen Veränderungen, in einem Fall wurden 20 cm^3 Flüssigkeit entleert. Die Lage der Metastasen war regellos, in den Kleinhirnhemisphären
genauso wie im Kleinhirnwurm und in den Tonsillen, ein Umstand, der die

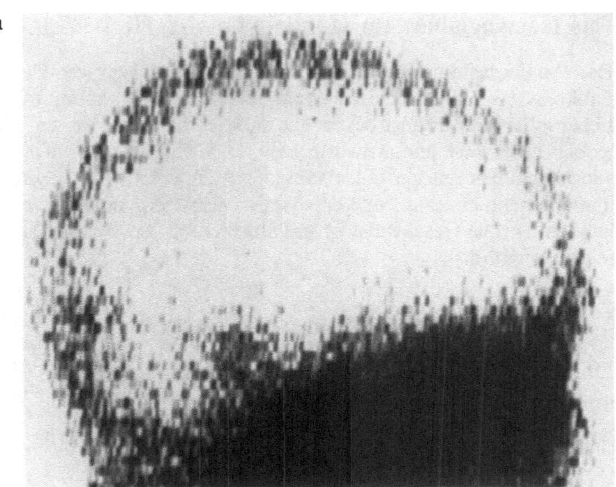

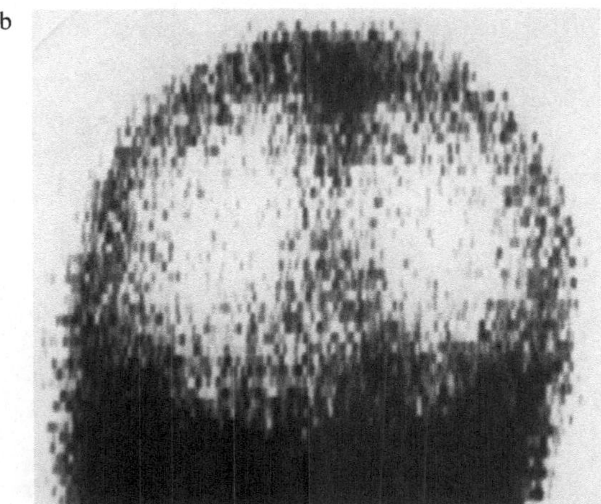

Abb. 95a u. b. In Projektion auf den Kleinhirnbrückenwinkel bzw. die vorderen Anteile der hinteren Schädelgrube, paramedian re. gelegene, deutliche, runde pathologische Aktivitätsanreicherung: Zustand nach ablatio mammae wegen Mammacarcinoms: Kleinhirnmetastase

Differentialdiagnose nach der Lage der pathologischen Anreicherung erschwert. Wie breits erwähnt, ergibt sich aus der Häufigkeit von Kleinhirnmetastasen und der Schwierigkeit des Nachweises in dieser Region die Forderung, daß bei Metastasenverdacht unbedingt szintigraphische Bilder in vier Ansichten anzufertigen sind.

Tabelle 50. Szintigraphischer Nachweis von Kleinhirnmetastasen [4, 47, 59, 95, 103, 112, 117, 290, 340, 409, 662, 720, 721]

	Szintigraphie	
	+	−
Eigene Ergebnisse	5	8
Literatur	36	33 (52%)

Das Hämangioblastom (Lindau-Tumor, Hippel-Lindau-Krankheit)

Das Angioblastom des Kleinhirns, das mit gleichzeitiger Cystenbildung in den Nieren und im Pankreas sowie angiomatosis retinae einhergehen kann, tritt zumeist während des mittleren Lebensalters auf und ist bevorzugt im Kleinhirn anzutreffen. Hier häufiger in den Hemisphären, jedoch auch im Kleinhirnwurm bzw. im Dach des 4. Ventrikels. Diese Tumorart, die etwa 8% aller Kleinhirntumoren ausmacht, neigt zu erheblicher Cystenbildung, die so erhebliche Ausmaße annehmen kann, daß der Tumor selbst nur noch als kleine, wandständige Erhebung vorhanden ist. Die Geschwulst ist gut abgekapselt, bevorzugt das männliche Geschlecht und wächst relativ langsam.

Szintigraphischer Nachweis

Da der eigentliche Tumor meist nicht größer ist als 0,5–1 cm im Durchmesser, und der Inhalt der bisweilen riesigen Cysten (bis zu 50 ml Cysteninhalt wurden bei den hier operierten Patienten punktiert) keine radioaktive Verbindung auf-

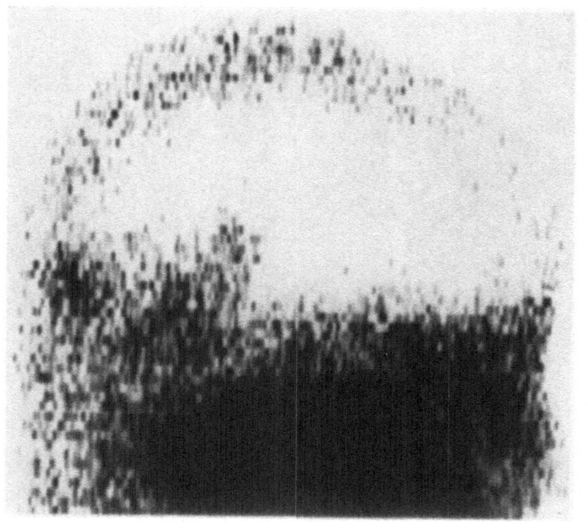

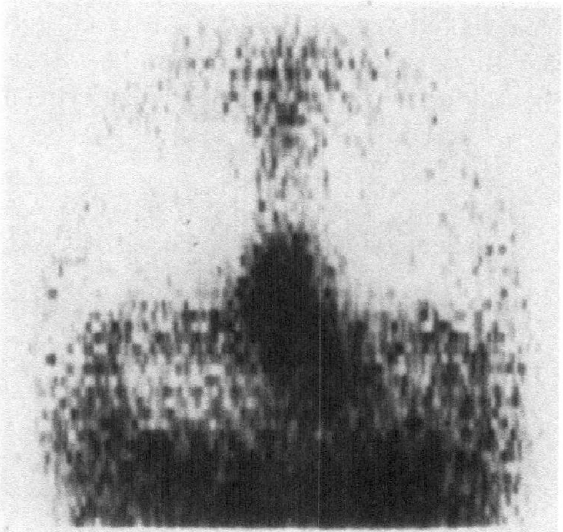

Abb. 96a u. b. Zapfenförmige, nicht gleichmäßig scharf begrenzte Radioaktivitätsvermehrung, die sich infra- und supratentoriell ausdehnt: Hämangioblastom des Kleinhirns mit supratentorieller Ausdehnung durch den Tentoriumschlitz. Histologisch vornehmlich aus soliden Anteilen aufgebaut

nimmt, ist die Wahrscheinlichkeit, diesen Tumor mit Hilfe der Szintigraphie nachzuweisen, außerordentlich gering (Tabelle 51).

Tabelle 51. Szintigraphische Befunde bei Hämangioblastom des Kleinhirns [4, 16, 77, 95, 103, 117, 325, 376, 464, 519, 662, 711, 720, 759, 760, 788]

	Szintigraphie	
	+	−
Eigene Ergebnisse	2	6
Literatur	16	25 (37%)

Wir konnten nur 2 der 8 Hämangioblastome mit Hilfe der Szintigraphie lokalisieren. Beide Tumoren zeigten nur geringe Cystenbildung, und wie eine differenzierte Untersuchung [711] zeigt, ist die Nachweiswahrscheinlichkeit für diese Tumorat im wesentlichen von der cystischen Degeneration abhängig. Die vereinzelt vorkommenden, vornehmlich solide aufgebauten Hämangioblastome sind szintigraphisch mit größerer Wahrscheinlichkeit darstellbar.

Das Medulloblastom

Das Medulloblastom ist ein neuroepithelialer Tumor und mit 20% aller Tumoren im Kindesalter die häufigste Geschwulst. Während das Glioblastom fast ausschließlich im höheren Lebensalter und im Großhirn vorkommt, ist der Vorzugssitz des Medulloblastoms das Kleinhirn. Hier sitzt der Tumor in der Mittellinie; er entspringt aus dem Dach des 4. Ventrikels und drängt gegen diesen vor. Der biologisch außerordentlich bösartige Tumor ist mäßig vascularisiert und zeigt ein rasches, infiltratives Wachstum, mit der Neigung zu „Abtropfmetastasen" in den Spinalkanal.

Szintigraphischer Nachweis

Während das Glioblastom der Großhirnhemisphären aufgrund seiner hochpathologisch veränderten Gefäße im allgemeinen sehr gut nachweisbar ist, lassen sich Medulloblastome nicht mit gleicher Sicherheit darstellen. Wir haben jedoch in der Analyse der zweiten Untersuchungsserie bemerken müssen, daß die Sicherheit des Nachweises erheblich von den technischen Voraussetzungen und der Erfahrung beeinflußt wird, da wir in den letzten Jahren jedes Medulloblastom nachweisen konnten, während in der vorausgegangenen Serie eher das Umgekehrte der Fall war. Mitbestimmend ist zweifelsohne die Lage der Geschwulst. Durch die Lokalisation in der Mittellinie kommt es bei Aufnahme von dorsal, besonders wenn die hintere Schädelgrube nicht hinreichend frei projiziert wird, nicht selten zu einer völligen Überlagerung des Tumors durch die relative hohe Aktivitätskonzentration im Confluens sinuum. Bei Aufnahme in Seitenansicht kann der vom Dach des 4. Ventrikels ausgehende Tumor, sofern er eine bestimmte Größe noch nicht erreicht hat, durch die sog. „szintigraphische Basis", die hier durch Rachendach und Speicheldrüse gebildet wird, verdeckt werden.

Die Nachweiswahrscheinlichkeit in der Literatur schwankt daher auch zwischen 0 und 83% [252, 263] (Tabelle 52).

Tabelle 52. Szintigraphische Nachweissicherheit des Medulloblastoms [5, 8, 41, 59, 95, 112,
211, 228, 234, 252, 260, 263, 290, 338, 376, 417,
464, 721, 759, 760] (s. auch Abb. 101 a, b;
106 a, b)

	Szintigraphie	
	+	−
Eigene Ergebnisse	5	4
Literatur	34	20 (62%)

Das Spongioblastom des Kleinhirns

Das Spongioblastom des Kleinhirns, auch Kleinhirnastrocytom genannt, ist ein neuroepithelialer
Tumor, der fast ausschließlich im Kindesalter auftritt. Es handelt sich um einen biologisch
benignen Tumor, der expansiv wächst, in der überwiegenden Zahl der Fälle in den Kleinhirnhemisphären gelegen ist und sich gegen die Umgebung zumeist scharf abgrenzt.

Szintigraphischer Nachweis

In unserem Krankengut übersteigt die Nachweiswahrscheinlichkeit der Spongioblastome des Kleinhirns die der Medulloblastome erheblich. Auch in der Literatur
sind die Angaben einheitlicher, und die Gesamtnachweiswahrscheinlichkeit liegt
über der des Medulloblastoms. Ursache hierfür ist wahrscheinlich die Tatsache,
daß Spongioblastome des Kleinhirns erstens die radioaktive Verbindung besonders
intensiv anreichern und zweitens in der überwiegenden Zahl der Fälle in den Kleinhirnhemisphären gelegen sind, so daß eine negative Beeinflussung der Diagnostik
durch Überlagerungen nur selten der Fall ist. Die paramediane Lage dieser
Tumorart kann gleichfalls als, wenn auch nicht absolut zuverlässiger, artdiagnosti-
scher Hinweis in der Abgrenzung gegen das Medulloblastom dienen [91].

Tabelle 53, Szintigraphische Nachweissicherheit des Kleinhirnspongioblastoms [5, 28, 38,
47, 59, 103, 134, 212, 228, 252, 263, 325, 338,
409, 458, 721, 788]

	Szintigraphie	
	+	−
Eigene Erfahrung	10	1
Literatur	54	19 (76%)

Tumoren des caudalen Hirnstammes und der Medulla oblongata

Bei diesen Tumoren handelt es sich in der Regel um Spongioblastome, Astrocytome und Gliome, die hier in annähernd gleicher Häufigkeit auftreten. Sie
werden häufig unter dem Oberbegriff — Ponsgliome — zusammengefaßt, und ihre
szintigraphische Nachweiswahrscheinlichkeit ist infolge der ungünstigen Lage in

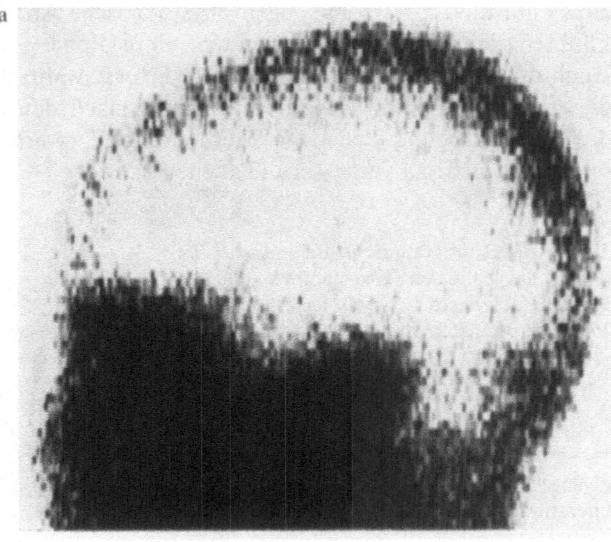

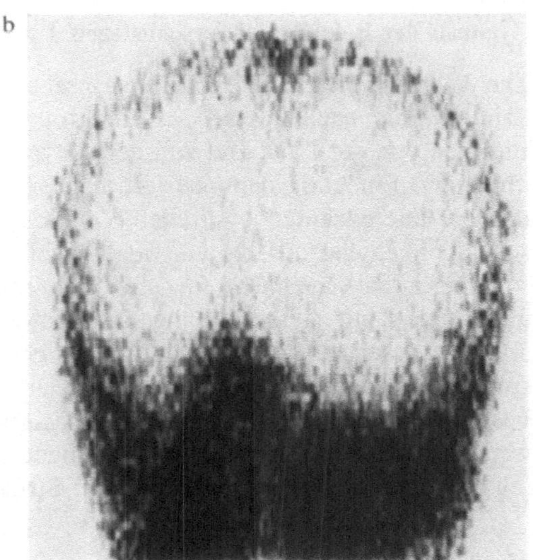

Abb. 97a u. b. In den vorderen Anteilen der hinteren Schädelgrube, paramedian li. gelegene intensive Radioaktivitätskonzentration: Kleinhirnspongioblastom, das den Hirnstamm umgreift

bezug auf die Abgrenzung gegen physiologische Anreicherungen sehr gering. Wir konnten keines der untersuchten Ponsgliome szintigraphisch nachweisen. Auch die in der Literatur berichtete Nachweiswahrscheinlichkeit für Tumoren in dieser Lage ist völlig unbefriedigend und nach den bisherigen Erfahrungen mit den zur Verfügung stehenden Methoden und radioaktiven Verbindungen wahrscheinlich nicht zu verbessern (Tabelle 51).

Tabelle 54. Szintigraphische Befunde bei Tumoren des caudalen Hirnstammes und der Medulla oblongata (Ponsgliome) [5, 16, 134, 263, 296, 662, 759, 760]

	Szintigraphie	
	+	−
Eigene Ergebnisse	−	3
Literatur	5	27 (14%)

Synopsis der Befunde bei verschiedenen Tumorarten des infratentoriellen Raumes

Die Wahrscheinlichkeit, eine Hirngeschwulst im infratentoriellen Raum durch Szintigraphie nachzuweisen, ist in größerem Maße als bei den Hemisphärentumoren von der Lage und von der Art der lokalisierten pathologischen Prozesse abhängig. Eindeutig demonstriert sich dies am Beispiel des Hämangioblastoms, das bei ausgedehnten cystischen Veränderungen eine geringere Nachweiswahrscheinlichkeit hat, als bei vorwiegend solidem Aufbau des Tumors.

Aber auch Metastasen entziehen sich, bedingt durch erhebliche regressive Veränderungen mit Cystenbildung und teilweise auch durch geringe Größe, dem szintigraphischen Nachweis häufiger als bei gleicher Größe in den Großhirnhemisphären. Sicher sind die Ergebnisse hier durch technische Unzulänglichkeiten beeinflußt und lassen sich weiter verbessern. Das Auflösungsvermögen des verwendeten Gerätes spielt bei den geringen räumlichen Ausdehnungen und den intensiv speichernden angrenzenden Strukturen (Speicheldrüse, Rachendach,

Tabelle 55. Szintigraphische Nachweiswahrscheinlichkeit für verschiedene Tumorarten des infratentoriellen Raumes

	Eigene Untersuchungen		Angaben der Literatur	
	n	%	*n*	%
Neurinome	22	77	51	67
Meningeome	7	100	40	80
Metastasen	13	31	69	52
Medulloblastome	9	55	54	62
Hämangioblastome	8	25	41	37
Spongioblastome	11	97	73	76
Ponsgliome	3	0	32	14

Sinus confluens, Sinus transversus) eine wesentliche Rolle. Der Optimierung der Untersuchungstechnik bei Tumoren in diesem Bereich ist daher hinsichtlich Lagerung des Patienten, Focusabstand und Informationsdichte besondere Aufmerksamkeit zu widmen. Wie die eigenen Ergebnisse und die Befunde aus der Literatur zeigen, hat die Verbesserung der Aufnahmetechnik und die zunehmende Erfahrung zu einer nicht unerheblichen Steigerung des Tumornachweises in der hinteren Schädelgrube geführt. Bei den Tumoren, die aufgrund ihrer pathomorphologischen Eigenschaften die radioaktive Verbindung nicht akkumulieren (Hämangioblastome) oder infolge ihrer Lage dem Nachweis durch die Methode entgehen müssen (Ponsgliome), ist eine Verbesserung der Nachweiswahrscheinlichkeit jedoch nicht zu erwarten.

Elektroencephalographische, angiographische und szintigraphische Befunde bei infratentoriellen Tumoren

Das Elektroencephalogramm kann bei Kleinhirnprozessen in den wenigsten Fällen lokalisierende Hinweise geben, und der Anteil physiologischer EEGs ist bei Geschwülsten der hinteren Schädelgrube mit 40% außerordentlich hoch. Eliminiert man aus der Untersuchungsreihe die Ponsgliome mit negativem szintigraphischem Befund, so konnte bei unauffälligem bzw. uncharakteristischem elektroencephalographischem Befund in 65% der Fälle eine Diagnose durch die Szintigraphie gestellt werden. Läßt man die pathologischen elektroencephalographischen Befunde bei Metastasen, die teilweise durch gleichzeitiges Vorhandensein von Metastasen in den Großhirnhemisphären bedingt sind, heraus, so steigt diese Zahl auf 73% (Tabelle 56).

Tabelle 56. Szintigraphie und Elektroencephalographie bei infratentoriellen Hirngeschwülsten

	EEG		Szintigraphie
	Physiol.	Hinweis	pos.
Neurinome	11	5	11
Hämangioblastome	4	4	2
Medulloblastome	3	3	4
Spongioblastome	5	3	8
Meningeome	3	4	7
Metastasen	1	12	5
	57		37

Mit Ausnahme der Acusticusneurinome, die nahezu in jedem Fall röntgenologische Veränderungen an den Knochenstrukturen zeigten, waren die Befunde der Röntgennativaufnahmen des Schädels nur bei 3 Meningeomen ein ausreichender Hinweis auf die Tumorlokalisation.

In der Vertebralisangiographie war die „Tumoranfärbung" keineswegs die Regel. Bei 35 infratentoriellen Tumoren war 23mal nur eine Verlagerung normaler Gefäße erkennbar, in 12 Fällen kein Tumorhinweis möglich. 60% dieser

Befunde konnten durch die Szintigraphie bestätigt oder allein diagnostiziert
werden (s. Tabelle 57).

Tabelle 57. Angiographische und szintigraphische Befunde bei infratentoriellen Hirngeschwülsten
ohne „Tumoranfärbung" im Angiogramm

	Angiographie		Szintigraphie
	o.B.	Nur Gefäß-verlagerung	pos.
Neurinome	1	6	7
Hämangioblastome	2	3	1
Medulloblastome	2	3	1
Spongioblastome	1	5	6
Meningeome	1	1	2
Metastasen	5	5	4
		33	21

e) Seltenere intrakranielle Hirngeschwülste und sonstige raumfordernde Prozesse

Unklassifizierte Gliome

Der Anteil nichtklassifizierbarer Gliome beträgt in der großen Tumorsammlung
von ZÜLCH ca. 4%. Die geringe Zahl der Beobachtungen läßt keine Aussage über
die szintigraphische Nachweiswahrscheinlichkeit dieser Geschwülste zu. Alle
hier beobachteten unklassifizierten Tumoren waren szintigraphisch darstellbar.
Wegen der unterschiedlichen Herkunft der Geschwülste ist jedoch damit zu
rechnen, daß diese Nachweiswahrscheinlichkeit, ebenso wie die beobachtete Zahl,
nicht repräsentativ ist.

Das Melanoblastom

Außer der häufigen Metastasierung des Melanoms in den intrakraniellen Raum
treten sog. Melanoblastome besonders bei Jugendlichen und in den mittleren
Lebensjahrzehnten auf. Ähnlich wie die Melanommetastasen scheinen die Melanoblastome szintigraphisch sehr gut nachweisbar; die beiden Fälle, die wir beobachten konnten, wurden eindeutig dargestellt.

Das Hämangioblastom des Großhirns

Im Gegensatz zum Hämangioblastom des Kleinhirns, bei dem der szintigraphische
Nachweis nur in den seltensten Fällen gelang (s. S. 159), ist das Hämangioblastom
des Großhirns äußerst selten. In dem einzigen, von uns untersuchten Fall bereitete
die szintigraphische Darstellung keine Schwierigkeit.

Das Lipom

Vorzugssitz dieses Tumors ist der Balken. Während wir ein riesiges Balkenlipom, das autoptisch gesichert wurde, szintigraphisch nicht nachweisen konnten, und auch von anderer Seite über fehlende Anreicherung der Substanz berichtet wird [290], wird über positive Radioaktivitätsanreicherung in einem Lipom des Corpus callosum im Rahmen einer Übersicht berichtet [821].

Parasitäre Erkrankungen

Im Kleinhirn gelegene Cysten (3 Cysten von max. 2 cm Durchmesser) bei Cysticerkose ließen sich hier szintigraphisch nicht nachweisen. Über ein positives Szintigramm bei einer Echinococcuscyste wird berichtet [510].

Granulome

Tuberkulöse Granulome, die zu Anfang dieses Jahrhunderts noch einen hohen Prozentsatz der intrakraniellen raumfordernden Prozesse ausmachten [796], sind heute eine Seltenheit. Einzelbeobachtungen berichten von einem negativen Befund, dem drei positive Darstellungen gegenüber stehen [660, 759, 760, 796].

Glomustumoren

Zwei Tumoren des Glomus jugulare zeigten im szintigraphischen Bild eine intensive pathologische Anreicherung, die unter Umständen zu Verwechslungen mit einem Kleinhirnbrückenwinkeltumor Anlaß geben kann [828].

Ependym- und Arachnoidalcysten

Ependymcysten sind Abschnürungen der Ventrikel mit Wachstumstendenz, die raumfordernd wirken. Sie kommen häufig im 3. Ventrikel vor und werden auch als Kolloidtumoren des 3. Ventrikels bezeichnet.

Die arachnoidalen Cystenbildungen sollen als Folge der Arachnopathia adhaesiva auftreten. Die durch Verklebungen entstehenden Cysten können überall in den Liquorräumen mehr oder weniger große Raumforderungen zur Folge haben. Das *Dandy-Walker-Syndrom* ist eine Anomalie mit Liquorabflußbehinderung, die durch große Hohlraumbildung im Kleinhirn raumfordernden Charakter annehmen kann (s. auch S. 181).

Eine Anreicherung der radioaktiven Substanz in diesen Cysten erfolgt nicht (s. S. 6). Von vier untersuchten Fällen konnten wir weder zwei Ependymcysten noch die Arachnoidalcysten darstellen. Auch in der Literatur werden über überwiegend negative Befunde bei diesen Raumforderungen berichtet (Tabelle 58).

Die bisweilen erhebliche Ausdehnung der Cysten kann unter Umständen in dem mit ^{99m}Tc-Pertechnetat angefertigten Szintigramm zu einer erheblichen Verlagerung physiologischer Strukturen führen. Dieser „indirekte" Tumornachweis ist in bestimmten Fällen, insbesondere bei Untersuchungen von Kindern, für die Lateralisation der Raumforderung hilfreich (s. S. 181).

Tabelle 58. Szintigraphische Befunde bei Epen-
dym- und Arachnoidalcysten [4, 134, 274, 535]

	Szintigraphie	
	+	−
Ependymcysten	−	4
Arachnoidalcysten	3	13

2. Das szintigraphische Bild in der postoperativen Verlaufskontrolle

Die postoperative Verlaufskontrolle ist besonders bei benignen und semibenignen
Tumoren (Meningeom, Spongioblastom, Astrocytom, Oligodendrogliom), bei
denen auch nach längeren Zeitspannen mit Rezidiven gerechnet werden muß, oft
besonders schwierig. Wiederkehr oder Zunahme von Kopfschmerzen sind ein
wenig zuverlässiger Hinweis. Das erstmalige, erneute oder gehäufte Auftreten
hirnorganischer Anfälle und in enger Verbindung damit, das erneute Auftreten
oder eine Akzentuierung eines bestehenden Herdes im EEG, sind alarmierend,
aber keineswegs untrügliche Zeichen eines Rezidives. Die operativ bedingte Veränderung der morphologischen Verhältnisse bedingt zudem, daß auch die Echoencephalographie wie die Angiographie keine zuverlässige Aussage ermöglichen,
sodaß man sich nicht selten zu einer Pneumencephalographie entschließen
muß.

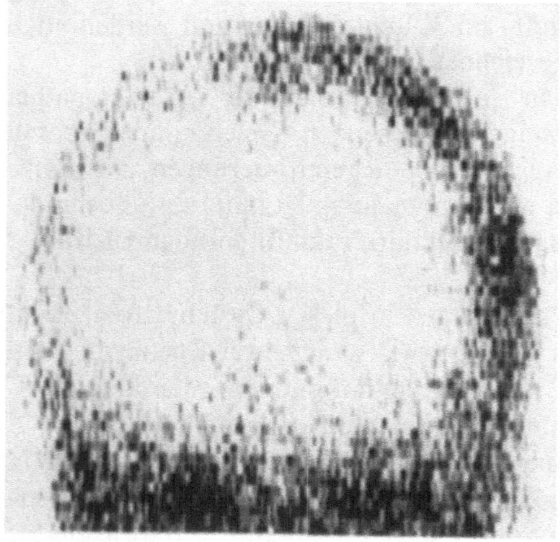

Abb. 98. Deutlich vermehrte Begrenzungsaktivität li.: Zustand 6 Wochen nach Kraniotomie
wegen eines Hypophysenadenoms

Hier ist, nach bisherigen Erfahrungen, die Szintigraphie geeignet, eine wesentliche, diagnostische Lücke zu schließen. Die Möglichkeit der ambulanten Durchführung erspart dem Patienten wiederholte stationäre Aufenthalte und hilft eingreifendere Untersuchungen auf das absolut erforderliche Maß zu reduzieren.

Die diagnostische Beurteilbarkeit postoperativ angefertigter Szintigramme wird jedoch dadurch eingeschränkt, daß der operative Eingriff an sich zu langfristig nachweisbaren, pathologischen Veränderungen im szintigraphischen Bild führen kann [191a, 620]. Nach Anlegen von Bohrlöchern bzw. Freilegung des knöchernen Schädeldaches kommt es im Bereich der Kopfschwarte zu anhaltenden intensiven Anreicherungen, die im Szintigramm einen Befund erzeugen können, wie er vom subduralen Hämatom bekannt ist. Da diese Anreicherungen jedoch oberflächlich liegen und im allgemeinen diffus verteilt sind, wird man sie in der Regel gegen ein Rezidiv differentialdiagnostisch abgrenzen können. Für die postoperative Beurteilung nach erfolgreicher Entfernung eines subduralen Hämatoms oder Empyems ist das Szintigramm aus den genannten Gründen jedoch nicht geeignet.

Bisweilen beobachtet man im postoperativ angefertigten Szintigramm eine oberflächlich gelegene, scharf begrenzte intensive Radioaktivitätsanreicherung in Projektion auf den Knochendeckel [454]. Wir konnten für diesen Befund kein röntgenologisches Äquivalent finden. Wegen seiner randständigen Lage bereitet diese Anreicherung keine differentialdiagnostischen Schwierigkeiten, sofern präoperative Bilder für einen Vergleich vorliegen.

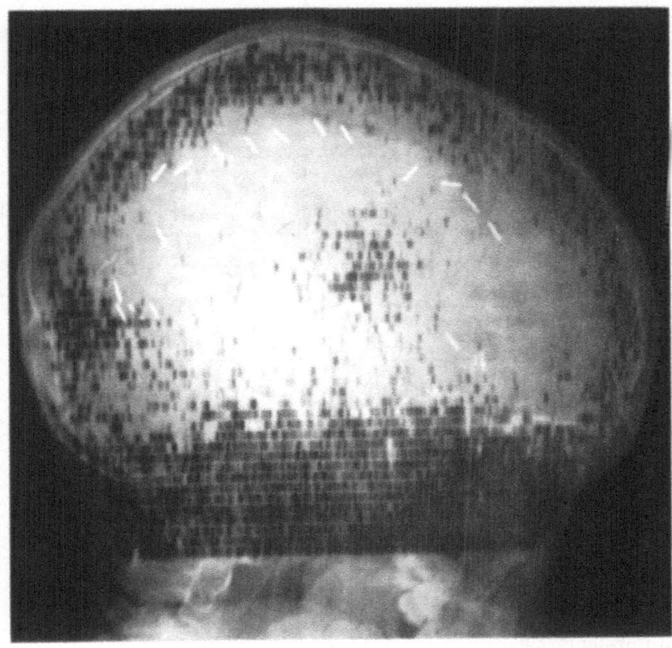

Abb. 99. Pathologische Aktivitätsanreicherung von 3 cm Durchmesser, die unscharf begrenzt ist und bei Aufnahme in ventraler Ansicht nicht von der Begrenzungsaktivität zu trennen war. Zustand 6 Monate nach Entfernung eines „malignen" Meningeoms. In allen anderen Untersuchungen kein Anhalt für ein Rezidiv. Anreicherung im Knochendeckel

Die postoperative Verlaufsbeobachtung kann nur dann aussagekräftig sein, wenn nach erfolgreicher Entfernung des Primärtumors das szintigraphische Bild mit Ausnahme der oberflächlich liegenden, operativ bedingten Veränderungen negativ ist. Grundsätzlich kann ein Szintigramm nach vollständiger Tumorentfernung sofort negativ werden (s. Abb. 101). Im allgemeinen zeigen die Veränderungen jedoch eine Zeitabhängigkeit, und es besteht nach unseren Erfahrungen eine enge Beziehung der nachweisbaren Anreicherungen zu Art und Ausmaß des operativen Vorgehens. Als Leitregel kann gelten, daß spätestens 3 Monate nach dem operativen Eingriff die pathologische Anreicherung im Tumorbett völlig geschwunden ist, und daß dann jede neu auftretende intrakranielle Radioaktivitätskonzentration mit hinreichender Sicherheit als Rezidiv diagnostiziert werden kann. Die Tabelle 59 zeigt, daß in der Rezidivdiagnostik mittels Szintigraphie mit „falsch negativen" und in einem geringeren Prozentsatz auch mit „falsch positiven" Ergebnissen gerechnet werden muß.

Aus der Tabelle 60 läßt sich trotz der kleinen Fallzahl erkennen, daß falsch negative Befunde von der Tumorart abhängig sind. Rezidive von Astrocytomen Grad I und II, die auch präoperativ nicht nachweisbar waren, ließen sich im

Tabelle 59. Ergebnisse der Hirntumorrezidiv-Diagnostik durch Szintigraphie

	Rezidiv gesichert Szintigraphie		Rezidiv ausgeschlossen Szintigraphie	
	+	−	+	−
Eigene Ergebnisse	33	6	3	65
Literatur [454, 650, 802]	102	11	3	31

Tabelle 60. Einfluß von Tumorart und -lage auf die Rezidivdiagnostik durch Szintigraphie

	Rezidiv gesichert Szintigraphie		Rezidiv ausgeschlossen Szintigraphie	
	+	−	+	−
a) Supratentoriell				
Meningeom	6	−	−	21
Astrocytom	5	3	−	14
Oligodendrogliom	14	−	1	12
Verschiedene Gliome	1	−	2	3
b) Sella-Chiasma				
Meningeom	4	−	−	7
Verschiedene Gliome	1	−	−	3
c) Infratentoriell				
Angioblastom	−	2	−	1
Ependymom	−	1		
Spongioblastom			−	1
Medulloblastom	2	−	−	2

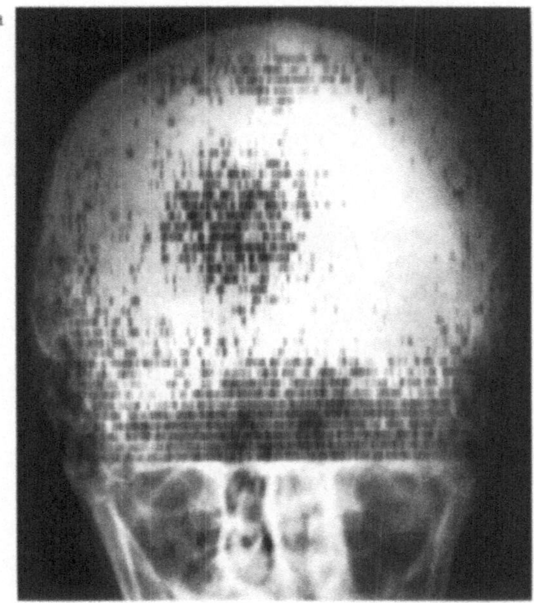

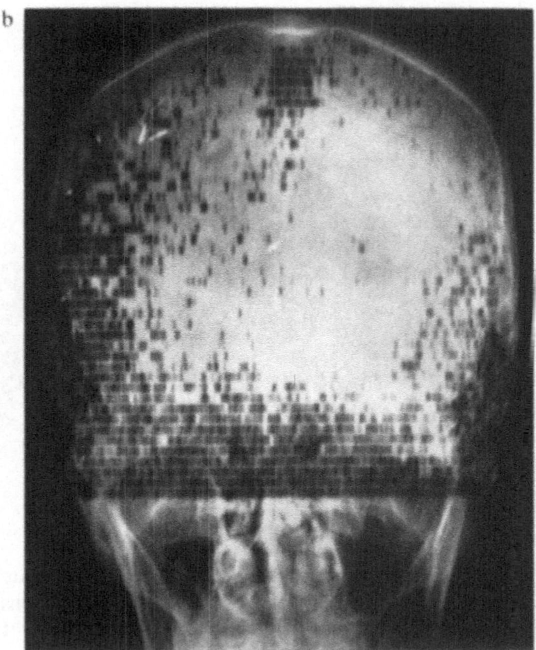

Abb. 100a u. b. Intensive, scharf begrenzte, pathologische Radioaktivitätsanreicherung paramedian re. (a). Deutliche Vermehrung der Begrenzungsaktivität re. mit diffuser Aktivitätsvermehrung über der re. Hemisphäre (b). Zustand vor (a) und 4 Wochen nach (b) Operation eines Falxmeningeoms

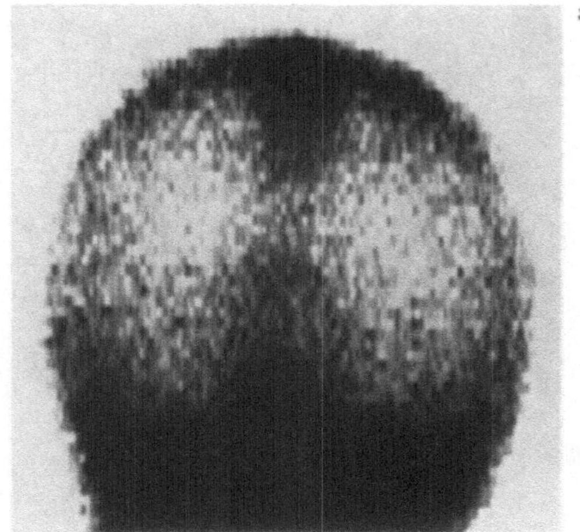

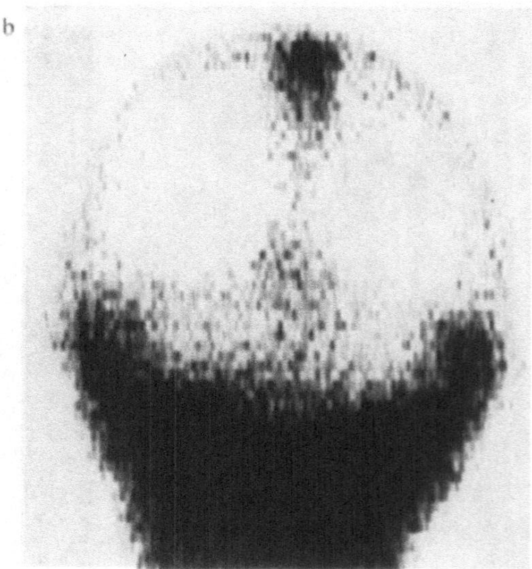

Abb. 101a u. b. Zustand nach Operation eines Medulloblastoms. Während die präoperative Ansicht von dorsal zeigt, daß unterhalb des Confluens sinuum die hintere Schädelgrube nicht frei ist, läßt sich diese pathologische Anreicherung postoperativ (b) nicht mehr darstellen

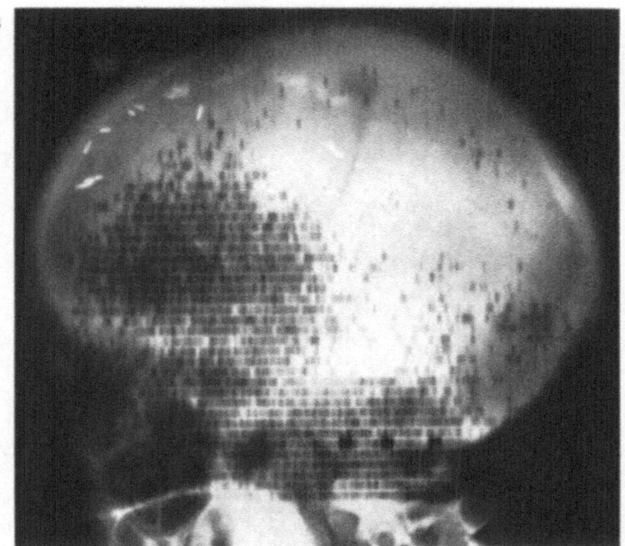

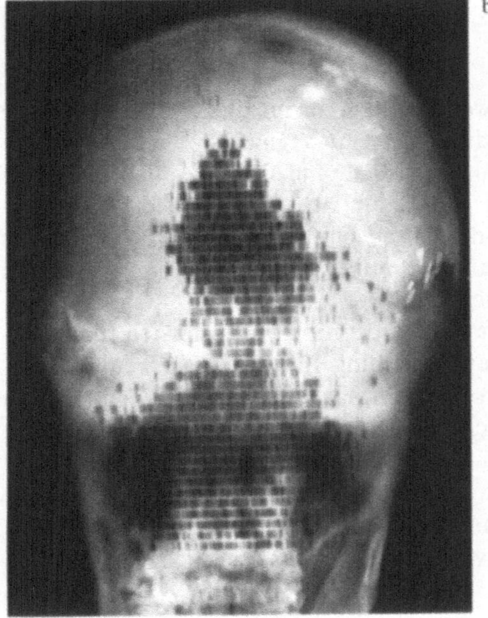

Abb. 102a u. b. Intensive, in der vorderen Schädelgrube nach hinten und nach oben ziehende, scharf gegenüber der Umgebung abgegrenzte, pathologische Anreicherung. (Aufnahme nach 10 mC$_i$ 113^{m}In-Globulin) Zustand nach Operation eines Oligodendroglioms 2 Jahre vor dieser Untersuchung: Rezidiv eines Oligodendroglioms

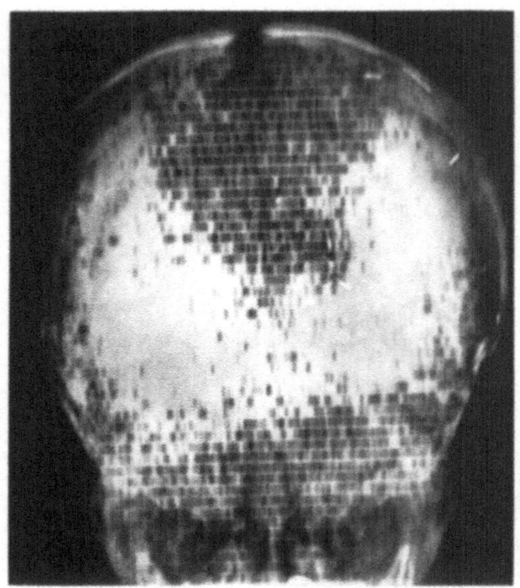

Abb. 103. Intensive pathologische Radioaktivitätsvermehrung hoch frontal, paramedian beiderseits bei Zustand nach
Operation eines Astrocytoms: Rezidiv
8 Monate nach Operation eines protoplasmatischen Astrocytoms

Szintigramm dann nicht nachweisen, wenn der Tumor im Rezidiv keine maligne
Entartungstendenz aufwies. Zwei Rezidive eines Hämangioblastoms waren wegen
erneuter großer Cystenbildung nicht nachweisbar, und das eine nicht erkannte
Ependymom ließ sich infolge seiner Wachstumsrichtung auf den Kleinhirn-
brückenschenkel nicht darstellen. Bei den falsch positiven Befunden handelte es
sich um Fälle, bei denen ein präoperatives Szintigramm nicht vorlag, und damit
die postoperative Beurteilung stark erschwert war.

Die postoperative Verlaufskontrolle nach Operation von benignen und semibenignen Hirngeschwülsten ist in ihrer Bedeutung für die Früherkennung der
Rezidive sehr hoch einzuschätzen. In unserem Untersuchungsgut fanden sich
mehrere Fälle, bei denen szintigraphisch bereits das Rezidiv zu einem Zeitpunkt
nachgewiesen werden konnte, zu dem weder klinisch noch im Echoencephalogramm bzw. Elektroencephalogramm Hinweise auf eine Tumorneuentstehung
bestanden. Allerdings ist bis heute nicht überschaubar, inwieweit die zweifelsohne
verbesserte Früherkennung der Rezidive zu einer verbesserten Prognose für den
Patienten führt.

Als weitere wichtige Indikation für die Szintigraphie ist nach neueren Ergebnissen die Verlaufsbeobachtung unter Chemo- bzw. Strahlentherapie anzusehen.

Bei der chemotherapeutischen Behandlung von Hirntumoren konnte nachgewiesen werden, daß Volumen und Form der pathologischen Anreicherung im
Szintigramm in guter Korrelation zum klinischen Zustandsbild stehen [597].
Weitere Untersuchungsreihen werden klären müssen, inwieweit diese Untersuchung in die Therapieplanung und -durchführung einbezogen werden kann.

Die exakte Lokalisationsmöglichkeit des Tumors mit Hilfe der Szintigraphie
macht die Methode für die Therapieplanung in der Strahlentherapie besonders
geeignet. Darüber hinaus zeigen erste Erfahrungen, daß der Erfolg der strahlen-

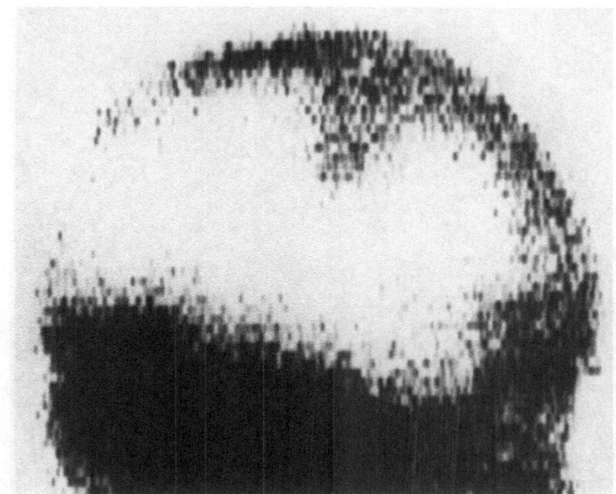

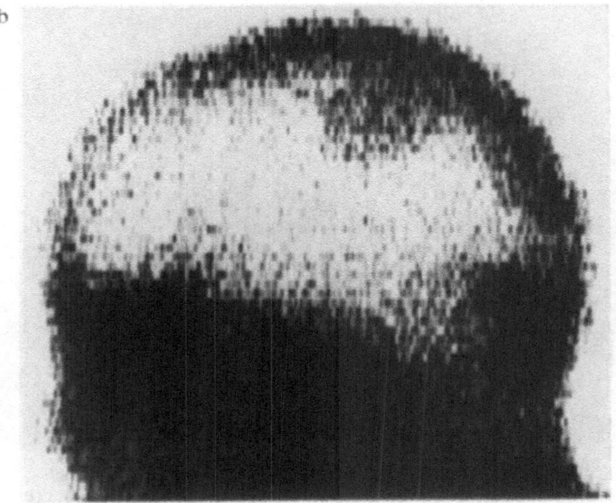

Abb. 104a u. b. Maligner Großhirntumor, wahrscheinlich Metastase, parietal li. a) vor, b) nach Strahlentherapie mit 2400 R OD/Feld bei zwei Feldern. Klinisch erhebliche Besserung des Allgemeinzustandes des Patienten (Rückgang des Ödems?)

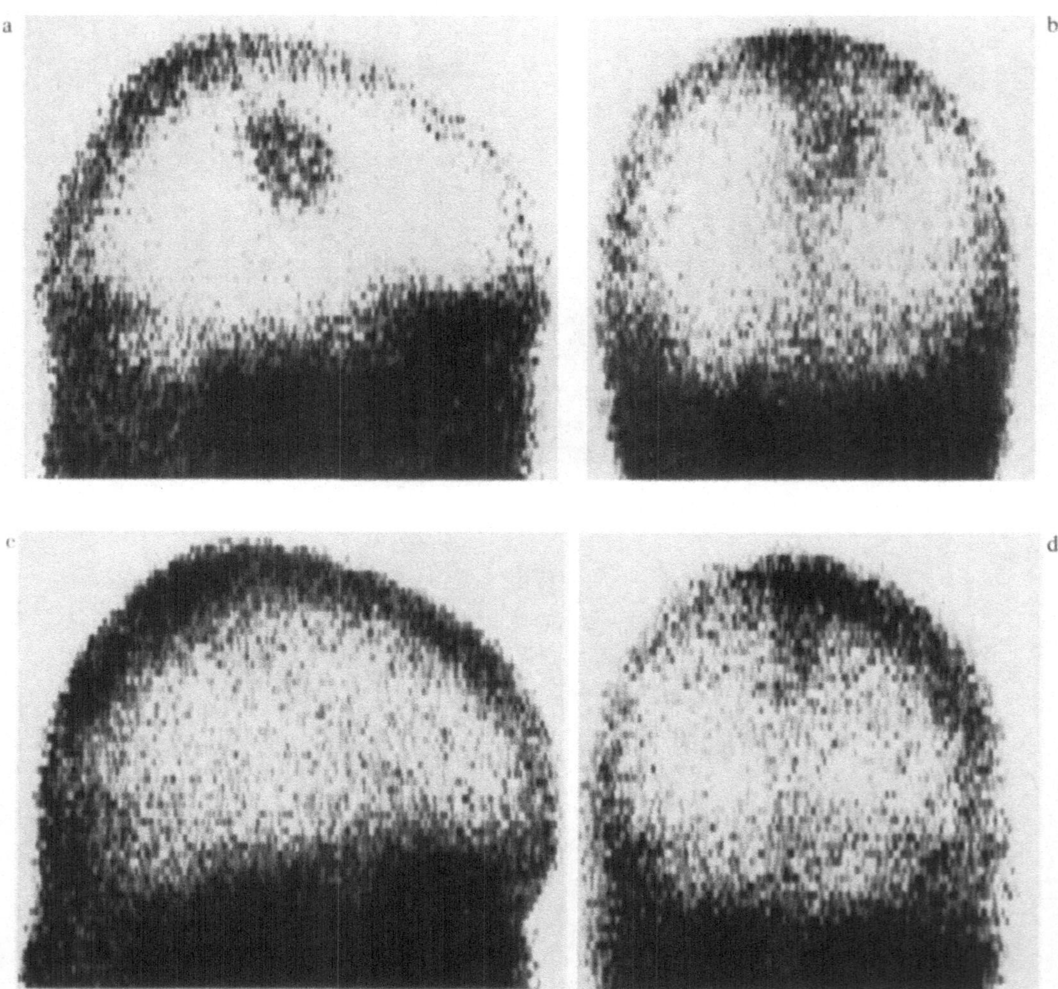

Abb. 105a–f. Parietal re. paramedian unregelmäßig begrenzte Aktivitätsanreicherung, die die Mittellinie nicht überschreitet (a, b): Oligodendrogliom. 7 Wochen nach Operation ist das Bild bis auf die bekannten oberflächlichen Veränderungen nach Kraniotomie unauffällig (c, d). 8 Monate später erneute pathologische Anreicherung an gleicher Stelle: Rezidiv eines Oligodendroglioms

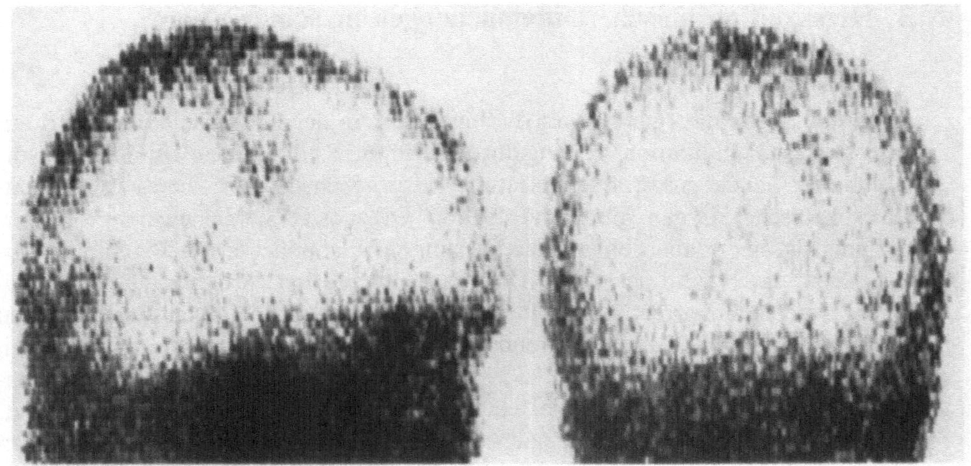

Abb. 105e u. f.

therapeutischen Behandlung anhand der Veränderungen der pathologischen Anreicherung beurteilbar ist. Wir haben die Erfahrung gemacht, daß einige pathologische Anreicherungen bei Tumoren nach Strahlentherapie völlig schwinden,
allerdings auch feststellen müssen, daß die pathologische Anreicherung konstant
erhalten blieb, obwohl sich der Zustand des Patienten wesentlich besserte. Wahrscheinlich war es in diesen Fällen zu einer Rückbildung eines begleitenden Ödems
(es handelte sich im wesentlichen um Metastasen) gekommen.

Wesentlich erscheinen weiterhin die Beobachtungen, daß die radioaktive Substanz in Strahlennekrosen angereichert wird [648, 802]. Da diese Veränderungen
unter Umständen erst später nach erfolgter Strahlentherapie auftreten und
neurochirurgisch mit guter Prognose behandelt werden können [648], sollten
szintigraphische Kontrollen bei jedem Patienten, der wegen eines Hirntumors
bestrahlt oder nachbestrahlt wurde, in regelmäßigen Abständen durchgeführt
werden.

3. Hirnszintigraphische Untersuchungen im Kindesalter

Untersuchungen mit radioaktiven Verbindungen in der Kinderheilkunde sind nur nach strengster Indikationsstellung durchzuführen. Radioaktiven Nukliden, die die minimalste Ganzkörperstrahlenbelastung verursachen, und für die es kein eigentliches kritisches Organ gibt, sind für die Diagnostik vorzuziehen. ^{99m}Tc-Pertechnetat ist heute, die obligate Blockierung der Schilddrüse mit Perchlorat vorausgesetzt, das Nuklid der Wahl. Die Frage, ob bei den vorhandenen atraumatischen Untersuchungsmethoden eine Diagnostik mit radioaktiven Verbindungen im Kindesalter überhaupt notwendig ist, darf heute zusammen mit anderen Autoren [5, 211, 671, 685, 528, 749, 798] unbedingt bejaht werden. Bei dringendem Tumorverdacht ist auch die Untersuchung im Säuglingsalter gerechtfertigt. Obgleich die Strahlenbelastung nach den heutigen Erkenntnissen wesentlich geringer ist als bei den sonstigen üblichen radiologischen Methoden, beispielsweise einem i.v.-Pyelogramm, sind wir der Meinung, daß die Szintigraphie im Kindesalter, im Gegensatz zur Untersuchung im Erwachsenenalter, keine eigentliche „Vorfeld-Methode" ist, sondern nur bei dringendem Tumorverdacht durchgeführt werden sollte. Dies sei an einem Beispiel verdeutlicht: Während der epileptische Anfall im höheren Lebensalter erstes und lange Zeit einziges Symptom einer Hirngeschwulst sein kann, beträgt die Häufigkeit von Gliomen als Ursache von Anfallsleiden im Kindesalter nur etwa 0,3%. Eine unselektierte Vorfeld-Untersuchung würde daher zu einer zwar geringen, jedoch nicht absolut erforderlichen Strahlenbelastung bei einer großen Gruppe von Kindern führen. Andererseits ist zu berücksichtigen, daß die meisten Patienten mit Kleinhirntumoren erst dann in neurochirurgische Behandlung gelangen, wenn eine allgemeine Hirndrucksymptomatik besteht [745]. Diese Tatsache und der Umstand, daß nur ein geringer Prozentsatz kindlicher Hirntumoren unter der Verdachtsdiagnose einer Raumforderung in die Klinik eingewiesen werden, und daß mehr als die Hälfte aller kindlichen Tumoren im Kleinhirn auftritt, lassen die Forderung gerechtfertigt erscheinen, in Fällen mit Kleinhirnsymptomatik, bei rezidivierendem Erbrechen, Gangstörungen, Sehstörungen und Wesensveränderung [745] die Szintigraphie frühzeitig anzusetzen.

Gelingt es, einen Tumor als Ursache der Erkrankung darzustellen, so sind infolge fehlender differentialdiagnostischer Alternativen weitergehende Maßnahmen zur Operationsplanung entbehrlich [671].

a) Hirngeschwülste im Kindesalter

Tumoren des Zentralnervensystems sind nach den Blutkrankheiten die häufigsten blastomatösen Erkrankungen im Kindesalter. Dabei treten einige dieser Hirngeschwülste fast ausschließlich im Kindesalter und jugendlichen Erwachsenenalter auf; andere fehlen nahezu völlig, und die Lokalisation der malignen intrakraniellen Erkrankungen liegt vorzugsweise im Kleinhirn. Die Tabelle 62, modifiziert nach Koos und MILLER [210], gibt einen Überblick über die wesentlichsten Differenzen in der Häufigkeit der verschiedenen Tumorarten im Kindesalter im Vergleich zu einer Zusammenstellung von ZÜLCH, die alle Altersgruppen umfaßt.

Tabelle 61. Häufigkeit raumfordernder Prozesse in der hinteren Schädelgrube des Kindes (nach MATSON [671])

Tumorart	Anzahl
Spongioblastom	134
Medulloblastom	126
Ponsgliom	78
Ependymom	34
div. Gliome	24
Dermoidcyste	10
Sarkom	6
Plexuspapillom	3
Tuberculom	1
Acusticusneurinom	1

Tabelle 62. Unterschiedliche Häufigkeit verschiedener Tumorarten im Kindesalter im Vergleich zur Häufigkeit des Auftretens in einer Untersuchungsreihe, die alle Altersgruppen umfaßt

Tumorart	Kindesalter (0–16) (KOOS [210]) %	Alle Altersgruppen (ZÜLCH [473]) %
Medulloblastome	19	4
Spongioblastome	22	7
Oligodendrogliome	2	8
Glioblastome	5	12
Neurinome	selten	8
Meningeome	3	18
Hypophysenadenome	2	8

Medulloblastome und Spongioblastome überwiegen im Kindesalter. Die Spongioblastome des Kindes sind zum größten Teil Kleinhirnblastome; das Medulloblastom kommt fast ausschließlich im Kleinhirn vor. Diese Häufigkeit erklärt den Umstand, daß die malignen intrakraniellen Geschwülste im Kindesalter vorzugsweise im Kleinhirn auftreten und macht zur unabdingbaren Forderung, daß bei Kindern eine Szintigraphie stets in allen 4 Ansichten durchzuführen ist. Tabelle 61 gibt einen Überblick über die Häufigkeit der verschiedenen Tumorarten im infratentoriellen Raum.

Weit seltener als im Erwachsenenalter sind bei Kindern Meningeome und Hypophysenadenome, während Neurinome fast völlig fehlen. Bei der Szintigraphie der hinteren Schädelgrube entfallen daher im Kindesalter zwei wesentliche, differentialdiagnostisch in Frage kommende Tumoren, nämlich die Acusticus-

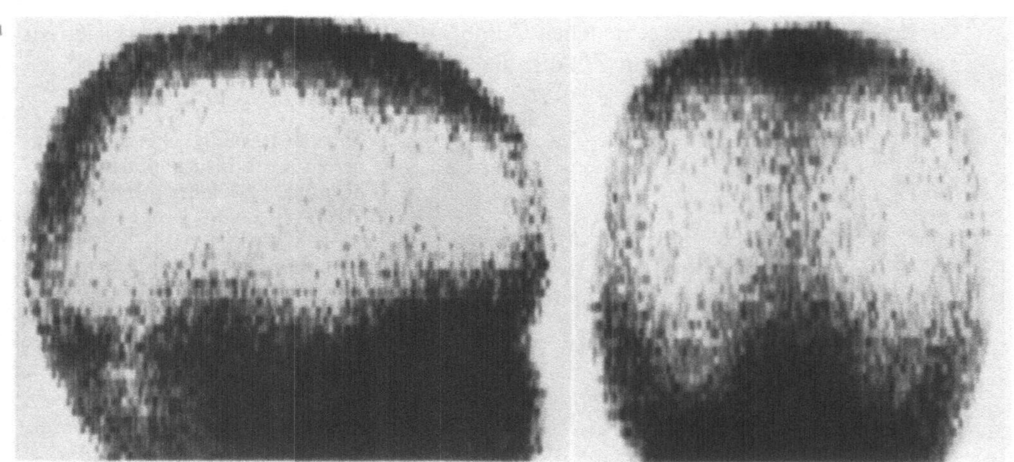

Abb. 106a u. b. Ausgedehnte relativ scharf begrenzte Aktivitätsanreicherung, die in seitlicher Ansicht die vorderen Anteile der hint. Schädelgrube weitgehend ausfüllt. In dorsaler Ansicht ist eine eindeutige Trennung vom Confluens sinuum nicht möglich, die hint. Schädelgrube ist jedoch in der Mittellinie nicht frei (unzureichende Technik infolge zu geringer Kippung nach vorn): Medulloblastom

neurinome und die Tentoriummeningeome. Die häufigsten Tumoren des infratentoriellen Raumes sind somit im Kindesalter das Medulloblastom, das vornehmlich in der Mittellinie gelegen ist, wie auch das Ependymom des 4. Ventrikels und das cerebelläre Spongioblastom, das vornehmlich in den Kleinhirnhemisphären auftritt.

Bei den malignen Erkrankungen im Sella Chiasma-Bereich fehlen die häufigsten Tumoren des Erwachsenenalters in dieser Region, das Hypophysenadenom und das Meningeom. Auch die sog. Mißbildungstumoren der Schädelbasis, das Dermoid und das Epidermoid, sind wie das Chondrom und Chordom im Kindesalter selten. Häufigster Tumor ist hier das Kraniopharyngeom.

Die Großhirnhemisphärentumoren im Kindesalter sind ausschließlich Gliome und Paragliome, obwohl gelegentlich auch Sarkome auftreten können.

Szintigraphischer Nachweis

Szintigraphische Befunde bei Medulloblastomen und Kleinhirnspongioblastomen sind bereits im allgemeinen Kapitel der Tumordiagnostik aufgenommen worden (s. S. 159). In Tabelle 63 sind die Ergebnisse aus Originalarbeiten zusammengestellt, die sich speziell mit der Diagnostik intrakranieller Raumforderungen bei Kindern befaßt haben. Wie bereits im vorausgehenden Kapitel erwähnt, sind Ponsgliome infolge ihrer ungünstigen Lage dem szintigraphischen Nachweis kaum zugänglich. Für die übrigen Tumoren des infratentoriellen Raumes ist die Nachweissicherheit bei jeder Tumorart gleich hoch wie im Erwachsenenalter, insgesamt gesehen sogar besser, da hier die szintigraphisch schwer nachweisbaren Hämangioblastome nur selten vorkommen.

Von den supratentoriellen Tumoren bereiten die Kraniopharyngeome die größten diagnostischen Schwierigkeiten. Alle übrigen Tumorarten, mit Ausnahme

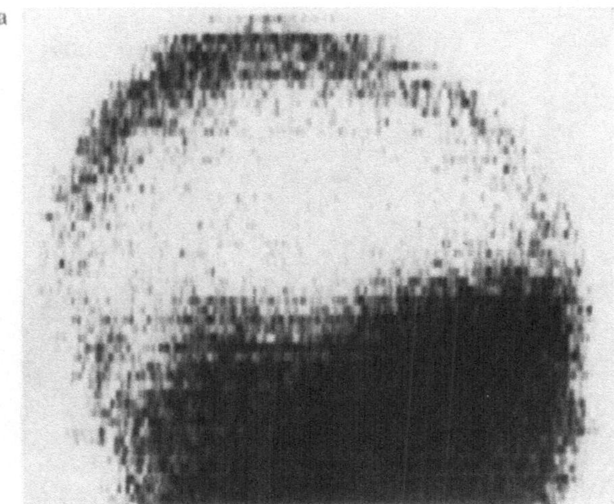

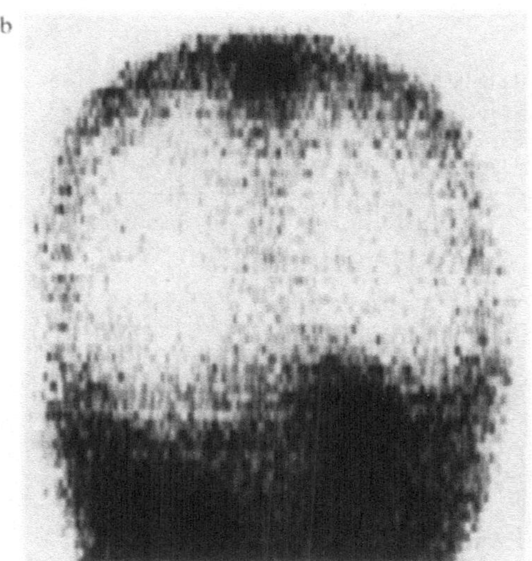

Abb. 107a u. b. Re. hintere Schädelgrube nahezu vollständig durch eine intensive pathologische Anreicherung ausgefüllt, die gut begrenzt ist und homogen: Kleinhirnspongioblastom der re. KH-Hemisphäre

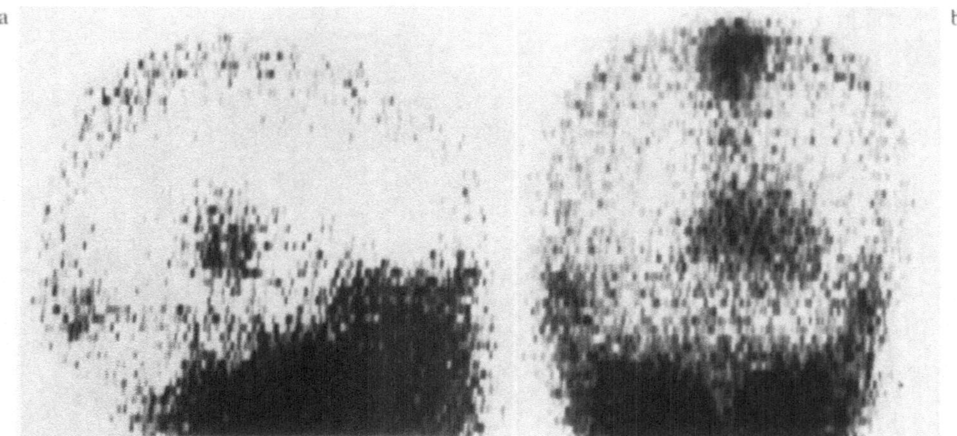

Abb. 108a u. b. Pathologische Anreicherung, die sich in seitl. Ansicht temporal projiziert und bei Ansicht von dorsal paramedian re. gelegen ist. Anreicherung im Gebiet des Mittelhirns: Ependymom von der Ventrikelbegrenzung ausgehend

Tabelle 63. Szintigraphische Befunde bei intrakraniellen Geschwülsten des Kindesalters [5, 83, 211, 228, 252, 263, 417, 418, 496, 506, 528, 558, 618, 639, 646, 685, 724, 749]

	Szintigraphie	
	+	−
a) Infratentorielle Tumoren		
Medulloblastom	21	6
Spongioblastom	18	3
Ependymom	6	3
Ponsgliom	4	9
Plexuspapillom	−	1
Gangliocytom	−	2
Hämangioblastom	1	−
b) Tumoren der Großhirnhemisphären und der Sella-chiasma-Region		
Maligne Gliome	11	2
Plexuspapillom	4	−
Ependymom	5	−
Spongioblastom	2	−
Glioblastom	2	−
Neurofibrom	1	−
Sarkom	2	−
Angioblastom	1	−
Pinealom	4	2
Teratom	3	1
Opticusgliom	7	−
Kraniopharyngeom	4	5
Dermoid	1	−
Metastasen	2	−

des Pinealoms und erwartungsgemäß der Mißbildungstumoren, lassen sich szintigraphisch sehr gut nachweisen.

Metastasen sind im Kindesalter eine Seltenheit. Bei multiplen Anreicherungen im szintigraphischen Bild muß dabei auch an das unter Umständen multiple Auftreten eines Plexuspapilloms gedacht werden [757].

b) „Indirekter" Tumornachweis durch Szintigraphie

Bei supratentoriellen Raumforderungen

Bestimmte Hirngeschwülste, wie Dermoide, Epidermoide und Lipome, vornehmlich aber Kolloidcysten, speichern die radioaktive Verbindung nicht und sind daher auch im szintigraphischen Bild nicht darstellbar. Nur vereinzelt wird über eine diffuse Vermehrung der Radioaktivität bei diesen Raumforderungen berichtet. Im allgemeinen beobachtet man jedoch eine Verminderung der Zählrate, ein Befund, der jedoch keineswegs als diagnostisches Kriterium verwendet werden kann, so daß als möglicher Hinweis auf eine Raumforderung im allgemeinen die Verlagerung der Mittellinienaktivität zur entgegengesetzten Seite beschrieben wird [184a, 243, 274, 426, 535, 618]. Der Befund ist jedoch von geringem Aussagewert. In einem solchen Falle dürfte ein verlagertes Mittelecho von größerer Bedeutung sein.

Bei infratentoriellen raumfordernden Prozessen

Lokale Veränderungen der Liquorräume, die kongenital oder erworben sein können, führen mitunter zu ausgedehnter Cystenbildung oder Erweiterung physiologischer Räume mit der Folge des raumverdrängenden Prozesses.

Die infratentoriell gelegenen Liquorräume umfassen den Aquäduct, den 4. Ventrikel, die Cisterna magna und die cerebellären Zisternen.

Normalerweise tritt der in den Plexus chorioideus der Seitenventrikel gebildete Liquor durch die Foramina Magendii und Luschkae in die Cisterna magna über.

Teilweiser Verschluß dieser Foramina führt zu einer erheblichen Vergrößerung des 4. Ventrikels, dem sog. *Dandy-Walker-Syndrom*. Das Krankheitsbild ist vergesellschaftet mit cerebellärer Agenesie und Defekten des Kleinhirnwurmes [602].

Subarachnoidale Cysten und die noch selteneren leptomeningialen Cysten [552] stehen in keinem Zusammenhang mit dem Ventrikelsystem. Auch diese Cysten können zu erheblichen Raumforderungen in der hinteren Schädelgrube führen. Eine Differenzierung zwischen den verschiedenen cystischen Prozessen ist in gewissen Grenzen durch die Cisternographie möglich (s. S. 249).

Die kongenitalen cystischen Raumforderungen der hinteren Schädelgrube weisen alle eine anomale Lage des Sinus confluens und der Sinus transversus auf. Im Szintigramm entsteht dabei in Ansicht von dorsal ein typisches Bild: Normalerweise bilden der Sinus sagittalis und die Sinus transversus ein auf dem Kopf stehendes T mit dem Angelpunkt des Balkens im Confluens sinuum. Der dabei nach unten offene Winkel, den die beiden Sinus transversus formen, beträgt im Normalfall $162° \pm 8°$ [527]. Kommt es infolge Cystenbildung in der hinteren

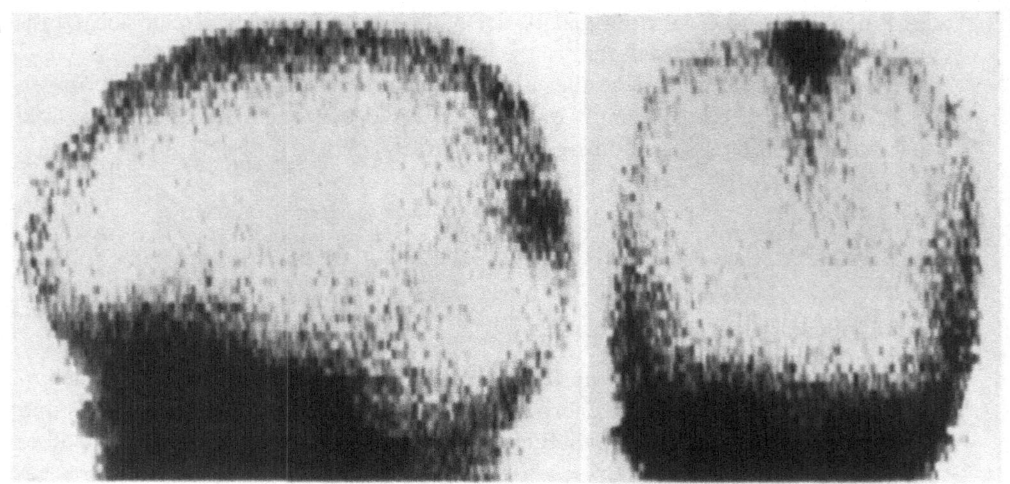

Abb. 109a u. b. Hochdrängung des Confluens sinuum und steiler Abgang der Sinus transversus, wodurch in der Ansicht von dorsal das Bild eines auf den Kopf gestellten Y entsteht

Schädelgrube zu einer Raumbeengung, so wird der Sinus confluens nach oben verdrängt und die oben beschriebene geometrische Figur bekommt das Bild eines auf dem Kopf stehenden Y. Der von den Sinus transversus gebildete Winkel verkleinert sich auf Werte um $110° \pm 10°$.

Kommen die Sinus beiderseits nicht eindeutig zur Darstellung, so erscheint der weit hochgedrängte Confluens sinuum als isolierter Punkt in der Mitte der Schädelansicht von hinten wie ein Cyclopenauge („cyclop sign") [527].

c) Szintigraphie bei nichtblastomatösen Hirnerkrankungen des Kindes

Vasculäre Erkrankungen und intrakranielle Blutungen

Vasculäre Fehlbildungen werden im Kindesalter relativ selten klinisch manifest, können dann jedoch zu einem Krankheitsbild wie bei einem kongenitalen Herzvitium führen [528]. Wenn in solchen Fällen die Herzkonfiguration röntgenologisch unauffällig ist, sollte daran gedacht werden, daß das große Blutvolumen, das durch ein eventuell vorhandenes a.v.-Angiom passiert, Ursache für das klinische Erscheinungsbild sein kann. Diese a.v.-Angiome sind in der Regel im Szintigramm gut darstellbar, in bestimmten Fällen kann eine Serienszintigraphie von Nutzen sein.

Die capillär-venöse Hämangiomatose der Leptomeningen (M. STURGE-WEBER) führt zu einer vermehrten Drainage über die tiefen Hirnvenen [685]. Im szintigraphischen Bild zeigt die befallene Hemisphäre diffuse Bezirke vermehrter Aktivitätsanreicherung parieto-occipital. Diese Anreicherungen treten früher auf als eventuell im Röntgenbild nachweisbare Verkalkungen [654]. Das szintigraphische

a 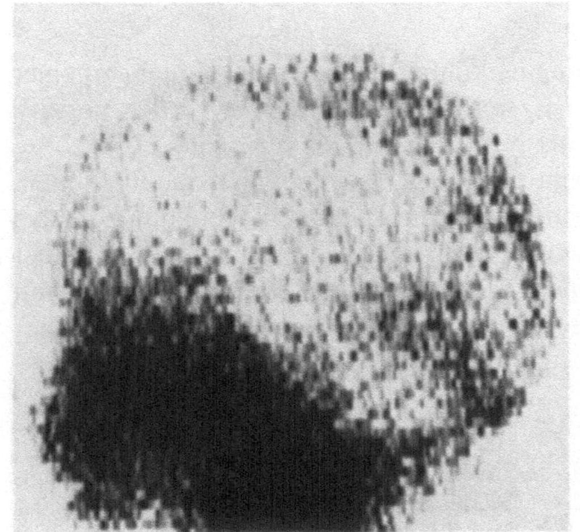 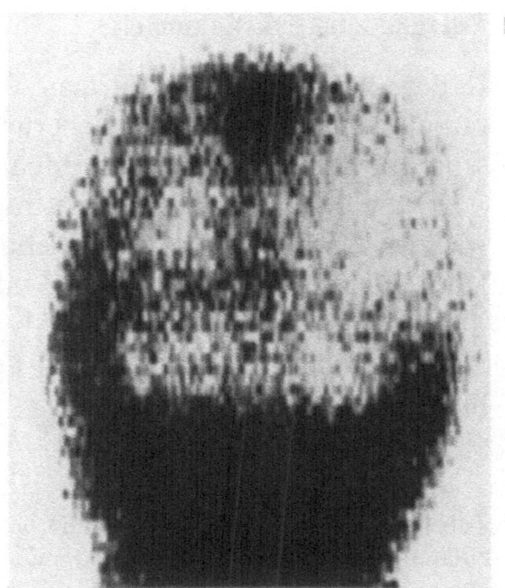 b

Abb. 110a u. b. In seitlicher Ansicht findet sich occipital eine diffuse Aktivitätsvermehrung. Darüber hinaus scheint der Sinus transversus steilgestellt und besonders prominent. Bei Ansicht von dorsal direkt unter der Kalotte gelegene Aktivitätsvermehrung wie bei subduralem Hämatom, der li. Sinus transversus ist betont (in der Regel der rechte): a.v. Angiom mit Subarachnoidalblutung

Bild gibt darüber hinaus die Möglichkeit zu entscheiden, ob ein bilateraler Befall vorliegt [528, 654].

Die Nachweissicherheit für subdurale Hämatome liegt im Kindesalter niedriger als bei Erwachsenen. Das hat mehrere Ursachen: Subdurale Hämatome treten bei Kindern häufiger bilateral auf als bei Erwachsenen, und bilaterale Hämatome sind szintigraphisch schwerer zu erfassen [528, 804]. Der sichere Nachweis eines subduralen Hämatoms ist außerdem abhängig von der Stärke der Hämatommembranen, die bei Kindern nicht das Ausmaß wie bei chronisch-subduralen Hämatomen des Erwachsenen erreichen [611, 804]. Auch der Zeitpunkt, zu dem das szintigraphische Bild nach Injektion angefertigt wird, beeinflußt die Nachweiswahrscheinlichkeit. Die Konzentration der radioaktiven Verbindung in der Hämatommembran nimmt mit der Zeit zu [804].

In der Regel ist das Erscheinungsbild des subduralen Hämatoms beim Kinde von dem Bild bei Erwachsenen nicht unterschiedlich, und die entsprechenden differentialdiagnostischen Abgrenzungen sind unter Berücksichtigung des Alters auch hier zu treffen (s. S. 210). Bisweilen können jedoch subdurale Ergüsse bei Kindern außerordentlich groteske Formen annehmen und schwer interpretierbare Bilder erzeugen. Für die Operationsplanung läßt sich die Ausdehnung des subduralen Hämatoms durch direkte Injektion von Pertechnetat oder Technetium-markierten Serumalbumin bestimmen [587, 804].

Hirninfarkte gehören zu den seltenen kindlichen Erkrankungen, müssen aber bei akuter Parese mit in differentialdiagnostische Überlegungen einbezogen werden. Dabei kann der ungewöhnliche Typ der laminären corticalen Nekrose, wie er nach begrenzter Ischämie auftritt, szintigraphisch das Bild einer flachen, schalenförmigen Anreicherung dicht unterhalb der Schädelkalotte erzeugen [685].

Entzündliche Erkrankungen

In der akuten Phase der eitrigen Meningitis kommt es in der Regel nicht zu einer radioaktiven Aktivitätsanreicherung. Es werden jedoch immer wieder positive szintigraphische Befunde bei Meningitis beschrieben [482, 528, 639, 685].

Diese Befunde sind teilweise transient oder aber Hinweise für Komplikationen, wie die Ausbildung von Verklebungen mit beginnender Absceßbildung. Dabei kann die durch Haemophilus influenzae hervorgerufene Meningitis zu einer Ventriculitis führen, die eine Abschnürung in abnormen Ventrikelanteilen mit Eiteransammlung zur Folge hat. Diese Befunde sind szintigraphisch nachweisbar [685].

<table>
<tr><td colspan="3">Tabelle 64. Szintigraphische Befunde bei vasculären Erkrankungen und subduralen Ergüssen im Kindesalter [5, 83, 263, 417, 528, 531, 557, 611, 621, 639, 654, 685, 804]</td><td colspan="3">Tabelle 65. Szintigraphische Befunde bei entzündlichen Hirnerkrankungen im Kindesalter [252, 528, 621, 639, 749]</td></tr>
<tr><td></td><td colspan="2">Szintigraphie</td><td></td><td colspan="2">Szintigraphie</td></tr>
<tr><td></td><td>+</td><td>−</td><td></td><td>+</td><td>−</td></tr>
<tr><td>Subdurales Hämatom/Hygrom</td><td>49</td><td>20 (71 %)</td><td>Meningo-Encephalitis</td><td>2</td><td>15</td></tr>
<tr><td>Epiduralhämatom</td><td>−</td><td>1</td><td>Encephalitis</td><td>3</td><td>5</td></tr>
<tr><td>Intracerebrales Hämatom</td><td>2</td><td>1</td><td>Hirnabsceß</td><td>17</td><td>−</td></tr>
<tr><td>a.v.-Angiome</td><td>8</td><td>2</td><td></td><td></td><td></td></tr>
<tr><td>M. Sturge-Weber</td><td>17</td><td>1</td><td></td><td></td><td></td></tr>
</table>

Bei tuberkulöser Meningitis wurden fronto-temporale Aktivitätsanreicherungen wie bei einem suprasellären Tumor beobachtet [664a].

Pathologische Radioaktivitätsanreicherungen bei der Encephalitis werden in vereinzelten Fällen beschrieben. Dabei bleibt offen, ob es sich hierbei um eine abscedierende Encephalitis handelt, oder ob die fleckförmig diffus verteilten und rindennah gelegenen Anreicherungen, die nur in der akuten fiebrigen Phase beobachtet worden sind, Ausdruck einer vorübergehenden vermehrten Durchlässigkeit der Gefäße sind (s. auch S. 223).

Intracerebrale Abscesse, die gehäuft bei Kindern mit kongenitalen Herzvitien auftreten [753a], oder nach Sinusitis oder Otitis entstehen, sind szintigraphisch gut nachweisbar. Bisweilen ist die Anreicherung in der Kapselwand des Abscesses so stark, daß eine ringförmige Figur entsteht, die in der Literatur als „doughnut" Zeichen (s. S. 119) bezeichnet wird.

Infolge des unzureichenden Auflösungsvermögens der Methode und der engen nachbarlichen Beziehungen ist die Beantwortung der Frage eines intrakraniellen Abscesses bei Otitis media außerordentlich schwierig, insbesondere, weil Überlagerungen durch Entzündungen im Processus mastoideus oder durch ein Cholesteatom eine eindeutige Lokalisation pathologischer Anreicherung unmöglich machen.

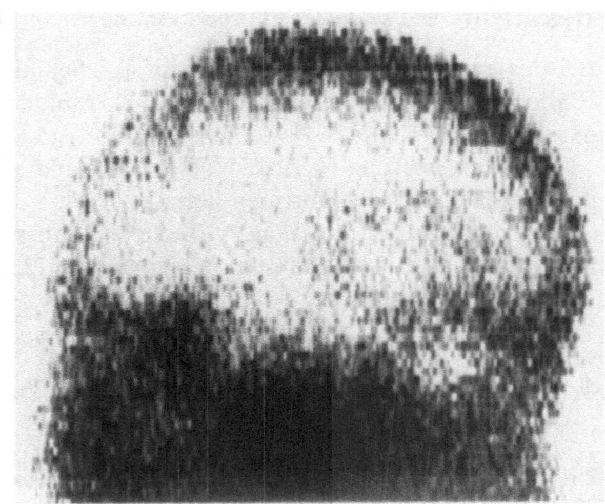

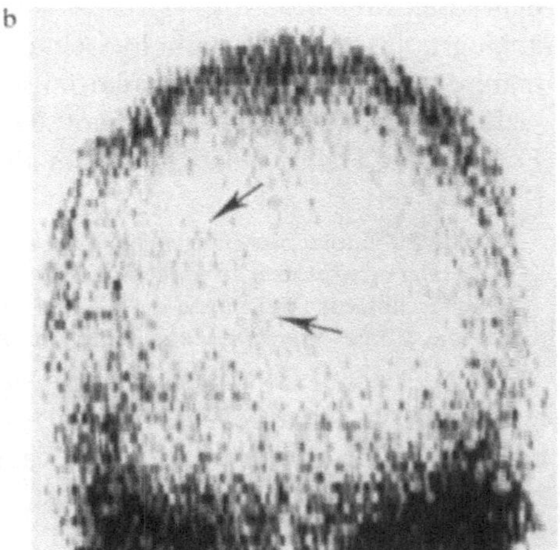

Abb. 111a u. b. Occipital li. rindennah gelegene, große ringförmige Aktivitätsanreicherung: Hirnabszeß mit sog. „dough-nut"-Zeichen

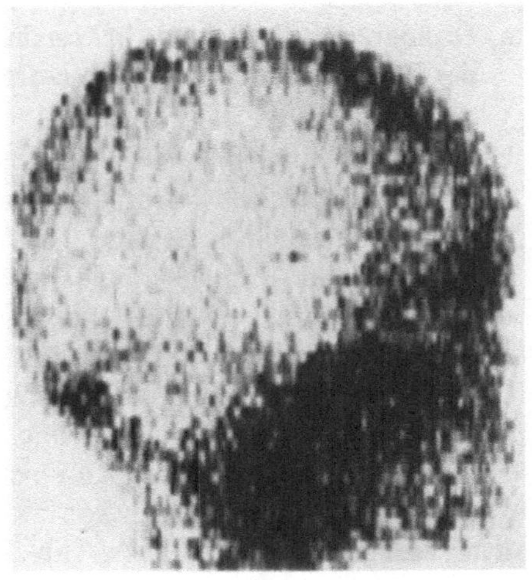

Abb. 112. Kappenförmig dem Frontalhirn re. aufsitzende inhomogene Aktivitätskonzentration, die nach dorsal relativ scharf abgesetzt ist und bei Ansicht von ventral bis zur Mittellinie reichte: Empyem, subdural

Degenerative und sekundäre Hirnerkrankungen

Bei der encephaloclastischen Sklerose (M. Schilder) kann es zu pathologischen Radioaktivitätsanreicherungen in den erkrankten Hirnbezirken kommen [621, 685, 807].

Die Anreicherung ist rindennah gelegen und soll ein Bild wie bei einem subduralem Hämatom hervorrufen können.

Leukämische Infiltrate als Ursache pathologischer Radioaktivitätsanreicherungen sind als Einzelfälle beschrieben worden [252].

4. Das Szintigramm bei cerebrovasculären Erkrankungen

Die Pathogenese des cerebro-vasculären Insultes ist mannigfaltig und das klinische Zustandsbild im allgemeinen durch das Zusammentreffen mehrerer ursächlicher Faktoren bestimmt [22, 200, 474]. Daraus erkären sich Differenzen zwischen angiographischen und pathologisch-anatomischen Befunden. Etwa 50% klinischmanifester und pathologisch-anatomisch nachweisbarer Hirninfarkte zeigen keinen Gefäßverschluß [22]. Man trennt daher die umschriebene Gewebsnekrose als Folge eines Gefäßverschlusses von den „funktionellen" Insulten (nach ISFORT [176]):

a) Durchblutungsstörungen als Folge einer Stenose bzw. eines Verschlusses der cephalen Hals- oder großen cerebralen Gefäße.
b) Durchblutungsstörungen der kleinen corticalen und perforierenden Gefäße.
c) Die diffuse cerebrale Mangeldurchblutung.

Diese nach funktionellen und nach Gefäßkriterien vorgenommene Unterteilung ist insofern bedeutsam, als in den Untergruppen b) und c) sehr häufig kein mit der angiographischen Diagnostik erfaßbares Substrat, (Arterienverschluß oder -stenose) nachweisbar ist, obwohl wesentliche neurologische Ausfälle vorhanden sind.

a) Szintigraphische Befunde bei cerebrovasculären Erkrankungen und Korrelation der Ergebnisse zu den Befunden der Angiographie

Die Zusammenhänge zwischen Hirninfarzierung und pathologischer Anreicherung der radioaktiven Verbindung sind bislang nicht vollständig geklärt (s. S. 4). Man würde zunächst erwarten, daß jeder Verschluß einer großen Arterie durch Thrombose oder Embolie zu einer Infarzierung des Hirngewebes im entsprechenden Versorgungsbereich und damit auch zu einer pathologischen Anreicherung einer diffundiblen radioaktiven Verbindung wie ^{99m}Tc-Pertechnetat führen müßte. Umgekehrt sollte man bei fehlendem Gefäßverschluß keine pathologische Anreicherung erwarten dürfen. Das ist nicht der Fall, vielmehr fanden wir bei den Patienten, die in den ersten 4 Wochen nach dem akuten Geschehen untersucht worden waren, keine Korrelation zwischen den Befunden der Angiographie und dem szintigraphischen Bild (s. Tabelle 66).

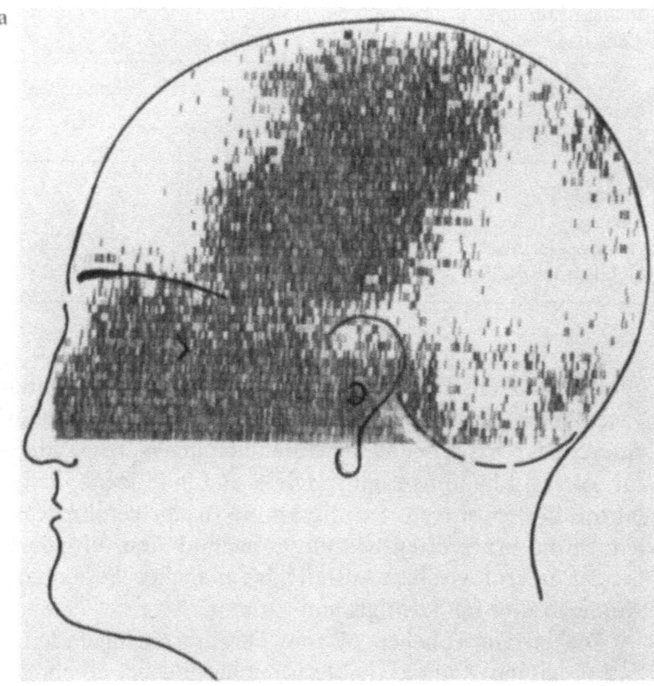

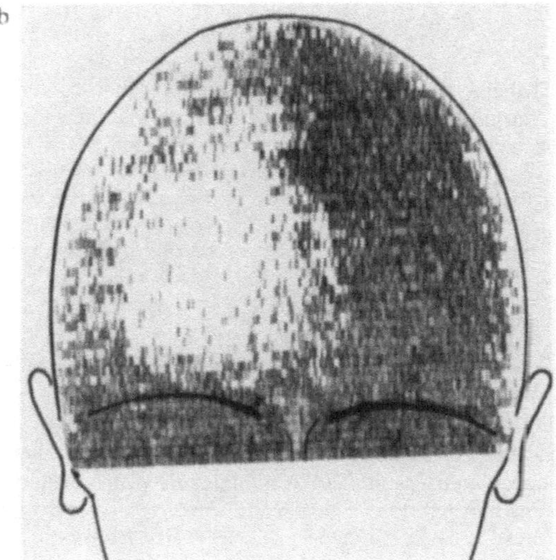

Abb. 113a u. b. Ausgedehnte, intensive pathologische Aktivitätsanreicherung, fronto-zentral besonders stark rindennah konzentriert: Embolischer Verschluß der A. cerebri media bei Endokarditis

Tabelle 66. Szintigraphische und angiographische Befunde bei Patienten mit cerebrovasculären Insulten, untersucht innerhalb der ersten vier Wochen nach dem akuten Ereignis, jedoch frühestens nach der ersten Woche

	Angiographie	Szintigramm	
		+	−
Verschluß	29	16	13
Stenose	24	10	14
Arteriosklerotische Veränderungen	33	14	19
Gefäße unauffällig	47	19	28

Eine weitere Besonderheit der pathologischen Anreicherungen nach cerebro-vasculären Insulten ist ihr zeitabhängiges Auftreten. Bislang existiert nur eine einzige experimentelle Untersuchung (s. S. 5), die eine mögliche Erklärung für dieses Phänomen gibt. Diese Befunde ermöglichen zunächst die Interpretation der positiven Szintigramme nach cerebro-vasculären Insulten, lassen jedoch die Frage offen, warum es nach akuten Infarzierungen mit der Folge bleibender neurologischer Ausfälle bei manchen Patienten zu keiner pathologischen Anreicherung im Szintigramm kommt.

Die in den Tabellen 67 und 68 zusammengefaßten Befunde zeigen, daß die pathologische Radioaktivitätsanreicherung bei cerebrovasculären Insulten in der 3. und 4. Woche nach dem akuten Ereignis am häufigsten nachweisbar ist. Aber auch in der 1. Woche ist der Anteil der positiven Szintigramme bereits relativ

Tabelle 67. Szintigraphische Befunde bei cerebro-vasculären Insulten in Abhängigkeit vom Zeitpunkt der Untersuchung nach dem akuten Geschehen ($n=245$)

	Woche nach dem Insult												
	1.	2.	3.	4.	5.	6.	7.	8.	9.	10.	11.	12.	später
Szintigramm													
negativ	23	33	24	15	5	4	2	2	1	4	1	1	−
positiv	20	24	21	20	9	3	7	6	1	5	1	3	10

Tabelle 68. Positive Szintigramme in Prozent aller Untersuchungen bei Patienten mit cerebro-vasculären Insulten in Abhängigkeit vom Zeitpunkt der Untersuchung

	Eigene Untersuchung	GUTTERMANN u. SHENKIN [143]	TOW u. Mitarb. [423]	AKERMAN [481]	MARSHAL [665]
1. Woche	53	43	21	35	33
2. Woche	57	44	33	68	67
3. Woche	53	50		85	60
4. Woche	47	60	66	70	25
5. Woche	35			48	30

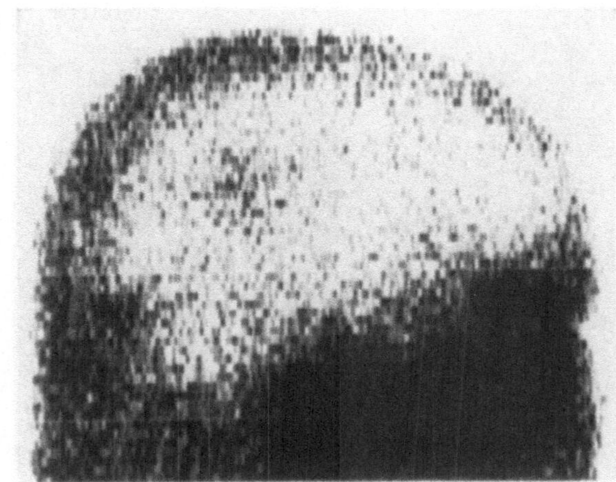

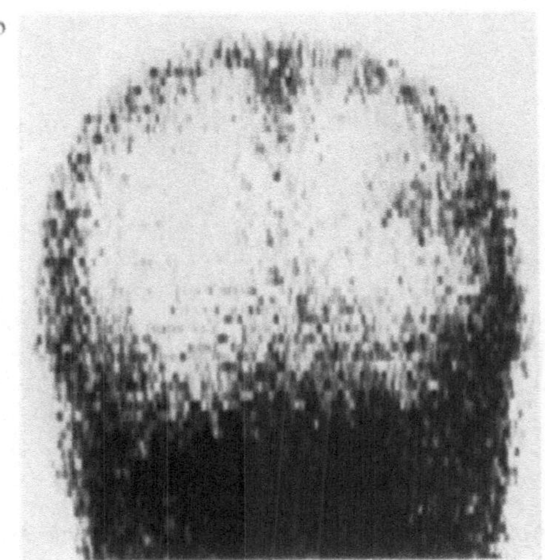

Abb. 114a u. b. Parietal re. gelegene pathologische Anreicherung, die infolge ihrer kugeligen Form auch einem Tumor entsprechen könnte. Die Ansicht von dorsal zeigt, daß der Befund keilförmig in die Tiefe zieht: Verschluß der A. carotis int. bei monatelanger geringer klin. Symptomatik

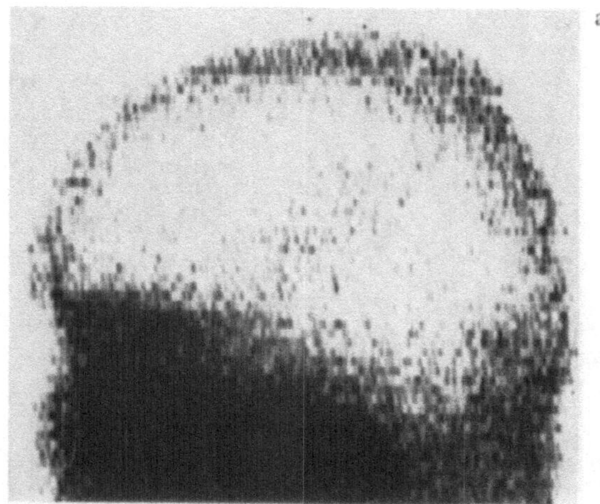

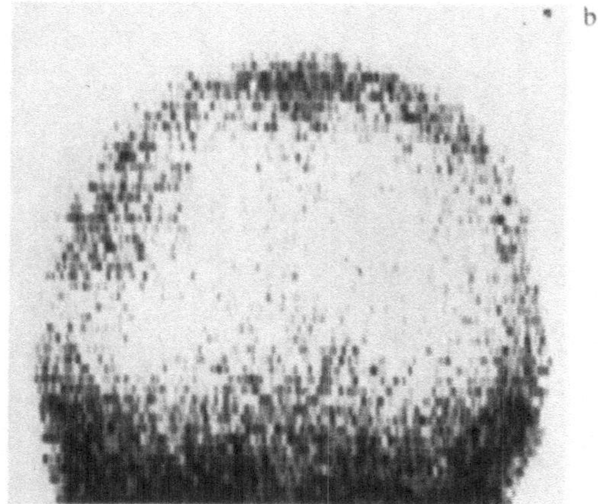

Abb. 115a u. b. Pathologische Anreicherung etwa im Verlauf der Sylvii'schen Furche, rinden-nah: Verschluß der A. cerebri media; Zustand 10 Tage nach akutem Geschehen

hoch, dabei ist jedoch zu berücksichtigen, daß die exakte Datierung des akuten Geschehens nicht in jedem Falle möglich ist.

Untersuchungsreihen mit korrekter Verlaufsbeobachtung haben hier einen größeren Beweiswert. So wird in einer Zusammenstellung [258] von 170 Patienten berichtet, die sofort bei Aufnahme und im weiteren Verlauf des Krankenhausaufenthaltes szintigraphiert wurden. Alle Patienten hatten zum Zeitpunkt der Aufnahme ein negatives Szintigramm. 55 davon, das sind 33%, zeigten 10 Tage nach Aufnahme ein positives Szintigramm. Ähnliche Verlaufsbeobachtungen liegen mit gleichen oder ähnlichen Ergebnissen auch von anderen Autoren vor [43, 81, 258, 274, 431]. Daß das szintigraphische Bild, wenn überhaupt, erst nach einer gewissen Latenzzeit positiv wird, darf als sicher angenommen werden und kann differentialdiagnostisch genutzt werden. Der Patient, der innerhalb der 1. Woche nach einem akuten Geschehen ein negatives szintigraphisches Bild aufweist, das im Verlauf der darauffolgenden Woche bei erneuter Untersuchung positiv wird, war mit an Sicherheit grenzender Wahrscheinlichkeit an einem cerebro-vasculären Insult und nicht an einem Tumor erkrankt [431].

Einheitlich sind auch die Befunde in bezug auf den Zeitraum, in dem eine pathologische Aktivitätsanreicherung im szintigraphischen Bild nachweisbar ist. Jenseits der 5. Woche nach einem Insult ist die pathologische Anreicherung im szintigraphischen Bild selten, kann jedoch noch bis zu 10 Wochen darstellbar sein [481]. Hier handelte es sich zumeist um Befunde bei Patienten mit schwersten neurologischen Ausfällen, wobei überdies die Möglichkeit von Reinfarkten nicht ausgeschlossen werden kann [665].

Eine sichere Korrelation der pathologischen Radioaktivitätsanreicherung im szintigraphischen Bild zum Schweregrad der neurologischen Ausfälle ist nicht nachweisbar, und weder aus der Intensität der Anreicherung, dem Zeitpunkt ihres Auftretens und ihres Schwindens lassen sich im Einzelfall sichere prognostische Schlüsse ziehen (Tabelle 69) [80, 666].

Tabelle 69. Befunde im szintigraphischen Bild bei cerebrovasculären Insulten in Abhängigkeit von der klinischen Symptomatik. (Untersuchung jeweils in den ersten 4 Wochen nach dem akuten Geschehen)

	Szintigraphie	
	+	−
Vorübergehende Attacke oder gute Rückbildungstendenz	12	51 (19%)
Persistierende neurologische Ausfälle mit geringer Rückbildungstendenz	30	42 (41%)
Schwere persistierende neurologische Ausfälle ohne Zeichen der Besserung	28	17 (80%)

Zwar finden sich prozentual gesehen nach flüchtigen neurologischen Attacken etwa vierfach soviel negative szintigraphische Befunde wie positive Anreicherungen, und in den Fällen mit schwereren bleibenden neurologischen Ausfällen ohne Zeichen der Besserung nahezu doppelt so viele Fälle mit intensiver Radioaktivitätskonzentration, doch haben diese Befunde nach unseren Erfahrungen nur statistische Bedeutung und lassen für den einzelnen Patienten keine prognostischen Schlüsse zu. Diese Meinung teilen wir mit anderen Autoren [80, 244, 456, 656, 666]; andererseits wird jedoch über die Erfahrung berichtet, daß bei negativem szintigraphischen Bild oder rascher Rückbildung des Radioaktivitätsfocus die Prognose hinsichtlich der Funktionswiederherstellung günstig sei [132, 143, 431], während das Sistieren der Radioaktivitätsanreicherungen in jedem Falle als prognostisch ungünstige Befunde zu werten seien [481, 666].

Besondere Bedeutung scheint die Szintigraphie hinsichtlich einer prognostischen Aussage bei Operation extrakranieller Verschlüsse der A. carotis zu gewinnen. Während einerseits mitgeteilt wird, daß bei gesichertem extrakraniellen Verschluß der A. carotis und einem positiven Szintigramm die Endarterektomie wenig Erfolg verspricht [512], kann nach anderen Mitteilungen die Szintigraphie für eine Planung des Operationstermins wesentlich sein.

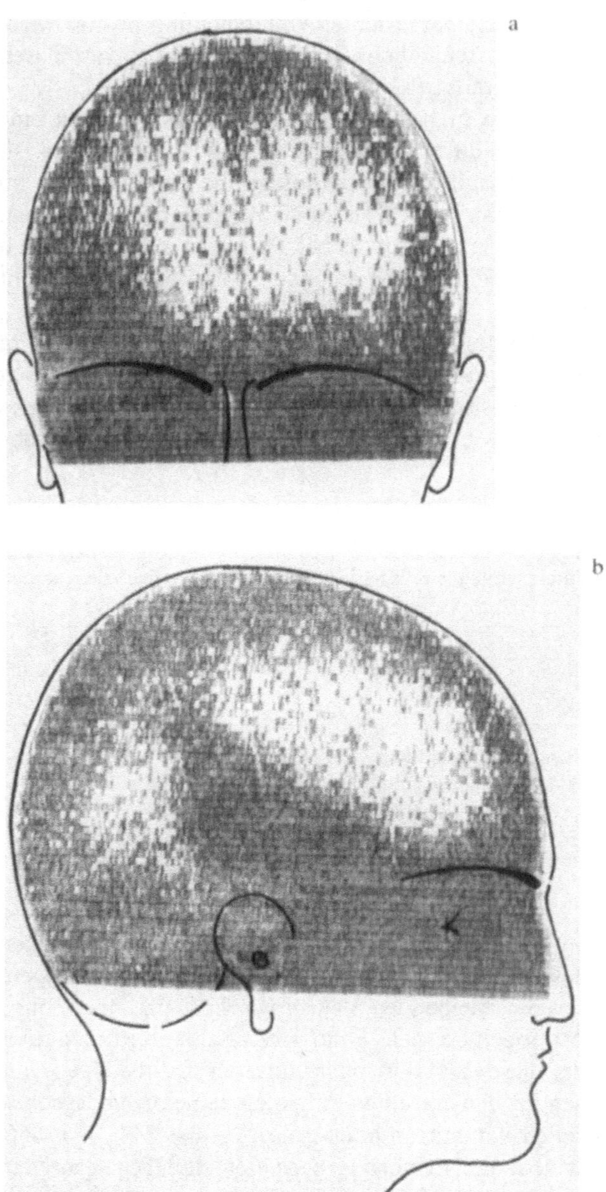

Abb. 116a–d. Intensive pathologische Aktivitätsanreicherung im Verlauf der Fissura Sylvii, die nach oben zu abnimmt und bei Aufnahme in frontaler Ansicht rindennah gelegen ist und keilförmig in die Tiefe zieht (a, b): 3 Wochen später Rückgang des Befundes. 7 Wochen später: unauffälliges Szintigramm. Zustand nach Verschluß der A. cerebri media 2, 5 und 9 Wochen nach dem akuten Geschehen

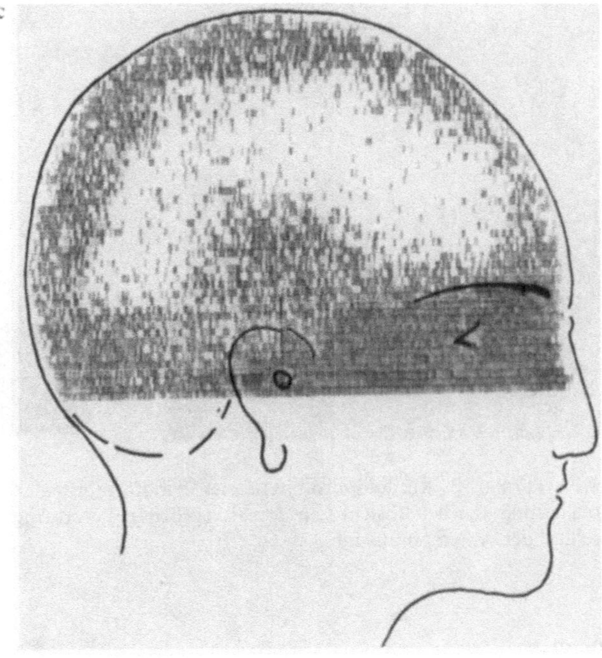

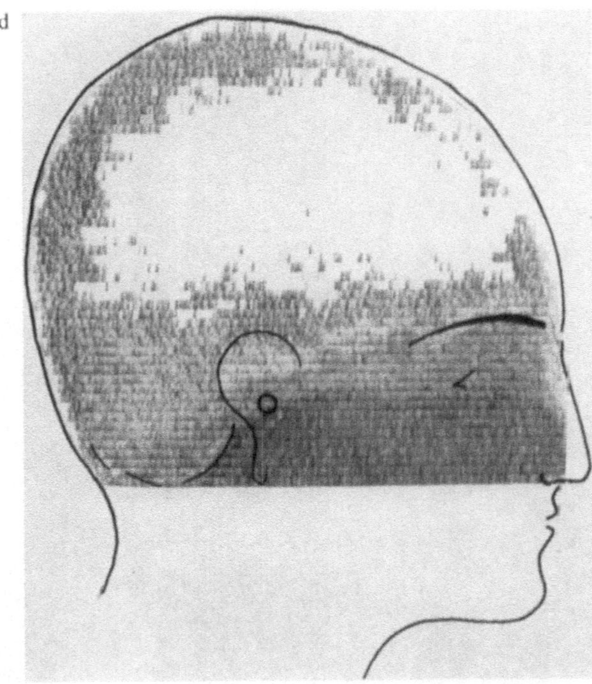

Abb. 116. (Fortsetzung)

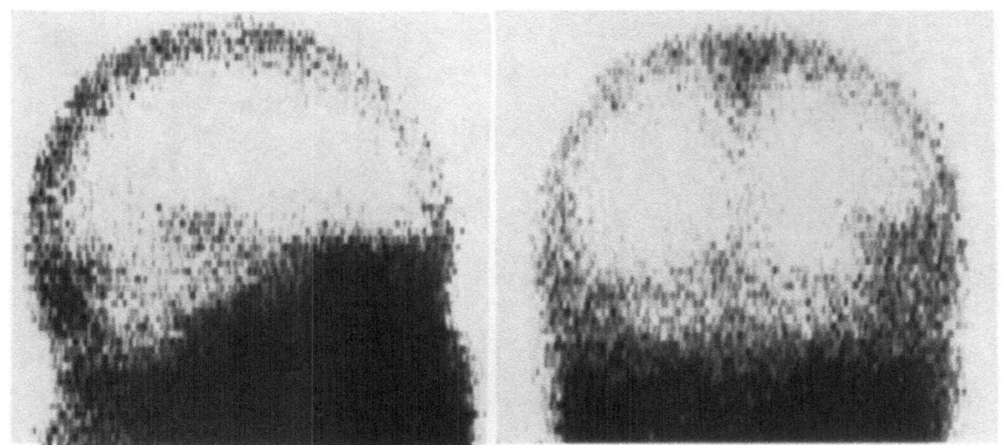

Abb. 117a u. b. Re. temporo-basale sich bandförmig nach dorsal ziehende pathologische Anreicherung, die bei Ansicht von dorsal keilförmiges Vordringen in die Tiefe erkennen läßt: Verschluß der A. temporalis inf.

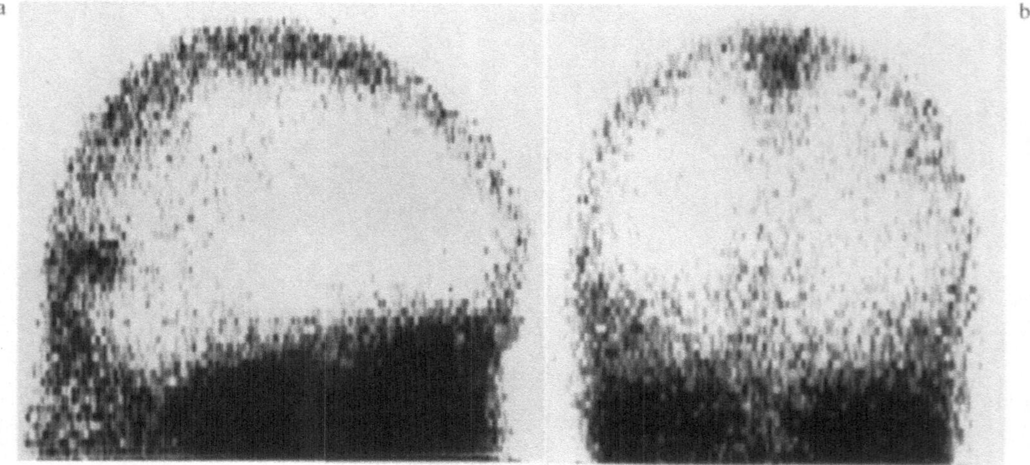

Abb. 118a u. b. Diffus vermehrte Aktivitätsanreicherung parietal re. mit keilförmigem Verlauf
bei dorsaler Ansicht: Verschluß der A. gyri angularis

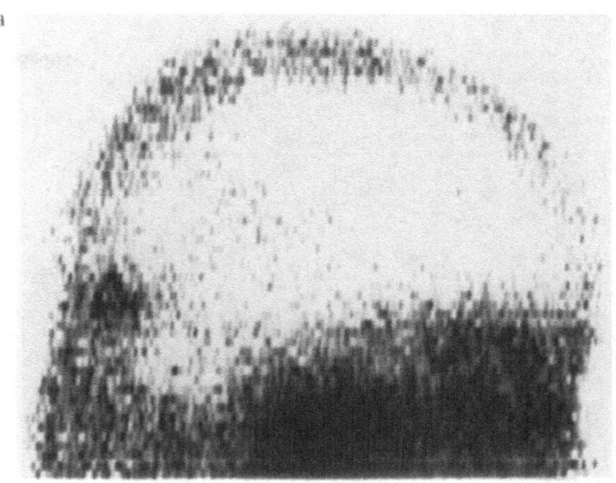
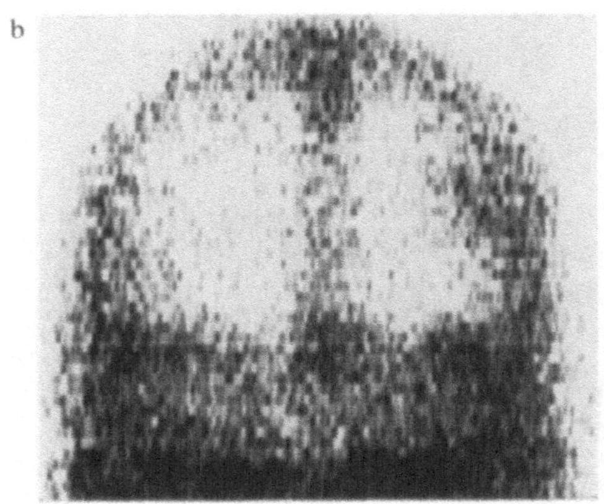

Abb. 119a u. b. Diffuse, rindennah gelegene temporo-perietale Aktivitätsanreicherung: Zustand 3 Wochen nach akutem cerebrovasculärem Insult. Zum Zeitpunkt der Untersuchung kein arterieller Verschluß nachweisbar

Wenn das szintigraphische Bild negativ war, wurde die operative Rekanalisation sofort durchgeführt, während bei Patienten mit einer pathologischen Radioaktivitätsanreicherung der Operationstermin auf einen späteren Zeitpunkt verschoben wurde [638].

Die pathophysiologischen Vorgänge beim cerebro-vasculären Insult, die in einem Fall eine pathologische Anreicherung der diffundiblen radioaktiven Verbindung im infarzierten Hirngewebe zur Folge haben und in anderen Fällen diese Radioaktivitätskonzentration nicht nachweisen lassen, sind bislang nicht völlig verständlich (s. S. 4). Man ist daher zum gegenwärtigen Zeitpunkt gezwungen, sich auf eine Beschreibung der Paraphänomene zu beschränken, die sich etwa wie folgt darstellen lassen:

Nach einem akuten Durchblutungsmangel infolge Verschluß, Stenose oder funktioneller Unterbrechung der Blutzufuhr, kommt es im entsprechenden Ver-

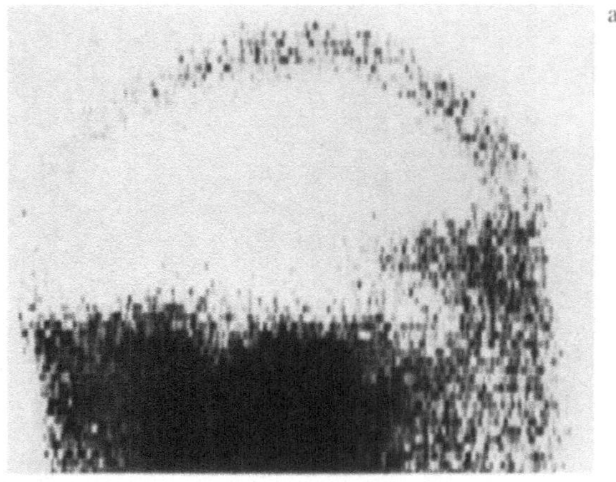

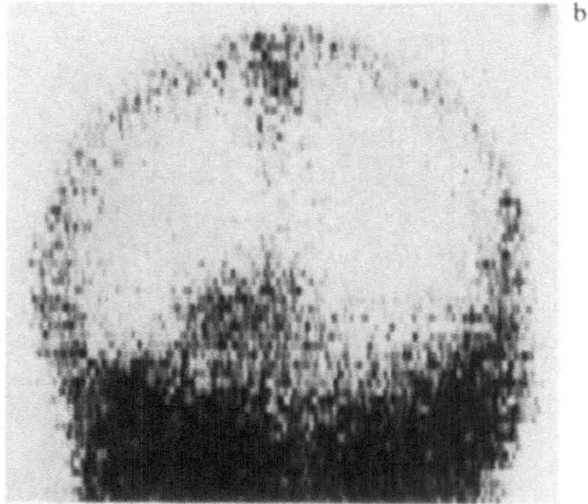

Abb. 120a u. b. Occipital, tentoriumnah gelegene, in der Seitenaufnahme keilförmig, in der Ansicht von dorsal kugelig wirkende pathologische Anreicherung: Zustand nach Verschluß der A. cerebri posterior

sorgungsgebiet der betroffenen Arterie nach einer Latenz von etwa 3–6 Tagen in Abhängigkeit davon, ob es sich um einen ischämischen oder hämorrhagischen Infarkt handelt, unter Umständen zu einem Austritt der radioaktiven Verbindung in das infarzierte Gewebe. Dieser Austritt, der zu einer Anreicherung im Infarktgebiet führen kann, ist in etwa 75% der hämorrhagischen und etwa 35% der ischämischen Infarkte nachweisbar [79, 80]. Dies pathologische Anreicherung ist für etwa 4 Wochen nachweisbar, und in der Zeit danach nur noch die Ausnahme. Es findet sich keine Korrelation zum angiographischen Befund, d.h. ein angiographisch nachweisbarer Gefäßverschluß muß nicht zwangsläufig eine pathologische Radioaktivitätsanreicherung im entsprechenden Versorgungsgebiet zur Folge haben, und umgekehrt können erhebliche pathologische Anreicherungen im Szintigramm nachweisbar sein, ohne daß zum Zeitpunkt der Untersuchung das Gefäß verengt oder verschlossen ist. Häufiger sind zweifelsohne die Anreicherungen bei Stenosen, sofern diese mehr als 80% des Lumens ausmachen [638]. In diesen Fällen gibt die Sequenzszintigraphie zusätzliche Informationen (s. S. 37).

Der Prozentsatz mit pathologischer Anreicherung im szintigraphischen Bild ist abhängig von der Art der verwendeten Verbindung. Die höchsten Zahlen für eine pathologische Anreicherung nach Insulten werden für ^{99m}Tc-Pertechnetat berichtet, während die Prozentsätze für die Verbindungen ^{75}Se-Selenit, ^{67}Ga-Citrat und ^{197}Hg-Chlormerodrin niedriger liegen, und hochmolekulare Eiweißverbindungen wie ^{131}J-RIHSA, ^{113m}In/^{111}In-Globulin nur in Ausnahmefällen pathologische Anreicherungen zeigen [311].

Zeitpunkt des Auftretens der pathologischen Anreicherung, Intensität und Dauer ermöglichen für den Einzelfall keinen sicheren prognostischen Hinweis, wenngleich statistisch gesehen sich negative Szintigramme vierfach so häufig bei Patienten mit nur flüchtigen neurologischen Attacken finden, und persistierend positive Szintigramme bei Patienten mit bleibenden, schweren neurologischen Ausfällen häufiger nachweisbar sind.

b) Differentialdiagnostische Abgrenzung der szintigraphischen Befunde bei cerebro-vasculären Erkrankungen gegen Befunde bei Hirngeschwülsten

Wenngleich die Tumoranamnese vornehmlich durch einen uncharakteristischen Beginn der Symptomatik mit crescendoartigem Verlauf gekennzeichnet ist [434], im Gegensatz dazu der akute Gefäßprozeß apoplektiform einsetzt und eher eine Besserungstendenz aufweist, so sind doch eine Reihe von Ausnahmen bekannt. Die wesentlichsten Prozesse, die unter dem Bild eines apoplektiformen Insultes verlaufen können, sind:

A. Die intracerebrale Blutung.
B. Die extracerebrale, intrakranielle Blutung.
C. Die cerebrale Mangeldurchblutung aus hämodynamischer Ursache.
D. Die cerebrale Durchblutungssperre infolge Thrombose oder Embolie.
E. Die Hirnvenen- und Sinusthrombose.
F. Der gefäßreiche Tumor, mit oder ohne akute Blutung („Tumor-Apoplexie").

Unter 72 Patienten, deren Erkrankung apoplektiform begann, fand sich in zwei Fällen ein Tumor als die auslösende Ursache [456]. Bei 171 Patienten, die an einem Hirntumor erkrankten, begann in 7% der Fälle die klinische Symptomatik apoplektiform [640].

Umgekehrt verlaufen cerebrovasculäre Leiden keineswegs immer unter dem Erscheinungsbild des akuten cerebralen Insultes. Wiederholt auftretende, flüchtige Attacken können fokale Anfälle, rückbildungsfähige Lähmungen und andere neurologische Störungen hervorrufen, die den Verdacht auf einen raumfordernden intrakraniellen Prozeß erwecken und eine Ausschlußdiagnostik erforderlich machen.

Mehr als 90% aller Tumoren der Großhirnhemisphären sind durch Szintigraphie nachweisbar. In den Hemisphären finden sich jedoch auch der überwiegende Teil der intracerebralen Blutungen und der Infarkte. Die differentialdiagnostische Abgrenzung der pathologischen Anreicherungen scheint aus diesen Gründen besonders schwierig. So ist auch von einigen Autoren anhand von Vergleichsuntersuchungen bei cerebro-vasculären Gefäßprozessen und Glioblastomen

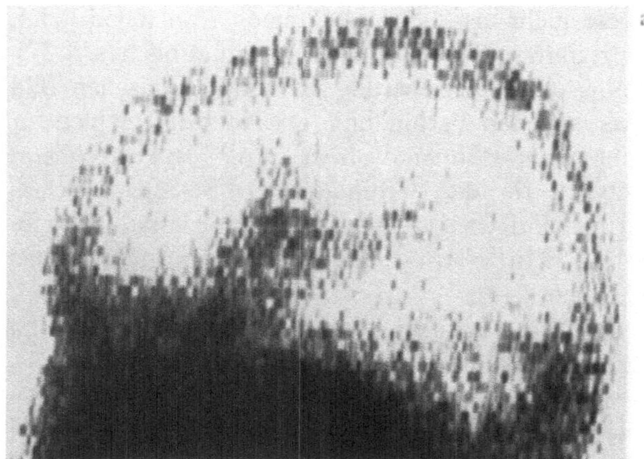

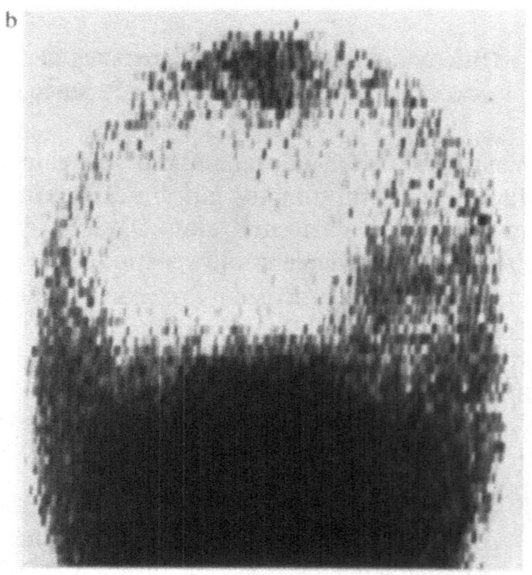

Abb. 121a u. b. In seitlicher Ansicht Darstellung einer von der „Basis" nicht zu trennenden pathologischen Aktivitätsanreicherung, die sich nach rostral mehrzipfelig verzweigt und bei Ansicht von ventral keilförmig nach median in die Tiefe zieht: Verschluß der A. cerebri media

festgestellt worden, daß eine Differenzierung nicht mit hinreichender Sicherheit möglich sei [161]. Es sind darüber hinaus eine Reihe von Untersuchungsverfahren für die differentialdiagnostische Abgrenzung angegeben worden, wie beispielsweise die Serienszintigraphie (s. S. 37) oder die Multinuklidszintigraphie.

   Aber auch aus dem einfachen szintigraphischen Bild lassen sich mit Kenntnis der Gefäßversorgungsgebiete, bevorzugtem Tumorsitz und bei enger Zusammenarbeit mit der Klinik Hinweise auf die Ursache der pathologischen Anreicherung finden und differentialdiagnostische Schlüsse ziehen.

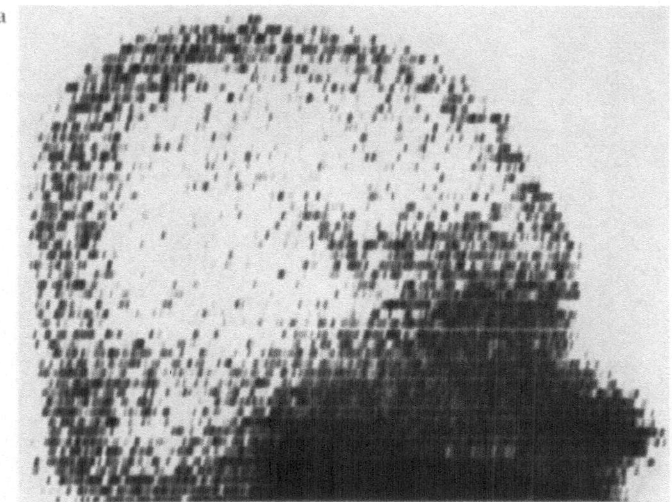

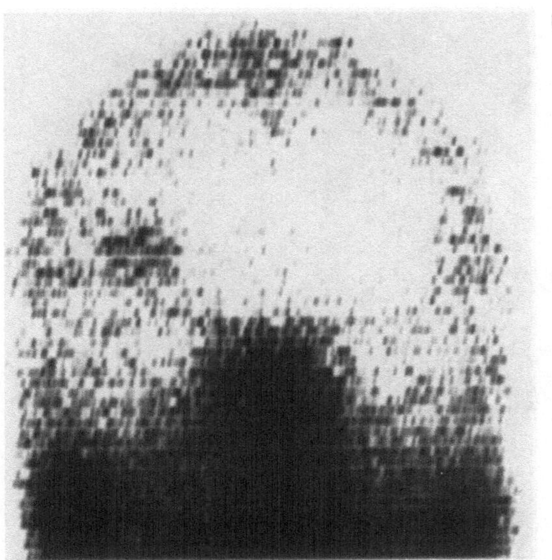

Abb. 122a u. b. In seitlicher Ansicht elongierte, fronto-basal gelegene, pathologische Anreicherung, die sich bei Aufnahme in frontaler Ansicht fronto-lateral mit Ausläufer nach unten und zur Mitte hin darstellt: Verschluß einer Inselarterie

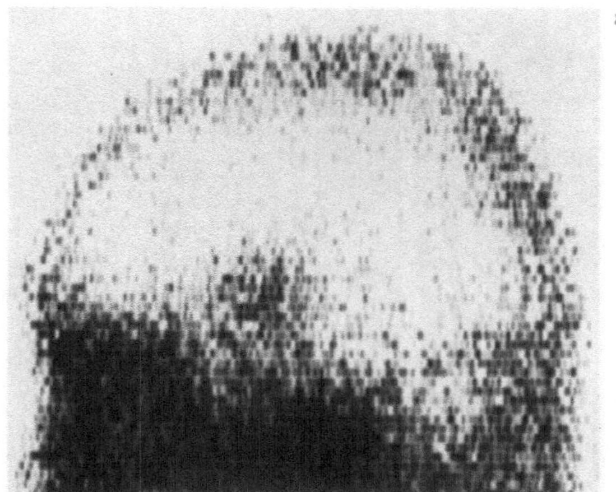

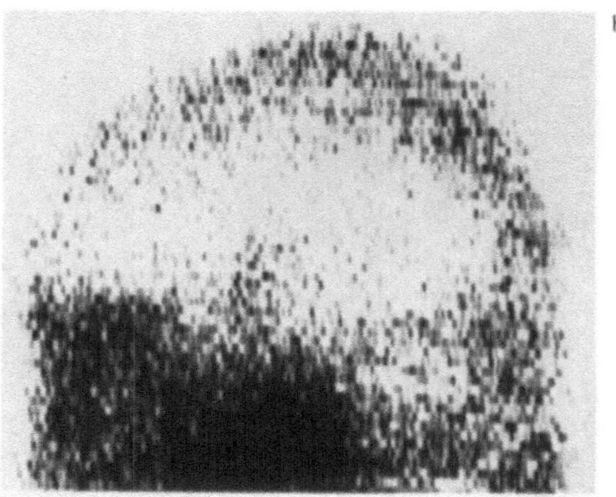

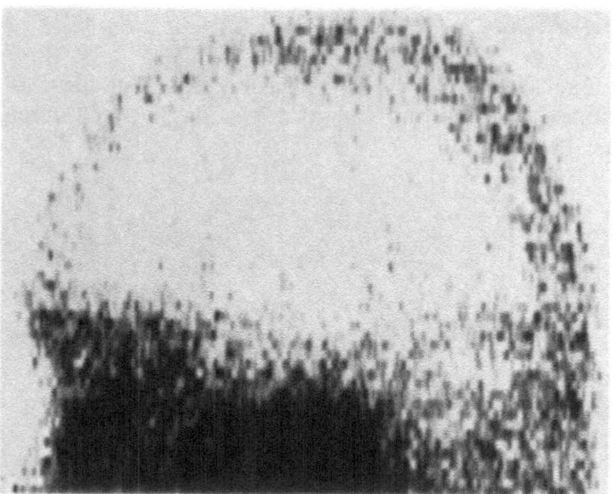

Abb. 123a–c. Fronto-temporal gelegene pathologische Anreicherung, die aufgrund ihrer Lage und Form zunächst an einen raumfordernden Prozeß denken läßt. Angiographisch zum Zeitpunkt der Untersuchung kein pathol. Befund: Zustand 3 Wochen nach Schlag auf die A. carotis communis mit anschließender Bewußtlosigkeit. Gute Rückbildung des szintigraphischen Befundes (b, c) bei geringer Besserung der Aphasie

Der wesentliche Unterschied zwischen einer pathologischen Anreicherung in einem Tumor und einem infarzierten Hirngebiet liegt in der Zeitabhängigkeit. In der Regel verstreicht bis zur positiven Anreicherung im szintigraphischen Bild bei einem Gefäßprozeß eine Latenzzeit von etwa 3–6 Tagen. Der Tumor ist demgegenüber sofort darstellbar. Ein apoplektiform erkrankter Patient, der bei Aufnahme ein negatives szintigraphisches Bild bietet, das nach wenigen Tagen positiv wird, ist also mit an Sicherheit grenzender Wahrscheinlichkeit nicht an einem Tumor erkrankt [431]. Diese frühe Untersuchung mit Verlaufskontrolle wird jedoch nicht in allen Fällen durchführbar sein und der Zeitpunkt der Untersuchung ist zumeist vom Allgemeinzustand des Patienten abhängig. So wird man das szintigraphische Bild auf verschiedene Kriterien untersuchen müssen, die artdiagnostische Hinweise geben können. Diese Kriterien sind in zahlreichen Einzelbeobachtungen mitgeteilt und von LESLIE, ALKER und BAKAY [11, 224a] in einer Übersichtsstudie zusammengestellt.

Lage und Form der pathologischen Anreicherung

Die typische Anreicherung bei einem Infarkt im Bereich der Arteria cerebri media liegt etwa im Verlauf der Fissura Sylvii. In der lateralen Ansicht findet sich diese ausgezogene Anreicherung, die Kommaform haben, aber, in Abhängigkeit vom Zeitpunkt der Untersuchung, auch ovale und kugelige Formen annehmen kann, unverwechselbar im Versorgungsgebiet der A. cerebri media und ist bei Verwendung von ^{99m}Tc-Pertechnetat zumeist von der „Basis" nicht zu trennen. In Abhängigkeit davon, ob einzelne Äste der Arterie oder der Stamm betroffen sind, wechselt die Ausdehnung der pathologischen Anreicherung, zeigt jedoch in der Regel eine elongierte Form mit Ausrichtung der Längsachse im Verlauf der Arterie.

In der Frontalansicht ist die pathologische Anreicherung entsprechend dem Versorgungsgebiet der A. cerebri media oberflächlich gelegen und kann keilförmig in die Tiefe ziehen. Differentialdiagnostisch schwierig sind die pathologischen Befunde, die bei Verschluß nur eines Astes der A. cerebri media entstehen können. Sie sind aufgrund ihrer Form und bisweilen intensiven Anreicherung häufig nicht von einem Tumor eindeutig zu differenzieren (s. Abb. 123). Weniger häufig, jedoch in der Differentialdiagnostik verwirrend, sind Infarkte im Bereich der A. cerebri anterior und diejenigen, die im Übergangsgebiet zwischen dem Versorgungsgebiet der A. cerebri media und der A. cerebri anterior auftreten und das Bild wie bei einem subduralen Hämatom erzeugen können. Dagegen ist die Erkennbarkeit der relativ seltenen Infarkte im Bereich der A. cerebri posterior aufgrund der typischen Lokalisation [434a] in der Regel unproblematisch (s. Abb. 120).

Intensität und Homogenität der Anreicherung

Die erheblichen Unterschiede in der Intensität der Anreicherung, die mit der Tumorart wechselt und die auch bei Infarkten in Abhängigkeit vom Zeitpunkt der Untersuchung nach dem akuten Geschehen intensiv bis schwach nachweisbar sein kann, erschwert eine Differentialdiagnose aus diesem Kriterium. Die Homogenität oder Auflockerung des Speichermusters ist kein absoluter Hinweis, insbesondere dann, wenn man zwischen Glioblastomen und cerebro-vasculären Insulten unterscheiden muß.

Anzahl der pathologischen Anreicherungen und deren Begrenzung

Multiple Anreicherungen sprechen in der Regel für Metastasen. Aber auch bei cerebro-vasculären Insulten kann es zu mehrfachen pathologischen Anreicherungen, insbesondere in den Endgebieten der einzelnen Äste der Hauptarterie kommen. Diese Anreicherungen können möglicherweise nach dem Prinzip der Mangeldurchblutung in den von ZÜLCH so benannten „letzten Wiesen" entstanden sein. Die Regelmäßigkeit der Anordnung dieser pathologischen Anreicherungen spricht eher für einen Gefäßprozeß als für Metastasen, die in der Regel irregulär verteilt auftreten.

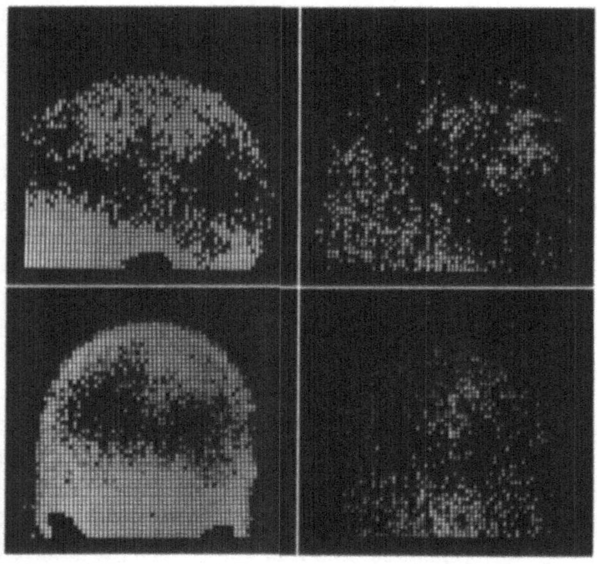

Abb. 124. Pathologische Aktivitätsanreicherungen fronto-präzentral und parietal, parasagittal (links: ^{99m}Tc-Pertechnetat, rechts: ^{197}Hg-Chlormerodrin): Multiple Erweichungsherde im Gyrus praecentralis und Gyrus postcentralis bei thrombosiertem Aneurysma des Ramus communicans der A. cerebri ant.

Für die Routinediagnostik lassen sich gewisse differentialdiagnostische Faustregeln für die Unterscheidung zwischen einem cerebro-vasculären Insult und einer Hirngeschwulst aufstellen: Pathologische Anreicherungen, bedingt durch einen Infarkt, finden sich in der überwiegenden Zahl der Fälle im Versorgungsgebiet der A. cerebri media. Sie sind seltener im Bereich der A. cerebri posterior und nur ausnahmsweise im Bereich der A. cerebri anterior zu finden. Verschlüsse der A. vertebralis sind mit Hilfe des Szintigramms nicht nachweisbar, es sei denn, sie manifestieren sich im Gebiet der A. cerebri posterior. Die pathologische An-

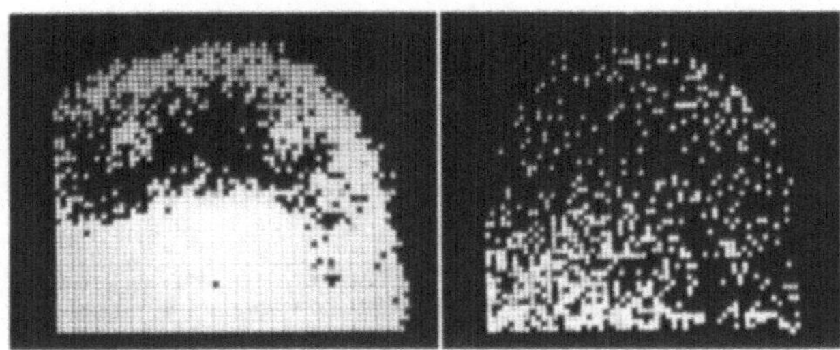

Abb. 125. Multiple pathologische Anreicherungen in den Endgebieten der A. cerebri media. Zustand nach wiederholten akuten Insulten (links: ^{99m}Tc-Pertechnetat; rechts: ^{197}Hg-Chlormerodrin): Kein Verschluß oder Stenose einer größeren Arterie, verlangsamter Kontrastmitteldurchfluß

reicherung bei einem Hirninfarkt hat in der Regel eine elongierte Form, deren Längsachse in die Verlaufsrichtung der Arterie weist. Entsprechend den Versorgungsgebieten der einzelnen Arterien finden sich die pathologischen Anreicherungen oberflächlich, sie können dabei keilförmig in die Tiefe reichen oder paramedian liegen. Die Konzentration der radioaktiven Verbindung im infarzierten Hirngewebe ist zeitabhängig; sie tritt in der Regel nicht vor dem 3. Tag nach dem akuten Geschehen auf und ist 4–5 Wochen nach dem akuten Insult nur noch selten nachweisbar. Die Radioaktivitätsansammlung im infarzierten Hirngewebe ist an eine Hemisphäre und an das Versorgungsgebiet der betroffenen Arterie gebunden. Infarkte im Bereich der hinteren Schädelgrube sind eine seltene Ausnahme. Differentialdiagnostische Schwierigkeiten bereiten ältere Infarkte, die die typische Konfiguration und Ausdehnung nicht mehr erkennen lassen, sondern kugelig oder oval geformt sein können, und die pathologischen Anreicherungen, die in dem Areal, das durch einen Ast der großen Arterien versorgt wird, lokalisiert sind. Diese Fälle können in der Regel nur durch zusätzliche klinische Information oder durch Verlaufsuntersuchungen geklärt werden. Hilfreich ist bisweilen eine zusätzliche Untersuchung mit einer anderen radioaktiven Verbindung.

Differentialdiagnose durch Untersuchung mit verschiedenen radioaktiven Nukliden und Verbindungen

Die Häufigkeit, mit der verschiedene radioaktive Nuklide und Verbindungen sich in infarzierten Hirnarealen anreichern, ist offenbar unterschiedlich. Während das diffundible ^{99m}Tc-Pertechnetat sich in einem großen Prozentsatz der Fälle in den betroffenen Hirnregionen anreichert, sind, wie bereits erwähnt, die Prozentzahlen für ^{197}Hg-Chlormerodrin deutlich niedriger und wesentlich geringer noch für die hochmolekulare Eiweißverbindung ^{131}J-RIHSA. In einem geringeren Prozentsatz als ^{99m}Tc-Pertechnetat reichern sich offenbar auch die Verbindungen ^{75}Se-Selenit und ^{67}Ga-Citrat im infarciertem Hirngewebe an und machen diese Verbindungen für eine differentialdiagnostische Abgrenzung in Einzelfällen geeignet. Voraussetzung für das Gelingen eines solchen Differenzierungsversuches ist, daß die Substanz sich mit gleicher prozentualer Häufigkeit in blastomatösen Prozessen anreichert, wie die zur Voruntersuchung benutzte Verbindung — in der Regel ^{99m}Tc-Pertechnetat. Diese Voraussetzung scheint gegeben (s. Tabelle 70).

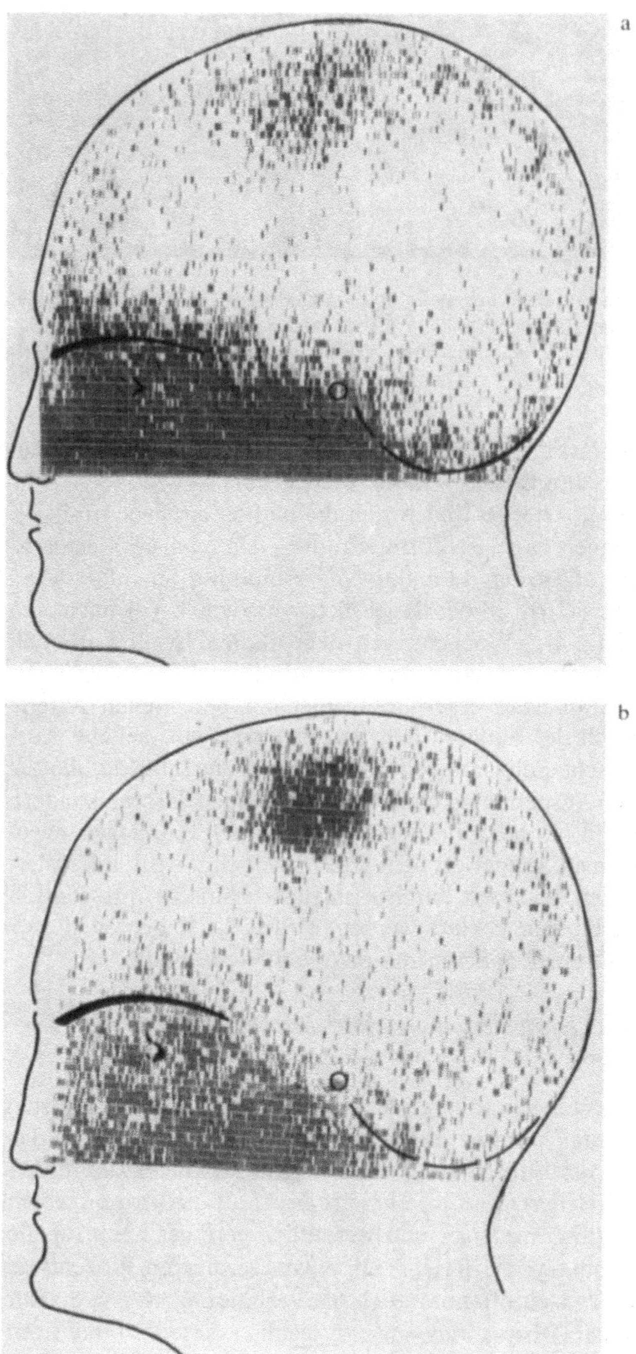

Abb. 126a u. b. Aktivitätsanreicherung über der Zentralregion bei Aufnahme in frontaler Ansicht parasagittal gelegen: Parasagittales Meningeom. a Aufnahme 30 min nach Applikation von 10 mC$_i$ ^{99m}Tc-Pertechnetat; b Aufnahme 24 Std nach Applikation von 1 mC$_i$ ^{75}Se-Selenit

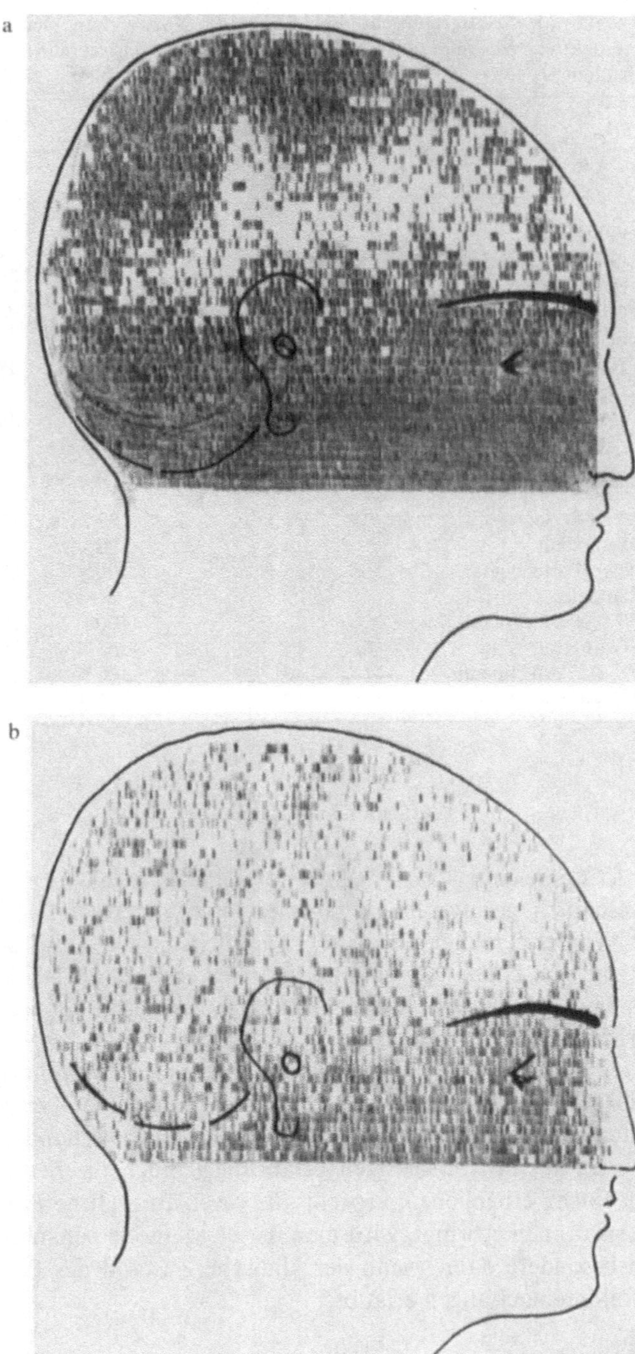

Abb. 127a u. b. Multiple, über der Zentral- und Parietalregion rindennah gelegene pathologische Anreicherungen, die nach Applikation von ^{99m}Tc-Pertechnetat deutlich, nach Injektion von ^{197}Hg-Chlormerodrin nur angedeutet erkennbar sind, während bei blastomatösen Geschwülsten in der Regel keine Unterschiede in der Intensität der Speicherung zu erwarten sind

Tabelle 70. Szintigraphische Befunde unter Verwendung verschiedener radioaktiver Verbindungen bei Hirngeschwülsten und cerebrovasculären Insulten

	Szintigraphie			Autoren
	+	−		
Tumoren:				
^{99m}Tc-Pertechnetat	40	9		[288]
^{75}Se-Selenit	40	9		
^{99m}Tc-Pertechnetat	76	−		[754]
^{75}Se-Selenit	72	4		
^{99m}-Pertechnetat	24	4		[814]
^{67}Ga-Citrat	28	−		
^{99m}-Tc-Pertechnetat	46	3		[469]
^{197}Hg-Chlormerodrin	44	5		
Cerebrovasculäre Insulte:				
^{99m}Tc-Pertechnetat	23	2	92%	[288]
^{75}Se-Selenit	5	20	20%	
^{99m}Tc-Pertechnetat	29	−	100%	[754]
^{75}Se-Selenit	9	20	31%	
^{99m}Tc-Pertechnetat	43	−	100%	[814]
^{67}Ga-Citrat	15	28	53%	
^{99m}-Tc-Pertechnetat	40	−	100%	[469]
^{197}Hg-Chlormerodrin	18	22	45%	

^{75}Se-Selenit, ^{67}Ga-Citrat und auch ^{197}Hg-Chlormerodrin werden in einem wesentlich geringeren Prozentsatz in infarciertem Hirngewebe angereichert als ^{99m}Tc-Pertechnetat [754, 814]. Allerdings ist der Grad der Anreicherung in einer Reihe von Fällen nur quantitativ unterschiedlich [814]. Dennoch ist es im Einzelfall bei differenten Befunden möglich, die Diagnose, cerebrovasculärer Insult, zu erhärten.

Diese differentialdiagnostische Multinuklid-Szintigraphie ist derzeit noch mit einem hohen Kostenaufwand und im Falle des ^{75}Se-Selenit mit einer nicht zu vernachlässigenden Ganzkörperstrahlenbelastung verbunden.

Da nach den bisherigen Erfahrungen auch die Serien-Szintigraphie (s. S. 37) in einem erheblichen Prozentsatz vasculärer Hirnerkrankungen zusätzliche Informationen erbringt, wird man dieser Methode zunächst den Vorzug einräumen, insbesondere dann, wenn der klinische Zustand des Patienten wiederholte Kontrolluntersuchungen erlaubt.

5. Das Szintigramm bei spontanen intrakraniellen Blutungen

Spontane Blutungen können intracerebral oder extracerebral auftreten. Zahlenmäßig am häufigsten sind nach Isfort [179a] Blutungen in die Hirnsubstanz, deren Ausmaß von kleinen Diapedeseblutungen bis zur großen Massenblutung reichen kann. Häufig sind gleichfalls Blutungen in den Subarachnoidalraum. Beide Blutungsarten können apoplektiform beginnen und zu schweren Krankheitserscheinungen mit Bewußtseinsstörungen führen. Subarachnoidalblutungen neigen zu gefährlichen Rezidiven. Subakute und chronische Verlaufsformen sind dagegen selten.

Von den extracerebralen, intrakraniellen Blutungen sind die epiduralen Hämatome traumatisch bedingt und führen durch ihren in der Regel arteriellen Ursprung meist rasch zu bedrohlichen Krankheitsbildern, während die Blutung in den Subduralraum zumeist venöser Ursache ist und akute wie chronisch progrediente Verlaufsformen bietet.

a) Intrakranielle, extracerebrale Blutungen

Das epidurale Hämatom

Zur diagnostischen Sicherung des epiduralen Hämatoms ist die Szintigraphie in der Regel nicht geeignet, da es sich zumeist um eine arterielle Blutung handelt und der kritische Zustand des Patienten keinen Zeitverlust erlaubt. Bei Schädel-Hirn-Verletzungen ist mit „falsch positiven" Anreicherungen der radioaktiven Verbindungen in Kopfschwartenhämatomen und Kopfhautverletzungen zu rechnen, die im Szintigramm oder in der Sequenzszintigraphie von epi- und subduralen Blutungen nicht zu unterscheiden sind.

In den seltenen Fällen epiduraler Hämatome venösen Ursprungs ist das szintigraphische Bild von dem eines subduralen Hämatoms, alle anderen differentialdiagnostischen Möglichkeiten eingeschlossen (s. Tabelle 71), nicht zu unterscheiden [692, 719].

Das akute und subakute subdurale Hämatom

Auch für die Diagnose des akuten subduralen Hämatoms ist die Szintigraphie aus den oben genannten Gründen kein geeignetes Hilfsmittel, da man in den ersten Tagen nach Blutungsbeginn hier zusätzlich mit „falsch negativen" Befunden rechnen muß. Um so geeigneter ist das Verfahren für die Erkennung des chronischen subduralen Hämatoms.

Das chronisch subdurale Hämatom

Die klinische Diagnose des chronisch subduralen Hämatoms wird oft verfehlt, weil die Symptomatik lange Zeit spärlich und uncharakteristisch ist. Sie entwickelt sich langsam progredient, zuweilen deutlich undulierend und beginnt meistens mit Reaktionsverzögerung und Auffassungserschwerung, die früher oder später in

Bewußtseinsverhangenheit bis zur Bewußtlosigkeit einmündet, ohne daß sich signifikante neurologische Herdsymptome entwickeln. Dazu sind EEG-Befunde gerade bei chronisch subduralen Hämatomen höchst uncharakteristisch, bisweilen sogar irreführend. Schließlich lassen Hirndrucksymptome mitunter lange auf sich warten, so daß die Diagnose häufig nicht gestellt wird [14, 193], obwohl sie, sobald man sie erwägt, durch den typischen Befund der Angiographie, oder durch Mittelechoverlagerung bzw. Hämatomecho im Echoencephalogramm leicht bestätigt werden kann.

Die häufige Verfehlung des richtigen diagnostischen Ansatzes verschafft hier der Hirnszintigraphie eine erhöhte Bedeutung, da sie in der Verlaufsbeobachtung nach Bagatelltraumen eingesetzt werden kann und zusätzlich unklare Befunde der Echoencephalographie, wie sie bei gleichzeitigem Vorhandensein altersatrophischer Prozesse auftreten können, differentialdiagnostisch klären hilft.

Szintigraphischer Nachweis

Das szintigraphische Bild bei einem chronischen subduralen Hämatom ist charakteristisch, wenn auch nicht pathognomonisch. In der lateralen Ansicht findet sich in der Regel eine geringe, diffuse Radioaktivitätsvermehrung, die in etwa den Grenzen der Ausdehnung des Hämatoms folgt. Bisweilen ist diese Begrenzung durch Verdickung der Membranen so ausgedehnt, daß es zu einer wallartigen Radioaktivitätsanreicherung um das Hämatom kommt („rim-sign") [731, 785a].

Typischer ist die Aufnahme in Frontansicht. Die halbmondförmig im Bereich einer Schädelkalotte gelegene Radioaktivitätsvermehrung ist die Regel und bei einseitigen Hämatomen nicht zu verkennen.

Diese Form der Anreicherung findet sich jedoch auch bei anderen Krankheitsbildern, die differentialdiagnostisch ausgeschlossen werden müssen (s. Tabelle 71).

Die Nachweiswahrscheinlichkeit für das subdurale Hämatom und insbesondere das chronisch subdurale Hämatom bzw. die Pachymeningiosis haemorrhagica interna ist außerordentlich hoch (s. Tabelle 72).

Falsch negative Befunde sind bei der chronischen Form des einseitigen subduralen Hämatoms nach bisherigen Erfahrungen selten. Schwierig ist die Diagnose bei doppelseitigen chronischen Hämatomen, bei denen die Diagnose häufig nicht gestellt wird. In diesen Fällen ist zu beachten, daß nicht allein die Seitendifferenz in der Intensität der Begrenzungsaktivität für die Diagnose eines subduralen Ergusses spricht, sondern auch die Verbreiterung der Begrenzungsaktivität gegenüber der Norm.

Wesentlich häufiger sind hingegen falsch positive Befunde [490]. Sie sind zumeist lagerungsbedingt und entstehen auf der linken Seite, wenn der Schädel leicht nach rechts gekippt wird und umgekehrt. Man kann den Lagerungsfehler erkennen, wenn man die Durchmesser der durch die Mittellinienaktivität getrennten Hemisphären vergleicht und im Zweifelsfalle die Aufnahme sofort wiederholt.

Differentialdiagnostisch schwieriger ist die Tatsache, daß die halbmondförmige Anreicherung unter der Kalotte zwar in der Regel, jedoch nicht ausnahmslos vorkommt. Das subdurale Hämatom kann auch in Frontansicht als ein umschriebener Bezirk auftreten, der unter Umständen einen rindennah gelegenen Tumor vermuten läßt [273].

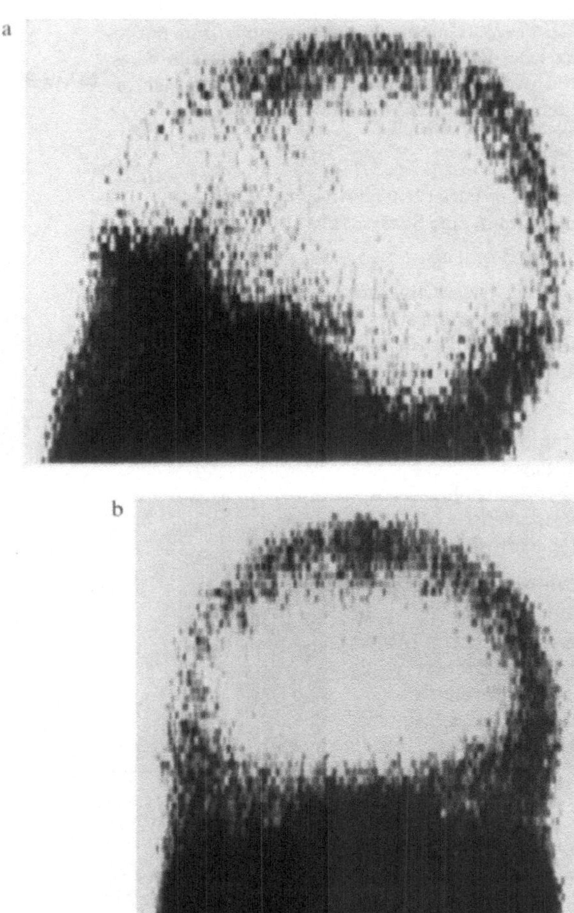

Abb. 128a u. b. Pathologische Vermehrung der Begrenzungsaktivität li. mit diffuser Aktivitätsanreicherung über dem Frontalhirn und im Temporalbereich: Subdurales Hämatom li. mit zusätzlicher Ergußbildung im Temporalbereich

Tabelle 71. Untersuchungstechnische und pathologische Bedingungen die ein szintigraphisches,
Bild wie bei einem subduralen Hämatom hervorrufen können [30, 162, 528, 566, 654]

1.

Fehler der Patientenlagerung
Injektion in eine Schädelvene

2. Extrakranielle Erkrankungen

Kopfschwartenhämatom
Chirurgische Eingriffe an der Kopfhaut
Hämangiom der Kopfhaut
Entzündungen der Kopfhaut

3. Erkrankungen der Schädelknochen

Kraniotomie
M. Paget
Osteodystrophia fibrosa
Osteomyelitis
Hyperostosis frontalis

4. Intrakranielle Erkrankungen

Kontusionen
Cerebrovasculäre Insulte
M. Sturge-Weber
Haubenmeningitis
Meningeale Metastasen
Sarkomatose der Leptomeningen

Tabelle 72. Szintigraphische Nachweiswahrscheinlichkeit von subduralen Hämatomen
[8, 65, 73, 130, 234, 269, 273, 264, 281, 290,
297, 456, 490, 651, 665, 759, 753, 760, 808]

	Szintigraphie	
	+	−
Eigene Ergebnisse	21	4 (84%)
Literatur	194	36 (84%)

Während bei chronisch subduralem Hämatom ein positives Szintigramm und
eine Echoverlagerung gegebenenfalls mit Hämatomecho bisweilen ohne erweiterte
Hirndiagnostik zur Operationsindikation ausreicht [808], ist die Leistungsfähigkeit der Szintigraphie in der Diagnose des akuten oder subakuten subduralen
Hämatoms mit größter Zurückhaltung zu beurteilen.

Es besteht hier eine deutliche Zeitabhängigkeit zwischen dem Auftreten
positiver Befunde im szintigraphischen Bild und der Dauer der Entwicklung
des Hämatoms [73]. Während vor dem 10. Tag nach dem akuten Ereignis
nur jedes zweite, subdurale Hämatom nachweisbar war, ließ sich jenseits

dieses Zeitpunktes die Diagnose in nahezu jedem Falle stellen [73]. Bei der Untersuchung mit der Fragestellung subdurales Hämatom nach traumatischer Schädelverletzung ist daher der Zeitpunkt der Untersuchung zu berücksichtigen und außerdem daran zu denken, daß ein positiver Befund bedingt sein kann durch ein Kopfschwartenhämatom, während in Wirklichkeit das subdurale Hämatom auf der anderen Seite lokalisiert ist. Wir mußten diese Erfahrung in 2 Fällen machen.

In der Diagnose des chronisch subduralen Hämatoms wird die Szintigraphie künftig sicher eine wesentliche Voruntersuchung für den gezielteren Einsatz der eingreifenderen, neuroradiologischen Methoden sein. Teilweise wird bereits bei positivem szintigraphischen Befund allein aufgrund des Szintigrammes die operative Therapie durchgeführt [269].

b) Spontane Subarachnoidalblutungen

Subarachnoidalblutungen können in jedem Lebensalter auftreten. Das klinische Bild wird bestimmt durch plötzlich einsetzenden Kopfschmerz und meningeale Reizerscheinungen. Die Lumbalpunktion ergibt, abhängig vom Zeitpunkt der Entnahme, einen blutigen oder xanthrochromen Liquor. Die Quellen der Blutung können sein: Aneurysmen, Angiome, Tumoren der Hirnrinde, Rhexisblutungen, Varicen. In einem nicht unerheblichen Anteil bleibt die Blutungsquelle unerkannt. So wird nach einem Schema von ISFORT [193] unterschieden zwischen Subarachnoidalblutung ohne Nachweis einer Blutungsquelle und Subarachnoidalblutung bei Aneurysma.

Tabelle 73. Szintigraphische Befunde bei Subarachnoidalblutungen ohne nachweisbare Blutungsquelle bzw. bei Aneurysmen [8, 60, 65]

	Szintigraphie	
	+	−
A. ohne nachgewiesene Blutungsquelle	−	4[a]
	1	12[b]
B. bei nachweisbarer Blutungsquelle	6	4[a]

[a] eigene Untersuchungen   [b] Literatur

In den Fällen einer Subarachnoidalblutung, in denen durch die Angiographie keine Blutungsquelle nachgewiesen werden konnte, fand sich in der überwiegenden Zahl der Fälle ein negatives szintigraphisches Bild. Positive Befunde waren dagegen häufiger, wenn ein Aneurysma zu einer intracerebralen Blutung oder zu einem Sekundärinfarkt geführt hatte.

Die Szintigraphie weist also in diesen Fällen nur das Ausmaß einer intracerebralen Blutung oder einen Infarkt als Folge eines Arterienspasmus nach Aneurysmaruptur nach und ist nicht in der Lage, die Blutungsquelle selbst zu lokalisieren [60, 297, 549, 818].

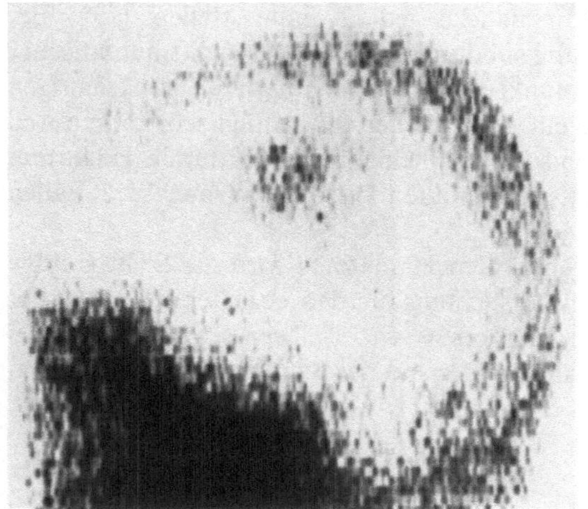

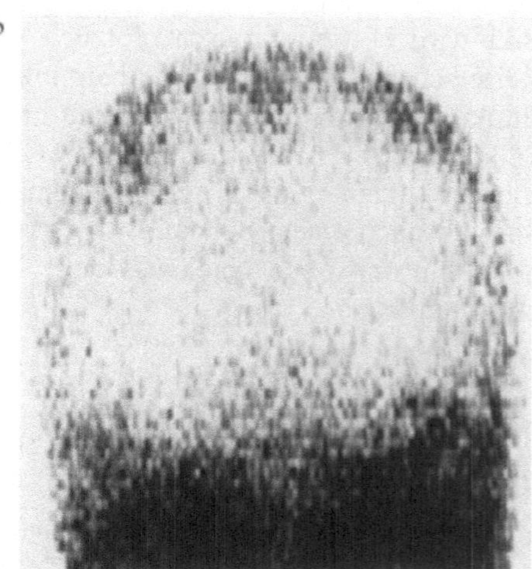

Abb. 129a u. b. Hochsitzende, rindennahe kugelige Radioaktivitätsanreicherung über der li. Zentralregion: Tiefsitzendes Aneurysma der A. cerebri media mit Subarachnoidalblutung und Sekundärinfarkt

Der Wert der Szintigraphie für die Früherkennung der Aneurysmen ist daher gering. Bedeutung hat jedoch die Methode nach eingetretener Subarachnoidalblutung für die Bestimmung des optimalen Operationszeitpunktes. Kommt es nach der Blutung zu arteriellen Spasmen oder gar zu einem Sekundärinfarkt als Folge der Arterienkontraktion, so ist dies ein zusätzliches Risiko bei der sofortigen operativen Therapie. Es wird daher vorgeschlagen, daß im Falle eines positiven Szintigrammes oder einer in der Sequenzszintigraphie nachweisbaren Perfusionsminderung, sofern es der Zustand des Patienten zuläßt, der Operationstermin bis zur Normalisierung der Befunde verschoben wird [549, 818].

a

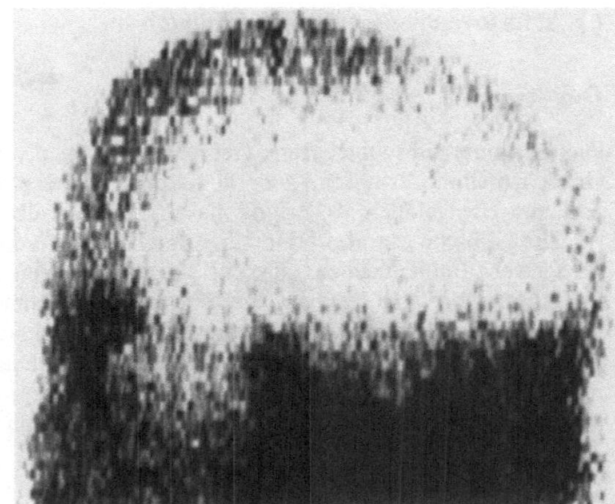

b

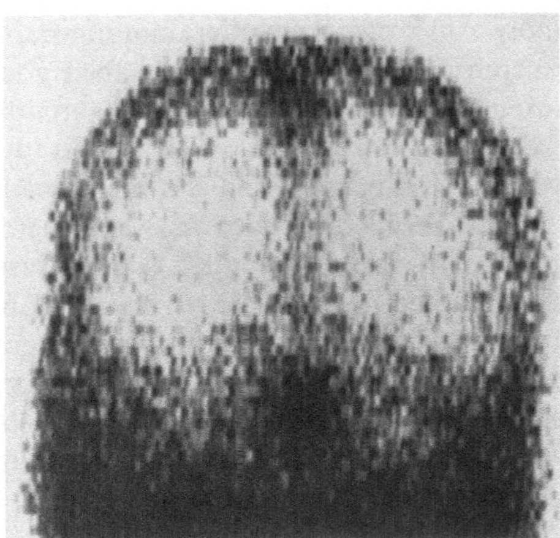

Abb. 130a u. b. Pathologische Aktivitäts-anreicherung etwa in Projektion auf den Kleinhirnbrückenwinkel, jedoch ohne Äquivalent dafür in der Ansicht von dorsal. Hier hingegen ist die hint. Schädelgrube in der Mittellinie nicht frei — Mittellinientumor vom Ventrikelsystem ausgehend?: Aneurysma der A. basilaris und ausgedehntes, sich in den Keilbeinflügel entwickelndes Aneurysma der A. carotis

Das Aneurysma

Aneurysmen sind die häufigste Ursache einer Subarachnoidalblutung. Das Aneurysma verum entwickelt sich allmählich aus einem Gefäßwanddefekt und wird linsen- bis bohnengroß. Sein Vorzugssitz ist an den Gefäßgabelungen des Circulus arteriosus Willisii. Es findet sich aber auch in den Arterien des Hirnmantels, hier besonders am Ramus communicans der A. cerebri anterior.

Nachweis und Lokalisation des Aneurysmas sind eine Domäne der Angiographie.

Zwar gelingt mit Hilfe der Serienszintigraphie auch mitunter die Darstellung eines bekannten Aneurysmas, doch kann bei derzeitigem Stand der Technik die Methode noch nicht als praktisch brauchbarer Aneurysmanachweis angesehen werden (Tabelle 74).

Tabelle 74. Szintigraphische Befunde bei Aneurysmen. Zusammenstellung aus der Literatur und eigenen Ergebnissen, wobei nicht in allen Fällen angegeben ist, ob eine begleitende intracerebrale Blutung oder ein Sekundärinfarkt nachweisbar war [8, 60, 134, 234, 297, 549, 782, 818]

	Szintigraphie	
	+	−
Aneurysmen	12	20

c) Arteriovenöse Gefäßfehlbildungen

Das Angiom

Die Angiome sind angeborene Gefäßfehlbildungen, die zwar im Laufe des Lebens eine gewisse Größenzunahme erfahren, aber kein eigentliches Wachstum aufweisen. Sie stehen stets mit größeren Hirngefäßen in Verbindung an denen sie überall vorkommen können.

Die klinische Manifestation der Angiome beruht entweder darauf, daß sie dem benachbarten Hirngewebe Blut entziehen, oder daß sie, wie die Aneurysmen, zur Quelle von Blutungen werden, die intracerebral oder subarachnoidal erfolgen können. Daraus resultieren sehr häufig hirnorganische Anfälle oder lokalisationsabhängige passagere neurologische Ausfälle sowie, bei akuter Blutung, die Symptome der akuten Subarachnoidal- oder intracerebralen Blutung mit apoplektiform-einsetzenden Lähmungen, die nur begrenzte Remissionstendenz aufweisen. Hier stellt sich nicht selten die Differentialdiagnose zu einer Hirngeschwulst.

Szintigraphischer Nachweis

Es wird angenommen, daß sich arteriovenöse Angiome im Szintigramm nur dann darstellen lassen, wenn sie zu einer intracerebralen Blutung geführt haben oder das Gefäßkonvolut so groß ist, daß es durch die darin enthaltene Radioaktivität einen radioaktiven Focus bildet [273]. Beide Faktoren spielen sicher für die Darstellung des a.v.-Angioms eine wesentliche Rolle. Wir sind darüber hinaus der Meinung, daß auch die Beschaffenheit der Gefäße die Nachweiswahrscheinlichkeit beeinflußt und möglicherweise ein Austritt einer diffundiblen radioaktiven Verbindung wie ^{99m}Tc-Pertechnetat aus den Gefäßen in das zwischen dem Gefäßkonvolut eingeschlossene Hirngewebe erfolgt. Die Anreicherung bei den von uns nachgewiesenen a.v.-Angiomen war zumeist außerordentlich intensiv und in jedem Falle eindeutiger als bei intracerebralen Blutungen. Allerdings ließ sich ein kleineres a.v.-Angiom von 4 cm Durchmesser szintigraphisch nicht darstellen, ein weiteres war nur in der Serienszintigraphie zu erfassen (Tabelle 75).

In einem Fall eines ca. 3 cm im Durchmesser betragenden arteriovenösen Angioms in der oberen Windung des Parietallappens, das von der A. cerebri anterior gespeist wurde, war es zu einer massiven, intracerebralen Blutung gekommen, deren Ausmaß im szintigraphischen Bild deutlich erkennbar ist. Ein anderes Angiom war gleichfalls deutlich abgegrenzt darstellbar, obwohl es hier zu keiner Blutung gekommen war (Abb. 132 und Abb. 133).

Tabelle 75. Szintigraphische Befunde bei arteriovenösen Angiomen [65, 134, 234, 281, 297, 504, 591, 592, 642, 655, 657, 665, 681, 736, 740, 770, 813]

	Szintigraphie	
	+	−
Eigene Ergebnisse	8	2
Literatur	171	59 (74%)

Abb. 131. Pathologische Aktivitätsanreicherung, die nur in der Sequenzszintigraphie Aufnahme (30–45 sec) darstellbar war: Aneurysma der A. cerebri post.

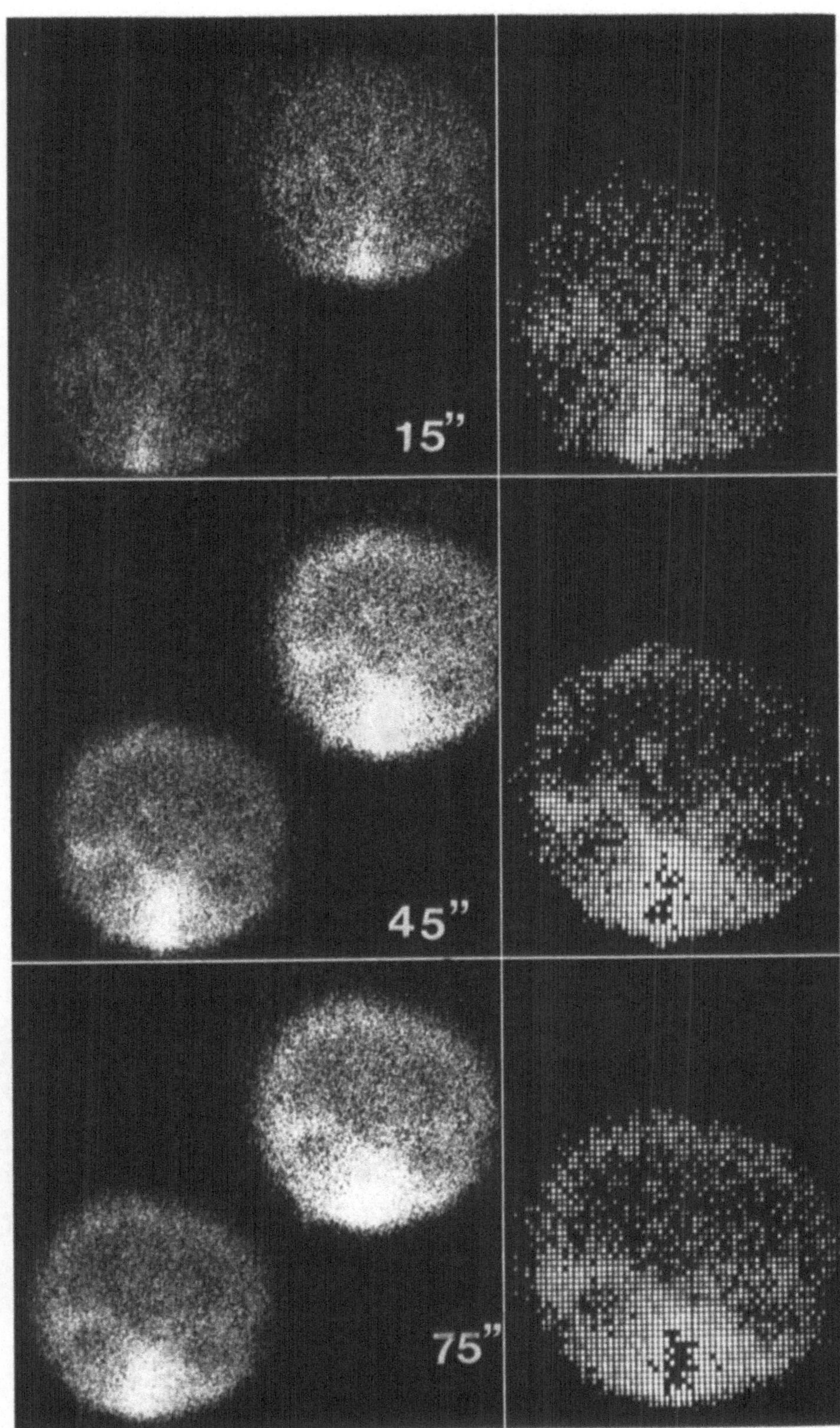

Abb. 131

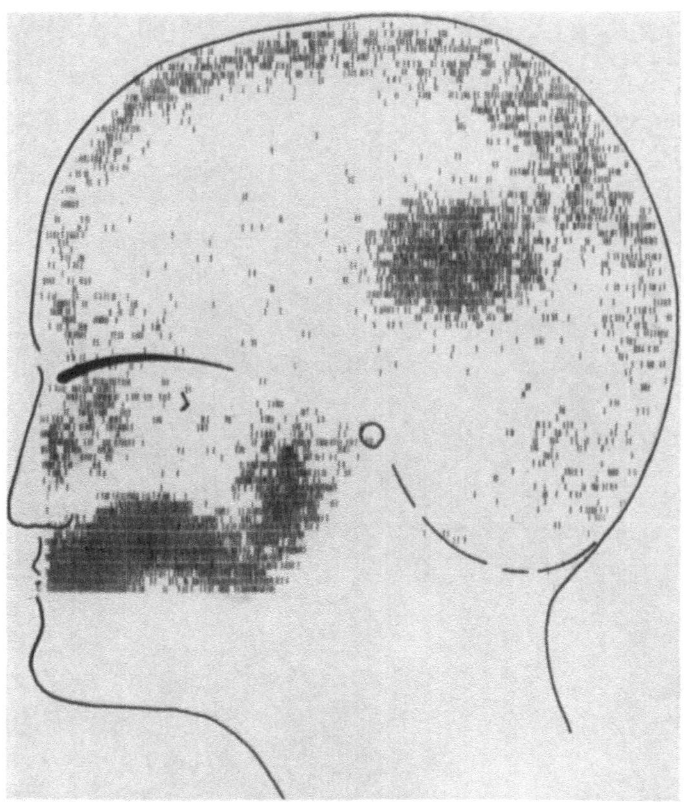

Abb. 132. Parietal gelegener, intensiv speichernder pathologischer Bezirk (2 Std nach Applikation von ^{99m}Tc-Pertechnetat), der scharf abgegrenzt ist und bei Aufnahme von dorsal rindennah gelegen war: Arterio-venöses Angiom ohne Blutung in die Umgebung

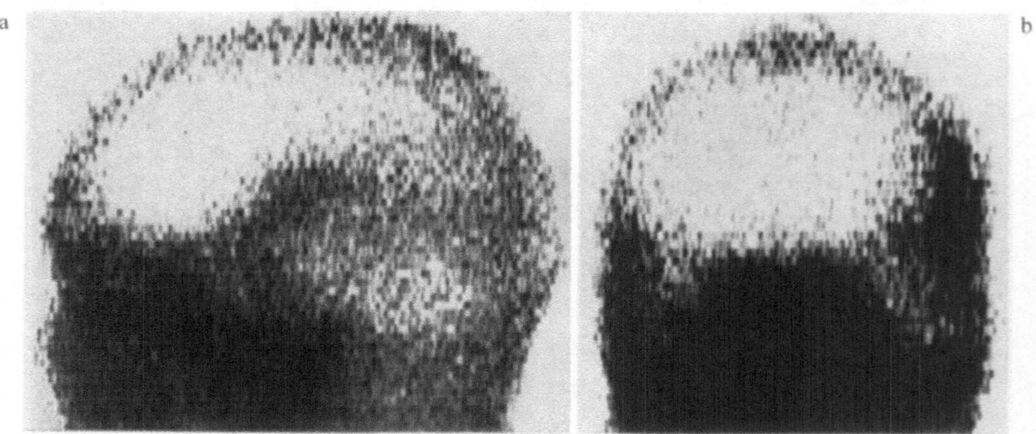

Abb. 133a u. b. Rindennah gelegene, von der Basis nicht zu trennende intensive Aktivitätsanreicherung mit diffuser Radioaktivitätskonzentration in der Umgebung: a.v.-Angiom

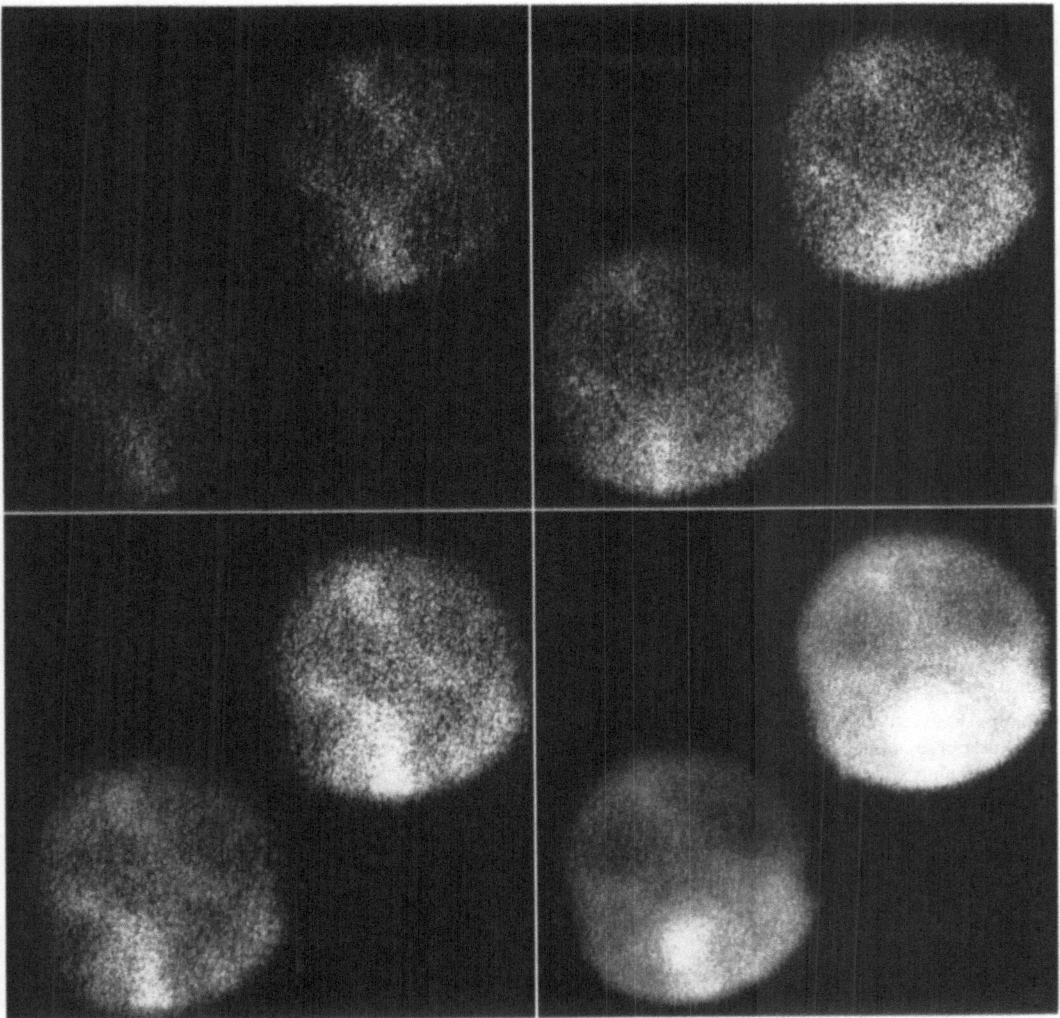

Abb. 134. Hochparietal von der Aktivität des Sinus sagittalis nicht abzugrenzende, pathologische Anreicherung, die auch bei Spätaufnahmen (Abb. 126 = Sequenzszintigraphie) eindeutig nachweisbar ist und eine weitere, geringer speichernde Ausdehnung nach temporal aufweist: Arterio-venöses Angiom mit Blutung in die Umgebung

Die Größe des arteriovenösen Angioms scheint von wesentlicher Bedeutung für die Nachweiswahrscheinlichkeit zu sein. Angiome mit Durchmessern von weniger als 3 cm waren in einer größeren Untersuchungsreihe nicht nachweisbar [642, 813], während alle größeren Angiome ausnahmslos dargestellt werden konnten. Schwierigkeiten bereitete auch die Darstellung der temporo-basal und infratentoriell gelegenen arteriovenösen Angiome [813].

Der szintigraphische Befund bei arteriovenösen Angiomen führt infolge der in der Regel intensiven und scharf begrenzten Radioaktivitätsanreicherung zu differentialdiagnostischen Abgrenzungsschwierigkeiten gegen einen Tumor (z.B.

Meningeom). Als hilfreich erweist sich in diesen Fällen gelegentlich die Darstellung von Ausläufern, die der Radioaktivitätskonzentration in großen zu- oder abführenden Gefäßen entspricht [813] (s. Abb. 134).

Serienszintigraphische Untersuchungen sind bisweilen von differentialdiagnostischem Nutzen, können jedoch keinesfalls in jedem Fall zur differentialdiagnostischen Unterscheidung zwischen einem Meningeom und einem a.v.-Angiom beitragen (s. S. 41). Sicherung der Verdachtsdiagnose und entsprechende Operationsplanung sind nur durch die Angiographie möglich [740].

d) Die spontane intracerebrale Blutung

Spontane intracerebrale Blutungen erfolgen als Diapedese- und Rhexisblutungen und kommen gehäuft im Bereich der Putamen und der Capsula interna vor. Blutungsquelle ist hier zumeist die A. striolenticularis. Wenn die Blutung zum Ventrikeleinbruch führt, endet sie zumeist tödlich.

Das klinische Bild der Blutung in die innere Kapsel ist typisch: Akute, kontralaterale Hemiplegie mit anfangs schlaffem, später spastischem Tonus, positivem Babinski-Reflex sowie zentraler Facialis- und Hypoglossusparese, bei getrübtem oder aufgehobenem Bewußtsein. Da die ausgeprägte Symptomatik zumal bei entsprechender klinischer Situation unverkennbar und der Allgemeinzustand des Patienten im akuten Stadium zumeist bedrohlich ist, wird diese Form der intracerebralen Blutung selten zur szintigraphischen Untersuchung kommen.

Daneben können intracerebrale Blutungen in allen Bereichen des Gehirns auftreten und einen mehr oder weniger stürmischen Verlauf nehmen. Diese Formen der intracerebralen Blutung sind relativ selten und beruhen entweder auf einer Gefäßkrankheit oder einer Gefäßfehlbildung. Anamnese und Verlauf fordern jedoch gelegentlich die differentialdiagnostische Abgrenzung gegen eine Hirngeschwulst mit begleitender Tumorblutung. Das Elektroencephalogramm bietet in diesen Fällen einen Befund, der von dem eines raumfordernden, malignen Prozesses nicht unbedingt zu unterscheiden ist. Die Bilder der Serienangiographie zeigen einen gefäßlosen, raumfordernden Prozeß und meistens keine Hinweise auf eine mögliche Blutungsquelle, beispielsweise ein Aneurysma.

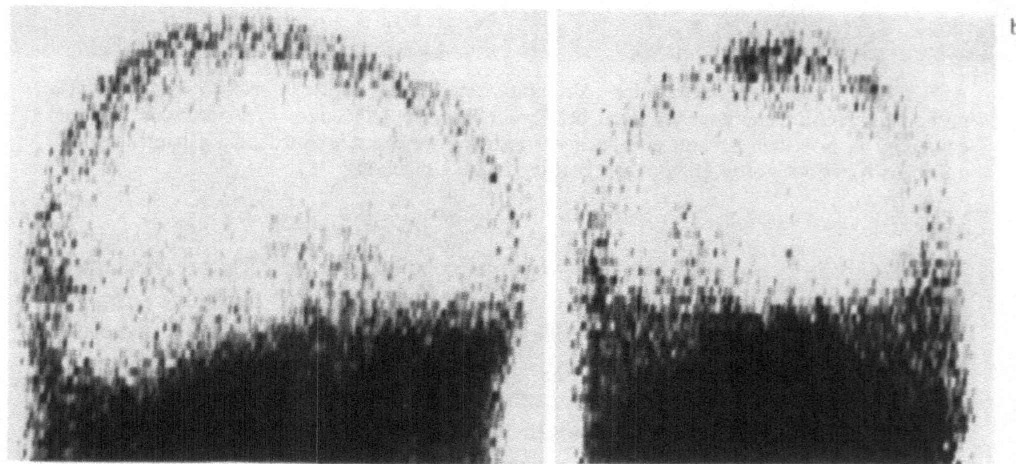

Abb. 135a u. b. Fronto-basal im Marklager gelegene Aktivitätsanreicherung, die unscharf begrenzt ist: Intracerebrale Blutung; Szintigramm 2 Wochen später negativ

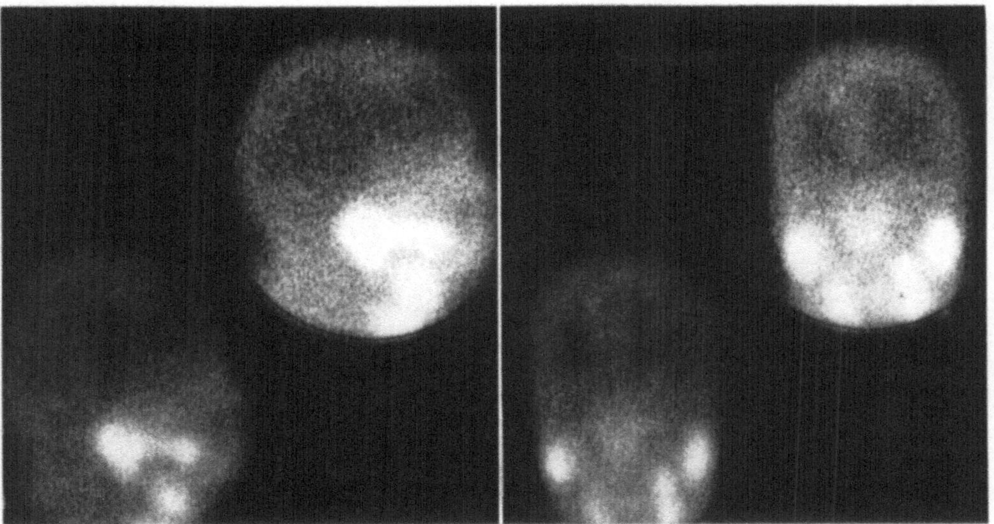

Abb. 136. Gering ausgeprägte Anreicherung fronto-zentral re., mantelkantennah bei un-
scharfer Begrenzung gegen die Umgebung: Blutung aus einem Säckchenaneurysma im Bereich
der A. cerebri ant.

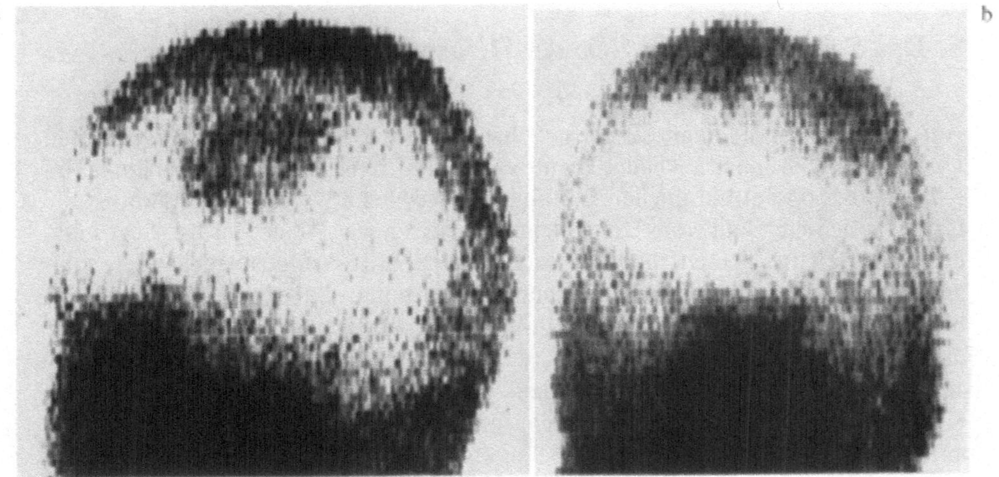

Abb. 137a u. b. Über der Zentralwindung, mantelkantennah, ovoide intensive pathologische
Anreicherung mit zentraler Minderung der Aktivität: Akute Hirnblutung während gerinnungs-
hemmender Behandlung

Szintigraphischer Nachweis

Ähnlich wie beim subduralen Hämatom darf bei einer akuten intracerebralen
Blutung nicht sofort ein positives szintigraphisches Bild erwartet werden [755,
782]. In zwei Fällen ausgedehnter Massenblutung war hier das Szintigramm auch

am 2. Tage nach dem akuten Ereignis negativ. In einem weiteren Fall, einer intracerebralen Blutung nach Therapie mit gerinnungshemmenden Medikamenten,
war der positive Befund erst am 3. Tag nach der akuten Symptomatik zu erheben
(s. Abb. 137).

Tabelle 76. Szintigraphische Befunde bei intracerebralen Blutungen [60, 65, 130, 134, 211,
273, 281, 290, 297, 755, 782]

	Szintigraphie	
	+	−
Eigene Ergebnisse	12	4
Literatur	67	32 (66%)

Es ist wahrscheinlich daher so, daß bei den intracerebralen Blutungen, die
sich szintigraphisch darstellen lassen, in der Regel die reaktiven Veränderungen
zur Radioaktivitätsanreicherung führen. Damit würde sich auch erklären, daß
intracerebrale Blutungen zumeist unscharf begrenzt sind, diffus und wenig intensiv
die radioaktive Verbindung aufnehmen (von Ausnahmen abgesehen) und in der
Verlaufsuntersuchung eine Rückbildungstendenz erkennen lassen.

6. Das Szintigramm bei Schädel-Hirnverletzungen

Auf die differentialdiagnostischen Schwierigkeiten, die bei szintigraphischen
Untersuchungen nach Schädel-Hirntraumen auftreten können, ist bereits im
Kapitel über die intrakraniellen Blutungen hingewiesen worden. Insgesamt ist die
bisher berichtete Zahl von Untersuchungen in diesen Fällen gering, begründet
dadurch, daß im akuten Stadium nach Schädel-Hirn-Verletzungen andere diagnostische Verfahren raschere Information geben und akute therapeutische Probleme im Vordergrund stehen. Erschwerend für die szintigraphische Diagnostik
in der Traumatologie kommt hinzu, daß extrakranielle Verletzungen die intracerebralen Läsionen unter Umständen verdecken können, beispielsweise beim
Kopfschwartenhämatom kann ein gleichzeitig vorhandenes, unter Umständen
auch auf der Gegenseite lokalisiertes, subdurales Hämatom übersehen werden.
Es sind jedoch eine Reihe von Untersuchungen bekannt, die eine Anreicherung
in Kontusionen beschreiben (s. Tabelle 77).

Tabelle 77. Szintigraphische Befunde bei Hirn-
kontusionen [269, 281, 290, 297]

	Szintigraphie	
	+	−
Kontusionen	17	4

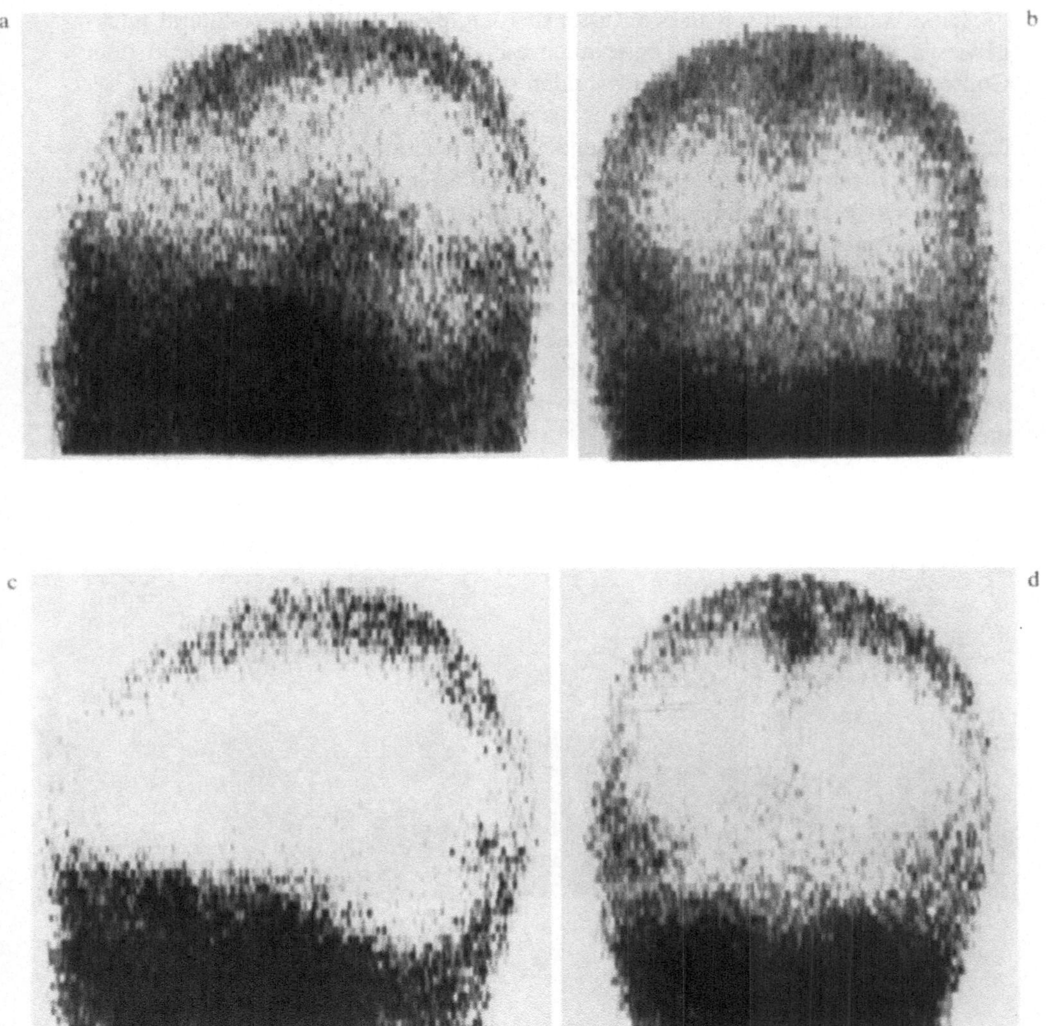

Abb. 138a–d. Irregulär begrenzte Aktivitätsanreicherung temporal li. rindennah, die subdurales Hämatom, Hirninfarkt oder Tumor vermuten läßt (a, b). Acht Tage später vollständige Rückbildung: Stumpfes Schädeltrauma ohne offene Verletzungen. Erste Untersuchung in der ersten Woche nach akutem Ereignis

Diese Anreicherungen in Kontusionsherden, die meist temporo-lateral nachgewiesen werden können, teilweise auch auf der Gegenseite entsprechend dem
Contre coup, sind passager und schwinden in der Regel nach 6–10 Wochen [130].
Über die Häufigkeit des Auftretens pathologischer Anreicherungen bei Kontusionen liegen noch keine ausreichenden Untersuchungen vor. In einer Untersuchungsreihe wurden bei 58 Patienten, die keine intrakranielle Blutung hatten,
24mal positive szintigraphische Befunde erhoben [269], allerdings einschließlich
der Patienten mit Verletzungen der Kopfhaut oder Galeahämatomen; in anderen
Untersuchungsgruppen liegt diese Häufigkeit niedriger [290]. Für die Differentialdiagnose zwischen einer traumatischen, intracerebralen Blutung und einem Kon-
tusionsherd ist die Szintigraphie ein unzureichendes, diagnostisches Verfahren;
weitere Untersuchungen werden klären müssen, ob durch die Szintigraphie
möglicherweise eine Differenzierung zwischen einer Kontusion und einer Com-
motio cerebri durchführbar ist.

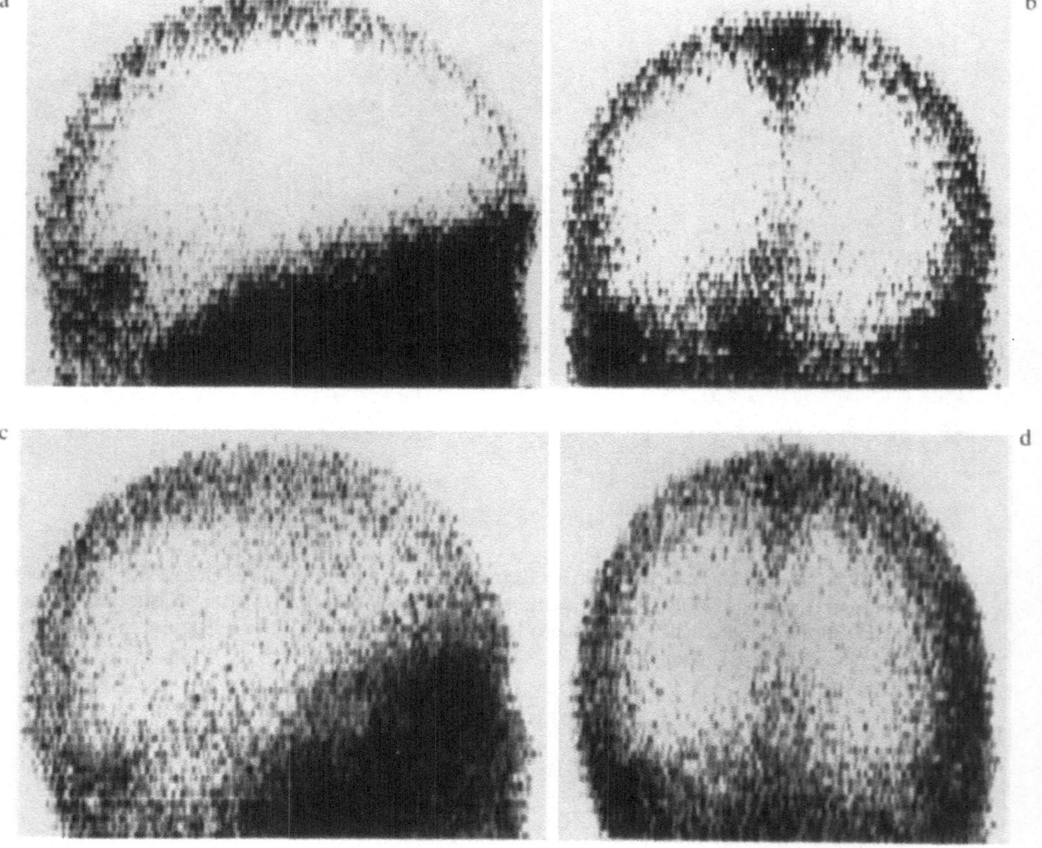

Abb. 139a–d. Zustand nach gedecktem Schädelhirntrauma. Untersuchung am 4. Tag nach dem
akuten Ereignis (a, b) läßt keine pathologischen Veränderungen erkennen. Aufnahme 10 Tage
später zeigen deutliche Vermehrung der Randaktivität re. mit besonderer Konzentration in der
Frontalregion: Subdurales Hämatom fronto-zentral, Kontusionsherde parietal und Massenblutung re. temporo-occipital!

7. Das szintigraphische Bild bei entzündlichen Hirnerkrankungen

a) Meningitis und Encephalitis

Positive szintigraphische Befunde bei Meningo-Encephalitis sind die Ausnahme und werden als Hinweise auf komplizierende Prozesse gedeutet (s. auch S. 184).

Auch bei der Encephalitis, die in der Regel durch eine Virusinfektion entsteht, wird nur in einem geringen Prozentsatz über pathologische Radioaktivitätsanreicherungen berichtet. Man hat bislang angenommen, daß es sich hierbei um die abscedierende Form einer Encephalitis handelt. Wie häufig diese Anreicherungen auftreten, ist aus den bisherigen Übersichtsarbeiten nicht ersichtlich, da in der Regel nur positive Befunde angegeben werden. Nach Untersuchungen von OHLMANN und SCHMIDT-WITTKAMP [290] scheint die Häufigkeit pathologischer Aktivitätsanreicherung bei der Encephalitis und auch bei der Meningitis gering. Es fand sich ein positives Szintigramm bei 19 untersuchten Meningitiden und 7 positive Szintigramme bei 99 Encephalitiden unterschiedlicher Ätiologie.

Eine bedeutsame Ausnahme machen neuere Befunde bei der durch das Herpes simplex-Virus verursachten Encephalitis.

Tabelle 78. Szintigraphische Befunde bei Meningitis und Encephalitis [8, 65, 290, 464, 495, 526, 590, 594, 686, 751]

	Szintigraphie	
	+	−
Meningitis	3	23
Encephalitis unterschiedl. Ätiologie	24	111
Encephalitis durch Herpes simplex	10	−

Herpesvirus hominis ist das Virus, das, abgesehen von der epidemischen Encephalitis, zu der schwersten Verlaufsform einer Encephalitis führt. Dabei kommt es zu nekrotisierenden Abscessen besonders im Frontal- und Temporallappen. Nach bisherigen Beobachtungen an gesicherten Fällen [495, 526, 554, 590, 594, 686, 751, 752] war stets eine positive Radioaktivitätsanreicherung nachweisbar.

Diese Beobachtungen sind insofern bedeutsam, als eine rechtzeitige Therapie mit 5-Jod-2-Deoxyuridin den Verlauf der Herpes simplex-Encephalitis günstig beeinflussen soll [526].

b) Der Hirnabsceß und das subdurale Empyem

Hirnabscesse entstehen zumeist metastatisch. Besonders betroffen sind Patienten mit kongenitalen Herzvitien. In der Häufigkeit der Ursachen folgen dann Infektionen im Bereich des Innenohres und der Nase sowie Traumen. Ein nicht unerheblicher Prozentsatz der Patienten bietet keine spezifische Anamnese [635, 771]. Ursache sind zumeist aerobe Erreger, zunehmend aber auch anaerobe Baktieren und auch Pilze. Angeblich zeigt die Zahl der zu beobachtenden Hirnabscesse eine steigende Tendenz [771]. Häufigkeitsgipfel werden im Kindesalter und zwischen dem 40. und 50. Lebensjahr beobachtet.

Tabelle 79. Szintigraphische Befunde bei abszedierenden intrakraniellen Infektionen [8, 65, 134, 217, 290, 366, 464, 482, 494, 505, 521, 606, 635, 699, 697, 729, 759, 760, 771, 795, 796, 817, 823]

	Szintigraphie	
	+	−
a) Hirnabsceß		
Eigene Befunde	8	2
Literatur	140	6
b) Subdurales Empyem		
Eigene Befunde	3	−
Literatur	9	−

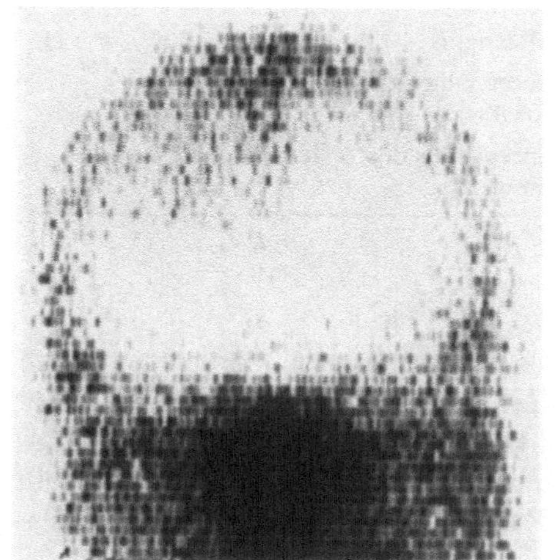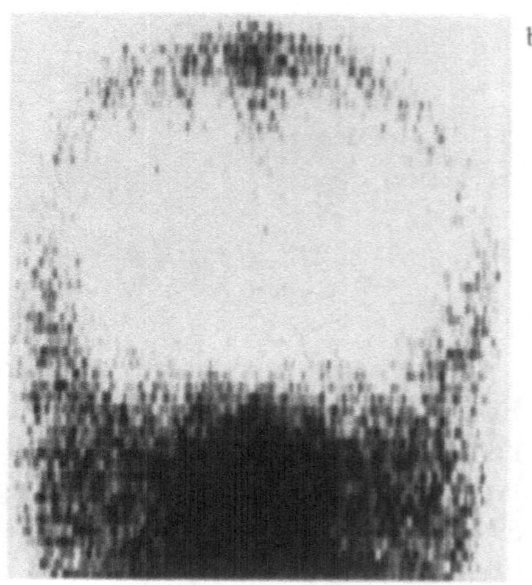

Abb. 140a u. b. Hochfrontal, paramedian gelegene diffuse Aktivitätsanreicherung, die sich in seitlicher Ansicht konvex nach caudal vorwölbte. Rückgang der Anreicherung nach Therapie (b): beginnender Hirnabszeß bei Sepsis nach paranephritischem Abszeß

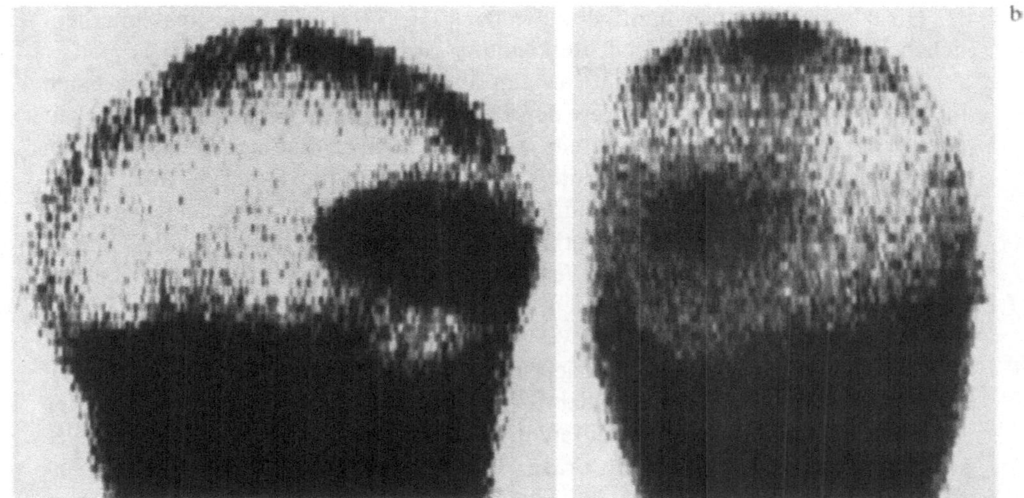

Abb. 141a u. b. Occipital li. überaus intensive pathologische Anreicherung mit scharfer Begrenzung und ohne Zeichen zentraler Inhomogenität: Hirnabszeß bei kongenitalem Vitium cordis

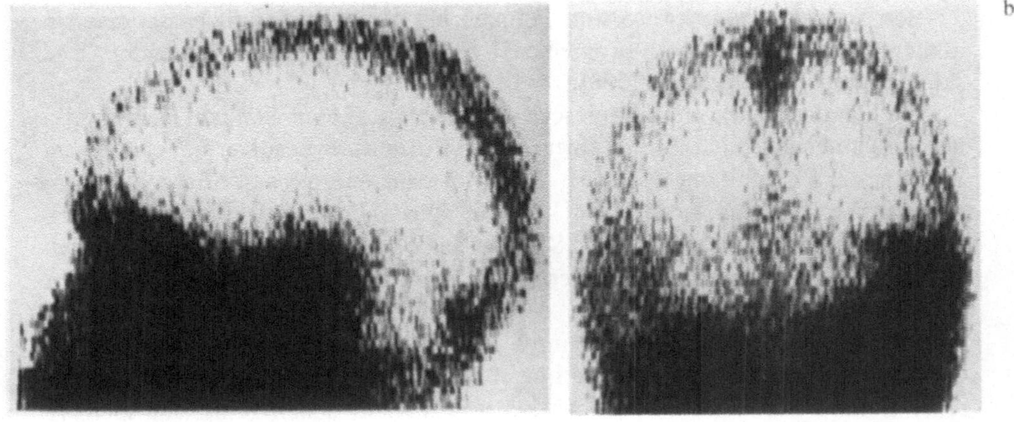

Abb. 142a u. b. In Projektion auf den Kleinhirnbrückenwinkel, aber weiter nach vorn reichend Vorwölbung der „szintigraphischen Basis" durch intensive pathologische Anreicherung, für die sich auf der Aufnahme von dorsal kein sicheres Äquivalent finden läßt; auffällig hier nur die intensivere Konzentration in der Randbegrenzung, bei unterschiedlich starken Sinus sigmoideus aber auch in Normalfällen vorkommend: entzündl. Cholesteatom

Hirnabscesse können multipel auftreten [635, 771]. In einem nicht unerheblichen Prozentsatz führt die Nichterkennung zu letalem Ausgang [521].

Das szintigraphische Bild darf als empfindlichste Nachweismethode für einen intracerebralen Hirnabsceß angesehen werden. Die Nachweiswahrscheinlichkeit ist außerordentlich hoch, und bereits wenige Tage nach Einsetzen der klinischen Symptomatik ist ein positiver szintigraphischer Befund zu erheben, auch dann, wenn eine gleichzeitig durchgeführte Angiographie noch keine Zeichen einer Massenverschiebung oder Gefäßverlagerung erkennen läßt [635]. Darüber hinaus scheint sich die Szintigraphie zur Verlaufsbeobachtung der nicht operativ behandelten, beginnenden Abscedierungen (Cerebritis) zu eignen [606, 795].

Subdurale Empyeme sind im Vergleich zu Hirnabscessen seltener und entstehen als Folge sekundär infizierter subduraler Hämatome (s. Abb. 145), im Verlauf einer Osteomyelitis der Schädelknochen oder einer Otitis. Bei der letzteren Erkrankung kommt differentialdiagnostisch ein entzündliches Cholesteatom oder eine Mastoiditis in Frage [8].

Infolge der unzureichenden Auflösung und der Unspezifität der Anreicherung in entzündlichen Herden kann bei einer Otitis die Frage, ob ein übergreifender, komplizierender intrakranieller Prozeß vorliegt, durch die Szintigraphie nicht beantwortet werden.

8. Szintigraphische Befunde bei degenerativen Hirnleiden und Systemerkrankungen mit cerebraler Beteiligung

Über pathologische szintigraphische Befunde bei *M. Sturge-Weber* und der *Schilderschen Erkrankung* ist bereits in Kapitel E3 (s. S. 186) berichtet worden.

Von besonderem Interesse sind Befunde bei der multiplen Sklerose, einer in akuten Schüben chronisch-progredient verlaufenden demyelinisierenden und sklerosierenden Erkrankung [500].

Die Berichte über szintigraphische Befunde im akuten Stadium der Krankheit sind unterschiedlich. Neben einem hohen Prozentsatz positiver Fälle in diesem Stadium der Erkrankung [575, 661, 743], von denen ein gewisser Prozentsatz im weiteren Verlauf sich wieder zurückbildete, stehen Beobachtungen an größeren Fallzahlen, die während des akuten Schubes keine pathologischen Anreicherungen im Szintigramm nachweisen konnten [695]. In der Diskussion dieser Diskrepanz wird darauf hingewiesen, daß die demyelinisierenden Prozesse zwar zahlreich vorkommen, jedoch eine Größenausdehnung von weniger als 1 cm aufweisen und somit szintigraphisch nicht nachweisbar seien, und ein positiver szintigraphischer Befund nur in den Fällen auftreten würde, in denen zahlreiche kleinere Herde zu einem großen Areal zusammenfließen.

Bei der tuberösen Sklerose (*M. Bourneville-Pringle*) sind positive szintigraphische Befunde berichtet worden. Die Anreicherungen fanden sich jedoch nicht in den Tuber, sondern in den bei dieser Erkrankung auftretenden ependymalen, gigantocellulären Astrocytomen [562].

Bei intrakraniellen Geschwulstbildungen bei Neurofibromatose (*M. Recklinghausen*) ist das szintigraphische Bild positiv.

Uneinheitlich sind positive Befunde bei *M. Hodgkin*. Hier kann die mögliche intracerebrale Infiltration positive Szintigramme unterschiedlicher Anreicherungsart erzeugen. Diffuse vermehrte Aktivitätsanreicherung über einer gesamten Hemisphäre, fleckförmig aber auch focale Herde, sind beschrieben worden. Diese Herde sollen unter therapeutischer Beeinflussung schwinden [696, 799]. Positive szintigraphische Befunde sind weiterhin beschrieben worden bei intracerebraler Ausbreitung der Sarkoidose [585, 809], wobei der Befund unter entsprechender Therapie rückläufig wurde und bei intracerebralen Infiltraten im Verlaufe einer Myeloblasten-Leukämie [623].

9. Szintigraphische Befunde bei Erkrankungen der Schädelknochen

Bei pathologischen Veränderungen der Schädelknochen kommt es offenbar mit konstanter Regelmäßigkeit zu Anreicherungen insbesondere von ^{99m}Tc-Pertechnetat in den Umbaugebieten. Obwohl oberflächlich gelegen, können diese pathologischen Anreicherungen unter Umständen Anlaß zu Verwechslungen mit rindennah gelegenen Tumoren, einem chronischen subduralen Hämatom oder Dura-

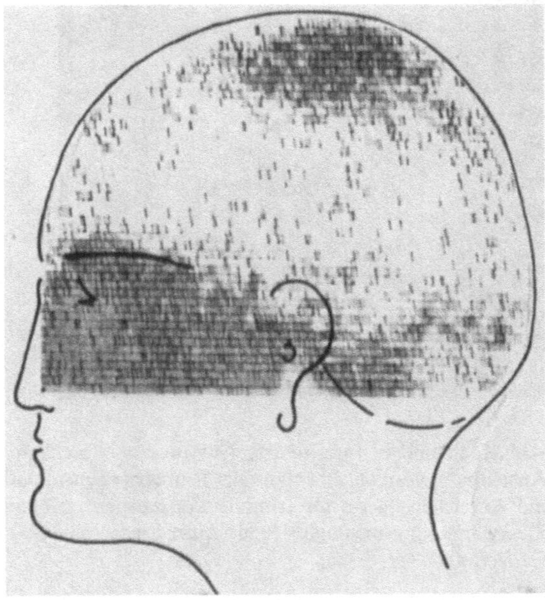

Abb. 143. Intensive pathologische Aktivitätsanreicherung zentro-parietal, von der Begrenzungsaktivität nicht zu trennen, bei Aufnahme von dorsal oberflächlich paramedian gelegen (Befund wie bei einem Meningeom): Plasmocytom

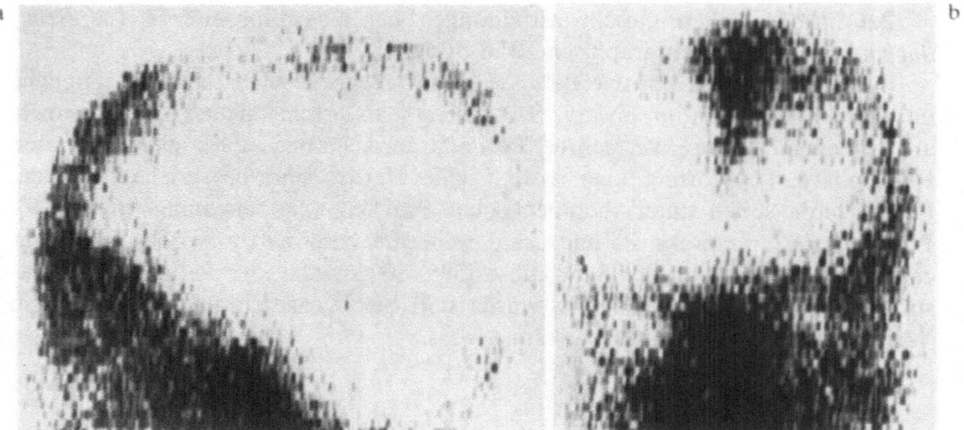

Abb. 144a und b

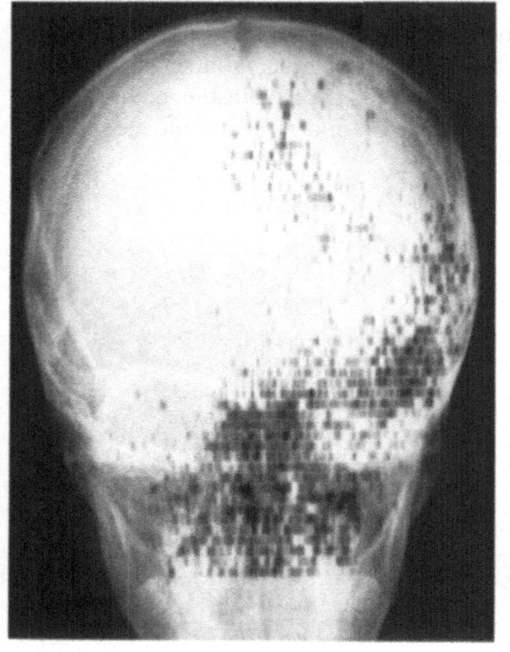

Abb. 145a

Abb. 144a und b, 145a und b. Intensive oberflächlich gelegene Aktivitätsanreicherung, die bei Ansicht von vorn an ein subdurales Hämatom denken läßt, bei seitlicher Ansicht jedoch zeigt, daß die Anreicherung im Os frontale konzentriert sein muß: Osteomyelitis des Os frontale mit Überwanderungsmeningitis (c, d: Aufnahmen mit ^{87m}Sr zeigen Konzentration der Aktivität im Os frontale)

Abb. 145b

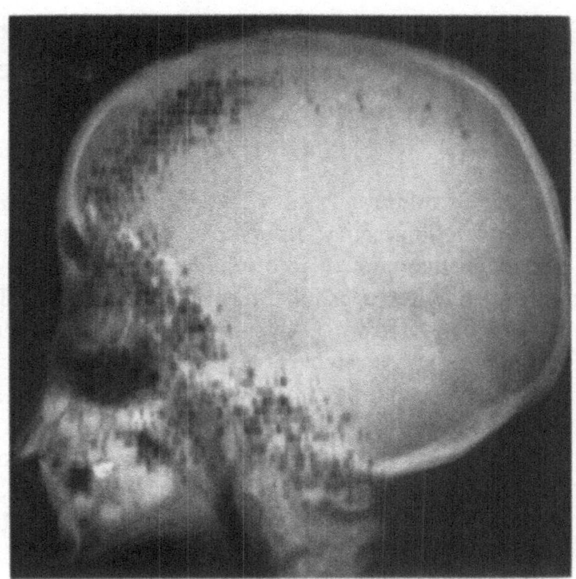

metastasen sein. Eine Klärung läßt sich durch Röntgenübersichtsaufnahme des Schädels herbeiführen. Die folgende Zusammenstellung gibt eine Übersicht über die pathologischen Knochenveränderungen der Schädelknochen, bei denen Anreicherungen der radioaktiven Verbindungen beschrieben worden sind [177, 206, 251, 457].

Hyperostosis frontalis interna,
multiples Myelom,
Morbus Paget,
fibröse Dysplasie,
Hämangiom der Schädelknochen,
Fibrosarkom der Schädelknochen,
Osteomyelitis der Schädelknochen.

10. Szintigraphische Befunde bei sonstigen hirnorganischen und funktionellen Hirnerkrankungen sowie bei Zuständen mit psychopathologischen Symptomen

Für die Szintigraphie mit ^{131}J-Serumalbumin liegen bei dieser Art von Erkrankungen umfangreiche Untersuchungen von PLANIOL [310, 311] und für die positronenemittierenden Radionuklide von WILKE [450, 451] vor. Über größere Erfahrungen mit Quecksilberverbindungen und ^{99m}Tc-Pertechnetat berichten AFIFI u. Mitarb. [4] sowie OHLMANN und SCHMIDT-WITTKAMP [290]. Danach waren pathologische Anreicherungen im szintigraphischen Bild bei hirnorganischen Anfallsleiden unklarer Ätiologie und „Kopfschmerzen" außerordentlich selten, wobei zunächst offen bleibt, ob die positiven Befunde nicht doch einem blastomatösen Prozeß entsprachen. Häufiger waren positive Befunde bei endokrinen und vegetativen Störungen; möglicherweise handelt es sich hierbei um szintigraphisch nachgewiesene, jedoch nicht operativ bestätigte Hypophysentumoren (s. Tabelle 80).

Tabelle 80. Szintigraphische Befunde bei Anfallsleiden, „Kopfschmerzen" sowie endokrinen und vegetativen Störungen

Funktionelle und hirnorganische Erkrankungen außer Tumoren [4, 290]	Szintigraphie	
	+	−
Anfallsleiden	6	421
„Kopfschmerzen"	2	165
Endokrine und vegetative Störungen	6	37

97% aller szintigraphischen Untersuchungen bei Patienten mit psychopathologischen Erkrankungen ergaben ein negatives Szintigramm (Tabelle 81).

Tabelle 81. Szintigraphische Befunde bei Erkrankungen mit psychopathologischen Symptomen. (Nach OHLMANN [290])

Erkrankungen mit psychopathologischen Symptomen	Szintigraphie	
	+	−
Schizophrenie	−	12
Cyclothymie	−	50
Psychopathologische Persönlichkeiten	2	24
Abnorme Erlebnisreaktionen	1	30
Frühkindlicher Hirnschaden	1	19
	4	135

Unter den szintigraphischen Untersuchungen bei mehr als 6000 klinisch diagnostizierten Patienten fanden wir in weniger als 1% eine nicht erklärbare, als

pathologisch bezeichnete Radioaktivitätsanreicherung, die bei späteren Kontrolluntersuchungen nicht mehr nachweisbar war. Die Anzahl sog. „falsch positiver"
Befunde im szintigraphischen Bild ist auch entsprechend den Untersuchungen
anderer Autoren [508, 759, 760, 616] so gering, daß die Hirnszintigraphie bei
jedem Verdacht auf einen organischen Hirnprozeß, auch wenn er sich nur auf
subjektive Beschwerden stützt, als Such- und Orientierungsmethode uneinge-
schränkt indiziert ist.

F. Die Szintigraphie der Liquorräume

Hirn und Rückenmark werden von 3 Membranen schützend ummantelt: Der Dura mater, der gefäßlosen Arachnoidea und der dem Nervengewebe direkt aufliegenden, gefäßführenden Pia mater.

Dura mater und Arachnoidea sind durch einen flüssigkeitsarmen, capillären Spalt voneinander getrennt. Arachnoidea und Pia mater begrenzen den *Subarachnoidalraum*, der, gestützt durch zahlreiche Trabekel, das extraventriculäre Zirkulationsbett des Liquor cerebrospinalis darstellt.

Obwohl die Mechanismen der Liquorbildung, -zirkulation und -resorption nicht in allen Einzelheiten aufgeklärt sind [511, 542, 712], kann für praktische Zwecke davon ausgegangen werden, daß der Liquor cerebrospinalis vornehmlich in den Plexus chorioidei der Seitenventrikel, in geringem Ausmaß auch in denen des 3. und 4. Ventrikels gebildet wird. Der Liquor gelangt aus den Seitenventrikeln durch die Foramina Monroe in den 3. Ventrikel, tritt durch den Aquaeductus Sylvii in den 4. Ventrikel über und verläßt das Ventrikelsystem durch die Foramina Magendii und Luschkae in die Cisterna magna, als erste Station des Subarachnoidalraumes.

Rückenmark und Gehirn sind völlig vom Subarachnoidalraum umgeben. Dabei folgt die äußere Begrenzung dieses Raumes, die Arachnoidea der Dura mater, die mit ihrem periostalen Anteil den knöchernen Wirbelkanal und die Schädelkapsel auskleidet und das Tentorium cerebelli sowie die Falx cerebri bildet. Die innere Begrenzung des Subarachnoidalraumes, die Pia mater, liegt dem Spinalmark und dem Cerebrum fest an und folgt ihren anatomischen Formen. So ist der Subarachnoidalraum kein Spaltraum einheitlichen Ausmaßes, sondern weist an den Stellen des Gehirns, an denen Arachnoidea und Pia mater in ihrem Verlauf voneinander abweichen, größere und kleinere, unregelmäßig geformte Verbreiterungen und Vertiefungen auf, die als *Zisternen* bezeichnet werden. Diese Zisternen sind einfach oder paarig angelegt (s. Tabelle 82).

Tabelle 82. Die intrakraniellen Zisternen

Paarig angelegt	*Medial, solitär*
C. Sylvii	C. magna
C. ambiens	C. pontis
C. crurales	C. suprasellaris
C. cerebello-pontines	C. quadrigemina
	C. callosum
	C. medullaris
	C. cerebellaris sup.
	C. interpeduncularis
	C. lamina terminalis

Die Resorption des Liquor cerebrospinalis aus dem Subarachnoidalraum und sein Übertritt in das Blutsystem erfolgt durch die arachnoidalen Villi, die sich in den Sinus sagittalis vorstülpen.

Form und Ausdehnung der ependymalen und subarachnoidalen Liquorräume sowie Veränderungen der Liquorzirkulation lassen sich nach Einbringung von radioaktiven Verbindungen in den Subarachnoidalraum darstellen und verfolgen. Diese von BAUER und YUHL (1953), RIESELBACH u. Mitarb. (1962) und DI CHIRO (1964) eingeführten Untersuchungsverfahren sind als *Radiomyelographie, Cisterno-szintigraphie* und *Ventriculoszintigraphie* bekannt.

1. Verwendete radioaktive Verbindungen

^{131}J-Humanalbumin (^{131}J-RIHSA)

Radiojod-markiertes Humanalbumin mit einem Molekulargewicht von ca. 70000 und einer spezifischen Aktivität von 0,1 mC_i/mg ist in Einzelabfüllungen zu 100 μC_i entsprechend einem Eiweißgehalt von 1 mg kommerziell erhältlich. Das entspricht der Aktivitätsmenge, die für eine Einzeluntersuchung bei Erwachsenen üblicherweise verwendet wird. Die Aktivitätsmenge bei Kindern ist mit 1 μC_i/kg Körpergewicht, mindestens jedoch 20 μC_i, anzusetzen.

98% des radioaktiven Jodes sind eiweißgebunden. Die Substanz wird mit dem Liquorfluß transportiert und gelangt über die arachnoidalen Villi in den peripheren Blutstrom. Durch Dejodierung entsteht freies Jodid, so daß eine Abblockung der Schilddrüse bei der Untersuchung erforderlich ist.

Literatur: [569, 600, 630, 682a, 717].

^{99m}Tc-Humanalbumin

Diese Verbindung, die aufgrund der günstigen physikalischen Eigenschaften des ^{99m}Tc zahlreiche Vorteile bietet, ist kommerziell nicht erhältlich und muß unter Verwendung von ^{99m}Tc-Pertechnetat in Eigenherstellung für jede Untersuchung selbst markiert werden. Dabei ist auf Proteingehalt der Lösung, Pyrogenfreiheit und Sterilität zu achten.

Literatur: [529, 569, 600].

^{169}Yb-DTPA

Der Komplex verhält sich trotz seines weitaus niedrigeren Molekulargewichtes von nur 7000 nach intrathecaler Applikation nahezu wie radiojodmarkiertes Albumin. Es erfolgt jedoch in Abhängigkeit von der Zeit ein ependymaler Durchtritt der Verbindung in das Hirngewebe, so daß die Substanz für Langzeitbeobachtungen, über 24 Std hinaus, weniger geeignet scheint.

Die Substanz verläßt den Körper zum überwiegenden Teil mit einer effektiven Halbwertszeit von 12 Std, so daß 99% der Verbindung nach 24 Std durch glomeruläre Filtration eliminiert sind. Die verbleibende Radioaktivität wird mit einer Halbwertszeit von etwa 24 Tagen ausgeschieden (s. auch S. 56).

Ähnlich wie jodmarkiertes Humanalbumin wird auch ^{169}Yb-DTPA zu einem gewissen Prozentsatz lumbal resorbiert [645b]. Das Radiopharmakon ist gleichfalls in Einzelabfüllungen kommerziell erhältlich. Höchste Reinheit der Verbindung ist von besonderer Bedeutung. Verunreinigungen mit ^{169}YbCl$_3$ dürfen nicht vorhanden sein, da diese Verbindung im Nervengewebe gespeichert wird und zu einer unvertretbar hohen Strahlenbelastung führen kann.

Literatur: [536, 537, 630, 584, 645b, 680, 689a].

Daneben haben bislang auch ^{111}In-Transferrin und ^{111}In-DTPA eine gewisse Bedeutung für die Darstellung der Liquorräume erlangt. Kolloidale Verbindungen sind gleichfalls auf ihre

Brauchbarkeit untersucht worden, folgen jedoch nicht dem normalen Liquorfluß und haben daher keine praktische Bedeutung erlangt.

Literatur: [571, 670, 816, 801].

Strahlenbelastung des Patienten

Die Ganzkörperstrahlenbelastung liegt bei den obengenannten Verbindungen in der Größenordnung der für die Hirnszintigraphie errechneten Werte (s. S. 71).

Wesentlich höher liegt dagegen die Belastung des Rückenmarkes und der Hirnrinde. Sie wird im wesentlichen von der biologischen Halbwertszeit der Substanz, aber auch von den physikalischen Eigenschaften des verwendeten Markierungsnuklids bestimmt. Bei ungehinderter Passage des mit dem β-Strahler ^{131}Jod-markierten Humanalbumins, nach lumbaler intrathecaler Applikation, ist mit einer Strahlenbelastung des Rückenmarks von 7 rad/100 μC_i zu rechnen. Die verzögerte Zirkulation und Resorption führt bei hydrocephaler Erweiterung der Ventrikel zu einer Strahlenbelastung von ca. 12 rad/100 μC_i und hat bei einer vollständigen Blockade des Subarachnoidalraumes im Lumbal- oder Thorakalbereich eine Belastung des in Frage kommenden Rückenmarkanteiles von etwa 60 rad/100 μC_i zur Folge [599, 600, 689a].

Infolge der fehlenden β-Emission des ^{99m}Tc liegen die errechneten Werte für die Verbindung ^{99m}Tc-HSA wesentlich niedriger, und es werden 2,7 rad/mC$_i$ bei ungehinderter Passage und ca. 6 rad/mC$_i$ bei totalem Liquorstop angegeben [599]. Zu berücksichtigen ist jedoch dabei, daß Spätaufnahmen die Applikation höherer Aktivitätsmengen erforderlich machen, so daß die Strahlenbelastung ähnlich hohe Werte wie bei Verwendung von ^{131}J-Humanalbumin erreichen kann.

Ausgelöst durch die Mitteilung einer extrem hohen Strahlenbelastung des Nervengewebes nach Applikation von ^{169}Yb-DTPA infolge langfristiger Fixation der Verbindung in den Meningen und im Gehirn [498], ist es vorübergehend zu Unsicherheiten hinsichtlich der Verwendung dieser Verbindung in der Diagnostik gekommen. Neuere Untersuchungen weisen jedoch nach, daß für den ungünstigsten Fall verzögerter Resorption eine maximale Strahlenbelastung der Hirnrinde von 60 rad/mC$_i$ [645b, 689a] angenommen werden muß. Voraussetzung ist dabei, daß die Verbindung absolut rein ist und kein ^{169}YbCl$_3$ enthält, da diese Verbindung im Gegensatz zu Yb-DTPA eine sehr lange biologische Halbwertszeit von mehr als 300 Tagen hat [536].

Mögliche Nebenwirkungen

Wie jede Einbringung von Fremdstoffen in den Spinalkanal kann die Applikation radioaktiv markierter Verbindungen zu meningealen Reizerscheinungen führen, die mit entsprechenden Liquorveränderungen, in schwereren Fällen auch mit ausgeprägter klinischer Symptomatik einhergehen.

Regelmäßige Untersuchung des Liquors nach Applikation von ^{131}J-RIHSA hat in einer Untersuchungsreihe in 24 % der Untersuchungen eine vorübergehende Pleocytose und Eiweißvermehrung nachweisen lassen. Etwa die Hälfte der Patienten, bei denen nach Applikation der Verbindung Zellvermehrungen im Liquor gefunden wurden, zeigten eine klinische Symptomatik mit Zeichen der meningealen Reizung und Temperatursteigerung [682, 682a].

Die Angaben über klinisch erkennbare Nebenwirkungen dieser Art schwanken in der Literatur zwischen 2 % und 15 % [486, 488, 499, 644, 790]. Die klinischen Symptome klingen in der Regel ohne antibiotische Therapie nach 48–72 Std wieder ab. Letale Zwischenfälle sind nicht berichtet worden.

Die eigentlich auslösende Ursache ist nicht genau bekannt. Es ist früher angenommen worden, daß die Proteinkonzentration der markierten Verbindung ausschlaggebend für Häufigkeit und Ausmaß der Nebenwirkung sei. Nebenwirkungen der beschriebenen Art sind aber auch dann noch beobachtet worden, als hoch spezifisch markierte Eiweißverbindungen zur Verfügung standen. Zur Sicherheit sollten daher nur Einzelabfüllungen, wie sie in der Regel auch kommerziell erhältlich sind, verwendet werden. Bei der Eigenherstellung der radioaktiven Verbindung sind entsprechende Sterilitäts- und Pyrogenprüfungen unbedingt vorzunehmen [528a].

Die Applikation von Corticosteroiden vor der Injektion der radioaktiven Verbindung bietet keinen sicheren Schutz vor eventuellen Nebenwirkungen und wird daher auch nicht generell empfohlen [717]. Auch ohne derartige Vorbehandlung kann bei Verwendung von Einzelabfüllungen, nach Beobachtungen an größeren Untersuchungsreihen, die Zahl der Nebenwirkungen gering sein [540, 747, 517].

Untersuchungstechnik

Die intrathecale Einbringung der radioaktiven Verbindung erfolgt entweder nach Lumbalpunktion oder suboccipital. Zur Vermeidung eines Austritts der geringen Radioaktivitätsmenge aus dem Stichkanal sollte eine möglichst feine Nadel verwendet werden und mehrfach mit Liquor nachgespült werden.

Bei der Lagerung zur Aufnahme ist darauf zu achten, daß Lordose und Kyphose der Wirbelsäule entweder durch Lagerung ausgeglichen werden oder im Verlauf der Untersuchung eine ständige Nachregulierung des Kollimator-Hautabstandes erfolgt, damit Artefakte infolge Defokussierung vermieden werden. Bei der Lagerung des Schädels ist auf achsengerechte Einstellung zu achten, da Verkippungen insbesondere bei der Diagnostik von Liquorfisteln zu dem Bild einer anomalen Anreicherung im Bereich der Schädelbasis führen können. Vorteilhaft zur Lokalisation ist die Aufnahme auf einer vorbelichteten Röntgenaufnahme. Wenn eine derartige Vorrichtung nicht vorhanden ist, müssen entsprechende Markierungspunkte angebracht werden, damit das szintigraphische Bild mit einer Röntgenaufnahme zur Deckung gebracht werden kann.

Bei der Suche nach einer Liquorfistel bietet die Verwendung der Gamma-Kamera Vorteile insofern, als zahlreiche Aufnahmen in verschiedenen, den Liquorfluß provozierenden Kopfhaltungen durchgeführt werden können.

2. Das normale Liquorraumszintigramm

a) Spinaler Liquorraum (Radiomyelographie)

Nach lumbaler Applikation wandert die radioaktive Verbindung durch die Liquorbewegung, unterstützt durch Diffusion, nach cranial und erreicht in etwa 3–6 Std nach der Injektion die Cisterna magna.

Körperhaltung und -bewegung sind ohne Einfluß auf die Geschwindigkeit des Transportes, jedoch kann dieser durch Einbringung der Substanz in hyperbarer Lösung (10% Dextrose) beschleunigt werden [595].

Da sich die spinalen Meningen eng dem Verlauf des Rückenmarkes anpassen, wird die Form des Subarachnoidalraumes durch das Spinalmark bestimmt. Der spinale Subarachnoidalraum hat eine geringe Höhenausdehnung, die über die Länge des gesamten Rückenmarkes nahezu konstant ist, während die Breitenausdehnung sich im Bereich der cervicalen und lumbalen Intumescenz ändert. Somit zeigt das szintigraphische Bild eine Verbreiterung des Aktivitätsbandes im Lenden- und Halsbereich. Da im Halsbereich sich unter Umständen auch die Höhenausdehnung des Subarachnoidalraumes variabel gestalten kann, sind Auflockerungen des Aktivitätsbandes in diesem Bereich nicht als absolut pathologisch anzusehen.

Das dargestellte Aktivitätsband ist in der Regel glatt begrenzt. Jede Ausstülpung, Eindellung und Unregelmäßigkeit ist als pathologisch anzusehen und darf nur im Zusammenhang mit der klinischen Symptomatik und einer Röntgenaufnahme der Wirbelsäule interpretiert werden.

Bei Austritt der radioaktiven Verbindung in den Epiduralraum entsteht ein „strickleiterartiges" Bild, das diagnostisch wertlos ist [682].

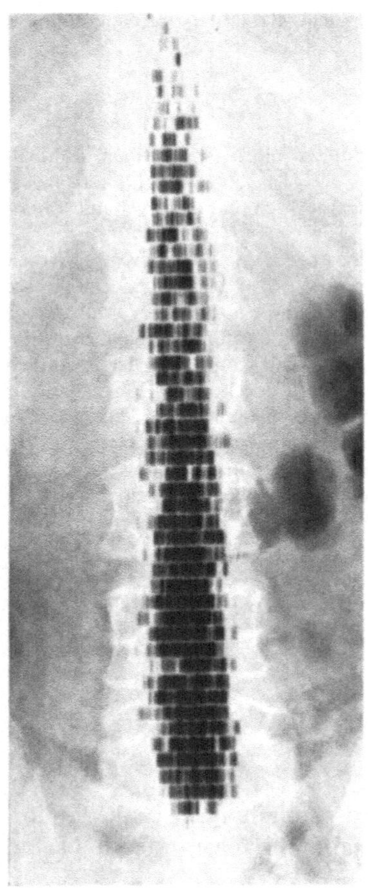

Abb. 146. Normales Radiomyelogramm des lumbalen Spinalkanals (2 Std nach lumbaler Applikation von 100 µC$_i$ ^{131}J-HSA

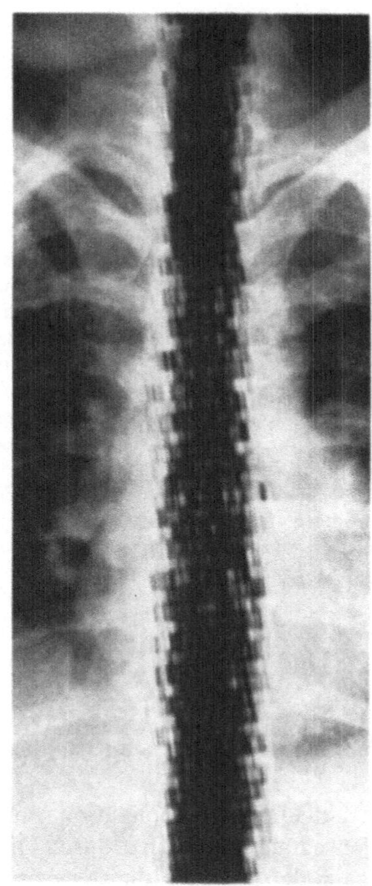

Abb. 147. Normales Radiomyelogramm des thorakalen Spinalkanals (6 Std nach lumbaler Applikation von 100 µC$_i$ ^{131}J-HSA

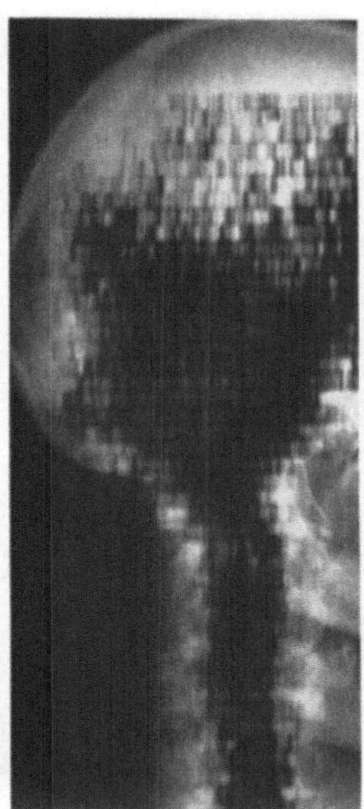

Abb. 148. Normales Radiomyelogramm des cervicalen Spinalkanals mit gleichzeitiger Darstellung der basalen Zisternen (6 Std nach lumbaler Applikation von 100 µC; ^{131}J-HSA)

b) Cisternoszintigraphie

Die Darstellung der intrakraniellen Zisternen kann durch lumbale Applikation oder suboccipitale Applikation erfolgen. Nach lumbaler Applikation ist damit zu rechnen, daß innerhalb von 4 Std, wesentlich früher bei Kindern, die Füllung der basalen, der lateralen und der medialen Zisternen erfolgt.

Dieser Vorgang vollzieht sich bei suboccipitaler Applikation bereits innerhalb der ersten Stunde und kann durch Trendelenburgsche Lage beschleunigt werden.

Bei der Betrachtung des normalen Cisternoszintigramms muß man sich vergegenwärtigen, daß es sich bei den Zisternen um variable Gebilde handelt, die ineinander übergehen, und daß Überlagerungen erfolgen. So ist es nicht möglich, im szintigraphischen Bild alle einzeln angegebenen Zisternen (s. Tabelle 82) voneinander abzugrenzen. In der 4-Std.-Aufnahme erkennt man deutlich in der Seitenansicht die C. magna, die basalen Zisternen, die C. quadrigemina. In der Ansicht von vorn die C. Sylvii, nach lateral ziehend, und in der Mittellinie die Aktivitätskonzentration, deren Erscheinungsbild zusammengesetzt wird aus der C. quadrigemina, verbreitert durch die C. ambiens, die C. suprasellaris und nach oben hin spitz auslaufend die C. callosum.

24 Std nach lumbaler Applikation und schon 6 Std nach suboccipitaler Punktion ist normalerweise die radioaktive Verbindung diffus über beide Hemispären verteilt, wobei sich parasagittal beiderseits ein breiter Aktivitätssaum bildet, der in Ansicht von vorn ein „schirmähnliches" Bild ergibt.

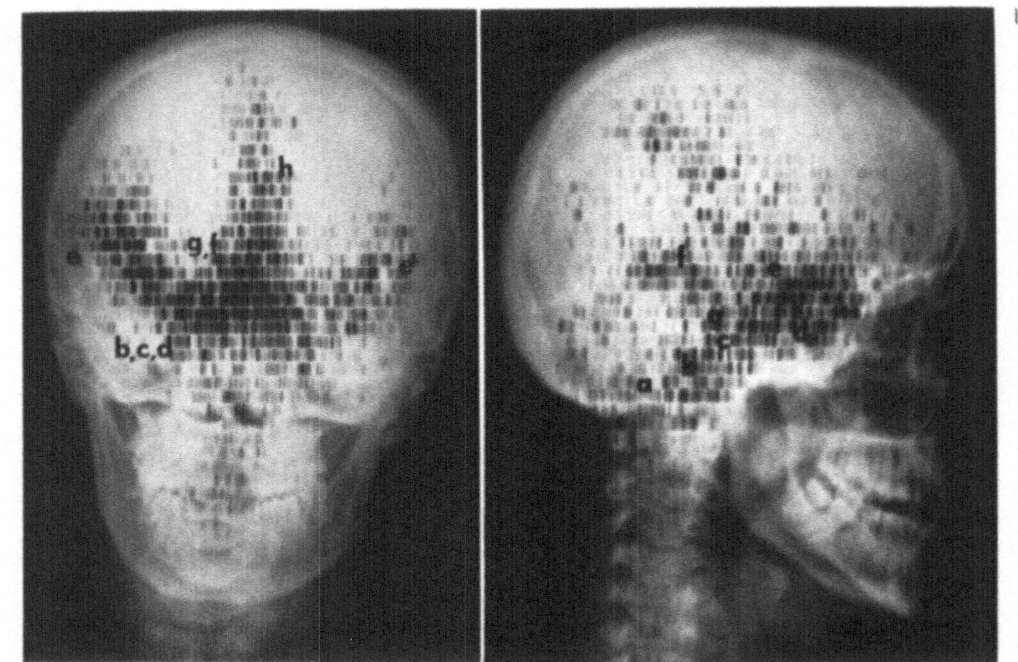

Abb. 149a u. b

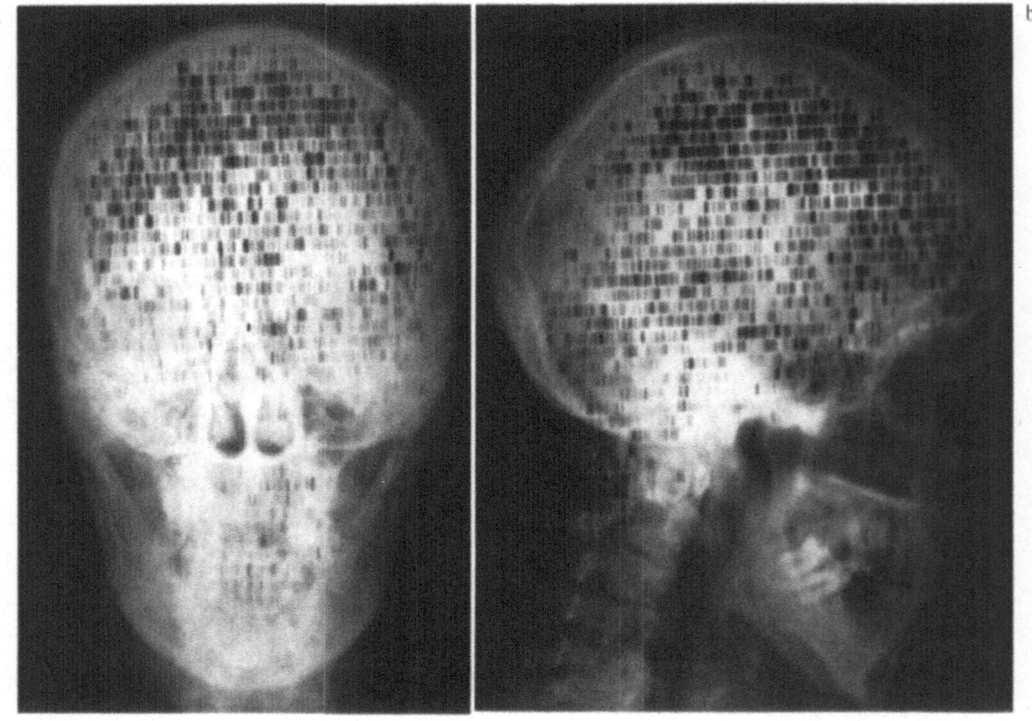

Abb. 150a u. b

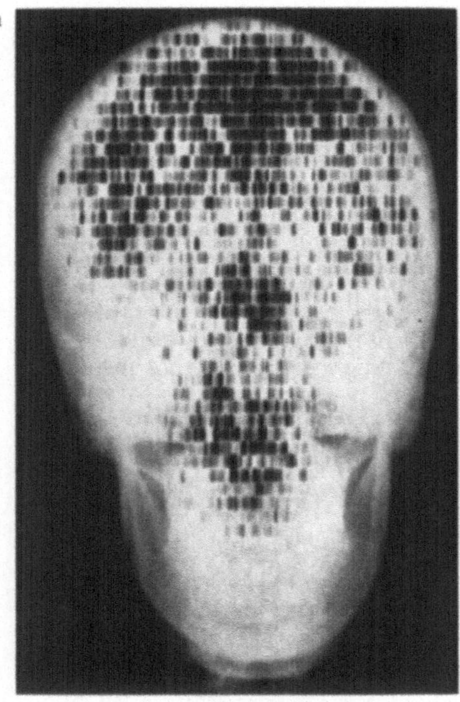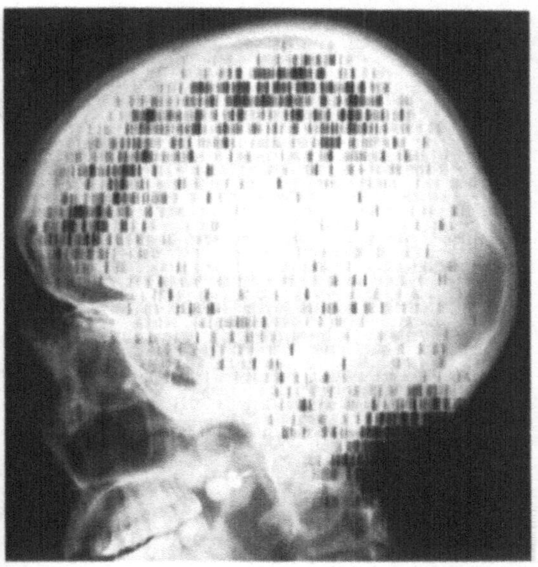

Abb. 151a u. b. Normales Cisternoszintigramm 6 Std nach suboccipitaler Applikation von 100 µC$_i$ ^{131}J-HSA. Die Aufnahme in ventraler Ansicht könnte eine persistierende basale Aktivitätskonzentration, die als pathologisch anzusehen wäre, vermuten lassen. Der Befund wird dadurch vorgetäuscht, daß die Applikation nicht vollständig in die C. magna erfolgte

Normalerweise darf zu keinem Zeitpunkt der Untersuchung die radioaktive Verbindung in den Ventrikeln nachweisbar sein. Die basale und frontale Begrenzung muß scharf sein und darf keine anomalen Aussackungen aufweisen.

Auf den Spätaufnahmen dürfen keine Aktivitätsdepots in den basalen Schädelanteilen erkennbar sein.

Bei Untersuchungen zum Nachweis oder Ausschluß einer Liquorfistel ist die Szintigraphie in zwei Ebenen unerläßlich. Eine Aktivitätsanreicherung in Projektion auf die Nasennebenhöhlen, die Siebbeinzellen oder die Keilbeinhöhle darf jedoch nur dann als pathologisch angesehen werden, wenn durch Seitaufnahmen sichergestellt ist, daß keine größere Aktivitätskonzentration in der C. magna vorhanden ist, da ansonsten durch Überlagerungen Fehlinterpretationen möglich sind.

◀

Abb. 149a u. b. Normales Cisternoszintigramm in seitlicher und in ventraler Ansicht 6 Std nach lumbaler Applikation von 1 mC$_i$ ^{169}Yb-DTPA

a) C. magna
b) C. medullaris
c) C. pontis
d) C. interped. et suprasellaris

e) C. Sylvii
f) C. ambiens
g) C. quadrigemina
h) C. callosum

Abb. 150a u. b. Normales Cisternoszintigramm in seitlicher und in ventraler Ansicht 24 Std nach lumbaler Applikation von 1 C$_i$ ^{169}Yb-DTPA

3. Das pathologische Szintigramm der Liquorräume

a) Spinale Liquorraumszintigraphie (Radiomyelographie)

Den Vorzügen der Myelographie mit wasserlöslichen, öligen oder gasförmigen Kontrastmitteln stehen nicht zu vernachlässigende Komplikationsmöglichkeiten gegenüber. Daher wäre die Radiomyelographie an sich ein schonendes Verfahren von großer Bedeutung, da zur Durchführung keine größere Entnahme von Liquor erforderlich ist, und die radioaktive Verbindung nach erfolgter Untersuchung nicht wieder entfernt werden muß [492, 707].

Dennoch hat sich das Verfahren seit seiner Einführung nicht in der erwartenden Weise durchgesetzt.

Für die Myelographie werden nach SHAPIRO [781a] folgende Indikationen angegeben und nachstehende Forderungen an das Verfahren gestellt:

a) Die Methode soll den Ausschluß einer operativ zu behandelnden Erkrankung ermöglichen, auch wenn gleichzeitig eine degenerative Erkrankung differentialdiagnostisch in Frage kommt;

b) eine intraspinale Erkrankung nachweisen oder mit größtmöglicher Sicherheit ausschließen können, besonders in den Fällen, in denen alle anderen verfügbaren Methoden keine eindeutige Diagnosestellung ermöglichen;

c) die exakte Lokalisation einer Spinalen Erkrankung angeben können, da die klinische Lokalisationsmöglichkeit oft unzureichend ist;

d) möglichst exakte Hinweise zur Art und Ausdehnung einer bekannten intraspinalen Raumforderung geben; und

e) multiple Raumforderungen erkennen lassen oder dieselben ausschließen, da etwa 4% aller spinalen malignen Neubildungen multipel auftreten und auch Bandscheibenvorfälle gleichzeitig in mehreren Intervertebralräumen vorkommen können.

Zur Erfüllung dieser Forderungen stehen der neuroradiologischen Kontrastmittel-Myelographie vielfältige Möglichkeiten zur Verfügung:

Tomographie, Aufnahmetechniken für mehrere Ebenen und Spezialprojektionen, Verfolgung der Kontrastmittelverteilung unter Durchleuchtung in verschiedenen Körperlagerungen. Unterstützt werden die technischen Möglichkeiten durch ein hohes Auflösungsvermögen bei großem Dichteunterschied zwischen Kontrastmittel und Geweben.

Da bei der Radiomyelographie diese technischen Voraussetzungen auch nicht annähernd gegeben sind, muß die Aussagekraft des Verfahrens geringer sein. Zwar erlaubt der Einsatz der Gamma-Kamera auch Aufnahmen in verschiedenen Körperpositionen, jedoch ist die radioaktive Verbindung infolge ihrer liquorähnlichen Zusammensetzung nicht frei im Spinalkanal beweglich.

Geringes Auflösungsvermögen, unzureichende Zuordnungsmöglichkeit, und der Umstand, daß Aufnahmen nur in einer Ebene durchführbar sind, machen es verständlich, daß die Radiomyelographie nur selten eindeutige Hinweise auf Lokalisation, Ausdehnung und Art einer intraspinalen Erkrankung geben kann.

So erschöpft sich die Leistungsfähigkeit der spinalen Liquorraumszintigraphie im Nachweis eines partiellen oder kompletten Stops der Liquorpassage, und darüber hinausgehende Aussagen beschränken sich auf Beschreibungen der Form und des Verlaufes des Aktivitätsbandes wie Aussparungen, Einengungen oder Erweiterungen.

Der Nachweis einer ungehinderten intraspinalen Liquorzirkulation könnte jedoch von erheblicher diagnostischer Bedeutung sein, wenn dieser Befund mit hinreichender Sicherheit intraspinale Raumforderungen oder entzündliche Veränderungen ausschließen läßt.

Sieht man von den Bandscheibenvorfällen, die insbesondere im Lumbalbereich auftreten, ab, und zieht man zur Beurteilung eines pathologischen Radiomyelogramms die Röntgenaufnahme der Wirbelsäule in 2 Ebenen zum Ausschluß

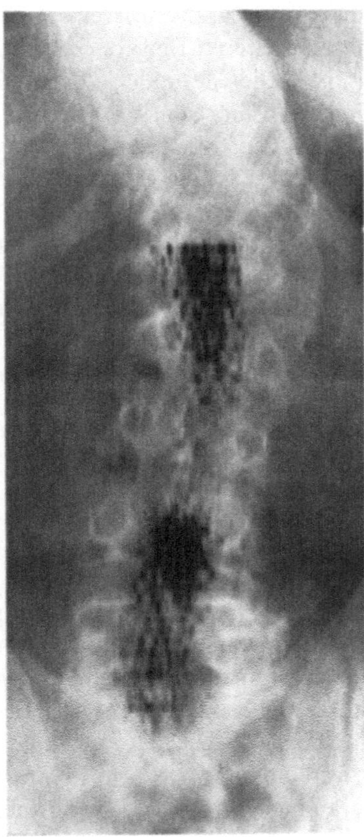

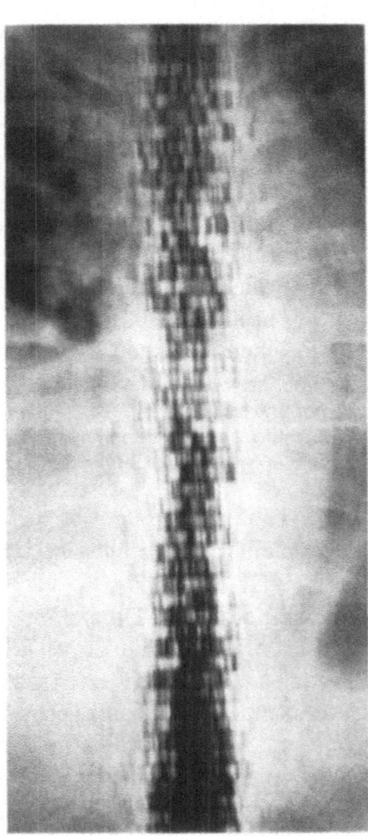

Abb. 152. Raumforderung unbekannter Ätiologie in Höhe L$_3$ bei ausgeprägter Kyphoskoliose

Abb. 153. Einengung des Aktivitätsbandes in Höhe BWK 7 durch operativ bestätigtes Ependymom des Spinalkanals

degenerativer Knochenveränderungen hinzu, dann kann nach unseren Erfahrungen ein normales Radiomyelogramm der Brust- und Halswirbelsäule als hinreichend zuverlässig für die Ausschlußdiagnostik gewertet werden. Von 50 Patienten, bei denen das Radiomyelogramm keine pathologischen Auffälligkeiten zeigte, war in 10% der Fälle der Befund falsch negativ.

Bei Nachweis eines partiellen oder totalen Stops der Liquorzirkulation im Radiomyelogramm mußten demgegenüber bei 25 Patienten mit intraspinalen Raumforderungen bzw. entzündlichen Veränderungen 20% falsch positive Befunde in Kauf genommen werden.

Die relative Seltenheit intraspinaler Erkrankungen und die geringe Fallzahl in den Literaturbeobachtungen macht eine bilanzierende Beurteilung derzeit unmöglich. Es ist jedoch nach den vorliegenden Ergebnissen zu diskutieren, ob die Methode nicht doch als Voruntersuchung für einen gezielteren Einsatz der Kontrastmittelmyelographie geeignet ist. Ersetzen kann sie die Methode jedoch mit größter Wahrscheinlichkeit auch bei allem technischen Fortschritt nicht. Die Radiomyelographie erlaubt keine detaillierten Hinweise auf die Tumorlage, insbesondere hinsichtlich der Frage, ob ein raumfordernder Prozeß intramedullär, intradural oder extradural gelegen ist.

Ungeeignet ist das Verfahren sicher auch für die Diagnostik von partiellen Discusprolapsen. Während totale Bandscheibenvorfälle in der Regel gut erfaßt werden können [610, 636, 637], sind kleinere, insbesondere die lateralen Hernien nur in einem geringen Prozentsatz genau zu lokalisieren [547, 548, 811].

Eine interessante Variante des Verfahrens ist die Darstellung spinaler Angiome nach intravenöser Injektion von ^{99m}Tc-HAS unter Anwendung der Gamma-Kamera [544], und die Darstellung intraspinaler Meningeome nach intravenöser Applikation von ^{99m}Tc-Pertechnetat hat sich in Einzelfällen gleichfalls bewährt.

b) Kranielle Liquorraumszintigraphie (Cisternoszintigraphie)

Die Methodik der Darstellung der intrakraniellen Liquorräume hat nach ihrer Einführung durch Di Chiro u. Mitarb. [543] eine bedeutsame Wandlung ihrer klinischen Wertigkeit erfahren. Die ursprünglich zur reinen morphologischen Untersuchung gedachte Technik ist zu einem funktionellen Verfahren zur Bestimmung der Liquordynamik geworden [540].

Wesentlich gefördert wurde diese Entwicklung durch die Arbeiten von Hakim [593a] sowie Adams u. Mitarb. [482a] über das Krankheitsbild des sog. „normal pressure hydrocephalus". Hierbei handelt es sich um einen kommunizierenden Hydrocephalus ohne erhöhten Liquordruck, der im höheren Lebensalter auftritt, zu rascher Demenz führt und gegenüber dem Hydrocephalus e vacuo durch eine Shunt-Operation in bestimmten Fällen erfolgreich behandelt werden kann.

Die Formen und Ursachen des Hydrocephalus sind in Tabelle 83 zusammengestellt.

Szintigraphische Befunde bei Verschluß-Hydrocephalus

Sofern die Obstruktion der Liquorwege nicht durch einen Tumor der hinteren Schädelgrube mit der Folge der Kompression des Subarachnoidalraumes bedingt

Tabelle 83. Ursachen und Formen des Hydrocephalus

I. Verschlußhydrocephalus

  1. Aquäductstenose
(kongenital, entzündlich, durch Tumor)

  2. Arachnoiditis im Bereich der cerebello-medullären Zisternen

  3. „Foramen magnum Block" durch Kleinhirntumoren

  4. Liquorblockade durch Ventrikeltumoren, Tumoren des Mittelhirns und basisnahe Tumoren

  5. Mißbildungen (Dandy-Walker-Syndrom, Arnold-Chiari-Syndrom)

II. Kommunizierender Hydrocephalus

  1. durch fehlende oder gestörte Liquorresorption
    a) mit erhöhtem Liquordruck
    b) ohne erhöhten Liquordruck
      (sog. kompensierter Hydrocephalus im Kindesalter, bzw. „normal pressure hydrocephalus" oder Hakim-Syndrom bei Erwachsenen)

  2. infolge generalisierter Hirnatrophie
    (Hydrocephalus e vacuo)

ist, kann bei Verschluß-Hydrocephalus mit einem normalen Cisternoszintigramm infolge ungestörter Liquordynamik in der Regel gerechnet werden. Nur die Resorption der radioaktiven Verbindung soll verzögert sein, obwohl exakte Daten hierüber nicht vorliegen [485, 600a, 577, 677].

Aber auch bei kongenitalem obstruktivem Hydrocephalus kann eine Verlegung des intrakraniellen subarachnoidalen Raumes nachweisbar sein, so daß die basalen Zisternen nicht gefüllt sind und das Aktivitätsband nach lumbaler Applikation am Foramen magnum sistiert. Übertragen auf die therapeutische Konsequenz würde ein solcher Befund bedeuten, daß in diesen Fällen eine überbrückende Drainage (Ventriculo-cisternostomie nach TORKILDSEN) unzureichend ist, und statt dessen eine ventriculo-atriale oder ventriculo-peritoneale Liquorableitung (PUDENZ-HEYER, SPITZ-HOLTER) anzulegen wäre.

Nach Befunden von MILHORAT [683] ist die Darstellung eines „Foramen-magnum-block" im Cisternoszintigramm keineswegs beweisend dafür, daß der Subarachnoidalraum in diesen Fällen obstruiert ist. Es wird angenommen, daß die Behinderung der Liquorpassage nur durch Kompression des Arachnoidalraumes verursacht ist, da nach Anlegen eines ventriculo-atrialen Shunts sich die subarachnoidale Liquorpassage wieder normalisierte.

Die Cisternoszintigraphie kann somit als ein Hilfsmittel für die Entscheidung, welche Form der Liquordrainage angelegt werden soll, dienen, und ermöglicht Verlaufsbeobachtungen zur Funktion der Liquordrainage (s. auch S. 245).

Szintigraphische Befunde bei Hydrocephalus des Kindes und nach Shunt-Operationen

Der kommunizierende Hydrocephalus des Kindes kann eine progrediente Verlaufsform mit rascher Zunahme des Kopfumfanges bei erhöhtem intrakraniellen

Druck nehmen, aber auch in die leichtere, sog. kompensierte Verlaufsform übergehen.

Die Cisternoszintigraphie erlaubt nach McCoullough [677] folgende Differenzierung:

Progressiver kommunizierender Hydrocephalus:

1. Cisterno-ventrikulärer Reflux (CVR).
2. Verzögerte Liquorresorption.
3. Nach Shunt-operation Normalisierung der Befunde der Cisternoszintigraphie und ungehinderte Liquorresorption.

Kompensierter kommunizierender Hydrocephalus:

1. Cisternoszintigraphie normal oder nur kurzdauernder CVR.
2. Liquorresorption auch bei CVR nicht verzögert.

Somit ist mit Hilfe der Cisternoszintigraphie eine Möglichkeit zur Differentialdiagnose zwischen progressivem und kompensiertem kommunizierendem Hydrocephalus gegeben [487, 488, 677]. Die Verläßlichkeit der Befunde ermöglicht nach Angaben aus der Literatur darüber hinaus die Entscheidung, ob ein angelegter ventrikulo-atrialer Shunt stillgelegt werden kann [504b, 577].

Während die Ventriculoszintigraphie nach direktem Einbringen der radioaktiven Verbindung in das Ventrikelsystem für den Nachweis obstruierender Prozesse infolge der unzureichenden Auflösungsfähigkeit der Systeme nicht geeignet ist, stellt die Prüfung der Durchgängigkeit von angelegten Shunts eine ideale Indikation für die Anwendung radioaktiv markierter Substanzen dar [488, 571, 629, 669, 700, 709, 769].

Die größte bisher vorliegende Untersuchungsreihe bei 125 Kindern mit Shunts, die von Gilday und Kellam [571] mitgeteilt worden ist, läßt eine sehr hohe Genauigkeit dieses Verfahrens hinsichtlich der Aussage, ob ein Shunt funktionsfähig ist, oder aber auch entfernt werden darf, erkennen.

Die Untersuchung erfolgt in diesen Fällen mit der Anger-Kamera nach Injektion der radioaktiven Verbindung entweder in den spinalen Subarachnoidalraum, das Ventil des angelegten Shuntsystems, oder in den selteneren Fällen in das Ventrikelsystem direkt.

Aufnahmen in 15minütigen Abständen ergeben dabei Auskunft über die Liquorabflußverhältnisse.

Im szintigraphischen Funktionsstudium mit der Gamma-Kamera lassen sich dabei folgende Befunde erheben:

a) Bei lumbo-peritonealem Shunt

Nach Injektion der radioaktiven Verbindung in den spinalen Subarachnoidalraum folgen Messungen in 15minütigen Abständen bis etwa 2 Std nach Injektion. Bei intakter Funktion des ableitenden Systems ist die radioaktive Verbindung innerhalb von 60 min vollständig im Bauchraum nachweisbar. Verzögerter Abfluß kann beobachtet werden, wenn durch das Wachstum des Kindes der drainierende Katheter zu kurz geworden ist und umgebendes Gewebe sich in die Öffnung legt und eine Klappenwirkung entfaltet. Bei vollständiger Katheterblockade wandert die Verbindung rasch in die Ventrikel hinauf.

b) Bei ventriculo-peritonealem und ventriculo-atrialem Shunt

Die Injektion der radioaktiven Verbindung erfolgt direkt in das Ventil des Drainagesystems. Bei ungehinderten Fließverhältnissen im zuführenden und abführenden Katheter fließt die radioaktive Verbindung sofort bzw. nach einigen Pumpversuchen durch den abführenden Schenkel in das Herz oder den Bauchraum.

Die Prüfung des abführenden Schenkels wirft keinerlei Problematik auf. Schwieriger ist der Nachweis der Durchgängigkeit des zuführenden Schenkels; auch hier kommt es zu einem Abfluß der radioaktiven Verbindung aus dem Ventil durch den abführenden Katheter. Die Abflußgeschwindigkeit ist jedoch geringer, und die Konzentration im Ventil bleibt dementsprechend über längere Zeit höher. Zudem kann unter Umständen eine Stromumkehr mit Einfluß der radioaktiven Verbindung aus dem Ventil in die Ventrikel beobachtet werden.

Bei Verwendung eines an die Gamma-Kamera angeschlossenen Auswertesystems, aber auch mit einem Einzeldetektor und digitaler Anzeige kann durch Messung der Radioaktivität im Ventilraum der Shunt-Fluß bestimmt werden. Nach Injektion in das Ventil wird die Abnahme der radioaktiven Verbindung in Abhängigkeit von der Zeit gemessen. Die Halbwertszeit beträgt bei offenem Shunt $2^1/_2$ min und ist bei Verschluß entweder unendlich oder stark reduziert [571, 769].

Kann die Injektion nicht direkt in das Ventil vorgeommen werden, so ist auch die lumbale Applikation möglich. Die radioaktive Verbindung folgt in diesen Fällen nicht einer normalen Liquorzirkulation, auch wenn keine Obstruktion des Subarachnoidalraumes vorhanden ist, sondern wandert rasch in das Ventrikelsystem ein, um über den Shunt eliminiert zu werden. Diese Umkehr des Liquorflusses ist wahrscheinlich durch den Sog, der intraventrikulär nach Betätigung der Ventilpumpe entsteht, begründet [488, 669].

Da die Verlegung eines Shunt-Systems zunächst nur eine unspezifische klinische Symptomatik hervorruft, wird die Methodik der Prüfung mit radioaktiven Verbindungen als ein schlechthin ideales Verfahren angesehen. Dies um so mehr, als die Methode im Vergleich zu Luftfüllungen und Farbstoffinjektionen wesentlich besser veträglich ist, und gegenüber Thermodilution-Messung bzw. Echoventriculographie und Elektroencephalographie sicherer in der Aussage ist [571, 577, 769].

In Fällen einer Shunt-Drainage bei obstruktivem Hydrocephalus und der Möglichkeit der Verlegung durch ein Tumorrezidiv kann die radioaktive Verbindung auch direkt in die Ventrikel injiziert werden und der Abfluß durch die Shuntdrainage verfolgt werden. Bei Verwendung von ^{99m}Tc-Pertechnetat kann dann das Erscheinen der radioaktiven Verbindung in der Glandula parotis als Indikator für eine ungehinderte Durchgängigkeit des Shunt-Systems gewertet werden [492].

Szintigraphische Befunde bei kommunizierendem Hydrocephalus des Erwachsenen

Unter den Erkrankungen, die aus verschiedenen Ursachen zu unaufhaltsamem geistigen Verfall führen (*M. Alzheimer*, *M. Pick*, *M. Jacob-Kreutzfeldt*, Arteriosklerose, Hydrocephalus e vacuo) hat das von HAKIM (1964) sowie ADAMS, HAKIM und OJEMANN (1965) beschriebene Syndrom eine herausragende Bedeutung erlangt, da sich durch Umgehung der Liquorresorptionsblockade die Demenz oft dramatisch bessern läßt.

Das Krankheitsbild ist gekennzeichnet durch rapid fortschreitenden geistigen Verfall, cerebelläre Dysfunktion und Inkontinenz. Eine Stauungspapille ist nicht nachweisbar, es besteht ein Hydrocephalus communicans internus ohne erhöhten intrakraniellen Druck [756, 767].

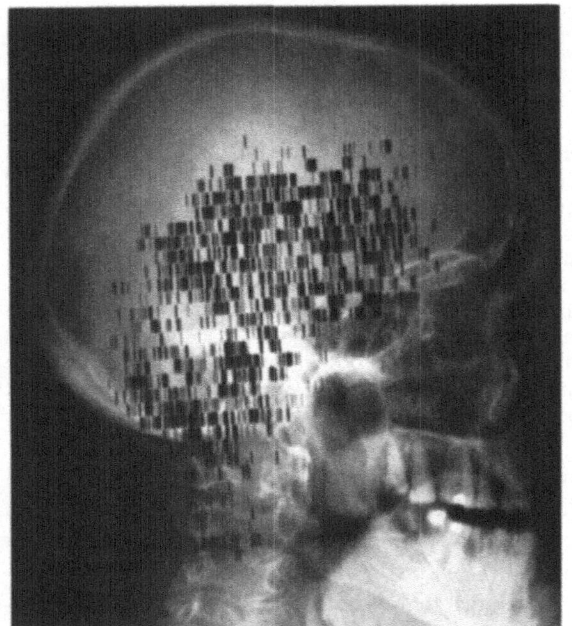

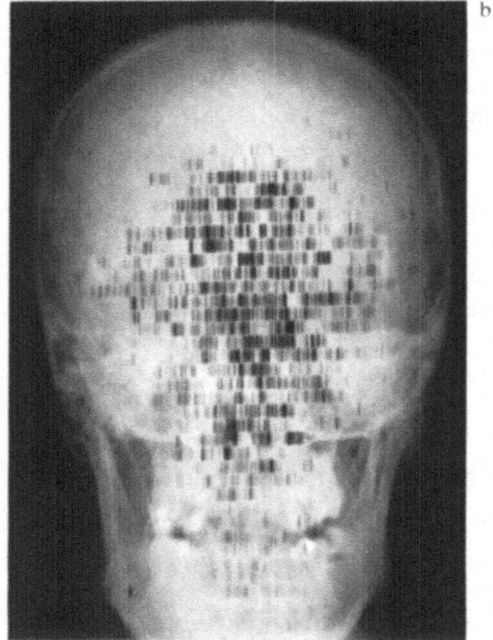

Abb. 154a u. b. Cisterno-ventriculärer Reflux (CVR) bei Verdacht auf „normal pressure hydro-cephalus", der auch in den späten Aufnahmen noch nachweisbar war (Aufnahme 4 Std nach suboccipitaler Applikation von 100 μC_i ^{131}J-HSA)

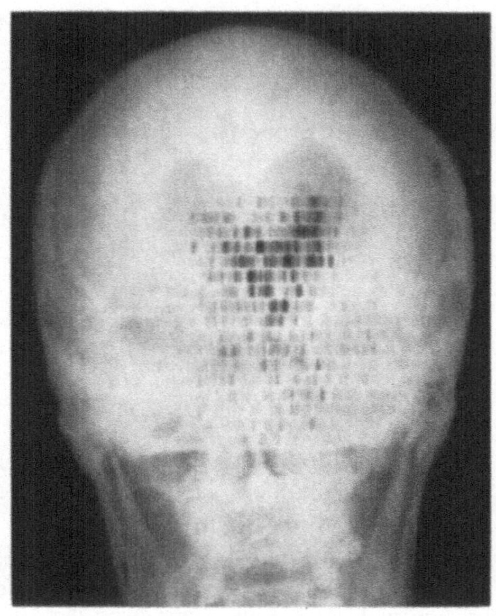

Abb. 155. Cisterno-ventriculärer Reflux bei Verdacht auf „normal pressure hydrocephalus"
24 Std nach ^{131}J-HSA-Applikation (Zustand nach Pneumencephalographie)

Im Gegensatz zum Hydrocephalus e vacuo, bei dem ebenfalls keine Liquor-
druckerhöhung nachweisbar ist, findet sich beim „normal pressure hydrocephalus"
keine generalisierte Hirnatrophie. Demzufolge ist in diesen Fällen im Pneumencephalogramm nur ein erweitertes Ventrikelsystem, jedoch keine Luft über der
Hirnrinde mit Darstellung der Sulci der Hirnoberfläche nachweisbar.

Ursache des „normal pressure hydrocephalus" soll die alleinige Obstruktion
des Subarachnoidalraumes mit der Folge der unzureichenden Resorption des
Liquors und einer Fehlleitung des Liquorflusses sein.

Im Cisternoszintigramm findet sich in diesen Fällen nach Lumbalinjektion das
Bild des „umgekehrten Liquorflusses". Die radioaktive Substanz erscheint nach
intrathecaler Applikation überhaupt nicht oder nur in geringem Ausmaß in den
basalen Zisternen, sondern vornehmlich im Ventrikelsystem [497, 541, 628, 726].

Man erkennt in der Ansicht von vorn die Radioaktivitätsanreicherung höher
und lateral von der Aktivitätskonzentration der C. ambiens und der C. quadrigemina. Das szintigraphische Bild weist in typischen Fällen eine „schmetterlings-
förmige" Figur auf.

In der Seitaufnahme zeigt sich die für die Ventrikelkonfiguration typische
Komma- bzw. C-Form.

Diese Befunde können bis zu 48 Std nach Applikation der radioaktiven Verbindung persistieren, sind jedoch nicht in jedem Falle einheitlich nachweisbar.
Vielmehr lassen sich nach bisher vorliegenden Beobachtungen [497, 676, 797,
714] folgende Bildmuster unterscheiden (s. Tabelle 84).

Demgegenüber ist die Liquorzirkulation bei Hydrocephalus e vacuo ungestört,
und das Cisternoszintigramm ergibt einen normalen Befund.

Tabelle 84. Cisternoszintigraphische Befunde bei „normal pressure hydrocephalus"
(Hakim-Syndrom)

1.
Persistierender Cisterno-ventriculärer Reflux (CVR) bei fehlender oder stark verzögerter
Resorption

2.
Passagerer CVR mit anschließender Verteilung der radioaktiven Verbindung im Subarachnoidalraum, aber stark verzögerter Resorption

3.
Persistierender CVR mit relativ rascher Elimination der radioaktiven Verbindung aus den
Ventrikeln (ependymale Resorption?)

Die Ergebnisse der Cisternoszintigraphie bei normal pressure hydrocephalus
und Hydrocephalus e vacuo korrelieren mit den Befunden der Pneumencephalographie. Hier findet man:

Normal pressure hydrocephalus. Erweiterte Hirnventrikel, Corpus Callosumwinkel kleiner als
130°, Ventrikelhöhe im Bereich der Vorderhörner größer als 35 mm, keine Luft über den Hemisphären und damit keine Darstellung der Hirnwindungen, normaler Liquordruck [628, 672,
728].

Hydrocephalus e vacuo. Erweitertes Ventrikelsystem, Luft über den Hemisphären mit Darstellung
der Hirnwindungen, Corpus Callosumwinkel größer als 140°, Höhe der Vorderhörner nicht
größer als 35 mm, Liquordruck normal [628, 728].

Das Elektroencephalogramm zeigt keine differentialdiagnostisch verwertbaren
Kriterien [515].

Der Vorteil der Cisternoszintigraphie in der Differentialdiagnose liegt in der
besseren Verträglichkeit der Untersuchung und dem sichereren Nachweis der
Liquorresorptionsstörung, da die Erkennung der Luftansammlung über den
Hemisphären im Pneumencephalogramm keineswegs in jedem Falle zuverlässig
gelingt [628, 630].

Die entscheidende Bedeutung der Cisternographie liegt in dem Nachweis des
cisternoventriculären Refluxes als Folge der Blockade des Subarachnoidalraumes,
da bei diesen Patienten durch eine Shunt-Operation eine erhebliche Besserung
des klinischen Zustandbildes erreicht werden kann.

Dabei soll von allen diagnostischen Kriterien die Cisternoszintigraphie die
beste Korrelation zur Prognose der operativen Liquorumleitung haben [643a].
Die Erfolgschance soll in den Fällen besonders hoch sein, in denen ein persistierender CVR bei kompletter Resorptionsblockade nachgewiesen wird [503, 607,
643a, 676, 797].

Die Zahl der bisher vorliegenden Beobachtungen klinischer Besserung nach
Shunt-Operation bei normal pressure hydrocephalus ist bislang nicht sehr groß.
Vorliegende Untersuchungen berichten von erheblicher Besserung nach Shunt-
Operation, bei etwa jedem zweiten Patienten mit normal pressure hydrocephalus
[502, 643a].

An sich wird angenommen, daß es sich bei dem Krankheitsbild des normal
pressure hydrocephalus um eine nosologische Einheit handelt, bei der der Verlust
der Hirnsubstanz infolge Verlegung der Resorptionswege zentral, paraventriculär
erfolgt und progredient verläuft.

Das Erscheinungsbild eines normal pressure hydrocephalus mit CVR und Liquorzirkulationsblockade im Cisternoszintigramm findet sich jedoch auch nach Schädel-Hirn-Verletzungen und Subarachnoidalblutungen. Bei diesen Patienten war eine Shunt-Operation in der Regel wenig erfolgreich [487, 488, 564, 565a, 717, 728, 768].

In Fällen von M. Pick oder Arteriosklerose ist die Liquorzirkulation und -resorption hingegen ungestört [717].

Die Untersuchungen über die prognostische Aussagekraft der Cisternoszintigraphie im Hinblick auf Shunt-Operation sind noch nicht abgeschlossen. Es wird hingewiesen, daß es keineswegs als gesichert angesehen werden darf, daß nicht auch der Patient, der eine ungestörte Liquorzirkulation im Cisternoszintigramm aufweist, eine Besserung durch Shunt-Operation erfährt.

Mit Hilfe der Cisternoszintigraphie lassen sich morphologische Veränderungen, wie Subarachnoidalcysten und Folgen der Porencephalie darstellen [523, 527, 602, 629].

Eine Füllung des Hohlraumes bei Dandy-Walker-Mißbildung erfolgt nur gelegentlich, nämlich dann, wenn eines der Foramina zumindest noch teilweise durchgängig ist.

Nach Encephalomalacien kann es zu persistierenden Anreicherungen der radioaktiven Verbindung in den betroffenen Hirnregionen kommen [485, 682, 682a].

Eine Verminderung der Liquorzirkulation kann in der akuten Phase auch bei subduralen Hämatomen, rindennah gelegenen Tumoren und cerebrovasculären Insulten nachweisbar sein, jedoch haben diese Befunde keine differentialdiagnostische Bedeutung [485, 682, 758, 820].

4. Nachweis und Lokalisation von Liquorfisteln

Rhinoliquorrhoe oder Otholiquorrhoe sind die Folge einer Kommunikation zwischen Liquorraum und Nasen-Rachen-Raum bzw. Gehörgang.

Der Fistelbildung können verschiedene Ursachen zugrunde liegen, die in Tabelle 85 aufgeführt sind.

Tabelle 85. Ursachen traumatischer und atraumatischer Liquorfisteln

a) Traumatisch	b) Atraumatisch
Unfälle	kongenital (Anomalien)
(Schädelbasisbruch, penetrierende	Hydrocephalus
Verletzung)	Osteomyelitis
iatrogen	Tumoren

Liquorfisteln stellen wegen der möglichen Komplikationen (rezidivierende Meningitiden und Gefahr des Hirnabscesses) eine absolute Indikation für den operativen Eingriff mit dem Ziel der Deckung des Duradefektes dar [547a]. Nachweis und Lokalisation des Liquoraustrittes und der Austrittsstelle sind daher von überragender Bedeutung.

Nachweismöglichkeiten der Liquorrhoe

Die Angabe des Patienten, vermehrten Flüssigkeitsaustritt aus der Nase, unter Umständen im Schwall beobachtet zu haben, ist insbesondere, wenn ein Schädel-Hirn-Trauma in der Anamnese vorliegt ein wesentliches Verdachtsmoment. Rezidivierende Meningitiden fordern den Nachweis oder Ausschluß einer Liquor-fistel heraus. Ein Beweis kann bei intermittierenden Liquorfluß oder einer Rhinitis vasomotorica außerordentlich schwierig sein. Verschiedene Nachweisverfahren sind bislang versucht worden:

a) Bestimmung des Glucosegehaltes der Nasenflüssigkeit durch semiquantitativ messende Teststreifen.

b) Einbringung von Sulfathiazol in die Nase, das sich nach Mischung mit Liquor cerebro-spinalis lösen soll [510a, 568a].

Diese Nachweismethoden haben den Nachteil, daß auch das Sekret der Tränendrüsen, das in den Nasenraum abgeleitet wird, reduzierende Stoffe enthält, und dadurch der Glucosetest-streifen in zahlreichen Fällen „falsch positive" Resultate erbringt [568a].

c) Intrathekale Einbringung von Farbstoffen (Indigocarmin, Methylenblau, Phenolsul-phthalein, Fluorescein) [511a, 645a, 785b].

Einige dieser Farbstoffe sind infolge ihrer Toxicität nicht frei von Nebenwirkungen und können daher nur in geringer, im Nasensekret kaum nachweisbarer Menge appliziert werden. Die Fluoresceinprobe erfordert einen relativ großen technischen Aufwand, und die Ergebnisse werden durch Eisen und bestimmte Pharmaka beeinflußt [734b, 785b].

d) Die Injektion von radioaktiven Substanzen in den Subarachnoidalraum wurde erstmalig unter Verwendung von ^{24}Na von CROW u. Mitarb. [531a] durchgeführt. Dabei wurden nach Injektion beide Nasenöffnungen mit bis zu 7 Tampons ausgelegt und nach mehreren Stunden die Radioaktivität in den Tupfern bestimmt. Die Methode wird auch heute noch unter gewissen Abwandlungen und unter Verwendung von ^{131}J-RIHSA und ^{169}Yb-DTPA vorgenommen [520a, 548, 753b, 734b].

Nachweis des Liquoraustrittes

Nach suboccipitaler Applikation von 100 μC_i ^{131}J-RIHSA oder 500 μC_i ^{169}Yb-DTPA werden Nasentampons in beide Öffnungen gelegt. In der Absicht, aus der Konzentration der radioaktiven Verbindung in verschiedenen Tampons gleich-zeitig einen Hinweis auf die Lokalisation des Duradefektes zu erhalten, wurden ursprünglich bis zu 7 Tampons auf jeder Seite gelegt. Die Schwierigkeit der Durch-führung hat dazu geführt, daß die Zahl der Tampons mehr und mehr reduziert worden ist, so daß heute in der Regel nur eine Tamponade in jede Nasenöffnung gebracht wird.

Nach einer Verweildauer von 6–24 Std werden die Nasentampons gezogen, und die seitengetrennte Radioaktivitätsbestimmung vorgenommen.

Die Beurteilung des Verfahrens hinsichtlich seiner diagnostischen Wertigkeit ist unterschiedlich. Während auf der einen Seite angenommen wird, daß die Tamponmethode keine hinreichende Aussagekraft hat [488], stehen andere Autoren auf dem Standpunkt, daß der überwiegende Teil der Liquorfisteln nur mit Hilfe der Tamponmessung nachgewiesen werden kann [568, 630, 678, 690].

Bei suboccipitaler Applikation sind Ergebnisse bereits nach 6 Std zu erwarten, insbesondere wenn es möglich ist, den Patienten in eine die Liquorrhoe provozierende Stellung zu lagern [734b]. Bei Verwendung von ^{131}J-RIHSA, aber auch bei Anwendung von ^{169}Yb-DTPA findet sich auch normalerweise nach 6 Std bereits eine bestimmte Radioaktivitätsmenge in den Tampons. Sie ist in der Regel gering und beträgt 4 Std nach Applikation etwa 0,01% der verabfolgten Aktivitätsmenge und 0,1% nach 24 Std. Da die Menge der im Normalfall in den Tampons nachweisbaren Radioaktivität teilweise abhängig ist von der Reinheit und Stabilität der applizierten Verbindung, wird für eine größere Genauigkeit ein Quotient aus der mittleren Konzentration der Radioaktivität in den Tampons und der Radioaktivität in entsprechenden Blutproben gebildet. Dieser Wert soll im Normalfalle stets kleiner sein als 1,0. Jeder darüber liegende Wert soll auf eine Liquorrhoe verdächtig sein [678, 690]. Die Nasentamponade ist für die meisten Patienten unangenehm und wird von Bewußtlosen häufig nicht toleriert. Es empfiehlt sich daher die Anwendung eines Lokalanaestheticums, wobei zur Vermeidung einer reaktiven Hyperämie und Hypersekretion die Anwendung von Adrenalin vermieden werden sollte.

Wir haben uns bei den bisherigen Untersuchungen auf eine leichte Nasentamponade beschränken müssen. Dabei findet sich im Normalfalle nach suboccipitaler Applikation von 100 µC$_i$ RIHSA eine Impulsrate von maximal 3000 cpm. Das Seitenverhältnis differiert in der Regel um nicht mehr als 50% und ist noch geringer, wenn die Tampongewichte in die Rechnung mit einbezogen werden.

Die in den Nasentampons nachweisbare Radioaktivität liegt bei operativ gesicherten Fisteln in der Regel wesentlich höher und erreicht teilweise das 20fache der Normalwerte. Die Höhe der Impulsrate ist abhängig vom akuten Liquorfluß, und man darf bei kleinen oder nur intermittierend durchgängigen Fisteln nur geringe Aktivitätskonzentrationen in den Tampons erwarten. Hilfreich kann in diesen Fällen dann nur eine Seitendifferenz der Tampons sein, vorausgesetzt, daß die Nasentamponade annähernd exakt gelegen war. Wir haben bei großen Liquorfisteln eine hohe Impulsrate, die in beiden Nasentampons annähernd gleich war, beobachten müssen, so daß keine Lateralisation aus dem Befund möglich war, und andererseits bei niedrigen Impulsraten infolge geringem Liquoraustritt hohe Seitendifferenzen gefunden, die die Lateralisation ohne weiteres ermöglichten. Dies ist immer dann der Fall, wenn der Duradefekt seinen Sitz relativ lateral hat.

Lokalisation der Liquorfistel

Prädilektionsorte für Knochendefekte und Durarisse, somit für die Entstehung von Liquorfisteln, sind: die Lamina cribriformis, der Boden der vorderen Schädelgrube, der Boden der Sella turcica, das Os petrosum und das Mastoid. Durch die Fistel erreicht die radioaktive Verbindung je nach Lage die Sinus frontales, Sinus sphenoidales und Sinus ethmoidales und von hier den Nasen-Rachen-Raum oder erreicht denselben über die Tuba Eustachii.

Neuroradiologische Methoden, wie Tomographie, Luft- und Kontrastmittelfüllung des Subduralraumes sind Möglichkeiten, die in einer großen Zahl von Fällen die exakte Lokalisation des Knochendefektes ermöglichen. Kontrastmitteluntersuchungen weisen jedoch eine nicht unerhebliche Morbidität auf und sind

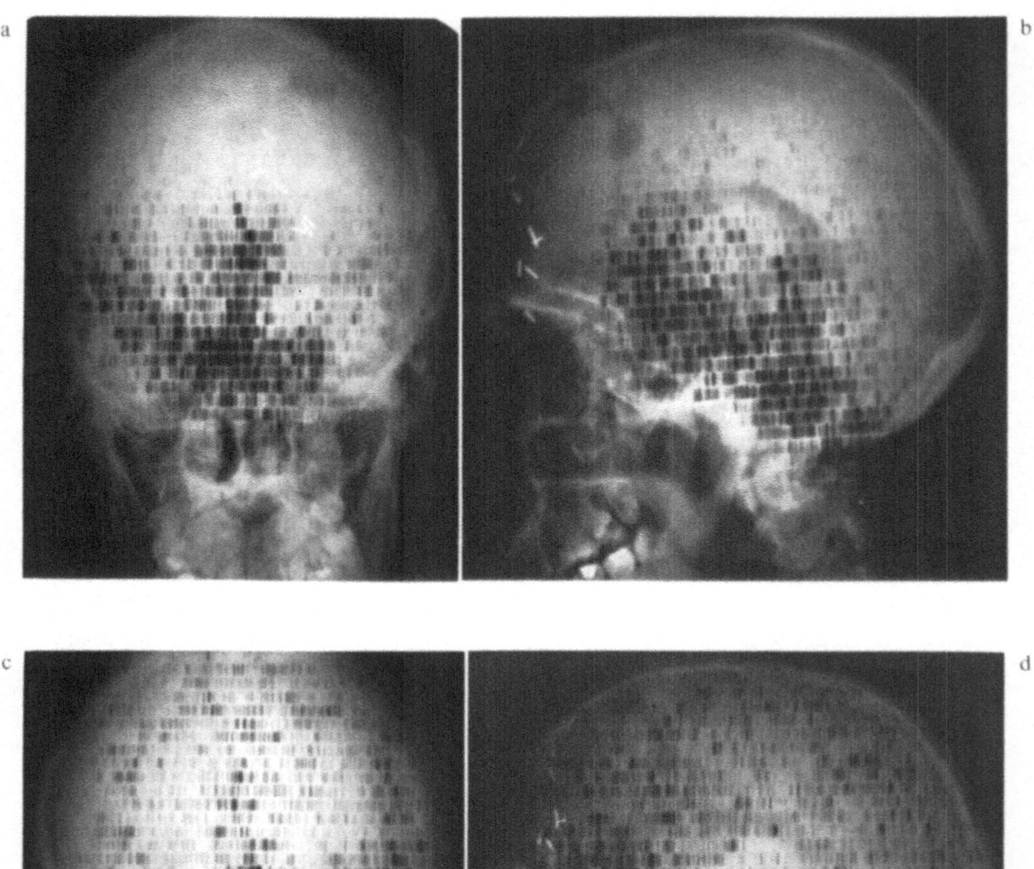

Abb. 156a–d. Zustand nach fronto-basaler Trümmerfraktur. Man erkennt in den 4 Std nach suboccipitaler Applikation angefertigten Aufnahmen Zeichen gestörter Liquorzirkulation li. und Konzentration der radioaktiven Verbindung an der Basis der vorderen Schädelgrube. Diese Anreicherung ist auch nach 24 Std noch nachweisbar und liegt an der operativ bestätigten Fistel-öffnung mit Kommunikation zur Keilbeinhöhle (Op.: Prof. Dr. DIETZ, MH – Hannover)

in ihrer Durchführung außerordentlich zeitaufwendig und damit für Vorfeld-untersuchungen nicht geeignet.

Die Cisternoszintigraphie stellt daher nach Meinung zahlreicher Autoren ein ideales Verfahren zur Lokalisation der Liquoraustrittsstelle dar [492, 548, 637].

Als zuverlässigstes Zeichen gilt die sog. „Liquorstraße", das ist ein Ausläufer, der sich von der normalen Aktivitätsverteilung in den basalen Cisternen in Richtung auf den Nasen-Rachen-Raum vorwölbt. Ein solcher Befund ist diagnostisch eindeutig. Man darf darüber aber nicht vergessen, daß dergleichen eindrucksvolle Bilder nicht die Regel sein können und in den besonders wichtigen Fällen der nur geringen oder intermittierenden Liquorrhoe fehlen müssen.

Das Bild der Cisternoszintigraphie ist im Normalfall reproduzierbar konstant. Irregularitäten, insbesondere der basalen und frontalen Begrenzung, und per-sistierende Radioaktivitätsdepots treten nicht auf. Es wird daher angenommen, daß jede Abweichung vom normalen Erscheinungsbild als pathologisch und bei entsprechendem Verdacht als Hinweis auf eine Liquorfistel an der entsprechenden Stelle anzusehen ist [492, 539, 548].

Dabei ist jedoch zu beachten, daß von der Norm abweichende Befunde in der Cisternoszintigraphie nach Schädel-Hirn-Trauma auftreten können, ohne daß eine Liquorrhoe jeweils beobachtet wurde oder eine Meningitis aufgetreten ist. Die Möglichkeit „falsch positiver Befunde" muß bedacht werden und macht daher nach unserer Meinung die gleichzeitige Anwendung der Tamponmethode un-erläßlich [s. auch S. 250].

Unter Anwendung der Gamma-Kamera kann es durch ausdauernde Zu-sammenarbeit von Patient und Untersucher gelingen, den Kopf in eine, den Liquoraustritt provozierende Haltung zu bringen und eine nur vorübergehend sichtbare Liquorstraße zu demonstrieren [492, 568].

Die eindeutige Lokalisation einer Liquorfistel muß auch heute noch als eine der schwierigsten szintigraphischen Untersuchungen angesehen werden. In der Regel war uns nur eine Lateralisation möglich, davon in einigen Fällen allein auf-grund der Zählratendifferenz in den Nasentampons.

Diese Schwierigkeit ist verständlich, wenn man berücksichtigt, daß die über-wiegende Zahl der Liquorfisteln im Bereich der Lamina cribriformis, also fast median gelegen ist. Die Darstellung einer Seitendifferenz ist im szintigraphischen Bild in Ansicht von vorn auch nur dann möglich, wenn keine Überlagerung durch Radioaktivität in den basalen Zisternen vorliegt.

Besonders schwierig und nahezu aussichtslos ist die Seitlokalisation in Fällen eines Duradefektes im Bereich des Os petrosum mit Drainage des Liquors über die Tuba Eustachii in den Nasen-Rachen-Raum.

Beweisender sind persistierende Radioaktivitätsdepots an der Schädelbasis, so daß Untersuchungen 24 Std nach Applikation unerläßlich sind.

Eine Ausweitung der basalen Begrenzung der normalen Radioaktivitätskon-zentration in der Cisternoszintigraphie nach caudal hat gleichfalls einen hohen Verdachtswert, wird aber immer nur in Fällen einer massiven Liquorrhoe nach-weisbar sein, ist jedoch dann auch noch nach Tagen darstellbar [539].

Die genannten Schwierigkeiten machen die Aussage verständlich, daß kein Verfahren allein in der Lage ist, den Nachweis einer Fistel hinreichend zu beweisen und den Ort der Lokalisation anzugeben [735b].

Die in der Literatur niedergelegten Ergebnisse, obwohl bislang gering an Zahl, lassen jedoch den Schluß zu, daß die Cisternoszintigraphie eine erfolgreiche Methode für den Liquorfistelnachweis darstellt (s. Tabelle 86).

Tabelle 86. Ergebnisse der Cisternoszintigraphie bei operativ gesicherten Liquorfisteln [492, 488, 637, 706a, 713, 815a, 753b, 734b, 687b, 548a, 539, 716]

Nachweis durch Cisternoszintigraphie	45
kein Nachweis durch Cisternoszintigraphie	3

Angaben darüber, ob es sich um primäre oder sekundäre Liquorfisteln gehandelt hat, fehlen in der Regel; ebenso Hinweise darauf, ob die Liquorrhoe bereits vorher durch andere Methoden nachgewiesen worden war. Ungeklärt ist weiterhin, wie häufig erst durch die Cisternoszintigraphie die Lateralisation ermöglicht wurde. In unserem Untersuchungsmaterial (15 Fälle) war dies bis auf zwei Fälle möglich, in der Regel jedoch nur durch Bestimmung der Radioaktivität in den Nasentampons.

Aus bisherigen Erfahrungen halten wir folgendes Vorgehen für den Nachweis und die Lateralisation sowie eventuelle Lokalisation einer Liquorfistel für empfehlenswert:

1. Suboccipitale Injektion der radioaktiven Substanz und Lagerung des Patienten in einer die Liquorrhoe provozierenden Haltung oder Trendelenburgsche Lagerung, soweit dies möglich ist.

2. Tamponade beider Nasenöffnungen nach vorhergehender Lokalanaesthesie ohne Verwendung von Adrenalin für mindestens 6 Std und Bestimmung der Radioaktivität in den Tampons.

3. Szintigraphie in 2 Ebenen nach 3–5 Std sowie nach 24 Std und erforderlichenfalls auch später.

Unter den atraumatischen Ursachen der Liquorrhoe haben einige spezielle Erkrankungen besondere Bedeutung, weil sie sich in der Cisternoszintigraphie als radioaktive Depots darstellen können. Es handelt sich dabei um Encephalocelen, die bei klinischer Inspektion als Nasenpolyp imponieren können [796a], und intrasellär gelegene Subarachnoidalcysten [539, 565].

Während die Radiomyelographie aufgrund der geschilderten Unzulänglichkeiten bestenfalls als eine Vorfelduntersuchung für den gezielteren Einsatz der Kontrastmittel-Myelographie angesehen werden kann, hat nach bisherigen Erfahrungen die Cisternoszintigraphie als Methode zur Bestimmung der Liquordynamik neue, in ihrer Bedeutung noch nicht voll übersehbare Möglichkeiten eröffnet. Dies betrifft sowohl den Einsatz der Methode für ein genaueres Verständnis der Liquordynamik wie auch die Anwendung des Verfahrens zur Erkennung liquorzirkulationsbedingter Erkrankungen und der Möglichkeit zu ihrer Therapie. Die bislang veröffentlichten Ergebnisse fordern dazu auf, daß das Verfahren, mehr als bisher, Anwendung in der neurologisch-neurochirurgischen Diagnostik finden möge.

G. Die Stellung der Hirnszintigraphie in der neurologischen Diagnostik

In zahlreichen Übersichtsstudien sind speziell bei Hirngeschwülsten die Ergebnisse der Szintigraphie den Befunden anderer Methoden gegenübergestellt worden [8, 90, 186, 216, 260, 268, 285, 290, 296, 328, 372, 397, 439, 464, 533, 616]. Ziel dieser Vergleiche ist es, die Untersuchungskombination herauszuarbeiten, die mit der größten Wahrscheinlichkeit den Tumornachweis oder -ausschluß gewährleistet bzw. in der präoperativen Diagnostik die sicherste Lokalisationsmöglichkeit bietet. Für eine korrekte Beurteilung der sinnvollsten Kombination scheint es wesentlich, eine Unterteilung in ambulant durchführbare und klinische Diagnostik vorzunehmen, sowie nach Art und Lage der Tumoren zu differenzieren.

1. Die Szintigraphie in der ambulanten Diagnostik

Kombination Elektroencephalographie — Szintigraphie bei Großhirnhemisphären-Tumoren: Ein normales Elektroencephalogramm bei Großhirnhemisphären-Tumoren ist mit 4% [167] relativ selten. Das bestätigt sich auch in den in Tabelle 87 zusammengestellten Befunden.

Tabelle 87. Szintigraphische und elektroencephalographische Befunde bei Großhirnhemisphären-Tumoren

Tumorart		Pathologische Befunde				EEG und Szintigramm o. B.	Autor
		im Szintigramm	im EEG	nur im EEG	nur im Szintigramm		
Meningeome	12	11/12	9/12	—	2	1	[285]
Glioblastome	21	21/21	21/21	—	—	—	
Gliome	26	19/26	23/26	6	1	1	
Metastasen	12	11/12	12/12	1	—	—	
Meningeome	58	58/58	53/58	—	5	—	eigene Untersuchungen
Glioblastome	100	98/100	96/100	2	4	—	
Oligodendrogliome	36	30/36	35/36	6	1	—	
Astrocytome	35	14/35	34/35	20	1	1	
Metastasen	77	71/77	71/77	5	5	1	

Pathologische Befunde bei Großhirnhemisphären-Tumoren:

Szintigraphie allein:	88%
Elektroencephalographie allein:	94%
Szintigraphie und Elektroencephalographie gemeinsam:	99%

Die Zusammenstellung läßt erkennen, daß in 94% aller Fälle von Hemisphärentumoren ein pathologisches EEG abgeleitet werden konnte, jedoch nur in 88% der Tumor mit Hilfe der Szintigraphie nachweisbar war, deutlich abhängig von der Art des Tumors. Beide Untersuchungen zusammen ergaben nahezu in jedem Fall ein pathologisches Ergebnis.

Während der diagnostische Wert des EEG im Vergleich zur Szintigraphie anhand der Befunde bei Astrocytomen eindeutig erkennbar ist, bedarf die Bedeutung der szintigraphischen Untersuchung in diesem Zusammenhang einer näheren Erläuterung. Nur 51% der Großhirnhemisphären-Tumoren konnten durch das EEG eindeutig lokalisiert werden. Bei weiteren 26% war eine sichere Lateralisation möglich. In den übrigen Fällen zeigte das EEG unspezifische Allgemeinveränderungen oder war physiologisch. Soweit nicht eine eindeutige klinische Symptomatik bereits die Seitenlokalisation ermöglichte, war in nahezu der Hälfte der Fälle nur das szintigraphische Bild in der Lage, Hinweise für die Diagnostik und Therapieplanung zu geben. Da es kein sicheres, tumorspezifisches Elektroencephalogramm gibt, liegt der entscheidende Wert der szintigraphischen Untersuchung in der weiteren Differenzierung eines pathologischen EEG-Befundes.

Besondere Erwartungen haben sich an die Leistungsfähigkeit der Szintigraphie für die Diagnostik in den Bereichen geknüpft, in denen andere ambulant durchführbare Methoden, wie Elektroencephalographie, Echoencephalographie und eine Röntgenübersichtsaufnahme des Schädels eine nur geringe Aussagekraft haben. Die Zusammenstellung in Tabelle 88 läßt jedoch erkennen, daß die Probleme auch durch die Szintigraphie nicht vollständig gelöst werden konnten. Dabei ist jedoch zu beachten, daß die Kombination EEG und Szintigraphie bei basisnahen und infratentoriellen Hirngeschwülsten nicht die optimale Unter-

Tabelle 88. Szintigraphische und elektroencephalographische Befunde bei basisnahen und infratentoriellen Hirngeschwülsten

Tumorart	Pathologische Befunde				EEG und Szintigramm o.B.
	im Szintigramm	im EEG	nur im EEG	nur im Szintigramm	
Basisnahe Tumoren:					
Meningeome 18	14/18	9/18	2	7	2
Hypophysenadenome 18	6/18	9/18	5	2	7
Kraniopharyngeome 9	5/9	4/9	1	2	3
Infratentorielle Tumoren:					
Meningeome 6	6/6	2/6	—	4	—
Metastasen 13	5/13	12/13	8	1	—
Hämangioblastome 8	2/8	4/8	2	—	4
Medulloblastome 7	3/7	3/7	2	2	2
Spongioblastome 9	9/9	2/9	—	7	—
Acusticusneurinome 16	12/16	4/16	1	9	3

Pathologische Befunde bei basisnahen und infratentoriellen Tumoren:
Szintigraphie allein: 61%
Elektroencephalographie allein: 49%
Szintigraphie und Elektroencephalographie gemeinsam: 80%

suchungsmethodik ist, und daß mit weiteren Verbesserungen der szintigraphischen Diagnostik besonders im Bereich der hinteren Schädelgrube zu rechnen ist (Tabelle 55).

Der Kombination Elektroencephalographie — Szintigraphie steht für die ambulante Diagnostik die Verbindung Elektroencephalographie — Echoencephalographie gegenüber. In Tabelle 89 sind die Ergebnisse simultaner Untersuchung mit diesen Methoden, wie sie von DE VLIEGER u. Mitarb. [432] erhoben werden konnten, zusammengestellt.

Tabelle 89. Elektro- und echoencephalographische Befunde bei Großhirnhemisphären-, basisnahen und infratentoriellen Hirngeschwülsten. (Nach DE VLIEGER u. Mitarb., 1969 [432])

Tumorart		Mittel-Echo verlagert	Patholog. Befunde im EEG	Patholog. Befunde nur im EEG	Nur Echo-verlage-rung	EEG und Echo-encephalo-graphie o. B.
Hemisphärentumoren	233	189/233	231/233	42	—	2
Basisnahe Tumoren	26	3/26	18/26	15	—	8
Infratentorielle Tumoren	62	7/62	46/62	39	—	15

Pathologische Befunde bei Hemisphärentumoren:
Echoencephalographie allein: 81%
Elektroencephalographie allein: 99%
Echo- und Elektroencephalographie gemeinsam: 99%

Pathologische Befunde bei basisnahen und infratentoriellen Tumoren:
Echoencephalographie allein: 11%
Elektroencephalographie allein: 72%
Echo- und Elektroencephalographie gemeinsam: 72%

Auch diese diagnostische Kombination zeigt, soweit es die Großhirnhemisphären-Tumoren angeht, eine sehr hohe Nachweiswahrscheinlichkeit, insbesondere im Hinblick auf den Prozentsatz pathologischer Elektroencephalogramme. Die differenzierende Aussage des Echoencephalogramms in dieser Kombination scheint uns jedoch geringer als die Aussagekraft, die mit der Szintigraphie zu erreichen ist. 19% aller untersuchten Hemisphärentumoren ergaben in der Echoencephalographie keine Verschiebung des Mittelechos, und zwar abhängig nur von der Lage des Tumors und nicht von seiner Art. Falsch negative Szintigramme fanden sich in unserer Untersuchungsreihe in 14% der Fälle. 50% davon waren durch ein Astrocytom bedingt. Zusätzlich komplizierend in der Differentialdiagnostik pathologischer EEG-Befunde ist der Umstand, daß auch Hirninfarkte bis zu 16% zu einer Verschiebung des Mittelechos führen können [432]. Die pathologische Anreicherung im szintigraphischen Bild, wie sie nach einem cerebralen Gefäßverschluß auftreten kann, ist dagegen in der Regel gegen einen Tumor differentialdiagnostisch abgrenzbar. Während der basisnahe Prozeß infolge geringer Massenverschiebung erwartungsgemäß nur selten zu einer Verlagerung des Mittelechos führt, ergibt die Echoencephalographie in all den Fällen, in denen der Tumor zu einer Beeinflussung des Ventrikelsystems führt, bei entsprechender Meßanordnung in einem hohen Prozentsatz der Fälle pathologische Befunde [616].

Dies ist für die Tumordiagnostik im Kindesalter von großer Bedeutung. Bei jedem dritten Kind, das wegen eines Hirntumors in eine Klinik eingeliefert wurde, fand sich ein normales EEG [749], während die Nachweiswahrscheinlichkeit für Hirntumoren der hinteren Schädelgrube durch zunehmende technische Verbesserung bis auf nahezu 80% angestiegen ist. Somit kann erwartet werden, daß eine Kombination Echoencephalographie mit gleichzeitiger Messung der Weite des 3. Ventrikels und der Hirnszintigraphie zu einer noch zuverlässigeren als bisher schon mitgeteilten [616] Aussage führt. Das Szintigramm wäre in dieser Kombination dazu geeignet, pathologische Befunde im Echoencephalogramm weiter zu differenzieren.

Beide Kombinationsmöglichkeiten sind mit einem, wenn auch äußerst geringen Prozentsatz „falsch negativer" Befunde behaftet, die durch Erweiterung der diagnostischen Suchmethoden durch die Echoencephalographie und die Röntgenübersichtsaufnahme des Schädels noch weiter reduziert werden können.

In der ambulanten Diagnostik intracerebraler Erkrankungen ist in der Kombination Röntgenübersichtsaufnahme des Schädels — Elektroencephalographie — Echoencephalographie — Szintigraphie eine wirkungsvolle diagnostische Kombination gegeben, wobei die Szintigraphie als direkt darstellende Methode in zuverlässiger Weise die notwendigen differentialdiagnostischen Aussagen ermöglicht. Die Vorteile der Methode liegen in der bildlichen „positiven" Darstellung auch mittelliniennaher Tumoren, der differentialdiagnostischen Abgrenzbarkeit vacsulärer Erkrankungen und der gegenüber allen anderen Methoden geringsten Anzahl „falsch positiver" Befunde.

Während aus den Erfahrungen großer Untersuchungsreihen zu Recht gefolgert wird, daß heute kein Patient, der an einer intrakraniellen Raumforderung erkrankt ist, dank der technischen Entwicklung Gefahr läuft, daß die Erkrankung nicht erkannt wird [124, 616], weisen Übersichtsarbeiten zur Frühdiagnose intracerebraler Erkrankungen übereinstimmend darauf hin, daß insbesondere bei relativ gutartigen blastomatösen Hirnerkrankungen und bei der Diagnose des chronisch-subduralen Hämatoms immer noch unbefriedigend lange Latenzzeiten zwischen dem Auftreten der ersten klinischen Symptomatik und einer möglichen kurativen Therapie in Kauf genommen werden müssen [123, 335, 779, 429, 434]. Als Ursachen werden die Nichterkennung der Frühsymptome und die falsche Einordnung richtig erkannter Symptome genannt. Dies kann zur Folge haben, daß bis zu 30% der Patienten, bei denen ein epileptischer Anfall das erste Symptom eines Hirntumors war, über Jahre hin als Epileptiker behandelt wurden, andere unter der Diagnose Psychopathie, nervöser Erschöpfungszustand und beginnende senile Demenz therapiert werden, bis die Zeichen der Hirndrucksteigerung, mitunter zu spät, zur klinischen Untersuchung führen.

Kindlichen Anfallsleiden liegt nur in weniger als 1% eine Hirngeschwulst als Ursache zugrunde. Die Szintigraphie ist daher hier nur in jenen Fällen einzusetzen, bei denen zusätzliche Symptomatik (s. S. 176) den Verdacht auf eine intrakranielle Raumforderung bestärkt. Anders stellt sich die Situation im Erwachsenenalter. Bei einem Patienten über 50 Jahre ist die Ursache erstmalig auftretender focaler oder generalisierter Anfälle in 15% eine blastomatöse Hirngeschwulst und ein cerebrovasculärer Insult in 69% der Fälle [573].

Der Wert der Hirnszintigraphie wird durch die relativ hohe Nachweiswahrscheinlichkeit für a.v.-Angiome (s. S. 214), die mit anderen ambulant durchführbaren Methoden nur außerordentlich schwer zu diagnostizieren sind, und gleichfalls Ursache von Anfallsleiden sein können, erhöht [579].

Zu der Frage, inwieweit negative Befunde bei Anwendung einer der oben genannten Kombinationen einen sicheren Tumorausschluß gewährleisten, kann nur aufgrund einiger weniger Erfahrungen Stellung genommen werden. Es wird postuliert, daß, wenn Elektroencephalogramm und Szintigramm einen negativen Befund aufweisen, die Wahrscheinlichkeit für einen doch vorhandenen Tumor nur noch 0,5% beträgt [759, 760]. Zuverlässiger in der Aussage sind Verlaufsbeobachtungen. SPUDIS und MAYNARD [397] fanden unter 100 Patienten, bei denen ein negatives Szintigramm, ein unauffälliges EEG, fehlende pathologische Veränderungen im Röntgenbild und ein physiologischer Liquorbefund den klinischen Verdacht eines Tumors entkräfteten, im Verlauf einer zweijährigen Nachbeobachtung dieser Patienten in 3 Fällen einen blastomatösen Prozeß. Eine in gleicher Weise mit der Kombination Elektroencephalographie – Echoencephalographie von DE VLIEGER u. Mitarb. [432] durchgeführte Nachbeobachtung ergab bei unauffälligem EEG und normalem echoencephalographischen Befund unter 216 Patienten ein Meningeom, das erst während der Verlaufsbeobachtung diagnostiziert werden konnte.

Zusammenfassend darf festgestellt werden, daß die Szintigraphie durch ihre genannten Vorteile, der positiven Darstellung raumfordernder intrakranieller Prozesse bei zu vernachlässigend geringer Anzahl „falsch positiver" Befunde und ihrer hohen Ausschlußkraft eine erstrangige Position in der ambulanten Diagnostik intrakranieller Erkrankungen einnimmt. Die den Patienten nur wenig belastende Methodik dürfte damit durch Überwindung psychologischer Barrieren bei dem Patienten, der von einer klinischen Untersuchung eingreifende Prozeduren befürchtet, wesentlich zur Frühdiagnostik der kurablen intrakraniellen Raumforderungen beitragen.

2. Die Stellung der Szintigraphie in der klinischen, prä- und postoperativen Diagnostik

Der klinische Verdacht eines intrakraniellen, raumfordernden Prozesses kann durch Röntgenaufnahmen des Schädels, durch das EEG, die Echoencephalographie und die Szintigraphie erhärtet werden. Aber nur in seltenen Fällen wird durch nachweisbare Verkalkungen oder umschriebene Veränderungen des knöchernen Schädels eine für die Operation ausreichende lokalisierende Diagnose erreicht werden können, und gleichfalls wird nur in Einzelfällen ein konstanter Befund im EEG allein ausreichend für die Operationsplanung sein [121]. Gleiches galt nach einer übereinstimmenden Meinung [179] lange Zeit für die Hirnszintigraphie. Teilweise war die Zurückhaltung begründet dadurch, daß infolge der andersartigen Aufnahmetechnik die szintigraphischen Bilder bisweilen nur schwer mit den Aufnahmen der Angiographie oder Pneumencephalographie in ausreichender Weise korreliert werden konnten.

Da überdies das szintigraphische Bild keinerlei Rückschlüsse auf die Gefäßversorgung des raumfordernden Prozesses erlaubt und nur beschränkte Hinweise zur Art desselben geben kann, wird dieser Methode bei Großhirnhemisphärentumoren nur in bestimmten Situationen alleinige diagnostische Beweiskraft zukommen.

Zahlreiche vergleichende Untersuchungen [186, 217, 296, 328, 439] sehen daher den besonderen Wert der Szintigraphie in den Fällen, in denen es bei der Gefäßdarstellung nicht zu einer Tumoranfärbung kommt, oder der raumfordernde Prozeß sich dem angiographischen Nachweis entzieht. Durchschnittlich zeigt nur jeder zweite Tumor in der Serienangiographie pathologische Gefäße oder eine Tumoranfärbung. Die Tabelle 90 gibt eine Übersicht darüber, inwieweit in Fällen fehlender Tumoranfärbung oder unauffälliger Angiogramme die Szintigraphie zusätzliche diagnostische Hinweise geben konnte. So war szintigraphisch jeder zweite derjenigen Tumoren, die durch die Angiographie nicht zu erfassen waren, szintigraphisch darstellbar. Bei fehlender Anfärbung ermöglichte die Szintigraphie in 79% der Fälle eine genaue Beurteilung der Lage und Größe des raumfordernden Prozesses.

Tabelle 90. Befunde der Serienangiographie bei Großhirnhemisphärentumoren und szintigraphische Ergebnisse in den Fällen, in denen keine genaue Lokalisation durch „Tumoranfärbung" möglich war

Tumorart		Angiographie			Szintigraphie positiv Angiographie o.B.	Szintigraphische Darstellung pos. keine Anfärbung im Angiogramm
		Anfärbung	Verlagerung	o.B.		
Meningeome	49	38	8	3	3	8
Glioblastome	100	60	29	5	4	28
Oligodendrogliome	35	10	20	5	2	17
Astrocytome	35	11	18	6	1	5
Metastasen	65	39	21	5	4	18
Tumoranfärbung:		56%			Davon durch Szintigraphie dargestellt:	
Negative Angiographie:		8% (24)			14 = 58%	
Keine Tumoranfärbung:		34% (96)			76 = 79%	

In der Diagnostik von Großhirnhemisphären-Tumoren wird die Bedeutung der Szintigraphie über die Darstellung nicht angefärbter Tumoren hinaus noch unterstrichen durch die Möglichkeit der Sichtbarmachung multipler Prozesse und den Nachweis einer möglichen Balkeninfiltration. Die hohe Leistungsfähigkeit der Szintigraphie in der Darstellung paramedianer raumfordernder Prozesse und solcher, die in der angiographisch schwer zugänglichen Parieto-occipital-Region liegen, läßt erwarten, daß diese Methode die in solchen Fällen häufig noch notwendige, eingreifende Pneumencephalographie [121] künftig weitgehend überflüssig werden läßt.

Die unzureichenden Ergebnisse der Serienangiographie bei basisnahen Tumoren lassen sich nach den allerdings bisher geringen Befunden durch die Szintigraphie nur unwesentlich verbessern. Dies ist begründet durch die geringe Nachweissicherheit für Hypophysenadenome, Kraniopharyngeome und Mißbildungstumoren. Hier bleibt weiterhin die Pneumencephalographie als ergänzende Methode zur Angiographie das sicherste Verfahren des Tumorbeweises.

Bei der Diagnostik der Tumoren des infratentoriellen Raumes hat sich in der Zwischenzeit eine gewisse Umstellung vollzogen. Bei eindeutiger pathologischer Radioaktivitätsanreicherung in der hinteren Schädelgrube oder im Kleinhirnbrückenwinkel kann das Szintigramm als alleinige präoperative Diagnostik ausreichend sein, da der Kreis differentialdiagnostisch in Frage kommender Raumforderungen relativ klein ist. Dies gilt besonders für die Tumordiagnostik der hinteren Schädelgrube im Kindesalter, wo bereits in zahlreichen Fällen bei einem eindeutig positiven szintigraphischen Befund ohne weitere zusätzliche Diagnostik der operative Eingriff durchgeführt wird [671].

Auch bei der operativen Behandlung des chronisch subduralen Hämatoms wird darüber berichtet, daß ein positives Szintigramm bei eindeutiger Echoverlagerung und Hinweise auf ein Hämatomecho ausreichende Kriterien für einen operativen Eingriff darstellen [808].

Der Zeitpunkt der operativen Behandlung blutender Aneurysmen wird, soweit es der Zustand des Patienten erlaubt, von einigen Untersuchern inzwischen von Befunden im szintigraphischen Bild abhängig gemacht. Insbesondere wird Wert darauf gelegt, daß durch das Szintigramm mögliche Sekundärinfarkte, die ein zusätzliches Operationsrisiko darstellen, ausgeschlossen werden [549, 638, 818].

In der postoperativen Diagnostik wird der unmittelbare Wert der Szintigraphie zunächst durch die operativ bedingten Radioaktivitätsanreicherungen eingeschränkt. Diese sind von Art und Ausmaß des operativen Eingriffes abhängig (s. S. 166) und zeigen im Verlauf weniger Wochen rückläufige Tendenz.

Jede danach erneut auftretende pathologische Radioaktivitätsanreicherung ist dann verdächtig auf ein Rezidiv. Nach bisherigen Erfahrungen darf davon ausgegangen werden, daß die Szintigraphie die sicherste Methode zur Früherkennung eines Rezidivs ist. Es ist jedoch weiterhin offen, inwieweit die frühere Diagnostik die Heilungschancen des Patienten beeinflußt.

Es gibt Hinweise dafür, daß die Szintigraphie darüber hinaus geeignet ist, in der Verlaufskontrolle bei Strahlentherapie und Chemotherapie eingesetzt zu werden, doch handelt es sich bei den bislang vorliegenden Befunden zunächst nur um Einzelbeobachtungen.

Die Hirnszintigraphie ist in der ambulanten Diagnostik eine risikolose „Vorfeld-Methode" von erstrangiger Bedeutung. Sie dient zur Differentialdiagnose unklarer hirnorganischer Zustände und hat ihren besonderen Wert durch die Differenzierung pathologischer elektro- und echoencephalographischer Befunde.

In der klinischen prä- und postoperativen Diagnostik lassen sich mit Hilfe der Szintigraphie die weitergehenden Maßnahmen noch gezielter anwenden oder in bestimmten Fällen ersetzen. Das Verfahren, das seine technische Vollkommenheit noch nicht erreicht hat, reiht sich damit in sinnvoller Weise in die ergänzenden diagnostischen Maßnahmen der neurologischen und neurochirurgischen Diagnostik und bietet zusätzliche, oft entscheidende Information für die Beurteilung der klinischen Gesamtsituation.

Literaturverzeichnis

1. ABE, Y., TANAKA, K., WAGAI, T., ITO, K.: Diagnosis of intracranial hemorrhage using ultrasound. Acta radiol. Diagn. **5**, 721 (1966).
2. ACHESON, J., BOYD, W. N., HUGHES, A. E., HUTCHINSON, E. C.: Cerebral angiography in ischemic cerebrovascular disease. Arch. Neurol. (Chic.) **20**, 527 (1969).
3. ADATEPE, M. H., WELCH, M., ARCHER, E., STUDER, R., POTCHEN, E. J.: The laboratory preparation of indium-labelled compounds. J. nucl. Med. **9**, 426 (1968).
4. AFIFI, A. K., MORRISON, R. R., SAKS, A., EVANS, T. C.: A comparison of chlormerodrin Hg-203 scintiencephaloscanning with neuroradiology and electroencephalography for the localization of intercranial lesions. Neurology (Minneap.) **15**, 56 (1965).
5. AKERMAN, M., ROUGERIE, J., GUIOT, G.: La scintigraphie cerebrale chez l'enfant et le nourisson. Symposium on medical radioisotope scanning IAEA Salzburg 1968. Wien: IAEA 1969.
6. ALEU, P. F., EDELMANN, F. L., KATZMAN, R.: Ultrastructural and biochemical analysis in cerebral edema associated with experimental mouse glioma. J. Neuropath. exp. Neurol. **23**, 253 (1964).
7. ALEXANDER, G. W.: Evaluation of yields from 99m-Tc-generators. J. nucl. Med. **10**, 456, (1969).
8. ALLEN, M. B., DICKS, D. A. L., HIGHTOWER, S. J., BROWN, M.: The value and limitations of brain scanning. Clin. Radiol. **18**, 19 (1967).
9. D'AMICO, P., MINOLI, G. C.: Contributo della scintigrafia allo studio delle lesioni cerebro vascolari a focolaio ischemico. Minerva neurochir. **13**, 158 (1969).
9a. ANGER, H. O.: Scintillation camera. Rev. Sci. Instrum. **29**, 27 (1958).
9b. ANGER, H. O.: The scintillation camera for radioisotope localization. In: Radioisotope in der Lokalisationsdiagnostik (G. HOFFMANN und K. E. SCHEER, Hrsg.). Stuttgart: F. K. Schattauer 1968.
10. D'ANGIO, G. J., LOKEN, M., NESBIT, M.: Radionuclear (^{75}See) identification of tumor in children with neuroblastoma. Radiology **93**, 615 (1969).
11. ALKER, G. J., LESLIE, E. V., BAKAY, L.: The differential diagnosis of an abnormal brain scan. IX. Symposium neuroradiologicum, Göteborg 1970.
12. ANDERSON, B. W., SIEMENS, J. K.: Brain scanning after cerebral angiography. Radiology **89**, 492 (1967).
13. ANDREWS, J. T., STEVEN, L. W.: Indium-113m as a scanning agent. Aust. Radiol. **13**, 114 (1969).
14. ARSENI, C., STANCIU, M.: Particular clinical aspects of chronic subdural hematoma in adults. Europ. Neurol. **2**, 109 (1969).
15. ARSENI, C., VOINESCU, J., DINU, M.: Diagnose und Symptome der Tumoren des Parietallappens. Schweiz. Arch. Neurol. **106**, 209 (1970).
16. AVIOLI, L. V., CRACCO, R. Q., CHAMBERS, R.: 203-mercury brains scans: The use of small doses as a screening method. J. nucl. Med. **6**, 252 (1966).
16a. BAER, G.: Zur Frage der statistischen Bildbewertung in der Szintigraphie. Electro-medica **3** (1970).
17. BAKAY, L., BEAN, B. C.: Relative diagnostic value of air study and angiography in suprasellar masses. J. Neurosurg. **20**, 729 (1963).
18. BAKAY, L., LEE, J. C.: Cerebral edema. Springfield, Ill.: Ch. C. Thomas Publ. 1965.
19. BAKAY, L.: Basic aspects of brain tumor localization by radioactive substances. J. Neurosurg. **27**, 239 (1967).
20. BAKAY, L.: The blood-brain barrier. Springfield, Ill.: Ch. C. Thomas Publ. 1956.
21. BAKAY, L.: Brain tumor scanning with radioisotopes. Springfield, Ill.: Ch. C. Thomas Publ. 1969.

22. BANKL, H.: Zur Pathogenese der Enzephalomalacien. Wien. Z. Nervenheilk. **27**, 197 (1969).
23. BANNA, M., APPLEBY, A.: Some observations on the angiography of supratentorial meningiomas. Clin. Radiol. **20**, 375 (1969).
24. BARDFELD, P. A., HOLMES, R. A.: Pertechnetate accumulation in the chorioid plexus. Amer. J. med. Sci. **254**, 542 (1967).
25. BEASLEY, T. M., PALMER, H. E., NELP, W. B.: Distribution and excretion of technetium in humans. Hlth Phys. **12**, 1425 (1966).
26. BECK, R. N.: A theoretical evaluation of brain scanning systems. J. nucl. Med. **2**, 314 (1961).
27. BECK, R. N., CHARLESTON, D. B., EIDELBERG, P., HARPER, P. V.: The ACRH brain scanning system. J. nucl. Med. **8**, 1 (1967).
28. BENDER, CH. E., WILLIAMS, C. M.: The value of radioactive chlormerodrine for the posterior fossa brain scan. Amer. J. Roentgenol. **96**, 698 (1966).
28a. BENDER, M. A., BLAU, M.: Autofluoroscopy: The use of a non-scanning device for tumor localization with radioisotopes. J. nucl. Med. **1**, 105 (1960).
29. BENUA, R. S.: Abnormal brain scan in eosinophilic granuloma of the skull. J. nucl. Med. **11**, 89 (1970).
30. BERNARD, J. D., McDONALD, R. A., VERDON, TH. A.: Brain scanning for subdural hematoma. J. nucl. Med. **11**, 322 (1970).
31. BLACKWOOD, W., MOSBERG, W. H., ROBINSON, P. K.: Brain tumor with normal air encephalography and arteriography. J. Neurosurg. **8**, 322 (1951).
32. BLAU, M. A., BENDER, M.: Radiomercury (203-Hg) labelled neohydrin: a new agent for brain tumor localization. J. nucl. Med. **3**, 83 (1962).
33. BLAU, M. A., BENDER, M.: Biological aspects in the choice of scanning agents. Nucleonics **22**, 55 (1963).
34. BÖRNER, W., MOLL, E., SPULER, H.: Hirnszintigraphie mit ^{99m}Tc-Pertechnetat. Med. Welt **1966 I**, 27.
35. BONTE, F. J., CURRY, TH. S., OELZE, R. E., GREENBERG, A. J.: Radioisotope scanning of tumors. Amer. J. Roentgenol. **100**, 801 (1967).
36. BORGHGRAEF, R. R., KESSLER, M., PITTS, R. F.: Plasma regression, distribution and excretion of radiomercury in relation to diuresis following the intravenous administration of 203-Hg labelled chlormerodrin to the dog. J. clin. Invest. **35**, 689 (1956).
37. BOURKE, R. S., GREENBERG, E. S., TOWER, D. B.: Variation of cerebral cortex fluid spaces in vivo as a function of species brain size. Amer. J. Physiol. **208**, 682 (1965).
37a. BROMAN, T., STEINWALL, O.: Model of the blood-brain barrier system. In: Brain edema (I. KLATZO, F. SEITELBERGER, ed.). Wien-New York: Springer 1967.
38. BRENNER, H., DEISENHAMMER, E., HÖFER, R., JELLINGER, K., PERNHAUPT, J. G.: Szintigraphische Erfahrungen bei Hirngeschwülsten. Wien. klin. Wschr. **81**, 209 (1969).
39. BRIGGS, R. C., SKOR, R. B.: Chorioid plexus meningioma of the lateral ventricle: Two cases demonstrated by brain scanning. J. nucl. Med. **9**, 131 (1968).
40. BRINCKER, R. A., KING, D. L., TAVERAS, J. M.: Echoencephalography. Amer. J. Roentgenol. **93**, 781 (1965).
41. BRINKMAN, C. A., WEGST, A. V., KAHN, E. A.: Brain scanning with mercury-203 labelled neohydrin. J. Neurol. **19**, 644 (1962).
42. BROCKHOFF, V., KAZNER, E., SCHIEFER, W.: Echoenzephalographie und Kontrastmittelmethoden in der Diagnostik raumfordernder Prozesse der hinteren Schädelgrube. Acta radiol. Diagn. **9**, 655 (1969).
43. BROWN, A., ZINGESSER, L., SCHEINBERG, L. C.: Radioactive mercury-labelled chlormerodrin scans in cerebrovascular accidents. Neurology (Minneap.) **17**, 405 (1967).
44. BROWNELL, G. L., SWEET, W. H.: Localization of brain tumors with positron emitters. Nucleonics **11**, 40 (1953).
45. BROWNELL, G. L.: Theory of radioisotopes scanning. Int. J. appl. Radiat. **3**, 181 (1958).
46. BUCHANAN, D. L.: Brain scanning with 200 micro-curies of 203-Hg chlormerodrin. J. nucl. Med. **7**, 859 (1966).
47. BUCY, P. C., CIRIC, I. S.: Value of radioactive brain scans in the diagnosis of brain tumors as compared with other methods. Acta neurochir. (Wien) **13**, 114 (1965).
48. BUCY, P. C., CIRIC, I. S.: Brain scans in diagnosis of brain tumors. J. Amer. med. Ass. **191**, 437 (1965).

49. Bucy, P. C., Ciric, I. S.: Radioactive brain scans compared to other diagnostic techniques. In: Brain tumor scanning with radioisotopes (L. Bakay, D. M. Klein, ed.). Springfield, Ill.: Ch. C. Thomas Publ. 1969.
50. Bull, J. W. D.: The radiological diagnosis of intracranial tumors in children. J. Fac. Radiol. (Lond.) 4, 149 (1953).
51. Bull, J. W. D., Rovit, R. L.: The radiographic localization of intracerebral gliomata. J. Fac. Radiol. (Lond.) 8, 147 (1957).
52. Bull, J. W. D., Marryat, J.: Isotope encephalography: experience with 100 cases. Brit. med. J. 1965 I, 474
53. Bull, J. W. D.: Topographical criteria for pathological diagnosis of intracranial masses by means of gamma-encephalography. Acta radiol. Diagn. 5, 754 (1966).
54. Burdine, J. A., Waltz, Th. A., Matsen, F. A., Rapp, F.: Localization of 113 m-In chelates compared with 99 m-Tc sodium pertechnetate in experimental cerebral lesions. J. nucl. Med. 10, 290 (1969).
55. Burke, G., Halko, A.: Cerebral blood flow studies with sodium pertechnetate Tc-99 m and the scintillation camera. J. Amer. med. Ass. 204, 319 (1968).
56. Burrows, E. H., Kimber, P. M., Goddard, B. A.: Brain scanning with radioindium. Brit. med. J. 1968 II, 29.
57. Cassen, B., Curtis, L., Reed, C. W.: A sensitive directional gamma-ray detector. Nucleonics 6, 78 (1950).
58. Cassen, B., Curtis, L., Reed, C. W., Villani, R., Libby, R.: Instrumentation for 131-J use in medical studies. Nucleonics 8, 46 (1951).
59. Castelli, A., Paoletti, P., Villani, R.: Brain scan for neurosurgical purpose: Analysis of 217 verified tumors. Neurochirurgia 11, 234 (1965).
60. Castelli, A., Paoletti, P., Villani, R.: Brain scan in cerebrovascular disease and tumors. Acta neurochir. (Wien) 17, 217 (1966).
61. Cavalieri, R. R., Kenneth, G., Scott, G., Sairenji, E.: Selenite (75-Se) as a tumor localizing agent in man. J. nucl. Med. 7, 197 (1966).
62. Cavalieri, R. R., Scott, K. G.: Sodium selenite Se-75. A more specific agent for scanning tumors. J. Amer. med. Ass. 206, 591 (1968).
63. Cervos-Navaro, J.: Die Morphologie der hinteren Schädelgrube. Radiologe 9, 458 (1969).
63a. Charleston, D. B., Beck, R. N., Eidelberg, P., Schuh, M. W.: Techniques which aid in quantitative interpretation of scan data. In: Medical radioisotope scanning, vol. I, IAEA Symposium Athens 1964. Wien: Internat. Atomic Energy Agency 1964.
64. Christian, W.: Klinische Elektroenzephalographie. Stuttgart: G. Thieme 1968.
65. Ciric, I., Quinn, J. L., Bucy, P. C.: Mercury-197 and technetium-99 m brain scans in the diagnosis of non-neoplastic intracranial lesions. J. Neurosurg. 27, 119 (1967).
66. Cleaveland, J. D., Wissenburg, A. L., Mansfield, T. P.: Optimizing brain scans with a multicrystal scanner. J. nucl. Med. 10, 456 (1969).
67. Clements, J. P., Wagner, H. N., Jr., Stern, H. S., Goodwin, D. A.: Indium 113 m-DTPA: A new radiopharmaceutical for brain scanning. Amer. J. Roentgenol. 104, 139 (1968).
68. Cohn, H. J., Soiderer, M. H.: Tissue vascularity in positive and negative brain scans. J. nucl. Med. 10, 553 (1969).
69. Colombetti, L. G., Barrall, R., Smith, S., Finston, R.: Radiation dose due to impurities in 99 m-Tc used in medical diagnosis. II. Int. Symp. Nucl. Med., Karlovy Vary, Mai 1971.
70. Colton, R., Peacock, R. D.: An outline of technetium chemistry. Quart. Rev. 19, 299 (1965).
71. Constantinovici, A.: Cerebral scintiphotos with 113 m-In in neurosurgical diagnosis. IX. Symposium neuroradiologicum, Göteborg, 1970.
72. Cooper, I. F., Stern, H. S., Deland, F. H.: A "kit" for preparation of high specific activity 99mTc albumin for cisternography and blood-pool imaging. Radiology 95, 533 (1970).
73. Cowan, R. J., Maynard, C. D., Lassitter, K. R.: Technetium-99 m pertechnetate brain scans in the detection of subdural hematomas. J. Neurosurg. 32, 30 (1970).
74. Cradduck, T. D., Duggan, H. E.: Effect of skull plates in postoperative brain scan. J. nucl. Med. 10, 140 (1968).
75. Crandall, P. H., Cassen, B.: High speed section scanning of the brain. Arch. Neurol. (Chic.) 15, 163 (1966).

76. CROLL, M., BRADY, W., FAUST, D. S., KAZEM, J., ANTHONIADES, J., TATEM, H. R.: Comparison brain scanning with mercury-203 and technetium-99m. Radiology **90**, 747 (1968).
77. CROLL, M., BRADY, W., HAND, B.: Brain tumor localization using mercury-203. Radiology **78**, 635 (1962).
78. CRONE, C.: The permeability of capillaries in various organs as determined by use of the indicator diffusion method. Acta physiol. scand. **58**, 292 (1963).
79. CRONQVIST, S., EFSING, H. O., HUGHES, R.: Gamma-encephalography in supratentorial tumors with special reference to the differential diagnostic possibilities. IX. Symposium neuroradiologicum, Göteborg, 1970.
80. CRONQVIST, S., MÜLLER, R.: The relationship between clinical state and isotope-encephalography. IX. Symposium neuroradiologicum, Göteborg, 1970.
81. CRONQVIST, S., MÜLLER, R.: Isotope-encephalography in cerebrovascular lesions. IX. Symposium neuroradiologicum, Göteborg, 1970.
82. CROSBY, E. H.: Radiochemical purity of short lived 99m-Tc from commercial suppliers. Radiology **92**, 166 (1969).
83. DAVID, R. B., BEILER, D., HOOD, H., MORRISON, S. S.: Scintillation brain scanning in children. Amer. J. Dis. Child. **112**, 197 (1966).
84. DAVIS, D. O., POTCHEN, E. J.: Brain scanning and intracranial inflammatory disease. Radiology **95**, 345 (1970).
84a. DAVSON, H., BRADBURY, M., BITO, L.: Kinetics of cerebrospinal fluid exchanges. In: Brain edema (I. KLATZO, F. SEITELBERGER. ed.). Wien-New York: Springer 1967.
84b. DAVSON, H., SPEZIANI, E.: The blood-brain barrier and the extracellular space of brain. J. Physiol. (Lond.) **149**, 135 (1959).
85. DECKER, K.: Klinische Neuroradiologie. Stuttgart: G. Thieme 1960.
86. DEININGER, K. H.: Der diagnostische Wert der Hirntumorszintigraphie im Vergleich zu anderen Methoden. Röntgen-Bl. **22**, 89 (1969).
87. DEISENHAMMER, E., HÖFER, R., JELLINGER, K.: Korrelation der Szintigraphie und Morphologie von Hirngeschwülsten. Ärztl. Forsch. **22**, 349 (1969).
88. DELAND, F. H., WAGNER, H. N., JR.: Brain scanning as a diagnostic aid in the detection of eight nerv tumors. Radiology **92**, 571 (1969).
89. DELAND, F. H., WAGNER, H. N., JR.: Atlas of nuclear medicine (Brain). Philadelphia: W. B. Saunders 1969.
90. DELAND, F. H., WAGNER, H. N., JR.: Interpretation of brain scans. II. Cerebral vascular accidents. J. nucl. Med. **11**, 330 (1970).
91. DELAND, F. H., JAMES, A. E., WAGNER, H. N., JR.: Patterns for differentiations of posterior fossa neoplasma as detected by brain scans. Nucl.-Med. (Stuttg.) **9**, 4 (1970).
92. DICHIRO, G.: Comparaison entre la scintigraphie et les methodes conventionelles de neuro-radiologie pour la localisation des lesions intracraniens. Ann. Radiol. **5**, 195 (1962).
93. DICHIRO, G., ASHBURN, W. L., BRINER, W. H.: Technetium Tc-99m serum albumine for cisternography. Arch. Neurol. (Chic.) **19**, 218 (1968).
94. DICHIRO, G., ASHBURN, W. L., GROVE, A. S.: Which radioisotopes for brain scanning. Neurology (Minneap.) **18**, 225 (1968).
95. DIETZ, H., DRESSEL, D., HAAS, J. P.: Ergebnisse der Hirnszintigraphie bei einem neurochirurgischen Krankengut. Mitt. 136 Ges. f. Nuklearmedizin, Hannover, 1970.
96. DOBBING, J.: The blood-brain barrier. Physiol. Rev. **41**, 130 (1961).
97. DORNDORF, W.: Verlauf und Prognose des ischämischen Hirninfarktes. Nervenarzt **40**, 297 (1969).
98. DRIFT, I. H. A., VAN DER, MAGNUS, O.: The value of the EEG in the differential diagnosis of cases with cerebral lesions. In: EEG and cerebral tumours (O. MAGNUS, W. STORM VAN LEEUWEN, W. A. COBB, ed.). Amsterdam: Elsevier Publ. 1961.
99. DUDLEY, A. W., LUNZER, ST., HEYMANN, A.: Localization of radioisotopes (chlormerodrin Hg-203) in experimental cerebral infarction. Stroke **1**, 143 (1970).
100. DUMMERMUTH, G.: EEG-Befunde bei Hirntumoren im Kindesalter. Arch. Psychiat. Nervenkr. **197**, 594 (1958).
101. ECK, J. H. M., VAN, PENNING, L.: Comparison of rectilinear scanning and scintiphotography for the detection of brain lesions. Neuroradiology **1**, 107 (1970).

102. Eck, J. H. M., van, Woldring, M. G.: Scanning the brain with various radioisotopes. Europ. Neurol. 2, 1 (1969).

103. Economos, D., Prosalentis, A., Leventis, A.: The value of scanning with 203-Hg in establishing the histological nature of expanding intracranial processes. Excerpta medica Int. congr. ser. 110. 3rd Intern congr. neurol. surgery, Copenhagen, 1966.

104. Edström, R.: An explanation of the blood-brain barrier phenomenon. Acta psychiat. scand. 33, 403 (1958).

105. Eldridge, J. S.: Standardization of mercury-197. Symposium on standardization of radionuclides, IAEA Wien, SM-79/19 (1966).

106. Engbring, N. H.: Brain scan artifact from saliva contamination. J. Amer. med. Ass. 199, 861 (1967).

107. Engeset, A., Connum, A.: Pneumencephalographic findings after occlusion of the carotid and of the middle cerebral arteries. Europ. Neurol. 1, 85 (1968).

108. Ewerbeck, H.: Maligne Tumoren bei Kindern. Med. Klin. 48, 1973 (1963).

109. Faust, D. S., Brady, L. W., Croll, M. N., Osterholm, J. L., Le Par, E.: Regional oxygenation techniques as a mean to enhance localization of radioisotopes in brain tumours. Radiol. clin. biol. 36, 112 (1967).

110. Feindel, W. E., Yamamato, L., McRae, L., Zanelli, J.: Contour brain scanning with iodine and mercury compounds for detection of intracranial lesions. Amer. J. Roentgenol. 92, 177 (1964).

110a. Feine, U., zum Winkel, K.: Nuklearmedizin: Szintigraphische Diagnostik. Stuttgart: G. Thieme 1969.

111. Feuerlein, W., Dilling, H.: Die Echoenzephalographie. Med. Klin. 61, 1061 (1966).

112. Filson, E. J., Rodriguez-Antunez, A.: Isotope scanning of brain tumors. Acta radiol. Diagn. 7, 380 (1968).

113. Finkemeyer, H., Pfingst, E.: Das Meningiom des Orbitadaches. Zbl. Neurochir. 27, 81 (1966).

114. Finckh, R.: Elektroencephalographie: Ihre Anwendungsbereiche und Grenzen. Med. Klin. 60, 389 (1965).

115. Fischgold, H., Zalis, A., Buisson-Ferey, I.: General comments on the use of the EEG in the diagnosis and localization of cerebral tumors. In: EEG and cerebral tumors (O. Magnus, W. St. van Leeuwen, W. A. Cobb, ed.). Amsterdam: Elsevier Publ. 1961.

116. Fish, M. B., Pollycove, M., O'Reilley, S., Klentigan, A., Kock, R. L.: Vascular characterization of brain lesions by rapid sequential cranial scintiphotography. J. nucl. Med. 9, 249 (1968).

117. Flipse, R. C., Gilson, A. J.: Radioisotope scanning in posterior fossa lesions. J. nucl. Med. 6, 771 (1965).

118. Forster, D. M. C., Bethell, A. N.: The diagnostic value of scintillation brain scanning. Clin. Radiol. 20, 257 (1969).

119. French, R. J., Johnson, P. F., Trott, N. G.: Dosimetry of 113m-Indium. Symposium Scintigraphy der IAEA Salzburg 1968. Wien: IAEA 1969.

120. Fried, H., Skrzypzak, J.: Angiographische Befunde bei Hypophysenadenomen. Fortschr. Röntgenstr. 111, 177 (1969).

121. Friedmann, G., Krenkel, W., Tönnis, W.: Angiographie oder Pneumographie. Fortschr. Röntgenstr. 96, 181 (1962).

122. Friedmann, G., Thun, F.: Zuverlässigkeit und Fehlermöglichkeiten der Echoenzephalographie bei supratentoriellen raumfordernden Prozessen. Med. Welt 50, 689 (1964).

123. Fromm, H., Bauer, A., Habel, J.: Gründe der verschleppten Hirntumordiagnostik. Röntgen-Bl. 22, 67 (1969).

123a. Fucks, W. H., Knipping, W.: Eine Gamma-Retina zur Bestimmung der raumzeitlichen Verteilung radioaktiver Substanzen. Naturwissenschaften 42, 93 (1955).

124. Gänshirt, H.: Klinisch-technische Diagnostik der Hirntumoren. Nervenarzt 36, 421 (1965).

125. Galicich, J. H., Lombrose, C. T., Matson, D. D.: Ultrasonic B-scanning of the brain. J. Neurosurg. 22, 499 (1965).

125a. Gates, C. F., Dore. E. K., Taplin. G. V.: Interval brain scanning with sodium pertechnetate Tc 99m for Tumor detectability. J. Amer. med. Ass. 215, 84 (1971).

126. Gaufier-Smith, P. C.: Parasagittal and falx meningiomas. London: Butterworth & Co. Publ. 1970.

127. GILDAY, D. L., REBA, R. C., LONGO, R., WAGNER, H. N., JR.: Evaluation of 169-Yb-DTPA-complex as a brain scanning agent. J. nucl. Med. **10**, 553 (1969).
128. GERHARD, H., MUNDINGER, F.: Biochemische Untersuchungen über Tumorspeicherung der zur Hirntumordiagnostik verwendeten Radioisotope. Acta radiol. (Stockh.) **5**, 118 (1966).
129. GERHARD, H., MUNDINGER, F., GABRIEL, E., WALDBAUR, H.: Neuere Untersuchungen über die Tumoranreicherung radioaktiver Schwermetallisotope. In: Radionuklide in der klinischen und experimentellen Onkologie (G. HOFFMANN und K. E. SCHEER, Hrsg.). Stuttgart: F. K. Schattauer 1965.
130. GILSON, A. J., GARGANO, F. P.: Correlation of brain scans and angiography in intracranial trauma. Amer. J. Roentgenol. **94**, 819 (1965).
131. GLASGOW, J. L., CURRIER, R. O., GOODWIN, J. K., TUTOR, F. T.: Brain scans at varied intervals following C.V.A. J. nucl. Med. **6**, 902 (1965).
132. GLASGOW, J. L., CURRIER, R. D., GOODRICH, J. K., TUTOR, F. T.: Brain scans of cerebral infarcts with radioactive mercury. Radiology **88**, 1086 (1967).
133. GOLD, L. H. A., KIEFFER, ST. A., PETERSSON, H. O.: Intracranial meningiomas. Neurology (Minneap.) **19**, 873 (1969).
134. GOLD, L. H. A., LOKEN, M. K.: Retrospective evaluation of isotope images of the brain in 852 patients. Radiology **92**, 1473 (1969).
135. GOLDBERG, B. B., SKLAROFF, D. M., ISARD, H. J.: Echoencephalography in the management of patients receiving radiation therapy. Radiology **91**, 363 (1968).
136. GONSETTE, R., KREMER, P., ANDRE-BALISAUX, G.: Valeur et limites actuelles du scanning cerebrale en diagnostic neurochirurgical. J. belge Radiol. **53**, 119 (1970).
137. GOODRICH, J. K., TUTOR, F. T.: The isotope encephalogramm in brain tumor diagnosis. J. nucl. Med. **6**, 541 (1965).
138. GORDON, D.: The limitations and uses of ultrasound in localizing cerebral lesions. Proc. roy. Soc. Med. **58**, 1053 (1965).
139. GOTTSCHALK, A., MCCORMACK, K. R., ADAMS, J. E., ANGER, H. O.: A comparison of results of brain scanning using Ga-68-EDTA and the positron scintillation camera with Hg-203-Neohydrin and the conventional focussed collimator scanner. Radiology **84**, 502 (1965).
140. GOTTSCHALK, A.: Brain scanning—is it becoming unnecessarily complicated. Amer. J. Roentgenol. **111**, 851 (1971).
140a. GREBE, S. F., RÖMER, M., LICHY, D., DIETZEL, F.: Das Strahlenfeld bei Arbeiten mit der Zinn-113/Indium-113m-Säule und mit dem Indium-113m. Strahlentherapie **140**, 448 (1970).
140b. GREBE, S. F., RÖMER, M.: Das Strahlenfeld bei Arbeiten mit der 99-Mo/99m-Tc-Säule und mit dem 99m-Tc. Atompraxis **7**, Direkt-Information (1968).
141. GREEN, J. P.: Renal retention of mercury-203-neohydrin. J. nucl. Med. **7**, 308 (1966).
142. GUND, A.: Die arteriellen Zuflüsse angefärbter Hirntumoren im Serienangiogramm. Acta neurochir. (Wien) **19**, 233 (1968).
143. GUTTERMANN, P., SHENKIN, H. A.: Cerebral scans in completed strokes. Value in prognosis of clinical course. J. Amer. med. Ass. **207**, 145 (1969).
144. HAACKE, W., WOLF, R.: Die szintigraphische Darstellung von Hirntumoren mit 197-Hg-markierten Substanzen. Fortschr. Röntgenstr. **102**, 88 (1964).
145. HAACKE, W.: Über die Möglichkeit der szintigraphischen Darstellung von Hirntumoren mit 197-Hg-Cl-2. Radiobiol. Radiother. (Berl.) **9**, 10 (1968).
146. HAAS, J. P., DIETZ, H., SCHMIDT, K. J., DOERR, F., BROD, K. H., WOLF, R.: Comparaison des resultats de la scintigraphie des tumeurs cerebrales avec trois substance differentes. Symposium Scintigraphy IAEA Salzburg 1968. Wien: IAEA 1969.
147. HAAS, J. P., DIETZ, H., WOLF, R.: Gehirnszintigraphie mit radioaktiven Makroaggregaten Jod-Albumin und 99m-Tc-Pertechnetat. Acta radiol. Diagn. **9**, 608 (1969).
147a. HAGER, H.: Elektronenmikroskopische Untersuchungen über die Feinstruktur der Blutgefäße und perivaskulären Räume im Säugetiergehirn. Acta neuropath. (Berl.) **1**, 9 (1961).
147b. HAGER, H.: Morphological compartments in the central nervous system. In: Brain edema (I. KLATZO, F. SEITELBERGER, ed.). Wien-New York: Springer 1967.

148. HANDA, J., NABESHIMA, S., HANDA, H., YAMAMOTO, K., KOUSAKA, T., TORIZUKA, K.: Serial brain scanning with technetium-99 m and scintillation camera. Amer. J. Roentgenol. **106**, 708 (1969).

149. HARPER, P. V., ANDROS, G., LATHROP, K. A., SIEMENS, W., WEISS, L.: Technetium-99m as a biological tracer. J. nucl. Med. **3**, 209 (1962).

150. HARPER, P. V., ANDROS, G., LATHROP, K. A., SIEMENS, W., WEISS, L.: Metabolism of technetium-99 m. Radiat. Res. **16**, 593 (1962).

151. HARPER, P. V., ANDROS, G., LATHROP, K. A.: Preliminary observations on the use of six-hour ^{99m}Tc as a tracer in biology and medicine. Semiannual report to USAEC (L. O. JACOBSON, ed.). ACRH **18**, 76 (1962).

152. HARPER, P. V., LATHROP, K. A., McCARDLE, R. J., ANDROS, G.: The use of 99 m-Tc as a clinical scanning agent. 2. Internat. Atomic Energy Agency Symposium on medical radioisotope scanning, Athens 1964. Wien IAEA 1964.

153. HARPER, P. V., LATHROP, K. A., JIMINEZ, F., FINK, R., GOTTSCHALK, A.: Technetium-99 m as a scanning agent. Radiology **85**, 101 (1965).

154. HARPER, P. V., MULLAN, S. F., FINK, R.: Rapid brain scanning with technetium-99 m. Proc. Inst. Med. Chic. **25**, 131 (1964).

154a. HARREVELD VAN A., CROWELL, J.: Extracellular space in central nervous tissue. Fed. Proc. **23**, 304 (1964).

155. HARRIS, C. C., ROHRER, R. H.: Bulletin on the assay and dosimetry of mercury-197. J. nucl. Med. **5**, 317 (1964).

156. HAUSER, W., ATKINS, H. L., NELSON, K. G., RICHARDS, P.: Technetium-99 m-DTPA: A new radiopharmaceutical for brain and kidney scanning. Radiology **94**, 679 (1970).

157. HAWKES, C. D.: Craniocerebral trauma in infancy and childhood. Clin. Neurosurg. **11**, 66 (1963).

158. HAYES, TH., DAVIS, L. W., RAVENTOS, A.: Brain and liver scans in the evaluation of lung cancer patients. Cancer (Philad.) **27**, 362 (1971).

159. HEILMANN, H. P., KUNFT, H. D.: Hirnszintigraphie und Artdiagnostik. Erfahrungen mit der RIHSA-Szintigraphie. Fortschr. Röntgenstr. **112**, 664 (1970).

160. HEINZ, E. R., BRYLSKI, G. R., IZENSTARK, J. L., WEINS, H. S.: Post-angiography isotope brain scanning. Amer. J. Roentgenol. **98**, 672 (1966).

161. HEISER, W. J., QUINN, J. L., III: Analysis of brain scan patterns in cerebral ischemia and astrocytoma. Arch. Neurol. (Chic.) **15**, 125 (1966).

162. HEISER, W. J., QUINN, J. L., III, MOLLIHAN, W. V.: The crescent pattern of increased radioactivity in brain scanning. Radiology **87**, 483 (1966).

163. HENDEE, W. R.: Average "beta" energy, specific gamma-ray constant and equilibrium absorbed dose constants for 113 m-indium. Phys. in Med. Biol. **14**, 491 (1969).

164. HENDERSON, J. W., ANTINE, B. E.: Brain scanning in neuro-ophthalmologic diagnosis. Amer. J. Ophthal. **62**, 1076 (1966).

165. HENGST, W., V. D. OHE, M., KIENLE, G.: Untersuchungen über die Möglichkeit einer beschleunigten Elimination von 203-Hg-Ionen aus der Niere nach Schädelszintigraphie mit 203-Hg-Chlormerodrin. Nucl.-Med. (Stutt.) **6**, 378 (1967).

166. HERMITTE, F. L., GAUTHIER, J. C., DERONESCU, C., GUIRAUD, B.: Ischemic accidents in the middle cerebral artery territory. Arch. Neurol. (Chic.) **19**, 248 (1968).

167. HESS, R.: Elektroenzephalographische Studien bei Hirntumoren. Stuttgart: G. Thieme 1958.

168. HILL, T., WELCH, M. J., ADATEPE, M., POTCHEN, E. J.: A simplified method for the preparation of indium-DTPA brain scanning agent. J. nucl. Med. **11**, 28 (1970).

169. HINCK, V., DOTTER, CH. T.: Appraisal of current techniques for cerebral angiography. Amer. J. Roentgenol. **106**, 626 (1969).

169a. HINDEL, R., CECIL, J. N., SLOANE, T. E., JR.: Dynapix—Design and performance of a digital multichannel scanner. J. nucl. Med. **8**, 319 (1967).

170. HINE, G. J., VETTER, H.: Evaluation of focussing collimator performance. Nucl. Med. (Stutt.) **4**, 333 (1965).

171. HINE, G. J.: (Ed.) Instrumentation in nuclear medicine, vol. I. New York: Academic Press Publ. 1967.

172. HINE, G. J.: Evaluation of focused collimator performance. Int. J. appl. Radiat. **181**, 815 (1967).

173. HIRSCHBIEGEL, H., PEMSEL, H. K.: Verlaufsuntersuchungen der RIHSA-Einlagerung in Hirntumoren und ihre Bedeutung für die Artdiagnose. Strahlentherapie 137, 530 (1969).

174. HIRSCHBIEGEL, H., BÖCKEM, K.: Isotopendiagnostik bei Prozessen der hinteren Schädelgrube. Radiologe 9, 481 (1969).

175. HIRSCHBIEGEL, H.: Die Blockierung der Schilddrüse bei der Hirnszintigraphie. Strahlentherapie 135, 295 (1968).

175a. HIRSCHBIEGEL, H., SCHWIEGER, G.: Verlaufsmessungen der Einlagerung von 99 m-Tc in Hirntumoren im Hinblick auf ihre artdiagnostische Bedeutung. Strahlentherapie 140, 499 (1970).

176. HOFF, H., PROSENZ, P., TSCHABITSCHER, H.: Der Schlaganfall. Wien: Verlag der Wiener Med. Akademie 1966.

177. HOLMES, R. A., HERRON, CH. S., WAGNER, H. N.: A modified vertex view in brain scanning Radiology 88, 498 (1967).

178. HOLMES, R. A.: The vertex view in routine brain scanning. Amer. J. Roentgenol. 106, 347 (1969).

179. HOLMES, R. A., GOLLE, R.: Appearance of the transverse sinuses by brain scanning. Amer. J. Roentgenol. 106, 340 (1969).

180. HORMANN, R., ECKHARDT, W., WEINRICH, W., ZEIDLER, U.: 113m-In-Globulin in der Hirnszintigraphie. Nuc-compact, Sept. 1971.

181. HORWITZ, N. H., LOFSTROM, J. E., FORSAITH, A. L.: A comparison of clinical results obtained with a spark-imaging camera and a conventional scintillation scanner. Radiology 86, 830 (1966).

182. HOSAIN, F., REBA, R. C., WAGNER, H. N.: Ytterbium-169 diethylenetriaminepentaacetic acid complex. Radiology 91, 1199 (1968).

183. HOSSMANN, K. A., SCHRÖDER, M., WECHSLER, W.: Das morphologische Substrat der Bluthirnschranke unter physiologischen und pathologischen Bedingungen. Verh. dtsch. Ges. Path. 49, 350 (1965).

184. HOSSMANN, K. A.: Morphological substrate of the blood-brain barrier in human brain tumours. In: Brain edema (I. KLATZO, F. SEITELBERGER, ed.). Wien-New York: Springer 1967.

184a. VAN HOUTEN, F. X., HOLMAN, B. L., TREVES, S.: Negative defect in an intracranial teratoma. J. nucl. Med. 13, 122 (1971).

184b. HÜHN, E. A.: Vermeidung von Fehlermöglichkeiten bei der Zuordnung des Szintigramms zum Röntgenbild. Fortschr. Röntgenstr. 109, 635 (1968).

185. HÜNIG, R., BINKERT, D., WELLAUER, J.: Zürcher Erfahrungen der Vertebralisangiographie bei Tumoren der hinteren Schädelgrube. Radiologe 9, 470 (1969).

186. HÜNIG, R., FROMMHOLD, H., WELLAUER, J.: Angiographie und Szintigraphie in der präoperativen Diagnostik intrakranieller Tumoren. In: Radioaktive Isotope in Klinik und Forschung (K. FELLINGER und R. HÖFER, Hrsg.). München-Berlin: Urban & Schwarzenberg 1970.

187. HUNDESHAGEN, H.: Der Einsatz eines Magnetband-Magnetkern-Speichersystems zur szintigraphischen Darstellung von Organen. Picker-Bull. 4 (1966).

188. HUNDESHAGEN, H.: Magnetband-Magnetspeicher-Szintigraphie. Atompraxis 12, 3 (1966).

189. HUNDESHAGEN, H.: Isotopen-Lokalisationsdiagnostik mittels eines Magnetband-Magnetkernspeicher-Systems. In: Radioisotope in der Lokalisationsdiagnostik (G. HOFFMANN, K. E. SCHEER, Hrsg.). Stuttgart: F. K. Schattauer 1967.

190. HUNDESHAGEN, H., DOPSLAFF, H., MAYER, D.: Die Anwendung von 113m-In-markierten Substanzen in der Kreislauf- und Lungendiagnostik. In: Radioisotope in Pharmakokinetik und klinischer Biochemie (W. KEIDERLING, G. HOFFMANN, H. A. LADNER, Hrsg.). Stuttgart: F. K. Schattauer 1970.

191. HUNDESHAGEN, H.: Die szintigraphische Lokalisationsdiagnostik mittels eines Magnetband-Magnetkernspeichers. Fortschr. Röntgenstr. 106, 56 (1967).

191a. HURLEY, P. J.: Effect of craniotomy on the brain scan related to time elapsed after surgery. J. nucl. Med. 13, 156 (1971).

192. HUSAK, V., KUBA, J., KLEINBAUER, K.: Physikalische Probleme bei der Szintigraphie mit 197-Hg. Radiol. diagn. (Berl.) 7, 383 (1966).

193. Isfort, A.: Spontane Hirnblutungen. Berlin: Schering-AG 1967.
194. Jackson, G. L., Corson, M. L., Baxter, J., Blosser, N.: Radioautographic determination of cellular localization of radioactive mercury (203-Hg) chlormerodrine in brain tumors. New Engl. J. Med. 77, 1006 (1967).
195. Jackson, G. L., Corson, M. L., Dick, J.: The cellular localization of mercury-203 chlormerodrine in astrocytomas. J. nucl. Med. 8, 611 (1967).
195a. Jahns, E., Hundeshagen, H. (Hrsgb.): Information processing and data handling in scintigraphy. Symposion Hannover 1971 (in Vorbereitung).
196. Janeway, R., Maynard, C. D., Witcofski, R. L., Winston-Salem, N. C.: Lax, L. C.: Spinal fluid appearance of 99m-technetium pertechnetate. Arch. Neurol. (Chic.) 19, 618 (1968).
197. Jelsma, R., Bucy, P. C.: Glioblastoma multiforme. Arch. Neurol. (Chic.) 20, 161 (1969).
198. Jones, B. L.: 197-Hg chlormerodrine dosimetry. J. nucl. Med. 9, 464 (1968).
198a. Jordan, K.: Persönl. Mitteilung.
199. Joseph, K., Lang, W., Graul, E. H., Herrmann, E., Galatayud, V.: Nuklearmedizinische Diagnostik in der Neurologie. Dtsch. Ärztebl. 17, 967 (1968).
200. Kautzky, R., Zülch, K. J.: Neurologisch-neurochirurgische Röntgendiagnostik. Berlin-Göttingen-Heidelberg: Springer 1955.
201. Kazner, E., Schiefer, W.: Die Echoenzephalographie bei raumfordernden Prozessen der hinteren Schädelgrube. Acta neurochir. (Wien) 14, 177 (1966).
202. Kennady, J. C., Potter, R., Cerin, F., Swansson, L.: Assessment of cerebral lesions by rapid sequential scintiphotography. J. nucl. Med. 9, 423 (1968).
203. Kennady, J. C., Cole, R. E., Chin, F. K., Hayes, M.: Comparative assessment of brain tumors by angiography, scanning and the scintillation camera. J. nucl. Med. 10, 349 (1969).
204. Kennady, J. C., Cole, R. A., Griswold, L., Knox, R.: Localization of 99m-Tc-pertechnetate in brain tumor cell cultures. J. nucl. Med. 10, 349 (1969).
205. Kernohan, J. W., Mabon, R. F., Svien, H. J., Adson, A. W.: A simplified classification of the gliomas. Mayo Clin. Proc. 24, 71 (1949).
206. Kieffer, S. A., Loken, M. K.: Positive "brain scans" in fibrous dysplasia and other lesions of the skull. Amer. J. Roentgenol. 106, 731 (1969).
207. Klatzo, I., Piraux, A., Laskowski, E. J.: The relationship between edema, blood-brain barrier and tissue elements in local brain injury. J. Neuropath. exp. Neurol. 17, 548 (1958).
208. Kleihues, P., Sehrbundt, M.: Pathogenese und pathologische Anatomie der arteriellen cerebralen Durchblutungsstörungen. Radiologe 9, 375 (1969).
209. Konikavsky, T., Haynie, Th. P.: Effect of perchlorate on 99m-Tc concentrations in a transplantable mouse brain tumor (sarcoma). J. nucl. Med. 10, 350 (1969).
210. Koos, W. Th., Miller, M. H.: Intracranial tumors of infants and children. Stuttgart: G. Thieme 1971.
211. Koos, W., Deisenhammer, E., Pendl, G., Böde, F., Höfer, R.: Die Bedeutung der Hirnszintigraphie für die Diagnose kindlicher Hirntumoren. Wien. med. Wschr. 47, 866 (1970).
212. Kramer, S., Rovit, R. L.: The value of Hg-brain-scans in patients with intracranial hematomas. Radiology 83, 902 (1964).
213. Krause, G., Zülch, K. J.: Über die Häufigkeit der Hirntumorarten in verschiedenen Regionen. Zbl. Neurochir. 11, 222 (1951).
214. Krayenbühl, H., Yasargil, M. G.: Die zerebrale Angiographie. Stuttgart: G. Thieme 1965.
215. Krott, H. M., Marguth, F.: Elektrophysiologische Untersuchungen in der Frühdiagnose des Akustikusneurinoms. Zbl. Neurochir. 29, 55 (1968).
216. Kuba, J., Husak, V., Sevzik, M., Klaus, E.: Vergleich der Eigenschaften von 99m-Tc-Pertechnetat und 113m-In-EDTA in der Hirnszintigraphie. Fortschr. Röntgenstr. 112, 806 (1970).
217. Kuba, J., Klaus, E., Sevzik, M.: Gegenüberstellung der Angiographie und Hirnszintigraphie in der Diagnostik von intrakraniellen raumfordernden Prozessen. Symposium Angiographie-Szintigraphie, Mainz, 1970. Berlin-Heidelberg-New York: Springer (im Druck).
218. Kuhl, D. E.: Transverse section and rectilinear brain scanning results using pertechnetate 99m-Tc. J. nucl. Med. 6, 334 (1965).

219. KUHL, D. E., PITTS, F. W., SANDERS, TH. P., MISHKIN, M. M.: Transverse section and rectilinear brain scanning with 99m-Tc-pertechnetate. Radiology 86, 882 (1966).

220. KUHL, D. E., PITTS, F. W., TUCKER, S. H.: Brain scanning of children using body section techniques and pertechnetate 99m. Acta radiol. Diagn. 5, 843 (1966).

221. KUHL, D. E., EDWARDS, R. A.: Reorganizing data from transverse section scans of the brain using digital processing. Radiology 91, 975 (1968).

222. KUHL, D. E., SANDERS, TH. P.: Comparison of rectilinear vertex and transverse section views in brain scanning. J. nucl. Med. 11, 2 (1970).

223. LAUSBERG, G., SCHEPELMANN, F., GELETNEKY, C. L.: Die Bedeutung des Abklingfaktors für die Artdiagnose intrakranieller Tumoren bei Untersuchung mit 203-Hg. Symposium Angiographie-Szintigraphie, Mainz, 1970. Berlin-Heidelberg-New York: Springer (im Druck).

224. LEEDS, N. E., SHULMAN, K., BORNS, P. F., HOPE, J. W.: The angiographic demonstration of a "brain stain" in infantile subdural hematoma. Amer. J. Roentgenol. 104, 66 (1968).

224a. LESLIE, E. V., ALKER, G. J., BAKAY, L.: The differential diagnosis of neoplastic and non-neoplastic disease on the basis of radioisotope brain scanning. In: Brain tumor scanning with radioisotopes. (L BAKAY, ed.). Springfield, Ill.: Ch. C. Thomas 1969.

225. LEVY, L. M., SIDDIQUI, N., SILVERSTEIN, S., HYAMS, C.: Technetium brain scan: Non visualized lesions at early intervals. J. nucl. Med. 8, 382 (1967).

226. LEVY, L. M., HYAMS, C., SIDDIQUI, N., SILVERSTEIN, S.: Brain scintiscans: Time-quantitation studies. J. nucl. Med. 8, 382 (1967).

227. LIEBNER, E. J., PRETTO, J. I., HOCHHAUSER, M., KASSARABA, W.: Tumors of the posterior fossa in childhood and adolescence. Radiology 82, 193 (1964).

228. LINCKE, H. O.: Hirnszintigraphie mit Hg-197 Chlormerodrin bei Kindern. Fortschr. Röntgenstr. 110, 16 (1969).

229. LINCKE, H. O.: Möglichkeiten der Radionukliduntersuchung am Gehirn. Med. Klin. 62, 581 (1967).

230. LOEB, C.: Electro-encephalographic and pathological findings during the early stage of cerebral ischemia. Europ. Neurol. 2, 31 (1969).

231. LOKEN, M. K., WIGDAHL, K.: Evaluation of conventional scanning and Anger camera from brain studies. J. nucl. Med. 6, 335 (1965).

232. LOKEN, M. K., TELANDER, G. T., SALMON, R. J.: Technetium-99m compounds for visualization of body organs. J. Amer. med. Ass. 194, 152 (1965).

233. LOKEN, M. K., WIGDAHL, L. O., GILSON, J. M., STAAB, E. V.: Mercury-197 and mercury-203 chlormerodrin for evaluation of brain lesions using a rectilinear scanner and a scintillation camera. J. nucl. Med. 7, 209 (1966).

234. LOKEN, M. K., HEWELL, CH., FRENCH, L. A.: Chlormerodrin Hg-203 scintiscanning and special roentgenographic procedures. Arch. Neurol. (Chic.) 17, 437 (1967).

235. LOKEN, M. K., BINET, E. F.: Assessment of cerebral pathology using techniques of cerebral scintiangiography. J. nucl. Med. 10, 354 (1969).

236. LONG, R. G., McAFEE, J. G., WINKELMAN, J.: Evaluation of radioactive compounds for external detection of cerebral tumours. Cancer Res. 23, 98 (1963).

237. LONG, D. M.: Capillary ultrastructure and the blood-brain barrier in human malignant brain tumors. J. Neurosurg. 32, 127 (1970).

238. LORENTZ, W. B., SIMON, J. L., BENUA, R. S.: Brain scanning in children. J. Amer. med. Ass. 201, 83 (1967).

239. MACK, J. F., WEBBER, M. M., BENNETT, L. R.: Brain scanning: Normal anatomy with technetium-99m pertechnetate. J. nucl. Med. 7, 633 (1966).

240. MAGNUS, O., STORM VAN LEUWEN, W., COBB, W. A.: Electroencephalography and cerebral tumours. Amsterdam: Elsevier Publ. 1961.

241. MAHALEY, M. S., JR.: Intracranial localization of substances used for brain scanning. Surg. Forum 17, 427 (1966).

242. MANI, R. L., NEWTON, TH. H.: Angiographic changes following acute experimental cerebral embolism in monkeys. Invest. Radiol. 4, 161 (1969).

243. MANSFIELD, C. M., PARK, CH.: Congenital communicating hydrocephalus with elevation of the transverse and confuient sinus. Radiology 95, 585 (1970).

244. MARX, P., ROSARIUS, C.: Angiographische und hirnszintigraphische Befunde bei Hirninfarkt. Radiologe **9**, 428 (1969).
245. MATTHEWS, C. M. E., MOLINARO, G.: A study of the relative value of radioactive substances used for brain tumor localization and of the mechanism of tumor-brain concentration. Brit. J. exp. Path. **44**, 260 (1963).
246. MATTHEWS, C. M. E., MALLARD, J. R.: Distribution of 99m-Tc and brain/tumor concentrations in rats. J. nucl. Med. **6**, 404 (1965).
247. MATTHEWS, C. M. E., KIBBY, P. M.: The effect of collimator resolution on the detection of lesions in brain scanning. Brit. J. Radiol. **41**, 580 (1968).
248. MATTHEWS, C. M. E.: Comparison of isotopes for scanning. J. nucl. Med. **6**, 155 (1965).
249. MATTHEWS, C. M. E.: Detection of tumors by scanning. J. nucl. Med. **9**, 134 (1968).
250. MATTHEWS, C. M. E.: Comparison of coincidence counting and focussing collimators with various isotopes in brain tumor detection. Brit. J. Radiol. **37**, 531 (1964).
250a. MAYNEORD, W. V., TURNER, R., NEWBERY, S., HODT, H.: A method for making visible the distribution of activity in a source of ionizing radiation. Nature (Lond.) **168**, 762 (1951).
251. MAYNARD, D. C., HANNER, T. G., WITCOFSKI, R. L.: Positive brain scans due to lesions of the skull. Arch. Neurol. (Chic.) **18**, 93 (1968).
252. MAYNARD, C. D., KELSEY, W. M.: Brain scanning in the pediatric age group. Develop. Med. Child Neurol. **11**, 69 (1969).
253. MAYNARD, C. D., WITCOFSKI, R. L., JANEWAY, R., GOWAN, R. J.: "Radioisotope arteriography" as an adjunct to the brain scan. Radiology **92**, 908 (1969).
253a. MAYNARD, E. A., SCHULTZ, R. L., PEASE, D. C.: Electron microscopy of the vascular bed of rat cerebral cortex. Amer. J. Anat. **100**, 409 (1957).
254. MCAFEE, J. G., FUEGER, F., STERN, H. S., WAGNER, H. N., MIGITA, T.: 99m-Tc-pertechnetate for brain scanning. J. nucl. Med. **5**, 811 (1964).
255. MCAFEE, J. G., FUEGER, F.: Value and limitation od scintillation scanning in diagnosis of intracranial tumors. In: Scintillation scanning in clinical medicine (J. QUINN III, ed.). Philadelphia: W. B. Saunders Publ. 1964.
256. MCAFEE, J. G., FUEGER, F., STERN, H. S., WAGNER, H. N.: The tissue distribution and diagnostic applications of 99m-Tc compounds. J. nucl. Med. **6**, 352 (1965).
257. MCAFEE, J. G., MOZLEY, J. M., NATARAJAN, T. K., FUEGER, F., WAGNER, H. N.: Scintillation scanning with an eight-inch diameter sodium iodide crystal. J. nucl. Med. **7**, 521 (1966).
258. MCALLISTER, J. D., TUTHILL, J. E., D'ALTORIO, R. A.: Brain scanning in the differential diagnosis of cerebrovascular lesions. J. nucl. Med. **10**, 355 (1969).
259. MCCLINTOCK, J. T., DALRYMPLE, G. V.: The value of brain scans in the management of suspected intracranial lesions. J. nucl. Med. **5**, 189 (1964).
260. MCCORMACK, K. R., NEWTON, T. H.: Diagnosis of brain tumors. Calif. Med. **104**, 267 (1966).
261. MCCORMACK, K. R., GREENLAW, R. H., HOPKINS, C.: Scanning of liver and brain in evaluation of patients with bronchogenic carcinoma. J. nucl. Med. **9**, 223 (1968).
262. MCGINNIS, K. D., EYLER, W. R., DU SAULT, L., KRISTEN, K.: Mercury-203 brain scanning method for clinical classification. Radiology **80**, 264 (1963).
263. MEALEY, J.: Brain scanning in childhood. J. Pediat. **69**, 399 (1966).
264. MEALEY, J., DEHNER, J. R.: Clinical comparison of two agents used in brain scanning. J. Amer. med. Ass. **189**, 260 (1964).
265. MEALEY, J.: Radioisotopic localization in subdural hematomas. J. Neurosurg. **20**, 770 (1963).
266. MELBYE, R. W., ADAMS, R., JAFFE, H. L.: The relative performance of 99m-Tc and 203-Hg chlormerodrin in brain scanning. J. nucl. Med. **6**, 334 (1965).
267. MENDEL, W.: Versuche über das Eindringen intravenös injizierten Trypanblaus in das künstlich verletzte Großhirn. Z. ges. Neurol. Psychiat. **117**, 148 (1928).
268. MERREM, G.: Die parasagittalen Meningeome. Acta neurochir. (Wien) **23**, 203 (1970).
269. MIGLIORE, A., PAOLETTI, P., VILLANI, R.: Usefulness and limitations of brain scanning in the diagnosis of head injuries. Acta neurochir. **19**, 281 (1968).
270. MILETTI, M.: Die Differentialdiagnose der Gehirnschwülste durch die Arteriographie. Acta neurochir., Suppl. **1** (1950).

271. MILLER, M. S., SIMONS, G. H.,: Optimization of timing and positioning of the technetium brain scan. J. nucl. Med. 9, 429 (1968).
272. MISHKIN, F. S., REESE, I. G.: Tissue and tumor concentrations of technetium-99 m as pertechnetate. Amer. J. Roentgenol. 104, 145 (1968).
273. MISHKIN, F. S., MEALEY, J., JR.: Use and interpretation of the brain scan. Springfield, Ill.: Ch. C. Thomas Publ. 1969.
274. MISHKIN, F. S., TRUKSA, J.: The diagnosis of intracranial cysts by means of the brain scan. Radiology 90, 740 (1968).
275. MOLINARI, G. F., PIRCHER, F., HEYMAN, A.: Serial brain scanning using technetium-99 m in patients with cerebral infarction. Neurology (Minneap.) 17, 627 (1967).
276. MOORE, G. E., Diagnosis and localization of brain tumours. Springfield, Ill.: Ch. C. Thomas Publ. 1953.
277. MOORE, G. E.: Fluorescein as an agent in the differentiation of normal and malignant tissue. Science 106, 130 (1947).
278. MORCZEK, A., ABRAHAM, K., OTTO, H. J.: Vergleichende Untersuchungen zur Leistungsfähigkeit von Gammaenzephalographie und Kameraszintigraphie beim Hirntumornachweis. Radiobiol. Radiother. (Berl.) 10, 95 (1969).
279. MORELLO, F., GIORDANO, G. P., ALVISI, C., SCIASCIA, R.: Scintiscanning of cerebral neoplasms by radioactive mercury. Acta radiol. Diagn. 5, 884 (1966).
280. MORLEY, T. P., SIR JEFFERSON, G.: Use of radioactive phosphorus in mapping brain tumors at operat. Brit. med. J. 1952 II, 575.
281. MORRISON, R. T., AFIFI, A. K., ALLEN, N. W. VAN, EVANS, T. C.: Scintiencephalography for the detection and localization of non-neoplastic intracranial lesions. J. nucl. Med. 6, 7 (1965).
282. MÜLLER, W., SCHRÖDER, R.: Zur Diagnostik der Gliome. Neurochirurgia (Stuttg.) 11, 31 (1965).
283. MUNDINGER, F., GERHARD, H.: Investigations on blood transportation and distribution in the tissue and tumor cells of radio-isotopes used for brain tumor localization. 2. European congr. neurological surgery, Rome, 1963. Excerpta med. (Amst.) 60, 84 (1963).
284. MUNDINGER, F., GERHARD, H.: Untersuchungen über die Verteilung der zur Hirnszintigraphie verwendeten Radioisotope in der Blutbahn, in experimentellen Tumoren und in menschlichen Hirngeschwülsten. Acta neurochir. (Wien) 11, 398 1963).
285. MURPHY, J. T., GLOOR, P., YAMAMATO, Y. L., FEINDEL, W.: A comparison of electroencephalography and brain scan in supratentorial tumors. New Engl. J. Med. 276, 309 (1967).
285a. MYHILL, J.: Theory of multichannel collimator scintillation detectors. Int. J. appl. Radiat. 12, 10 (1961).
286. NIEBELING, H. G.: Einführung in die Elektroenzephalographie. Leipzig: Joh. Ambr. Barth 1968.
287. NOHL, H.: Akkumulations- und Speicherungsverhalten der Nuklidverbindung 99 m-Tc-Na-Pertechnetat in wichtigen Körperorganen. Fortschr. Röntgenstr. 111, 414 (1969).
288. NORDMAN, E., REKONEN, A.: 75-Se scintigraphy in differential diagnosis of benign and malignant cerebral processes. Symposium Angiographie-Szintigraphie, Mainz, 1970. Berlin-Heidelberg-New York: Springer (im Druck).
289. NYSTRÖM, S.: Pathological changes in blood vessels of human glioblastoma multiforme. Acta path. microbiol. scand. 49, (Suppl. 137) (1960).
290. OHLMANN, F.: Szintigraphische Untersuchungen eines neurologisch-psychiatrischen Krankengutes. Inaug.-Diss., Saarbrücken, 1970.
291. OLSON, M. H., BRIGGS, R. C.: Screening the cranial valut and its contents by scanning with technetium-99 m. Wis. med. J. 68, 153 (1969).
292. O'MARA, R. E., SUBRACHNIANIAN, G., MCAFEE, J. G., BURGER, CH. L.: Comparison of 113 m-In and other short-lived agents for cerebral scanning. J. nucl. Med. 10, 18 (1969).
293. O'MARA, R. E., MCAFEE, J. G., CHODOS, R. B.: The "dough-nut" sign in cerebral radioisotopes images. Radiology 92, 581 (1969).
294. OPPELT, W. W., RALL, D. P.: Brain extracellular space as measured by diffusion of various molecules into brain. In: Brain edema (I. KLATZO, F. SEITELBERGER, ed.). Wien-New York: Springer 1967.

295. OVERTON, M. C., HAYNIE, TH. P., OTTE, W. K., COE, J. E.: The vertex view in brain scanning. J. nucl. Med. 6, 705 (1965).
296. OVERTON, M. C., SNODGRASS, S. R., HAYNIE, TH. P.: Brain scans in neoplastic intracranial lesions. J. Amer. med. Ass. 192, 747 (1965).
297. OVERTON, M. C., SNODGRASS, S. R., HAYNIE, TH. P.: Brain scans in non-neoplastic lesions. J. Amer. med. Ass. 191, 432 (1965).
298. PAAL, G., BOHLER, M.: Zerebrale Metastasen aus klinischer Sicht. Fortschr. Neurol. Psychiat. 37, 113 (1969).
299. PAOLETTI, P., VILLANI, R., CASTELLI, A., MASSAROTTI, M.: La scintigrafia con neohydrin-203-Hg nei processi espansivi endocranici. Analisi die 100 casi. Minerva neurochir. 9, 174 (1965).
300. PAPPAS, G. D.: Some morphological considerations of the blood-brain barrier. J. Neurol. Sci. 10, 241 (1970).
301. PASSOW, H., ROTHSTEIN, A., CLARKSON, T. W.: The general pharmacology of the heavy metals. Pharmacol. Rev. 13, 185 (1961).
302. PENFIELD, W., ERICKSON, T. C., TARLOV, J.: Relation of intracranial tumors and symptomatic epilepsy. Arch. Neurol. Psychiat. (Chic.) 44, 300 (1940).
303. PENNING, L., FRONT, D.: Technetium scinti-anatomy of the head. Neuroradiology 1, 210 (1970).
304. PENZHOLZ, H.: Die metastatischen Erkrankungen des Zentralnervensystems bei bösartigen Tumoren. Acta neurochir., Suppl. 16, (1968).
305. PETERSEN, F., POHLENZ, O., KAMPTZ, I. V.: Hirnszintigraphie bei zerebrovaskulären Erkrankungen mit besonderer Berücksichtigung der schnellen Sequenzszintigraphie. Fortschr. Röntgenstr. 114, 4 (1971).
306. PEYTON, W. R., MOORE, G. E., FRENCH, L. A., CHOU, S.: Localization of intracranial lesions by radioactive isotopes. J. Neurosurg. 9, 432 (1952).
307. PIA, H. W., GELETNEKY, C. L.: Echoenzephalographie. Stuttgart: G. Thieme 1968.
308. PIA, H. W.: Klinik und operative Therapie der intrakraniellen Aneurysmen. Dtsch. Ärztebl. 43, 2265 (1967).
309. PIZER, S. M.: Production and processing of radioisotope scans. Thesis Cambridge, Harvard University, 1967.
310. PLANIOL, TH. (Ed.): Radioisotopes et affections du systeme nerveux central. Paris: Masson & Cie. 1965.
311. PLANIOL, TH.: Gamma-encephalography after ten years of utilization in neurosurgery. Progr. neurol. Surg. 1, 94 (1966).
312. PLANIOL, TH.: Some aspects of brain investigation by means of radioisotopes. J. neurol. Sci. 3, 539 (1966).
313. POLLACK, J. M., FEINE, U., DANCKWARDT, U., LEITRITZ, H.: Hirnszintigraphie im Säuglings- und Kindesalter. Mschr. Kinderheilk. 118, 231 (1970).
314. POPOVIĆ, S., MALLARD, J. R.: The longitudinal and lateral response of multichannel focusing collimators. Int. J. appl. Radiat. 19, 303 (1968).
315. POPOVIĆ, S.: Survey of properties and parameters of focus collimators. Brit. J. Radiol. 38, 316 (1965).
316. POPOVIĆ, S., FOWLER, F. J.: The response of double-head and single-head collimators for scanning. Int. J. appl. Radiat. 19, 313 (1968).
317. POTCHEN, E. J., DAVIS, D. O., ADATEPE, M. H., TAVERAS, J.: Shunt flow in glioblastoma. Invest. Radiol. 4, 186 (1969).
318. POTCHEN, E. J., ADATEPE, M., WELCH, M., ARCHER, E., STUDER, R.: Indium In-113m for visualizing body organs. J. Amer. med. Ass. 205, 68 (1968).
319. PÖYHÖNEN, L., VAURAMO, E.: Preliminary analysis of 250 brain scintiphotos. Vortrag Gammakamera-Szintigraphie, Heidelberg, 1969.
320. PRÉVOT, H., SCHNEIDER, C., NOVAK, D.: Vergleichende Untersuchungen zur Hirntumorlokalisation mit 203-Hg und 99m-Technetium. Ber. 47. Tagg. Dtsch. Röntgenkongr., Berlin, 1966. Stuttgart: G. Thieme 1967.
321. QUADBECK, G., HELMCHEN, H.: Die Blut-Hirnschranke. Dtsch. med. Wschr. 82, 1377 (1957).

322. QUINN, J. L. III, CIRIC, I. S., HAUSER, W. H.: Analysis of 96 abnormal brain scans using technetium 99 m. J. Amer. med. Ass. **194**, 157 (1965).

323. QUINN, J. L. III: 99 m-pertechnetate for brain scanning. Radiology **84**, 354 (1965).

324. QUINN, J. L. III, BRAND, W. N.: Pertechnetate-99 m thyroid scans obtained incidental to brain scans. J. nucl. Med. **8**, 481 (1967).

325. QUINN, J. L. III, HEISER, W., CIRIC, I. S.: Gamma encephalography using pertechnetate-99 m. In: Radioaktive Isotope in Klinik und Forschung. Sdb. Strahlentherapie, Bd. VII. Berlin-München: Urban & Schwarzenberg 1967.

326. RAIMONDI, A. J.: Localization of radio-iodinated serum albumine in human glioma. Arch. Neurol. (Chic.) **11**, 173 (1964).

327. RAHME, E. S., GREEN, D.: Chronic subdural hematoma in adolescence and early adulthood. J. Amer. med. Ass. **176**, 424 (1961).

327a. RAMSEY, R., QUINN, J. L. III: Comparison of accuracy between initial and delayed 99 m-Tc-pertechnetate brain scans. J. nucl. Med. **13**, 131 (1971).

328. RASMUSSEN, P., BUHL, J., BUSCH, H., HAASE, J., HARMSEN, A.: Brain scanning—cerebral scintigraphy. Acta neurochir. (Wien) **23**, 103 (1970).

329. RAUSING, A., YBO, W., STENFLO, J.: Intracranial meningeoma: A population study of ten years. Acta neurol. scand. **46**, 102 (1970).

330. RAZZAK, M. A., NAGUIB, M., EL-GARHY, M.: Fate of sodium-pertechnetate technetium 99 m. J. nucl. Med. **8**, 50 (1967).

331. REBA, R. C., HOSAIN, F., WAGNER, H. N.: Chelates of DTPA for visualization of renal structure and function. J. nucl. Med. **8**, 342 (1967).

332. REED, D. J., WODDBURY, D. M., JACOBS, L., SQUIRES, R.: Factors affecting distribution of iodide in brain and cerebrospinal fluid. Amer. J. Physiol. **209**, 757 (1965).

333. REESE, I. G., MISHKIN, F. S.: A simple method for reducing the molybdenum content of the eluate from a molybdenum-99-technetium generator. Amer. J. Roentgenol. **103**, 896 (1968).

334. REICHEL, J., v. D. BRUCK, J.: Das EEG bei raumfordernden intrakraniellen Prozessen. Zbl. Neurochir. **30**, 265 (1969).

335. REISNER, H.: Differentialdiagnose der Hirngeschwülste im mittleren und höheren Lebensalter, vornehmlich Abgrenzung zwischen vaskulären und blastomatösen Prozessen. In: Diagnostische und therapeutische Fragen bei Hirngeschwülsten (E. TROSTDORF, H.-ST. STENDER, H. HUNDESHAGEN, Hrsg.). Stuttgart: G. Thieme 1968.

336. REISNER, H., ZITA, G.: Die Bedeutung der Szintigraphie für die Diagnose schwer lokalisierbarer Hirntumoren und Läsionen der Sehbahn. Wien. klin. Wschr. **80**, 788 (1968).

337. RHOTON, A. L., CARLSSON, A. M., TER-PERGOSSIAN, M.: Posterior fossa tumors. Localization with radioactive mercury 197-Hg or 203-Hg labelled chlormerodrin. Arch. Neurol. (Chic.) **10**, 218 (1964).

338. RHOTON, A. L., CARLSSON, A. M., TER-PERGOSSIAN, M.: Brain scanning with chlormerodrin 197-Hg and chlormerodrin 203-Hg. Arch. Neurol. (Chic.) **10**, 369 (1964).

339. RHOTON, A. L., EICHLING, J., TER-PERGOSSIAN, M.: Comparative study of mercury-197 chlormerodrin and mercury-203 chlormerodrin for brain scanning. J. nucl. Med. **7**, 50 (1966).

340. RHOTON, A. L., EICHLING, J., TER-PERGOSSIAN, M.: Metastatic tumors: Localization by radioisotope scanning. Neurology (Minneap.) **16**, 264 (1966).

341. RHOTON, A. L., KLINKERFUSS, G. H., LILLY, D. R., TER-PERGOSSIAN, M.: Brain scanning in ischemic cerebrovascular disease. Arch. Neurol. (Chic.) **14**, 506 (1966).

342. RHOTON, A. L.: Chlormerodrin 197-Hg brain scanning: Selecting the optimal interval between isotope administration and scanning. J. nucl. Med. **9**, 16 (1968).

343. RICHARD, K. E., FROWEIN, R. A., FRIEDMANN, G.: Temporale Meningeome. Zbl. Neurochir. **29**, 109 (1968).

344. RICHARDS, P., ATKINS, H. L.: A collimator system for scanning at low energies. J. nucl. Med. **8**, 142 (1967).

345. RÖSLER, H., HUBER, P.: Das Hirnszintigramm als Notfalluntersuchung. Dtsch. Z. Nervenheilk. **196**, 136 (1969).

346. RÖSLER, H., HUBER, P.: Die zerebrale Serienszintigraphie. Fortschr. Röntgenstr. **111**, 467 (1969).

347. ROIG, J., MOSS, W. T., QUINN, J. L. III: Usefulness of the brain scan in therapeutic radiology. Radiology 86, 1083 (1966).
348. ROMPEL, K., WIEDENMANN, O.: Restitution und Letalität bei Verschlüssen zerebraler Gefäße. Med. Klin. 65, 1334 (1970).
349. ROSENTHALL, L.: Radionuclide diagnosis of arteriovenous malformations with rapid sequence brain scans. Radiology 91, 1185 (1968).
350. ROSENTHALL, L., AMBHANWONG, S., STRATFORD, J.: Observations on the effect of contrast material on normal and abnormal brain tissue using radiopertechnetate. Radiology 92, 1467 (1969).
351. ROSENTHALL, L., CHAN, J., SIDHU, R., STRATFORD, J.: Combined radiocontrast and radionuclide cerebral angiography. Radiology 92, 1223 (1969).
352. ROSENTHALL, L., MARTIN, R. H.: Cerebral transit of pertechnetate given intravenously. Radiology 94, 521 (1970).
353. RUDIKOFF, J. C., FERRIS, E. J., SHAPIRO, J. H.: Intracerebral vascular rupture. Radiology 90, 288 (1968).
354. ROUSSELIN, R. J., GAUTHIER, CL.: Characteristiques de deux generateurs d'indium 113m. Int. J. appl. Radiat. 21, 599 (1970).
355. RUETZ, P. P., MEADE, R. C.: Comparison of 99m-Tc and 203-Hg neohydrin brain scanning. J. nucl. Med. 6, 334 (1965).
356. RYSER, H. J. P.: The measurement of 131-J-serum albumin uptake by tumor cells in tissue culture. Lab. Invest. 12, 1009 (1963).
357. SAMUELS, L. D., HIPPLE, T. F.: Simplified premedication for brain scans and other radioisotope tests. J. nucl. Med. 10, 254 (1969).
358. SATO, K., YAMAGUCHI, M., MULLAN, S., EVANS, J. P., ISHII, S.: Brain edema: A study of biochemical and structural alteration. Arch. Neurol. (Chic.) 21, 413 (1969).
359. SCHAER, L. R., ANGER, H. O., GOTTSCHALK, A.: Gallium EDTA-68-Ga: Experience in brain lesion detection with the positron camera. J. Amer. med. Ass. 198, 811 (1966).
360. SAUER, J., STRÖTGES, W.: Der Wert von 113m-In-Eisen-III-EDTA für die Hirntumordiagnostik mit der Szintillationskamera nach ANGER. Nuc-compact 1, 4 (1970).
361. SAUER, J.: Differentialdiagnose intrakranieller Prozesse mit der Szintillationskamera. VII. Nuklearmed. Symposion, Reinhardsbrunn, 1970.
362. SCHARFETTER, F., RICCABONA, G.: Die Szintigraphie der Hirntumoren. Z. Allgemeinmed. 45, 1199 (1969).
363. SCHALL, G. L., ZEIGER, L. S., DI CHIRO, G., BIRNER, W. H., MATSEN, F.: Clinical comparison of two 99m-Tc tracers for brain scanning: Pertechnetate vs. labeled albumin. Radiology 99, 361 (1971).
364. SCHECHTER, M. M., ZINGESSER, L. H., ROSENBAUM, A.: Tentorial meningiomas. Amer. J. Roentgenol. 104, 123 (1968).
365. SCHEER, K. E., HEEP, J., MAIER-BORST, W., LORENZ, W. J., SINN, H., KRAUSS, O.: Placentographie mit kurzlebigen Radionukliden. Nucl.-Med. (Stuttg.) 8, 15 (1969).
366. SCHENK, P., KLAR, E., PIETROWSKI, W.: Der Nachweis von Hirntumoren mit konventioneller Scannermethodik und Scintillationskamera. Therapiewoche 32, 1149 (1967).
367. SCHENK, P., PENHOLZ, H., PIETROWSKI, W., TORNOW, W.: Kameraszintigraphie bei Hirntumoren. Vortrag Gammakamera-Szintigraphie, Heidelberg, 1969.
368. SCHENK, P., GERSPACH, A., SCHNABEL, K.: Doppeltracerkinetikstudien bei artdiagnostisch verschiedenen Hirntumoren. II. Int. Symp. Nucl. Med., Karlovy Vary, Mai 1971.
369. SCHIEFER, W., KAZNER, E.: Klinische Echoenzephalographie. Berlin-Heidelberg-New York: Springer 1967.
370. SCHMIDT, K. H., HAAS, J. P., BROD, K. H., WOLF, R., DIETZ, H.: 99m-Tc-Fe(II)-Komplex: Eine neue Substanz zur Hirntumorszintigraphie. Atompraxis 14, direct inform. 5 (1968).
371. SCHMIDT-WITTKAMP, H.: Szintigraphische Befunde bei vaskulären Hirnprozessen. Vortrag 48. Kongr. Dtsch. Röntgenges., Hamburg, 1968.
372. SCHMOIGL, S., VEVERKA, L.: Lokalisation zerebraler Prozesse im EEG und Schädelscan. Wien. Z. Nervenheilk. 27, 393 (1969).
373. SCHMUKLER, M., WORKMAN, J. B.: The reliability of scintillation scanning for detection of intracranial lesions. J. nucl. Med. 7, 252 (1966).
374. SCHNEIDER, C.: Hirntumornachweis mit Radioisotopen. Dtsch. med. Wschr. 91, 454 (1966).

375. SCHNEIDER, C., PRÉVOT, H., Jr.: Das normale Hirnszintigramm mit 203-Hg Chlormerodrin und 99m-Tc Pertechnetat. Fortschr. Röntgenstr. **105**, 98 (1966).
376. SCHNEIDER, C., PRÉVOT, H., JR., TZONOS, T.: Szintigraphie mit 203-Hg und 99m-Tc in der Diagnostik von Hirntumoren. Dtsch. med. Wschr. **93**, 285 (1968).
377. SCHWARTZ, E. L., BAUM, SH.: Radioisotope brain scanning in cerebral sarcoidosis. J. Amer. med. Ass. **203**, 127 (1968).
377a. SEELENTAG, W., FALTENBACHER, K.: III. Die Strahlenbelastung durch Röntgendiagnostik in großen gemeindlichen Krankenhäusern sowie in Urologischen Kliniken. Strahlentherapie **107**, 337 (1958).
377b. SEELENTAG, W., NUMBERGER, J., KNORR, J., KOLBERG, G.: IV. Die Strahlenbelastung durch Röntgendiagnostik in Kinderkliniken. Strahlentherapie **107**, 537 (1958).
378. SEPHTON, R. G., MORLEY, I. B., STEVEN, L. W., ANDREWS, J. T., CORNELL, F. N.: Differences between lesions in cerebral scanning. Aust. Radiol. **12**, 328 (1969).
379. SHEALEY, C. N., ARONOW, S., BROWNELL, G.: Gallium-68 as a scanning agent for intracranial lesions. J. nucl. Med. **5**, 161 (1964).
380. SINDERMANN, F., DICHGANS, J., BERGLEITER, R.: Occlusion of the middle cerebral artery and its branches angiographie and clinical correlates. Brain **92**, 607 (1969).
381. SINDERMANN, F., BECHINGER, D., DICHGANS, J.: Occlusions of the internal carotid artery compared with those of the middle cerebral artery. Brain **93**, 199 (1970).
382. SILBERSTEIN, A. B., LEVY, L. M.: 99m-Tc localization in the chorioid plexus. Radiology **95**, 529 (1970).
383. SKLAROFF, D. P., POLAKOFF, L., LIN, P., CHARKES, D.: Cerebral scanning with radioactive chlormerodrin. Neurology (Minneap.) **13**, 79 (1963).
384. SMITH, B. H., LESLIE, E. V., ALKER, G. J.: Radioisotope encephalography. N. Y. J. Med. **15**, 769 (1968).
385. SMITH, E. M.: Properties, uses, purity and calibration of 99m-Tc. J. nucl. Med. **5**, 871 (1964).
386. SMITH, E. M.: Internal dose calculation of 99m-Tc. J. nucl. Med. **6**, 231 (1965).
387. SMITH, G. A., THOMAS, R. G., SCOTT, J. K.: The metabolism of indium after administration of a single dose to the rat. Hlth Phys. **4**, 101 (1960).
388. SNEIDER, S. E., DOOLEY, D. M.: The usefulness of brain scanning. J. Amer. med. Ass. **190**, 1012 (1964).
389. SORENSON, L. B., ARCHAMBAULT, M.: Preliminary physiological studies of molybdenum (99-Mo) in liver scanning. Radiology **82**, 318 (1964).
390. SODEE, D. B.: Radiation dosimetry of mercury-197 neohydrin. J. nucl. Med. **5**, 74 (1964).
391. SODEE, D. B.: A new scanning isotope: Mercury-197. J. nucl. Med. **4**, 335 (1963).
392. SODEE, D. B.: Selectiv neoplasm localization with mercury-197 neohydrin. 2. Internat. Atomic Energy Agency Symposium on medical radioisotope scanning, Athens, 1964. Wien: IAEA 1964.
393. SODEE, D. B.: Comparison of 99m-Tc-pertechnetate and 197-Hg-chlormerodrin for brain scanning. J. nucl. Med. **9**, 645 (1968).
394. SOLOWAY, A. H., ARONOW, S., KAUFMAN, C., ALCIUS, J. F. B., WHITMAN, B., MESSER, J. R.: Penetration of brain and brain tumors: Radioactive scanning agents. J. nucl. Med. **8**, 792 (1967).
395. SON, Y. H., WETZEL, R. A., WLISON, W. J.: 99m-Tc-pertechnetate scintiphotography as diagnostic and follow up aids in major vascular obstruction due to malignant neoplasm. Radiology **91**, 349 (1968).
396. SPENCER, R.: Scintiscanning in space occupying lesions of the skull. Brit. J. Radiol. **38**, 1 (1965).
397. SPUDIS, E. V., MAYNARD, D.: Reliability of brain scans and electroencephalograms in combination. Sth med. J. (Bgham, Ala.) **62**, 529 (1969).
398. SWEET, W. H., MEALEY, J., JR., ARONOW, S., BROWNELL, G. L.: Localization of focal intracranial lesions by scanning of rays from positron-emitting isotopes. Clin. Neurosurg. **7**, 159 (1961).
399. STALDER, A., KINSER, I., SCHNAARS, P., RÖSLER, H.: Serienzsintigraphischer Beitrag zur Artdiagnostik zerebraler Neubildungen. II. Int. Symp. Nucl. Med., Karlovy Vary, Mai 1971.

400. STANBRO, W., MURPHY, C. F.: Brain scanning in the diagnosis of metastatic brain tumors Med. Ann. (Wash. D. C.) 38, 135 (1969).
401. STANG, L. G., RICHARDS, P.: Tailoring the isotopes to the need. Nucleonics 22, 46 (1964).
402. STEBNER, F. C., WILNER, H. I., EYLER, W. E.: Correlation of pathologic and radiologic findings in brain infarction. Radiology 91, 280 (1968).
403. STAPLETON, J. E., ODELL, R. W., MCKAMEY, M. R.: Technetium-iron-ascorbic acid complex. Amer. J. Roentgenol. 101, 152 (1967).
404. STERN, H. S., GOODWIN, D. A., WAGNER, H. N., JR.: 113m-In a short-lived isotope for lung scanning. Nucleonics 24, 57 (1966).
405. STERN, H. S., GOODWIN, D. A., SCHEFFEL, U., WAGNER, H. N., JR.: 113m-In for blood-pool and brain scanning. Nucleonics 25 (1967).
406. STERN, H. S., ZOLLE, I., MCAFEE, I. G.: Preparation of technetium (^{99m}Tc) labelled serum albumin (human). Int. J. appl. Radiat. 16, 283 (1965).
407. STÖCKER, E., BÖRNER, W., MOLL, E.: Der autoradiographische Nachweis von 99m-Tc. Klin. Wschr. 44, 470 (1968).
408. SUGAR, O., BUCY, P. C.: Some complications of cerebral angiography. J. Neurosurg. 11, 607 (1954).
409. SUMMER, K.: Die Szintigraphie zerebraler Erkrankungen. Wien. klin. Wschr. 80, 324 (1968).
410. SUNDT, TH. M., GALTZ, A. G.: Experimental cerebral infarction: Retro-orbital, extradural approach for occluding the middle cerebral artery. Mayo Clin. Proc. 41, 159 (1966).
411. TAKAHASHI, M., NOFAL, M. M., BEIERWALTES, W. H.: Correlation of brain scan images and area counting after scanning with tumor pathology. J. nucl. Med. 7, 32 (1966).
412. TANI, E., EVANS, J. P.: Electron microscope studies of cerebral swelling. Acta neuropath. (Berl.) 4, 507 (1965).
412a. TANI, E., ISSHII, S.: Ontogenetic studies on the rat brain capillaries in relation to the human brain tumor vessels. Acta neuropath. (Berl.) 2, 253 (1963).
413. TATOR, CH. H., MOORLEY, T. P., OLSZEWSKI, J.: A study of the factors responsible for the accumulation of radioactive iodinated human serum albumin (RIHSA) by intracranial tumors and other lesions. J. Neurosurg. 22, 60 (1965).
414. TATOR, CH. H., OLSZEWSKI, J.: Factors responsible for the distribution of radioactivity in a mouse glioma and brain after injection of radioiodinated human serum albumin (RIHSA). Cancer Res. 26, 1569 (1966).
415. TAUXE, W. N., THORSEN, H. C.: Cerebrovascular permeability studies in cerebral neoplasms and vascular lesions. J. nucl. Med. 10, 34 (1969).
416. TEATES, CH. D.: Enlarging gamma-camera scans. J. nucl. Med. 9, 64 (1968).
417. TEFFT, M., JERVA, M., MATSON, D. D.: 197-Hg chlormerodrin for brain scans in children. Amer. J. Roentgenol. 95, 921 (1965).
418. TEFFT, M.: Radioisotopes in malignancies in children. J. Amer. med. Ass. 207, 1853 (1969).
419. TEFFT, M., MATSON, D. D., NEUHAUSER, E. B. D.: Brain abscess in children. Amer. J. Roentgenol. 98, 675 (1966).
420. TIMPE, G. M.: Dosimetry of 197-Hg and 203-Hg chlormerodrin. J. nucl. Med. 9, 464 (1968).
421. TOOLE, J. F., PATEL, A. N.: Cerebrovascular disorders. New York: Blakiston Publ., McGraw Hill 1967.
422. TORI, G., SCIASCIA, R.: Cerebral scintiscanning with radioactive mercury in the diagnosis of brain tumors. Radiol. Clin. Biol. 35, 193 (1966).
423. TOW, D. E., WAGNER, H. N., JR., DELAND, F. H., NORTH, W. A.: Brain scanning in cerebral vascular disease. J. Amer. med. Ass. 207, 105 (1969).
426. TRAICOFF, D., MISHKIN, F. S.: The diagnosis of Dandy-Walker cyst by brain scanning. Amer. J. Roentgenol. 106, 344 (1969).
427. TREVES, S., SPENCER, R. P.: Diagnosis of meningeoma by radioisotope and thermal scan. Invest. Radiol. 4, 333 (1969).
428. UMBACH, W.: Gutartige Hirntumoren bei Kindern und Jugendlichen. Dtsch. med. Wschr. 88, 1095 (1963).
429. UMBACH, W.: Klinische Zeichen und psychische Veränderungen bei Hirntumoren. Med. Klin. 60, 379 (1965).
430. UNTERSPANN, S., BURGAGGI, G. L., PRPIĆ, B.: Tierexperimentelle Verteilungsstudien von DTPA-Metallkomplexen: 113m-In, 72-Ga, 51-Cr. Nucl.-Med. (Stuttg.) 7, 286 (1968).

431. USHER, M. S., QUINN, J. L.: Serial brain scanning with technetium-99 m-pertechnetate in cerebral infarction. Amer. J. Roentgenol. **105**, 728 (1969).
432. DE VLIEGER, M., LANGE, S. A., GERSIC, E.: Combined results of electro- and echoencephalography in the diagnosis of cerebral tumors. Acta neurochir. (Wien) **21**, 1 (1969).
433. VAN VLIET, P., TAUXE, N., SVIEN, H. J., JENKINS, P.: The effect of craniotomy on the brain scan. J. Neurosurg. **23**, 425 (1965).
434. VOGEL, P.: Zur Diagnostik der Hirntumoren. Nervenarzt **36**, 417 (1965).
434a. VOGELSANG, H., WEIDEMANN, H.: Angiographisch-szintigraphischer Nachweis eines Arteria-cerebri-posterior-Verschlusses. Fortschr. Röntgenstr. **114**, 564 (1971).
435. VOS, P. M.: Brain-scintigraphy with a scintillation camera in simultaneous operation with a 1600 channel analyzer system. Vortrag Symposium Gammakamera-Szintigraphie, Heidelberg, 1969.
436. WAGNER, H. N., JR., STERN, H. S., RHODES, B. A., REBA, R. C., HOSAIN, F., ZOLLE, I.: The design and development of new radiopharmaceuticals. Symposium on medical radioisotope scintigraphy, Salzburg, 1968. Wien: IAEA 1969.
437. WAGNER, H. N., JR., STERN, H. S., GOODWIN, D. A.: Comparison of indium 113 m-chelates and technetium-99 m pertechnetate as a brain scanning agent. J. nucl. Med. **8**, 261 (1967).
438. WANG, Y., ROSEN, J. A.: Positive brain scan in non-space-occupying lesions. Amer. J. Roentgenol. **93**, 816 (1965).
439. WANG, Y., SHEA, F. J., ROSEN, J. A.: Comparison of the accuracy of brain scanning and other procedures used for brain tumor detection. Neurology (Minneap.) **15**, 1117 (1965).
440. WAXMAN, H. J., ZIEGLER, D. K., RUBIN, S.: Brain scans in diagnosis of cerebrovascular disorders. J. Amer. med. Ass. **192**, 453 (1965).
441. WEBBER, M. M.: Technetium-99 m normal brain scans and their anatomic features. J. nucl. Med. **6**, 767 (1965).
442. WELCH, J. M., ADATEPE, M., POTCHEN, E. J.: An analysis of technetium (99 m-TcO$_4$) kinetics: The effect of perchlorate and iodide pretreatment. Int. J. appl. Radiat. **20**, 437 (1969).
443. WENDE, S.: Ergebnisse der Hirntumordiagnostik mit radioaktiven Substanzen. Acta radiol. Diagn. **1**, 972 (1963).
444. WENDE, S.: Technik und Wert der Gamma-Enzephalographie. Fortschr. Röntgenstr. **98**, 466 (1963).
445. WENDE, S.: Neuroradiologische Untersuchungen mit radioaktiven Substanzen. Röntgenpraxis **17**, 175 (1964).
446. WENDE, S.: Verlaufsuntersuchungen bei Hirntumoren mit radioaktiven Isotopen. Acta radiol. Diagn. **5**, 928 (1966).
447. WENDE, S.: Angiographische Befunde bei der cerebralen Mangeldurchblutung. Radiologe **9**, 392 (1969).
448. WILCKE, O.: Die Szintigraphie bei Hirntumoren. Radiologe **5**, 393 (1965).
449. WILCKE, O.: Die Bedeutung der Szintigraphie im Rahmen der neurochirurgischen Tumordiagnostik. Acta neurochir. **23**, 285 (1970).
450. WILCKE, O.: Isotopendiagnostik in der Neurochirurgie. Acta neurochir., Suppl. **15**, (1966)
451. WILCKE, O.: Hirntumordiagnostik mit Isotopen. Nervenarzt **36**, 508 (1966).
452. WILCKE, O.: Möglichkeiten und Probleme der Isotopendiagnostik zerebraler Erkrankungen. Zbl. Neurochir. **30**, 61 (1969).
453. WILCOX, F. W., EDGAR, W. H., BROWN, W. R.: Collimator selection for scintillation. camera brain scanning. J. nucl. Med. **10**, 297 (1969).
454. WILKINS, R. H., PIRCHER, F. J., ODOM, G. L.: The value of postoperative brain scan in patients with supratentorial intracranial tumors. J. Neurosurg. **27**, 111 (1967).
455. WILLIAMS, C. M., GARCIA-BEMGOCHEA, F.: Concentration of radioactive chlormerodrin in the fluid of chronic subdural hematoma. Radiology **84**, 745 (1965).
456. WILLIAMS, J. L., BEILER, D. D.: Brain scanning in nontumorous conditions. Neurology (Minneap.) **16**, 1159 (1966).
457. WILSON, E. B., BRIGGS, R. C.: A study of the orbital region in brain scanning using the en face view. Radiology **92**, 576 (1969).
458. ZUM WINKEL, K., PIOTROWSKI, W., KLAR, E., SCHEER, K. E.: Nachweis und Lokalisation von Hirntumoren mit Radioneohydrin. Acta neurochir. (Wien) **14**, 106 (1966).

459. WINKLER, C., KNOPP, R.: Computerszintigraphischer Nachweis von Hirntumoren durch statistische Vergleichskalkulation anhand einer Normmatrix. Symposium Kameraszintigraphie, Heidelberg, 1969.

459a. WINKLER, C., SCHEPERS, H.: Eine Methode der elektromagnetischen Impulsspeicherung bei der szintillographischen Isotopendiagnostik. Nucl.-Med. (Stuttg.) 2, 67 (1961).

460. WITCOFSKI, R., ROPER, T. J., MAYNARD, C. D.: False positive brain scans from extracranial contamination with 99m-technetium. J. nucl. Med. 6, 524 (1965).

461. WITCOFSKI, R., MAYNARD, C. D., MESCHAN, I.: The utilization of 99m-technetium in brain scanning. J. nucl. Med. 6, 121 (1965).

462. WITCOFSKI, R., ROPER, T. J.: A technique for scanning the posterior fossa. J. nucl. Med. 6, 754 (1965).

463. WITCOFSKI, R., JANEWAY, R., MAYNARD, C. D., BEARDEN, E. K., SCHULTZ, J. L.: Visualization of the chcroid plexus on the technetium brain scan. Arch. Neurol. (Chic.) 16, 286 (1967).

464. WITCOFSKI, R., MAYNARD, C. D., ROPER, T. J.: A comparative analysis of the accuracy of the technetium-99m pertechnetate brain scan. J. nucl. Med. 8, 187 (1967).

465. WOLF, R., HAAS, J. P.: Die Hirntumorszintigraphie. Internist. Praxis 10, 1 (1970).

465a. WOLF, R. in: Nuklearmedizin: Szintigraphische Diagnostik (U. FEINE und K. ZUM WINKEL). Stuttgart: G. Thieme 1969.

466. YAMAMOTO, Y. L., FEINDEL, W. H., ZANELLI, J.: Comparative study of radioactive chlormerodrin tagged with mercury-197 and mercury-203 for brain scanning. Neurology (Minneap.) 14, 815 (1964).

467. ZATZ, L. M., HANBERY, J. W., GIFFORD, P., BELZA, J.: The diagnosis or tumors of the splenium of the corpus callosum. Amer. J. Roentgenol. 101, 130 (1967).

468. ZEIDLER, U., SUMMER, K., BRUNNGRABER, C. V., KOTTKE, S.: Untersuchungen zur pathophysiologischen Grundlage der Hirnszintigraphie mit 99m-Tc-Pertechnetat. Arch. Psychiat. Nervenkr. 213, 200 (1970).

469. ZEIDLER, U., KOTTKE, S.: Hirngeschwulstnachweis durch Szintigraphie. Dtsch. Zbl. Nervenheilk. 196, 63 (1969).

470. ZEIDLER, U.: Das Hirnszintigramm in der ambulanten Hirngeschwulstdiagnostik. Z. Allgemeinmed. 46, 170 (1970).

471. ZICHNER, L.: Zur Bedeutung der Echoencephalographie in der klinischen Neurologie. Inaug.-Diss., Düsseldorf, 1967.

472. ZITA, G.: Die Szintigraphie zerebraler Erkrankungen. Wien. klin. Wschr. 80, 320 (1968).

473. ZÜLCH, K. J.: Die Hirngeschwülste in biologischer und morphologischer Darstellung. Leipzig: Joh. Ambr. Barth 1956.

474. ZÜLCH, K. J.: Angiographische Befunde zur Pathogenese der Hirndurchblutungsstörungen. Zbl. Neurochir. 31, 1 (1970).

475. ZÜLCH, K. J., BORCK, W. F.: Tafeln über die relative Häufigkeit der Hirngeschwülste in verschiedenen Altersklassen. Zbl. Neurochir. 12, 93 (1952).

476. ZÜLCH, K. J.: Die Gradeinteilung (grading) der Malignität der Hirngeschwülste. Acta neurochir. (Wien) 10, 640 (1964).

477. ZÜLCH, K. J.: Biology and morphology of glioblastoma multiforme. Acta radiol. Ther. Phys. Biol. 8, 65 (1969).

478. ZÜLCH, K. J.: Allgemeine Prinzipien bei der Entstehung der Kollateralkreisläufe der Hirnarterien. Radiologe 9, 396 (1969).

479. Reichweite und Indikationsstellung der neuroradiologischen Methoden. Podiumsdiskussion Tag. Neuroradiol. Arb.gemeinschaft 1968. Radiologe 9, 394 (1969).

Literaturnachtrag zur 2. Auflage

Nach Drucklegung der ersten Auflage ist eine außerordentlich große Zahl wichtiger Originalarbeiten erschienen. Eine Einfügung dieser Arbeiten in das originale Literaturverzeichnis hätte eine vollständige Überarbeitung der Zitate im Text erforderlich gemacht und wäre nicht frei von Fehlermöglichkeiten gewesen. Die Autoren bitten daher um Verständnis, daß die in der Neuauflage hinzugefügte Literatur in einem eigenen Verzeichnis aufgeführt ist, das erneut alphabetisch geordnet, aber fortlaufend numeriert wurde.

480. AKERMANN, M., DEROME, P., GUIOT, G.: Le transit radioisotopique dans les hydrocéphalies. Neuro-chirurgie **16**, 117 (1970).

481. AKERMAN, M., KOUTOULIDIS, C., DE TOVAR, G., DEROME, P.: Exploration isotopiques des ramolissements cérébraux récents. Nouv. Presse med. **1**, 651 (1972).

482. AKERMAN, M., LANGIE, ST.: Apport de la gammagraphie cérébrale au diagnostic des abscés. Ann. Radiol. **12**, 915 (1969).

482a. ADAMS, R. D., FISHER, C. M., HAKIM, S., OJEMANN, R. G., SWEET, W. H.: Symptomatic occult hydrocephalus with "normal" cerebro-spinal-fluid pressure: a treatable syndrome. New Engl. J. Med. **273**, 117 (1965).

483. AKHTAR, M., WINKLER, C., BETZ, H.: Nachweis raumfordernder Prozesse im Wirbelkanal durch Myeloszintigraphie mit 99m-Tc-Pertechnetat. Nucl.-Med. (Stuttg.) **7**, 252 (1968).

484. ALAZRAKI, N. P., HALPERN, S. E., ROSENBERG, R. N., ASHBURN, W. L.: Accumulation of 131-I-labelled albumin in a subdural hematoma demonstrated by cisternography. J. nucl. Med. **12**, 758 (1971).

485. ALAZRAKI, N. P., HALPERN, S. E., JANON, E. A., LITTENBERG, R. L., HURWITZ, S. R., ASHBURN, W. L.: Alterations in cerebrospinal fluid flow dynamics in cerebrovascular disorders and occlusive disease demonstrated by radionuclide cisternography. Radiology **104**, 419 (1972).

486. ALDERSON, P. O., SIEGEL, B. A.: Adverse reactions following 111-In-DTPA Cisternography. J. nucl. Med. **14**, 609 (1973).

487. ALKER, G. J., LESLIE, E. V.: Isotope cisternography and ventriculography. Acta radiol. Diagn. **9**, 589 (1969).

488. ALKER, G. J., GLASAUER, F. E., LESLIE, E. V.: Long-term experience with isotope cisternography. J. Amer. med. Ass. **219**, 1005 (1972).

489. AMBROSE, J.: Computerized transverse axial scanning (tomography): Part 2. Clinical application. Brit. J. Radiol. **46**, 1023 (1973).

489a. APFELBAUM, R. I., NEWMAN, ST. A., ZINGESSER, L. H.: Dynamics of technetium scanning of subdural hematomas. Radiology **107**, 571 (1973).

489b. ANGER, H. O.: Multiplane tomographic gamma-ray scanner. Symposium Scintigraphy der IAEA, Salzburg 1968, IAEA Wien 1969.

490. ARKLES, L. B., ANDREWS, J. T., STEVEN, L. W.: A reappraisal of the scan diagnosis of subdural hematomas. Amer. J. Roentgenol. **115**, 62 (1972).

490a. ARIMIZU, N.: Methods of tomographic imagings in preference of collimator. Symposium Scintigraphy der IAEA Mone Carlo 1972, Wien IAEA 1973.

491. ARSENI, C., IONESCU, S.: La fistula spontanée du liquide céphalo-rachidien. Neurochirurgia (Stuttg.) **13**, 87 (1970).

492. ASHBURN, W. L., HARBERT, J. C., BRINER, W. H., DI CHIRO, G.: Cerebrospinal fluid rhinorrhea studied with the gamma scintillation camera. J. nucl. Med. **9**, 523 (1968).

493. BAKAY, L., CARES, H. L.: Olfactory meningiomas. Acta neurochir. (Wien) **26**, 1 (1972).

494. BAKDASH, H., PAPATHEODOROU, CH. A.: Radical exstirpation of simultaneously occurring bilateral encapsulated brain abscesses. Bull. Los Angeles Neurol. Soc. **34**, 175 (1969).

495. BALFOUR, H. H., LOKEN, M. K., BLAW, M. E.: Brain scan in a patient with herpes simplex encephalitis. J. Pediat. **71**, 404 (1967).

496. BANNA, M.: Angiography of malignant choroid plexus papilloma. Brit. J. Radiol. **44**, 412 (1971).

497. BANNISTER, R.: The place of Isotope encephalography by the lumbar route in neurological diagnosis. Proc. roy. Soc. Med **63**, 921 (1970).

498. BARBIZET, J., DUIZABO, PH., THOMAS, J., GALLE, P., MORETTI, J. L., PITTON, R.: La cisternographie et la ventriculographie isotopiques. Nouv. Presse Méd. **1**, 2899 (1972).

499. BARNES, B., FISH, M.: Chemical meningitis as a complication of isotope cisternography. Neurology (Minneap.) **22**, 83 (1972).

500. BAUER, H. J.: History, facts and clinical aspects of multiple sclerosis. Int. Arch. Allergy Suppl. **36**, 3 (1969).

500a. BAUER, F. K., YUHL, E. T.: Myelography by means of 131-J. The myeloscintigram. Neurology (Minneapol.) **3**, 341 (1953).

501. BAUM, S.: The site of accumulation of 99m-Tc-sodium-pertechnetate in brain tumors. Radiology **99**, 153 (1971).

502. BENSON, D. F., LE MAY, M., PATTEN, D. H., RUBENS, A. B.: Diagnosis of normal-pressure hydrocephalus. New Engl. J. Med. **283**, 609 (1970).

503. BERCAW, B. L., GREER, M.: Transport of intrathecal 131-I-RISA in benign intracranial hypertension. Neurology (Minneap.) **20**, 787 (1970).

504. BINET, E. F., LOKEN, M. K.: Scintiangiography of cerebral arterio-venous malformations and aneurysms. Amer. J. Roentgenol. **109**, 707 (1970).

504a. BITTER, F., ADAM, W. E.: A data acquisition and processing system for rapid dynamic investigations with a scintillation camera. Symposium Scintigraphy der IAEA Monte Carlo 1972, Wien IAEA 1973.

504b. BIRD, M. T., RATCHESON, R. A., SEIGEL, B. A., FISHMAN, M. A.: The evaluation of arrested communicating hydrocephalus utilizing cerebrospinal fluid dynamics. Develop. Med. Child. Neurol. **15**, 474 (1973).

505. BLACK, J. T.: Cerebral candidiasis. J. Neurol. Neurosurg. Psychiat. **33**, 864 (1970).

506. BOGDANOWICZ, W. M., WILSON, D. H.: Dermoid cyst of the fourth ventricle demonstrated by brain scan. J. Neurosurg. **36**, 228 (1972).

507. BOLLER, F., HOWES, D.: A behavioral evaluation of brain-scan estimates of lesion size. Neurology (Minneap.) **20**, 852 (1970).

508. BOLLER, F., PATTEN, D. H., HOWES, D.: Correlation of brain-scan results with neuropathological findings. Lancet **1973 II**, 1143.

509. BOLLER, F., SHERWIN, I.: Electroencephalography and brain scan in the diagnosis of posterior fossa lesions. Dis. Nerv. Syst. **31**, 490 (1970).

510. BONIS, G., STURM, K. W.: Echinococcus alveolaris im Gehirn. Med. Klin. **64**, 891 (1969)

510a. BRACEWELL, A.: Glucose oxidase test stripes in the detection of C.S.F. fistula. J. Laryng. **79**, 1001 (1965).

511. BRADLEY, K. C.: Cerebrospinal fluid pressure. J. Neurol. Neurosurg. Psychiat. **33**, 387 (1970).

511a. BRIANT, T. D. R., SNELL, D.: Diagnosis of cerebrospinal rhinorrhea and the rhinologic approach to its repair. Laryngoscope (St. Louis) **77**, 1390 (1967).

512. BRINKMAN, C. A.: Brain scanning as an aid to surgery for strokes. Amer. J. Surg. **119**, 452 (1970).

512a. BRISMAN, R., HUGHES, J. E. O., MOUNT, L. A.: Cerebrospinal fluid rhinorrhea. Arch. Neurol. (Chic.) **22**, 245 (1970).

513. BROOKEMAN, V. A., WILLIAMS, C. M.: Evaluation of 99m-Tc-DTPA acid as a brain scanning agent. J. nucl. Med. **11**, 733 (1970).

514. BROOKS, T., EL GAMMAL, T., POOL, W. H.: Positive brain scan in hyperparathyreoidism. J. neurol. Sci. **13**, 227 (1971).

515. BROWN, D. G., GOLDENSOHN, E. S.: The electroencephalogram in normal pressure hydrocephalus. Arch. Neurol. (Chic.) **29**, 70 (1973).

516. TER BRUGGE, K. G., MEINDOK, H.: Rim sign in brain scintigraphy of epidural hematoma. J. nucl. Med. **14**, 709 (1973).

517. Burdine, J. A., Waltz, Th., Matesen, A., Rapp, F.: Localization of 113m-In-Chelates compared with 99m-Tc-sodium-pertechnetate in experimental cerbral lesions. J. nucl. Med. **10**, 290 (1969).

518. Burnham, Ch. A., Aronow, S., Brownell, G. L.: A hybrid positron scanner. Phys. in Med. Biol. **15**, 517 (1970).

519. Burrows, E. H.: False-negative results in brain scanning. Brit. med. J. **1972 I**, 473.

520. Burrows, E. H.: Correct operation of a scintillation camera in cerebral scintigraphy. Neuroradiology **5**, 77 (1973).

520a. Caldicott, W. J. H., North, J. B., Simpson, D. A.: Traumatic cerebrospinal fistulas in children. J. Neurosurg. **38**, 1 (1973).

521. Carey, M. E., Chou, S. N., French, L. A.: Experience with brain abscesses. J. Neurosurg. **36**, 1 (1972).

522. Carmel, P. W.: Cerebellar tumors in childhood. Developm. Med. Child Neurol. **14**, 809 (1972).

523. Chang, J. C., Jackson, G. L., Baltz, R.: Isotopic cisternography in Sturge-Weber syndrome. J. nucl. Med. **11**, 551 (1970).

524. Charkes, N. D., Samburanasian, R.: Stereoscintigraphy. J. nucl. Med. **9**, 494 (1968).

525. Charkes, D. N.: Three-dimensional radionuclide imaging. Radiology **98**, 335 (1971).

526. Clizer, E. E., Ioannides, G.: Herpes simplex encephalitis. Amer. J. Roentgenol. **112**, 273 (1971).

527. Conway, J. J., Yarzagaray, L., Welch, D.: Radionuclide evaluation of the Dandy Walker Malformation and congenital arachnoid cyst of the posterior fossa. Amer. J. Roentgenol. **112**, 306 (1971).

528. Conway, J. J.: Radionuclide imaging of the central nervous system in children. Radiol. Clin. N. Amer. **10**, 291 (1972).

528a. Cooper, J. F., Levin, J., Wagner, H. N.: New, rapid, in vitro test for pyrogen in short-lived radiopharmaceuticals. J. nucl. Med. **11**, 310 (1970).

529. Cooper, J. F., Stern, H. S., De Land, F. F. H.: A "kit" for preparation of high specific-activity 99m-Tc-albumin for cisternography and blood pool imaging. Radiology **95**, 533 (1970).

529a. Cormack, J., McAlister, J.: Digital techniques and displays in brain scanning. Neuroradiol. **4**, 171 (1972).

530. Cowan, R. J., Maynard, C. D., Meschan, I., Janeway, R., Shigeno, K.: Value of the routine use of the cerebral dynamic radioisotope study. Radiology **107**, 111 (1973).

531. Cowan, R. J., Maynard, D. C., Lassiter, K. R.: Technetium-99m Pertechnetate brain scans in the detection of subdural hematomas. J. Neurosurg. **32**, 30 (1970).

531a. Crow, H. J., Keogh, C., Northfield, D. W. C.: The localisation of cerebrospinal-fluid fistulae. Lancet **1956 I**, 325.

532. Curl, F. D., Harbert, J. C., Luessenhop, A. D., Di Chiro, G., Kamm, R. F.: Radionuclide cerebral angiography in a case of bilateral carotid-cavernous fistula. Radiology **102**, 391 (1972).

533. Decker, D. A., Knott, J. R.: The EEG in intrinsic supratentorial brain tumors: A comparative evaluation. Electroenceph. clin. Neurophysiol. **33**, 303 (1972).

534. Deisenhammer, E.: GEG — Verlaufsuntersuchung bei einem Fall von okzipitaler Malacie. Wien. Z. Nervenheilk. **28**, 129 (1970).

535. Deisenhammer, E., Gund, A., Jellinger, K.: Szintigraphische Differenzierung zwischen chronischen Subduralhämatomen und intrakraniellen Zysten bei Kindern und Jugendlichen. Wien. med. Wschr. **120**, 837 (1970).

535a. Deisenhammer, E.: EEG und Hirnszintigraphie bei der Frühdiagnose intracerebraler Erkrankungen. Nervenarzt **45**, 164 (1974).

535b. Deisenhammer, E.: Szintigraphische Untersuchungen in Neurologie und Neurochirurgie. Wien: Brüder Hollinek Verlag 1971.

536. De Land, F. H.: Biological behavior of 169-Yb-DTPA after intrathecal administration. J. nucl. Med. **14**, 93 (1973).

537. De Land, F. H., James, A. E., Wagner, H. N., Hosain, F.: Cisternography with 169-Yb-DTPA. J. nucl. Med. **12**, 683 (1971).

538. De Land, F. H.: Scanning in cerebral vascular disease. Sem. Nucl. Med. **1**, 31 (1971).

539. Di Chiro, G., Omaya, A. K., Ashburn, W. L., Briner, W. H.: Isotope cisternography in the diagnosis and follow-up of cerebrospinal fluid rhinorrhea. J. Neurosurg. **28**, 522 (1968).

540. Di Chiro, G.: Cisternography: From early tribulations to a useful diagnostic procedure. Johns Hopkins med. J. **133**, 1 (1973).

541. Di Chiro, G., Ashburn, W. L., Zeiger, L. S., Schall, G. L.: Radioisotope encephalo-cisternography and cencephalo-ventriculography. J. Neurosurg. **36**, 127 (1972).

542. Di Chiro, G.: Observations on the circulation of the cerebrospinal fluid. Acta radiol. Diagn. **5**, 988 (1966).

543. Di Chiro, G., Reames, P. M., Matthews, W. B.: RISA-ventriculography and RISA-cisternography. Neurology (Minneap.) **14**, 185 (1964).

544. Di Chiro, G., Jones, A. E., Johnston, G. S., Allen, F. H.: Value and limits of radio-nuclide angiography of the spinal cord. Radiology **109**, 125 (1973).

545. Dickinson, E. S.: Sarcoid Meningoencephalitis. Dis. Nerv. Syst. **32**, 118 (1971).

546. Dietz, H., Wolf, R., Zeitler, E.: Erste Ergebnisse mit der Isotopenmyelographie. In: Radionuklide in der klinischen und experimentellen Onkologie (G. Hoffmann, K. E. Scheer, Hrsg.). Stuttgart: Schattauer 1965.

547. Dietz, H., Zeitler, E., Wolf, R.: Die Bedeutung der Myeloszintigraphie für die neuro-radiologische Diagnostik. J. belge Radiol. **50**, 240 (1967).

547a. Dietz, H.: Die frontobasale Schädelhirnverletzung. Monographie a. d. Ges. Gebiet Neurol. Psych., Heft 130. Berlin-Heidelberg-New York: Springer 1970.

548. Dietz, H., Zeitler, E., Wolf, R.: Die szintigraphische Darstellung der Liquorräume mit 131-J-markiertem menschlichen Serumalbumin (RIHSA). Fortschr. Röntgenstr. **105**, 537 (1966)..

549. Dinning, T. A. R.: Timing of surgery for leaking cerebral aneurysms: Clinical, radiological and radio-isotopic considerations. Proc. Aust. Assoc. Neurol. **9**, 219 (1973).

550. Downham, M. C., Evens, R. G.: Economic analysis of scintillation camera usage in nuclear medicine facilities. Radiology **101**, 643 (1971).

551. Dowsett, D. J., Perry, B. J.: A comparative statistical analysis of brain scans using a digital computer. Brit. J. Radiol. **43**, 617 (1970).

552. Dunkser, St. B., McCreary, H. S.: Leptomeningeal cyst of the posterior fossa. J. Neuro-surg. **34**, 687 (1971).

553. De Vivo, D. C.: Cerebral abscess in children. Develop. Med. Child Neurol. **13**, 800 (1971).

554. Davis, D. C., Potchen, E. J.: Brain scanning and intracranial inflammatory disease. Radiology **95**, 345 (1970).

555. Emrich, D., Breitschuh, H., Hesch, R. D., Ritter, G., Breuel, H. P.: Quantitative Untersuchungen der regionalen Hirnperfusion mit 99m-Technetium-Pertechnetat. Z. Neurol. **203**, 51 (1972).

556. Fagan, J. A., Cowan, R. J.: The effect of potassium perchlorate on the uptake of 99m-Tc-pertechnetate in choroid plexus papillomas. J. nucl. Med. **12**, 312 (1971).

557. Farmer, Th. W., Wise, G. R.: Subdural empyema in infants children and adults. Neurology (Minneap.) **23**, 254 (1973).

558. Ferry, D. J., Mylander, K., Hardman, J.: Radiographic identification and surgical removal of a teratoid tumor of the roof of the third ventricle. J. Neurosurg. **36**, 231 (1972).

559. Fiebach, O., Sauer, J., Otto, H.: Die Szintigraphie im Vergleich zur Angiographie und Enzephalographie bei Hirntumoren. Fortschr. Röntgenstr. **116**, 185 (1972).

560. Fischer, R. J., Miale, A.: Evaluation of cerebral vascular disease with radionuclide angio-graphy. Stroke **3**, 1 (1972).

561. Fish, M. B., Barnes, B., Pollycove, M.: Cranial scintiphotographic blood defects in arteriographically proven cerebral vascular disorders. J. nucl. Med. **14**, 558 (1973).

562. Fowler, G. W., Williams, J. P.: Technetium brain scans in tuberous sclerosis. J. nucl. Med. **14**, 215 (1973).

563. Fridrich, R., Locher, J.: Mehrschritt-Isotopendiagnostik zum Nachweis hirnorganischer Prozesse. Radiol. clin. biol. **40**, 382 (1971).

564. Front, D., Penning, L.: Scinticisternography and Scintiventriculography. Psych. Neurol. Neurochir. (Amst.) **74**, 401 (1971).

565. FRONT, D., PENNING, L.: Occult spontaneous cerebrospinal fluid rhinorrhoea diagnosed by isotope cisternography. Neuroradiol. 2, 167 (1971).

565a. FRONT, D., BEKS, F. W., GEORGANAS, CH. L., BEEKHUIS, H., PENNING, L.: Abnormal patterns of cerebrospinal fluid flow and absorption after head injuries; Diagnosis by isotope cisternography. Neuroradiol. 4, 6 (1972).

566. FÜGER, G. F., KOLLER, W. A. F., SUMMER, K.: Die kalottenförmige periphere Aktivitäts-zunahme im 99m-Tc-Pertechnetat-Gehirnszintigramm. Fortschr. Röntgenstr. 116, 756 (1972).

567. FULGHUM, J. S., ADCOCK, D. F., GUINTO, F. C., KRIGMAN, M. R., RADCLIFFE, W. B.: Radionuclide imaging and tumor vascularity in supratentorial gliomas. Invest. Radiol. 6, 388 (1971).

568. FLOYD, H. L., PRIBRAM, H. F., VELO, A. G.: Primary cerebrospinal fluid fistula. Amer. J. Roentgenol. 110, 88 (1970).

568a. GADEHOLT, H.: The reaction of glucose-oxidase test paper in normal nasal secretion. Acta oto-laryng. (Stockh.) 58, 271 (1964).

569. GAINIE, S. M., PAOLETTI, P., VILLANI, R., FRIGENI, R.: High specific activity I-131 and 99m-Tc-Albumin for studying the cerebrospinal fluid circulation. Acta neurochir. (Wien) 23, 31 (1970).

570. GAUWERKY, F., SEITZ, D.: Kombinierte Kamera-Serien- und Spätszintigraphie bei raum-fordernden intrakraniellen Prozessen. Z. Neurol. 201, 326 (1972).

571. GILDAY, D. L., KELLAM, J.: 111-In-DTPA evaluation of CSF diversionary shunts in children. J. nucl. Med. 14, 920 (1973).

572. GILDAY, D. L., REBA, R. C., LONGO, R.: Comparison of techniques for obtaining the vertex view in brain scanning. J. nucl. Med. 11, 503 (1970).

573. GILDAY, D. L., REBA, R. C.: The role of brain scanning in the differential diagnosis of seizures. Canad. med. Ass. J. 106, 1091 (1972).

573a. GILDAY, D. L.: Various radionuclide patterns of cerebral inflammation in infants and children. Amer. J. Roentgenol. 120, 247 (1974).

574. GIMLETTE, T. M. D., SHEPPARD, M. A., LITTLE, W. A., SQUIRE, C. R.: An experimental study of a technetium iron complex for scintiscanning. Brit. J. Radiol. 45, 591 (1972).

575. GIZE, R. W., MISHKIN, F. S.: Brain scans in multiple sclerosis. Radiology 97, 297 (1970).

576. GLASS, H. I., VERNON, P.: A method for correcting for count rate losses in dynamic gamma camera studies. Phys. in Med. Biol. 17, 843 (1972).

577. GLASAUER, F. E., ALKER, G. J., LESLIE, E. V.: Isotope cisternography and ventriculography. Amer. J. Dis. Child. 120, 109 (1970).

578. GO, R. T., PTACEK, J. J.: Localization of 99m-Tc in the choroid plexus of the fourth ventricle. J. nucl. Med. 14, 352 (1973).

579. GOLD, A. P. Cerebral arteriovenous malformations. Developm. Med. Child. Neurol. 15, 84 (1973).

580. GOLDEN, G. S., ERENBERG, G.: Radionuclide brain scans in convulsive disorders? Pediatrics 49, 787 (1072).

580a. GOODMAN, J. M., MISHKIN, F. S., DYKEN, M.: Determination of brain death by isotope angiography. J. Amer. med. Ass. 209, 1869 (1969).

581. GOODWIN, D. A., GOODE, R., BROWN, L., IMBORNONE, C. J.: 111-In-labeled Transferrin for the detection of tumors. Radiology 100, 175 (1971).

582. GRAMES, G. M., JANSEN, C.: The abnormal bone scan in cerebral infarction. J. nucl. Med. 14, 941 (1973).

582a. GREITZ, T., ELLERTSON, A. B.: Isotope scanning of spinal cord cysts. Acta radiol. (Diagn.) (Stockh.) 8, 310 (1969).

583. GRIEP, R. J., WISE, G., MARTY, R.: Detection of carotid artery obstruction by intravenous radionuclide angiography. Radiology 97, 3111 (1970).

584. GRIFFITH, H. B., STADDON, G.: Transventricular absorption and isotope ventriculography. Arch. Neurol. (Chic.) 28, 272 (1973).

585. GRIGGS, R. C., MARKESBERY, W. R., CONDEMI, J. J.: Cerebral mass due to sarcoidosis. Neurology (Minneap.) 23, 981 (1973).

586. GROS, CH. M., WACKENHEIM, A., VROUSOS, C., SUBIRANA, M.: Scintigraphie cisternale. Acta radiol. Diagn. 5, 804 (1966).

587. GROS, CH. M., SCHNEEFANS, E., WACKENHEIM, A., OBERSON, R., HAARSCHEER, A. M.: La scintigraphie de l'hématome sous-dural du nourisson. J. Radiol. Électrol. **46**, 453 (1965).
588. GROVE, A. S., KOTNER, L. M.: Radionuclide Arteriography in ophthalmology. Arch. Ophthal. **89**, 13 (1973).
589. GUPTA, P. D., FORT, M. L., BARRON, K. D., BARON, K. J., SHARP, J. T.: Cardiac hemodynamics in intracranial arteriovenous fistula. Neurology (Minneap.) **19**, 198 (1969).
590. GURWITH, M. J., HARMAN, CH. E., MERIGAN, TH. C.: Approach to diagnosis and treatment of herpes simplex encephalitis. Calif. Med. **115**, 63 (1971).
591. HANDA, J.: Dynamic aspects of brain scanning. Stuttgart: Thieme 1972.
592. HANDA, J., HANDA, H., HAMAMOTO, K., TORIZUKA, K., KOUSAKA, T.: Sequential brain imaging as an aid in understanding disease etiology. Sem. nucl. Med. **1**, 56 (1971).
593. HAINES, G. L., LANGE, R., DENTINGER, M.: Cerebrospinal fluid isotope determination as an ancillary study to brain scanning. Neurology (Minneap.) **19**, 1064 (1969).
593a. HAKIM, S.: Algunas observaciones sobre la presion del L.C.R. sindrome hidrocefalico en el adulto con "presion normal" del L.R.C. Tesis de grado No. 957, Universidad Javeriana, Bogota 1964.
593b. HAKIM, S., ADAMS, R. D.: The special clinical problem of symptomatic hydrocephalus with normal cerebrospinal fluid pressure. J. Neurol. Sci. **1965 II**, 307.
594. HALPERN, S. E., SMITH, C. W., FICKEN, V.: 99m-Tc brain scanning in herpes virus type I Encephalitis. J. nucl. Med. **11**, 548 (1970).
594a. HALLER, P., PATZOLD, U.: Der diagnostische Wert epileptischer Anfälle für Topik und Morphologie von Hirngeschwülsten. Z. Neurol. **203**, 311 (1973).
595. HALPERN, S., ALAZRAKI, N., KUNSA, J., COEL, M., LITTENBERG, R., WALTZ, T., ASHBURN, W. L.: Hyperbaric cisternography. J. nucl. Med. **14**, 223 (1973).
596. HAMMER, B.: Der temporale Tumor als diagnostisches Problem. Wien. med. Wschr. **123**, 415 (1973).
597. HANDEL, ST. F., POWELL, M. R., WILSON, CH. B., ENOT, K. J.: Scintiphotographic evaluation of response of brain neoplasms to systemic chemotherapy. J. nucl. Med. **12**, 292 (1971).
598. HARBERT, J. C., CURL, F. B., JONES, G. W.: The effect of injection volume and technique on radionuclide cerebral angiograms. J. nucl. Med. **14**, 205 (1973).
599. HARBERT, J. C., McCULLOUGH, D. C., ZEIGER, L. S., DAVIDSON, J. D.: Spinal cord dosimetry in 131-I-IHSA cisternography. J. nucl. Med. **11**, 534 (1970).
600. HARBERT, J. C., REED, V., McCULLOUGH, D.: Comparison between 131-I-IHSA and 169-Yb-DTPA for cisternography. J. nucl. Med. **14**, 765 (1973).
600a. HARBERT, J. C. (Ed.): Cisternography and Hydrocephalus. Springfield/Ill.: Ch. C. Thomas 1972.
601. HARBERT, J. C., ZEIGER, L. S.: Radiation dose in isotope encephalography. Lancet **1970 I**, 954.
602. HARBERT, J. C., JAMES, A. E.: Posterior fossa abnormalities demonstrated by cisternography. J. nucl. Med. **13**, 73 (1972).
602a. HASMAN, A., GROOTHEDDE, R. T.: Computer-assisted dynamic and static studies performed with the gamma-camera. Symposium Scintigraphy der IAEA, Monte Carlo 1972, Wien IAEA 1973.
603. HAYNIE, TH. P., IHINGRAN, S. G., LEAVENS, M. E., KONIKOWSKI, T., JAHNS, M. F.: Brain scintigrams in metastatic cracinoma. Cancer (Philad.) **30**, 953 (1972).
604. HECK, L. L., GOTTSCHALK, A.: Use of the pinhole collimator for imaging the posterior fossa on brain scans. Radiology **101**, 443 (1971).
605. HEDRI, A.: Zysternoszinitgraphie bei Hedri-Mallinsonscher Krankheit. Schweiz. Rundsch. Med. **62**, 21 (1972).
606. HEINEMANN, H. S., BRAUDE, A. I., OSTERHOLM, J. L.: Early presumptive diagnosis and successful treatment without surgery of intracranial suppurative disease. J. Amer. med. Ass. **218**, 1542 (1971).
607. HEINZ, E. R., DAVIS, O. D., KARP, H. R.: Abnormal isotope cisternography in symptomatic occult hydrocephalus. Radiology **95**, 109 (1970).
608. HELLER, H.: Hirnszintigraphie mit 67-Gallium. Fortschr. Röntgenstr. **117**, 704 (1972).
609. HENKIN, R. E., QUINN, J. L., WEINBERG, P. E.: Adjunctive scanning with 67-Ga in metastases. Radiology **106**, 595 (1973).

610. HERRMANN, E., LANG, W., JOSEPH, K.: Die Szintigraphie des Liquorraumes. Rad. biol. ther. **10**, 315 (1969).

611. HIRATSUKA, H., TSUYUMU, M., HASHIMOTO, K., MATSUSHIMA, Y., INABA, Y., ITO, K., OKUYAMA, T.: Diagnostic value of brain scanning in children. Bull. Tokyo med. dent. Univ. **19**, 51 (1972).

612. HOLDEN, R. W., STAAB, E. V., PATTON, D. D.: Endocranial venous collateral flow in unilateral innominate vein occlusion. Radiology **107**, 353 (1973).

613. HOLLOWAY, W., EL GAMMAL, T., POOL, W. H.: Doughnut sign in subdural hematoma. J. nucl. Med. **13**, 630 (1972).

614. HOLMAN, B. L., HILL, R., DAVIS, O. D., POTCHEN, E. J.: Regional cerebral blood flow with the Anger camera. J. nucl. Med. **13**, 916 (1972).

615. HOLMAN, B. L.: The blood brain barrier. Progr. nucl. Med. **1**, 236 (1972).

616. HOPMANN, H., KAZNER, E., KOLLMANNSBERGER, A.: Zur Diagnostik von Hirntumoren: Treffsicherheit der ambulant durchführbaren Zusatzuntersuchungen. Münch. med. Wschr. **115**, 1119 (1973).

617. HOUNSFIELD, G. N.: Computerized transverse axial scanning (tomography)-Description of the system. Brit. J. Radiol. **46**, 1016 (1973).

618. VAN HOUTEN, F. X., HOLMAN, B. L., TREVES, S.: Negative defect in an intracranial teratoma. J. nucl. Med. **13**, 122 (1972).

619. HÜHN, E. A., FASSBENDER, C. W.: 113m-Indium in der nuklear-medizinischen Diagnostik (Strahlenschutzprobleme). Ärztl. Lab. **9**, 275 (1970).

619a. HÜNIG, R., WALTHER, E.: Zur angiographischen und szintigraphischen Diagnostik intrakranieller Metastasen. Acta neurochir. (Wien) **25**, 241 (1971).

620. HURLEY, P. J.: Effect of craniotomy on the brain scan related to time elapsed after surgery. J. nucl. Med. **13**, 156 (1972).

621. HURLEY, P. J., WAGNER, H. N.: Diagnostic value of brain scanning in children. J. Amer. med. Ass. **221**, 877 (1972).

622. HURWITZ, M.: When the doctor smells a rat, but is completely off the scent. Geriatrics **2**, 36 (1972).

623. HURWITZ, B. S., SUTHERLAND, J. C., WALKER, M. D.: Central nervous system chloromas preceding acute leukemia by one year. Neurology (Minneap.) **20**, 771 (1970).

623a. HURWITZ, S. R., HALPERN, S. E., LEOPOLD, G.: Brain scans and echoencephalography in the diagnosis of chronic subdural hematoma. J. Neurosurg. **40**, 347 (1974).

624. HUTCHINSON, F., ST. CLAIR NEILL, G. D., RIMMER, A. R.: Lineprinter display of digital scintiscans. Amer. J. Roentgenol. **113**, 755 (1971).

625. JACKSON, G. L., BLOSSER, N. M.: Cerebral hemispheric blood flow. Clinical correlation. Int. J. appl. Radiat. **22**, 593 (1971).

626. JACKSON, G. L., BLOSSER, N. M.: Nondestructive method for measuring cerebral hemispheric blood flow. J. nucl. Med. **10**, 501 (1969).

627. JACKSON, G. L.: Cisternography. J. Amer. med. Ass. **215**, 299 (1971).

628. JAMES, A. E., DE LAND, F. H., HODGES, F., WAGNER, H. N.: Normal pressure hydrocephalus. Role of cisternography in diagnosis. J. Amer. med. Ass. **213**, 1615 (1970).

629. JAMES, A. E., HURLEY, P. J., HELLER, R. M., FREEMAN, J. M.: CSF imaging (cisternography) in pediatric patients. Ann. Radiol. **14**, 591 (1971).

630. JAMES, A. E., DE LAND, F. H., HODGES, F. J., WAGNER, H. N., NORT, W. A.: Cerebrospinal fluid scanning: Cisternography. Amer. J. Roentgenol. **110**, 74 (1970).

631. JAMES, A. E., STRECKER, E. P., BUSH, M.: A catheter technique for the production of communicating hydrocephalus. Radiology **106**, 437 (1973).

632. JAMES, A. E., STRECKER, E. P.: Use of silastic to produce communicating hydrocephalus. Invest. Radiol. **8**, 105 (1973).

633. JAMES, A. E., DE LAND, F. H., HODGES, F. J., WAGNER, H. N., NORTH, W. A.: Radionuclide imaging in the detection an differential diagnosis of craniopharyngeomas. Amer. J. Roentgenol. **109**, 693 (1970).

634. JANSEN, C. R.: Brain scintigraphy in the diagnosis of intracranial lesions. South Afr. med. J. **10**, 232 (1973).

634a. JHINGRAN, S. G., JOHNSON, P. C.: Radionuclide angiography in the diagnosis of cerebrovascular disease. J. nucl. Med. **14**, 265 (1973).

635. JORDAN, CH. E., JAMES, A. E., HODGES, F. J.: Comparison of the cerebral angiogram and the brain radionuclide image in brain abscess. Radiology 104, 327 (1972).
636. JOSEPH, K., HERRMANN, E., LANG, W., SCHAUMLÖFFEL, E., GRAUL, E. H.: Ergebnisse der Liquorraum-Szintigraphie mit 131-J-HA und erste Erfahrungen mit 169-Yb-DTPA. Ges. f. Nucl. Med. Kongr. Mitt. Nr. 95 (1970).
637. JOSEPH, K., LANG, W., HERRMANN, E., GRAUL, E. H.: Möglichkeiten und Grenzen der Liquorraumszintigraphie. Dtsch. Ärztebl. 27, 1981 (1969).
638. KAHN, E. M., WHITNEY, D. G.: Operability of the acutely stroked patient as determined by isotope brain scan. Vasc. Surg. 6, 148 (1972).
639. KAIFFER, M., NAOUN, A., NEIMANN, N., PIERSON, M., ROBERT, J.: La scintigraphie cerebrale au technetium-99m chez l'enfant. Arch. franç. Pédiat. 28, 487 (1971).
640. KALYANARAMAN, K., SMITH, B. H., ALKER, G. J.: Intracranial tumors of apoplectiform onset. N.Y. State J. Med. 11, 2133 (1973).
641. KAUFMAN, H. H.: Nontraumatic cerebrospinal fluid rhinorrhea. Arch. Neurol. (Chic.) 21, 59 (1969).
642. KELLY, D. L., ALEXANDER, E., DAVIS, C. H., MAYNARD, D. C.: Intracranial Arteriovenous malformations: Clinical review and evaluation of brain scans. J. Neurosurg. 31, 422 (1969).
643. KIEFFER, ST. A., WOLF, J. M., PRENTICE, W. B., LOKEN, M. K.: Csintiscisternography in individuals without known neurological disease. Amer. J. Roentgenol. 112, 225 (1971).
643a. KIEFFER, ST. A.: Normal pressure hydrocephalus. Geriatrics 2, 77 (1974).
644. KILGORE, B. B., DAVIS, D. O., POTCHEN, E. J.: Abnormal cerebrospinal fluid dynamics as studied by isotope subarachnoid scintigraphy. Acta Radiol. 9, 626 (1969).
645. KILGORE, B. B., BONTE, F. J.: Scintigraphic demonstration of cerebral infarction in a "watershed distribution". J. nucl. Med. 12, 756 (1971).
645a. KIRCHNER, F. R., PROUD, G. O.: Method for the identification and localization of cerebrospinal fluid rhinorrhea and otorrhea. Laryngoscope (St. Louis) 70, 921 (1960).
645b. KIRCHNER, P. T., MCKUSICK, K., WAGNER, H. N.: Kinetics of chelated radiopharmaceuticals in cisternography. J. nucl. Med. 14, 442 (1973).
646. KLUMP, TH. E., MCDONALD, V. J.: Successful removal of a large meningioma in a three-year old boy. J. Neurosurg. 34, 92 (1971).
646a. KNEISSEL, H., HÖFER, R., HORCAJADA, J.: Szintigraphische Darstellung des Subarachnoidalraumes zur Beurteilung von Störungen der Liquorzirkulation. Wien. med. Wschr. 122, 457 (1972).
647. KONIKOWSKI, T., GLENN, H. J., HAYNIE, T. P.: Kinetics of 67-Ga compounds in brain sarcomas and kidneys of mice. J. nucl. Med. 14, 164 (1973).
648. KRAYENBÜHL, H., RÜTTNER, J. R.: Röntgenspätschäden des Schläfenhirns nach Hochvoltbestrahlung maligner Tumoren. Schweiz. med. Wschr. 103, 225 (1973).
649. KRISHNARMURTHY, G. T., MEHTA, A., TOMIYASU, U., BLAHD, W. H.: Clinical value and limitations of 99m-Tc brain scan. J. nucl. Med. 13, 373 (1972).
649a. KRISHNARMURTHY, G. T., KATAKIA, M., TOMIYASU, U., BLAHD, W. H.: Electroencephalogram and sodium pertechnetate Tc-99m brain scan. Arch. intern. Med. 133, 414 (1974).
650. KUBA, J., KOUTNÝ, KLAUS, E.: Hirnszintigramm in der Diagnostik von Rezidiven intrakranieller Raumforderungen. Fortschr. Röntgenstr. 117, 173 (1973).
651. KUBA, J., KLAUS, E., SEVCIK, M.: Der Beitrag der Szintigraphie in der Diagnostik von subduralen Hämatomen. Psychiat. Neurol. med. Psychol. (Lpz.) 24, 56 (1972).
652. KUHL, D. E., EDWARDS, R. Q.: The Mark III scanner: A compact device for multiple view and section scanning of the brain. Radiology 96, 563 (1970).
653. KUHL, D. E., SANDERS, TH. P.: Characterizing brain lesions with use of transverse section scanning. Radiology 98, 317 (1971).
654. KUHL, D. E., BEVILACQUA, J. E., MISHKIN, M. F., SANDERS, TH. P.: The brain scan in Sturge-Weber-Syndrome. Radiology 103, 621 (1972).
654a. KUSHELEVSKY, A., OBERSON, R.: Spinal cord dosimetry in 169-Yb and 111-In-DTPA thecography. Radiol. clin. biol. 43, 174 (1974).
655. KUSHNER, J., ALEXANDER, E.: Partial spontaneous regressive arteriovenous malformation. J. Neurosurg. 32, 360 (1970).
656. LADURNER, G., SUMMER, K., LECHNER, H., FUEGER, G.: EEG und Hirnszintigraphie bei ischämischen Hirnerkrankungen nach Gefäßverschlüssen. Wien. klin. Wschr. 84, 375 (1972).

657. LANDMAN, S., ROSS, P.: Radionuclides in the diagnosis of arteriovenous malformations of the brain. Radiology **108**, 635 (1973).
658. LATHROP, K. A., HARPER, P. V.: Biologic behavior of 99m-Tc from 99m-Tc-Pertechnetate ion. Progr. nucl. Med. **1**, 145 (1972).
659. LAUGHLIN, J. S., RITTER, F. W., DWYER, A. J., MAYER, K., GREENBERG, E. J., DIMICH, A. B., HASAN, S., ROTHSCHILD, E., MYERS, W. P. L.: Development and applications of quantitative and computer analyzed counting and scanning. Cancer (Philad.) **25**, 395 (1970).
660. LEHRER, H., VENKATESH, B., GIROLAMO, R., SMITH, A.: Tuberculoma of the brain (revisited). Amer. J. Roentgenol. **118**, 594 (1973).
661. LEINS, P. A., ADAMS, A., WANYK, G., BODFISH, R. E.: Disturbance of blood brain barrier in a case of encephalomyelopathy. Bull. Los Angeles neurol. Soc. **35**, 74 (1970).
661a. LILIEN, D. L., BERGER, H. G., ANDERSON, D. P., BENNETT, L. R.: 111-In-Chloride a new Agent for bone marrow imaging. J. nucl. Med. **14**, 184 (1973).
662. LINCKE, H. O.: Möglichkeiten der Hirnszintigrafie bei Raumbeschränkungen der hinteren Schädelgrube. Radiologe **8**, 401 (1968).
663. LORENZ, W. J., LUIG, H., MAIER-BORST, W.: Die Scankamera — ein neues nuklearmedizinisches Untersuchungsgerät. Radiobiol. Radiother. (Berl.) **I**, 89 (1973).
664. LUBIN, E., DUJOVNY, M., ISRAELI, J., ASHKENASY, H., ZEWITUS, Z.: 113m-In scanning for visualizing and evaluating giant intracranial aneurysm postoperatively. J. nucl. Med. **12**, 88 (1971).
664a. MAROON, J. C., JONES, R., MISHKIN, F. S.: Tuberculous meningitis diagnosed by brain scan. Radiology **104**, 333 (1972).
664b. MAMO, L., NOUEL, J. P., ROBERT, J., CHAI, N., HOUDART, R.: Use of radioactive bleomycin to detect malignant intracranial tumours. J. Neurosurg. **39**, 735 (1973).
665. MARSHALL, J., POPHAM, M.: Radioactive brain scanning in the management of cerebrovascular disease. J. Neurol. Neurosurg. Psychiat. **33**, 201 (1970).
666. MARX, P., ROSARIUS, C.: Angiographische und hirnszintigraphische Befunde beim Hirninfarkt. Radiologe **9**, 428 (1969).
667. MARTIN, N., WARREN, G. C.: Thrombosis of the internal carotid artery due to introral trauma. Sth. med. J. (Bgham, Ala.) **62**, 103 (1969).
668. MATTHEW, N. T., MEYER, J. ST., BELL, R. L., ERICSON, A. D.: New method for measuring regional cerebral blood flow and blood volume in man using the gamma camera. Trans. Amer. neurol. Ass. **96**, 273 (1971).
669. MATIN, P., GODDWIN, D. A., DE NARDO, G. L.: Cerebrospinal fluid scanning and ventricular shunts. Radiology **94**, 435 (1970).
670. MATIN, P., GOODWIN, D. A.: Cerebrospinal fluid scanning with 111-In. J. nucl. Med. **12**, 668 (1971).
671. MATSON, D. D.: Surgery of posterior fossa tumors in childhood. Clin. Neurosurg. **15**, 247 (1968).
672. LE MAY, M., NEW, P. F.: Radiological diagnosis of occult normal-pressure hydrocephalus. Radiology **96**, 347 (1970).
673. MAYNARD, C. D., KELSEY, W. M.: Brain scanning in the pediatric age group. Develop. Med. Child Neurol. **11**, 69 (1969).
674. MAYNARD, D. C., WITCOFSKI, R. L, JANEWAY, R., COWAN, R. J.: "Radioisotope arteriography" as an adjunct to the brain scan Radiology **92**, 908 (1969).
675. MAYNARD, C. D., WANG, Y.: Clinical applications of serial brain scanning CRC. Crit. Rev. Radiol. Sci. **1970**, 525.
676. McCULLOUGH, D. C., HARBERT, J. C., DI CHIRO, G., OMMAYA, A. K.: Prognostic criteria for cerebrospinal fluid shunting from isotope cisternography in communicating hydrocephalus. Neurology (Minneap.) **20**, 594 (1970).
677. McCULLOUGH, D. C., HARBERT, J. C., MIALE, A., LANDIS, G. A., DE BLANC, H.: Radioisotope cisternography in the evaluation of hydrocephalus in infancy and childhood. Radiology **102**, 645 (1972).
678. McKUSICK, K. A., MALMUD, L. S., KORDELA, P. A., WAGNER, H. N.: Radionuclide cisternography: normal values for nasal secretion. J. nucl. Med. **14**, 933 (1973).
679. MEISEL, ST. B., IZENSTARK, J. L., SIEMENS, J. K.: Comparison of early and delayed technetium and mercury scanning. Radiology **109**, 117 (1973).

680. MERLIN, L., BESNARD, M., COHEN, Y.: Radiochemical purity and stability of 113m-Indium and 169-Ytterbium DTPA. Radioisotope 12, 811 (1971).

681. MESCHAN, I., LYTLE, W. P., MAYNARD, D. C., COWAN, R. J., JANEWAY, R.: Statistical relationship of brain scans, cervicocranial dynamic studies and cerebral arteriograms. Radiology 100, 623 (1971).

682. MESSERT, B., LEVIN, A. B.: Iodinated serum albumin dynamic cerebrospinal fluid flow studies. Arch. Neurol. (Chic.) 26, 49 (1972).

682a. MESSERT, B., RIEDER, M. J.: RISA cisternography. Neurology 22, 789 (1972).

683. MILHORAT, TH. H., HAMMOCK, M. K., DI CHIRO, G.: The subarachnoid space in congenital obstructive hydrocephalus. J. Neurosurg. 35, 1 (1971).

684. MIRD/Dose estimate report for various Gallium isotopes. J. nucl. Med. 14, 755 (1973).

685. MISHKIN, F.: Brain scanning in children. Sem. nucl. Med. 2, 328 (1972).

686. MISHKIN, F. S.: Radionuclide angiogram and scan findings in a case of herpes simplex encephalitis. J. nucl. Med. 11, 608 (1970).

687. MISHKIN, F. S., WEBER, K.: Brain scan in hyperparathyreoidism. J. nucl. Med. 12, 763 (1971).

687a. MISHKIN, F., DYKEN, M.: Increased early radionuclide activity in the nasopharyngeal area in patients with internal carotid artery obstruction. Radiology 96, 77 (1970).

687b. MONTGOMERY, W. W.: Surgery for cerebrospinal fluid rhinorrhea and otorrhea. Arch. Otolaryng. 84, 538 (1966).

688. MODDY, D., MATIN, P., GOODWIN, D. A.: An improved method for visualizing carotid blood flow in the neck. J. nucl. Med. 12, 520 (1971).

689. MORENO, J. B., DE LAND, F. H.: Brain scanning in the diagnosis of astrocytomas of the brain. J. nucl. Med. 12, 107 (1971).

689a. MORIN, R. L., DE LAND, F. H.: 169-Yb-DTPA in cisternography. J. nucl. Med. 15, 375 (1974).

690. MORITA, E. T., FORE, D. L., TRIPPI, A., SEAMAN, R. W.: Intranasal pledgets and cerebrospinal fluid leaks. J. nucl. Med. 12, 770 (1971).

691. MORLEY, B. J., LANGFORD, K. H.: Abnormal brain scan with subacute extradural haematomas. J. Neurol. Neurosurg. Psychiat. 33, 679 (1970).

692. MORLEY, B. J., SEPHTON, R. G., STEVEN, L. W., ANDREWS, J. T., CORNELL, S. N.: Differing cerebral scan characteristics of different pathological lesions. Proc. Austral. Ass. Neurol. 7, 111 (1970).

693. MOSES, D. C., NATARAJAN, T. K., PRVIOSI, TH. J., UDVARHELYE, G. B., WAGNER, H. N.: Quantitative cerebral circulation studies with sodium pertechnetate. J. nucl. Med. 14, 142 (1973).

694. MOSES, D. C., JAMES, E. A., STRAUSS, H. W., WAGNER, H. N.: Regional cerebral blood flow estimation in the diagnosis of cerebrovascular disease. J. nucl. Med. 13, 135 (1972).

695. MOSES, D. C., DAVIS, L. E., WAGNER, H. N.: Brain scanning with 99m-Tc-pertechnetate in multiple sclerosis. J. nucl. Med. 13, 847 (1972).

696. MOSHER, M. B., SCHALL, G. J., WILSON, J.: Progressive multifocal leukoencephalopathy. J. Amer. med. Ass. 218, 226 (1971).

696a. MUELLEHNER, G.: A tomographic scintillation camera. Phys. in Med. Biol. 16, 87 (1971).

697. MUKOYAMA, M., GIMPLE, K., POSER, CH. M.: Aspergillosis of the central nervous system. Neurology (Minneap.) 19, 967 (1969).

698. MUNDINGER, F., OSTERTAG, CH.: Radio-Isotope in der neurologisch-neurochirurgischen Diagnostik. Hippokrates (Stuttg.) 42, 135 (1971).

699. MURPHY, P. J., WILKES, J. D.: Subdural abscess diagnosed by brain scanning. Sth. med. J. (Bgham, Ala.) 61, 610 (1963).

700. MURRAY, S., WOOD, D. E.: Myeloscintigrams in the assessment of lumboperationeal shunts. Canad. med. Ass. J. 100, 277 (1969).

701. MUSSA, G. C., MADON, E., MAURI, M.: La scintigrafia cerebrale nella complcanza meningoencefalia durante la leucemia mieloblastica acuta infantile. Minerva pediat. 23, 1017 (1971).

701a. MYERS, M. J., KEYES, W. I., MALLARD, J. R.: An analysis of tomographic scanning systems. Symposium Scintigraphy der IAEA. Monte Carlo 1972, Wien IAEA 1973.

702. NAUBER, G.: Phantom zur Korrektur des Bildes der Anger-Kamera. Isotopenpraxis 9, 208 (1973).

703. NEILL, ST., CLAIR, D., HUTCHINSON, F.: Computer detection and display of focal lesions on scintiscans. Brit. J. Radiol. **44**, 962 (1971).

704. NOTERMAN, J., FRÜHLING, J., TURPIN, J.: L'angioscintigraphie dans les lésions neurologiques d'origine vasculaire. Acta neurochir. (Wien) **26**, 89 (1972).

705. NUSYNOWITZ, M. L., CLARK, R. W.: False positive brain scan associated with febrile convulsions. Amer. J. Roentgenol. **110**, 71 (1970).

706. OBERSON, R., CAMPICHE, R.: Radioisotope ventriculography. Neuroradiology **5**, 202 (1973).

706a. OBERSON, R.: Radioisotopic diagnosis of rhinorrhea. Radiol. clin. biol. **41**, 28 (1972).

707. OBERSON, R.: La Myéloscintigraphie. J. Radiol. Électrol. **51**, 549 (1970).

708. OBERSON, R., MARTINI, T.: Scintigraphie des espaces sousarachnoidines pericerebraux. Symposium Scintigraphy der IAEA Salzburg 1968, Wien IAEA 1969.

709. OBERSON, R.: La cisternographie radio-isotopique chez l'enfant. Rev. Oto-neuro-ophthal. **42**, 369 (1970).

710. OGRIS, E., TSCHABITSCHER, H., HAWLICZEK, F.: Serienscintigraphische Untersuchungen bei extrakraniellen Gefäßverschlüssen. Wien. klin. Wschr. **84**, 753 (1972).

711. OKAWARA, S.: Solid cerebellar hemangioblastoma. J. Neurosurg. **39**, 514 (1973).

712. OLDENDORF, W. H.: Cerebrospinal fluid formation and circulation. Progr. nucl. Med. **1**, 336 (1972).

713. RAY, B. S., BERGLAND, R. M.: Cerebrospinal fistula: Clinical aspects, techniques of localization and methods of closure. J. Neurosurg. **30**, 399 (1969).

714. OJEMANN, R. G., FISHER, C. M., ADAMS, R. D., SWEET, W. H., NEW, P. F. J.: Further experience with the syndrome of "normal" pressure hydrocephalus. J. Neurosurg. **31**, 279 (1969).

715. O'MARA, R. E., MOZLEY, J. M.: Current status of brain scanning. Sem. nucl. Med. **1**, 7 (1971).

716. OMMAYA, A. K., DI CHIRO, G., BALDWIN, M., PENNYBACKER, J. B.: Non-traumatic cerebrospinal fluid rhinorrhea. J. Neurol. Neurosurg. Psychiat. **31**, 214 (1968).

717. OOSTERHUIS, H. J. G. H., VAN DER SCHOOT, J. B.: RISA Cisternography as a routine procedure in neurological patients. J. neurol. Sci. **13**, 209 (1971).

718. O'REILLEY, R. J., RONAI, P. M., COOPER, R. E. M.: Computer-assisted radioisotope studies with the scintillation camera in cerebrovascular disorders. Proc. Austral. Ass. Neurol. **9**, 227 (1973).

719. ORTNER, W. D., KOLLAR, W. A. F.: Infratentorielle epidurale Hämatome. Münch. med. Wschr. X, 448 (1972).

720. OSTERTAG, CH., MUNDINGER, F.: Die Gammaencephalographie bei pathologischen Prozessen der hinteren Schädelgrube. Med. Klin. **67**, 1447 (1972).

721. OTTO, H., FIEBACH, O., SAUER, J., BETTAG, W., LÖHR, E., STRÖTGES, M. W.: Cerebral scintigraphy in relation to roentgenological methods for detection of tumours situated in the sellar region and the posterior fossa. Neuroradiology **4**, 30 (1972).

722. PAAL, G., KAMPMANN, H., SINN, H.: Nachweis von Carotisthrombosen mit 113m-Indium-Fibrinogen. Z. Neurol. **199**, 277 (1971).

723. PAASIO, J. P., NARVA, E. V., VOUTILAINEN, A., MÄKELÄ, P.: The use of gamma camera in studying cerebral tumours and ischaemic cerebrovascular disorders. Strahlentherapie **141**, 78 (1971).

724. PALACIOS, E., LAWSON, R. C.: Choroid plexus papillomas of the lateral ventricels. Amer. J. Roentgenol. **115**, 113 (1972).

725. PARK, CH. H., MANSFIELD, C. M.: Comparison of autofluoroscope brain imaging with rectilinear scanning and neuroradiologic examinations. J. nucl. Med. **13**, 582 (1972).

726. PATTEN, D. H., BENSON, F. D.: Diagnosis of normal-pressure hydrocephalus by RISA-cisternography. J. nucl. Med. **9**, 457 (1968).

727. PATTON, D., HERTSGAARD, D. B., STAAB, E. V.: Frontal lucency sign on brain scans. Radiology **106**, 353 (1973).

727a. PATZOLDT, U., HALLER, P.: Epileptische Anfälle bei Hirngeschwülsten. Z. Neurol. **205**, 307 (1973).

727b. PATZOLDT, U., PFINGST, E., TROSTDORF, E.: Der „Normal pressure hydrocephalus". Fortschr. Neurol. Psychiat. **42**, 281 (1974).

728. PEDERSEN, K. K., HAASE, J.: Isotope liquorgraphy in the demonstration of communicating obstructive hydrocephalus. Acta neurol. scand. **49**, 10 (1973).
729. PEDERSEN, M., HAASE, J.: Scintillation camera and rectilinear scanner for detection of space-occupying intracranial lesions. Acta radiol. Diagn. **26**, 534 (1970).
730. PENNING, L., FRONT, D., BEEKHUS, H.: Differentiation of brain lesions by sequential gamma camera studies. J. neurol. Sci. **14**, 1 (1971).
731. PERKERSON, R. B., SMITH, CH. D., WELLER, W. F.: The rim sign of subdural hematoma. J. nucl. Med. **13**, 637 (1972).
732. PERRY, B. J., BRIDGES, C.: Computerized transverse axial scanning (tomography) Part 3: radiation dose considerations. Brit. J. Radiol. **46**, 1048 (1973).
733. PETERSEN, F., POHLENZ, O., V. KAMPTZ, J.: Hirnszintigraphie bei cerebrovaskulären Erkrankungen. Fortschr. Röntgenstr. **114**, 445 (1971).
734. PEXMAN, J. H. W.: Brain scanning with a Nuclear Enterprises scinticamera. IV. Bio-med. Engng I, 16 (1973).
734a. PEXMAN, J. H. W.: The angiographic and brain scan features of acute herpes simplex encephalitis. Brit. J. Radiol. **47**, 179 (1974).
734b. PINK, V., LANG, G., SCHUBEL, P., WEBER, A.: Zur Diagnostik der Rhinoliquorrhoe unter Verwendung von 131-Jod-Humanserumalbumin. Zbl. Neurochir. **33**, 189 (1972).
735. PIZER, ST. M.: Processing radioisotope scans. J. nucl. Med. **10**, 150 (1969).
736. PLAGNE, R., LAFAYE, C., JANNY, P., TOUNILHAC, M., MEYNIEL, G.: L'angioscintigraphie, temps initial de la scintigraphie cérébrale auch technetium-99m. Neuro-chirurgie **17**, 415 (1971).
737. PLANIOL, T., GOUAZÉ, A., ROUZAUD, M., SANTINI, J. J., DEGIOVANNI, E., LE FLOCH, O.: Exemples de l'intérêt de la gamma-angio-encéphalographie en neuro-chirurgie. Neuro-chirurgie **19**, 215 (1973).
738. PLANIOL, T., FLOYRAC, R., ITTI, R., ROUZAUD, M., DEGIOVANNI, E., GLORIES, P.: La gamma-angio-encéphalographie dans l'insuffisance circulatoire cérébrale. Rev. neurol. **125**, 56 (1971).
739. POOL, L.: Excision of arteriovenous malformations. J. Neurosurg. **29**, 312 (1968).
740. POHLENZ, O., SEITZ, D., VOGEL, H.: Die Bedeutung der Kamera-Serien- und Spätszintigraphie für die Diagnostik cerebraler arteriovenöser Angiome. Z. Neurol. **203**, 31 (1972).
741. POPHAM, M. G.: Numerical methods for the detection of abnormalities in radionuclide brain scans. Progr. nucl. Med. **1**, 115 (1972).
742. POPHAM, M. G., BULL, J. W. D., EMERY, E. W.: Interpretation of brain scans by computer analysis. Brit. J Radiol. **43**, 835 (1970).
743. POSER, CH. M.: Recent advances in multiple sclerosis. Med. Clin. N. Amer. **56**, 1343 (1972).
744. POTCHEN, E. J., ADATEPE, M., STUDER, R., PENKOSKE, M., PENKOSKE, P., PEREZ, C.: Radioisotopic assessment of cerebral edema. Arch. Neurol. (Chic.) **24**, 287 (1971).
745. POTTHOFF, P.: Der heutige Stand der Neurochirurgie des Kleinhirns und der Kleinhirnerkrankungen. Nervenarzt **39**, 299 (1968).
746. PRENSKY, A. L, SWISHER, CH. N., DE VIVO, D. C.: Positive brain scans in children with idiopathic focal epileptic seizures. Neurology (Minneap.) **23**, 798 (1973).
747. POWELL, M. R., ANGER, H. O.: Blood flow visualization with the scintillation camera. J. nucl. Med. **7**, 729 (1966).
748. PROSENZ, P., HEISS, W. D.: Measurements of brain perfusion using camera systems. J. Nucl. Biol. Med. **16**, 279 (1972).
749. PUTZE, A. K., STRÖDER, J.: Zur Aussagefähigkeit von Elektroenzephalographie, Szintigraphie, Angiographie und Pneumencephalographie in der Diagnostik raumfordernder intrakranieller Prozesse des Kindesalters. Mschr. Kinderheilk. **119**, 565 (1971).
750. QUINN, J. L.: Serial brain scans in glioblastoma multiforme. Radiology **101**, 367 (1971).
751. RADCLIFFE, W. B., GUINTO, F., ADCOCK, D. F., KRIGMAN, M. R.: Early localization of herpes simplex encephalitis by radionuclide imaging and carotid angiography. Radiology **105**, 603 (1972).
752. RADCLIFFE, W. B., GUINTO, F., ADCOCK, D. F., KRIGMAN, M. R.: Herpes simplex encephalitis. Amer. J. Roentgenol. **112**, 263 (1971).
753. RADCLIFFE, W. B., GUINTO, F., SCATLIFF, J. H.: Cerebral and extracerebral hematoma. Sem. Roentgenol. **6**, 103 (1971).

753a. RAIMONDI, A. J., MATSUMOTO, S., MILLER, R. A.: Brain abscess in children with congenital heart disease. J. Neurosurg. **23**, 588 (1965).

753b. RAY, B. S., BERGLAND, R. M.: Cerebrospinal fluid fistula. J. Neurosurg. **30**, 399 (1969).

754. RAU, H., MEIENBERG, O., LANGLOTZ, M., PIROTH, D., IMHOF, H.: Szintigraphie mit Se-75 Natrium-Selenit bei Hirntumoren und cerebrovaskulären Insulten. Nervenarzt **44**, 325 (1973).

755. RICCOBONO, X. J., CHASE, ST. P.: Fortuitous scan documentation of the development of an intracerebral hematoma. J. Neurosurg. **33**, 79 (1970).

756. RICE, E., GENDELMAN, S.: Psychiatric aspects of normal pressure hydrocephalus. J. Amer. med. Ass. **223**, 409 (1973).

756a. RIESELBACH, R., DI CHIRO, G., FREIREICH, E., RALL, D.: Subarachnoid distribution of drugs following lumbar injection determined by autoradiography and external scanning. New Engl. J. Med. **267**, 273 (1962).

757. ROVIT, R., SCHECHTER, M., CHODROFF, P.: Choroid plexus papillomas. Amer. J. Roentgenol. **110**, 608 (1970).

758. RINALDI, I., HARRIS, W. O., DI CHIRO, G.: Radionuclide cisternography in subdural hematomas. Radiology **105**, 597 (1972).

759. ROBERT, J., MONTAUT, J., PICARD, L., NAOUN, A., LEPOIRE, J.: Exploration intra-cranienne par le technetium-99m. Neuro-chirurgie **15**, 379 (1971).

760. ROBERT, J., NAOUN, A., PICARD, L., MONTAUT, J., BERTRAND, A.: La scintigraphie cranienne a l'aide du technetium 99m. Ann. Radiol. **14**, 575 (1971).

761. RODA, J. E., SOLOWAY, A. H., BENDA, P., SWEET, W. H.: Biological behavior of ^{56}KMnO$_4$: Its accumulation in normal tissues and pathological brain. J. nucl. Med. **10**, 205 (1969).

762. RÖSLER, H., HUBER, P., HESSE, M.: Serienszintigraphische Befunde beim Schlaganfall. Schweiz. med. Wschr. **100**, 1401 (1970).

763. RÖSLER, H., KINSER, J., STALDER, A.: Hirnmetastasen im Serienszintigramm. Fortschr. Röntgenstr. **115**, 357 (1971).

764. ROSENTHALL, L.: Radionuclide carotid blood flow evaluation with the gamma-ray scintillation camera. J. Canad. Ass. Radiol. **20**, 255 (1969).

765. ROSENTHALL, L., MARTIN, R. H.: Cerebral Transit of pertechnetate given intravenously. Radiology **94**, 521 (1970).

766. ROWAN, J. O., CROSS, J. N., TEDESCHI, G. M., JENNETT, W. B.: Limitations of circulation time in the diagnosis of intracranial disease. J. Neurol. Neurosurg. Psychiat. **33**, 739 (1970).

767. RUBENS, R. D.: Reversible organic dementia due to normal-pressure communicating hydrocephalus. Proc. roy. Soc. Med. **63**, 42 (1970).

768. RUDD, TH. G., O'NEAL, J. T., NELP, W. B.: Cerebrospinal fluid circulation following subarachnoid hemorrhage. J. nucl. Med. **12**, 61 (1971).

769. RUDD, TH. G., SHURTLEFF, D. B., LOESER, J. D., NELP, W. B.: Radionuclide assessment of cerebrospinal fluid shunt function in children. J. nucl. Med. **14**, 683 (1973).

770. RUNNELS, J. B., GIFFORD, D. B., FORSBERG, P. L., HANBERY, J. W.: Dense calcification in a large cavernous angioma. J. Neurosurg. **30**, 293 (1969).

771. SAMSON, D. E., CLARK, K.: A current review of brain abscess. Amer. J. Med. **54**, 201 (1973).

772. SAMUELS, L. D., NATELSON, S., MILLER, C. A.: RISA brain scan in children. Clin. Pediat. (Phila.) **10**, 109 (1971).

773. SAMUELS, L. D.: 99m-Tc-Pertechnetate scans of posterior fossa tumours in children. Clin. Pediat. (Phila.) **10**, 211 (1971).

773a. SAPIRSTEIN, L. A.: Fractionation of the cardiac output of rats with isotopic potassium. Circulat. Res. **4**, 689 (1956).

774. SASAKI, M., AIRD, R. B., KENNEDY, R., KERBER, C., NEWTON, T. H., POWELL, M.: Correlative study of EEG and brain scintiphotography. Trans. Amer. neurol. Ass. **96**, 299 (1971).

775. SAUER, J.: Die diagnostische Aussagekraft der Hirnszintigraphie. Fortschr. Röntgenstr. **116**, 179 (1972).

776. SAUER, J., HEISSEN, E., STRÖTGES, M. W.: Zur Brauchbarkeit von 113m-In-EDTA in der modernen Hirntumordiagnostik. Fortschr. Röntgenstr. **117**, 698 (1972).

777. SAUER, J.: Die hirndiagnostischen Möglichkeiten der Szintillationskamera nach ANGER. Nucl.-Med. (Stuttg.) **9**, 1053 (1971).

778. SCHEINBERG, L. C., TAYLOR, J. M.: The importance of brain scanning to the neurologist and neurosurgeon. Sem. Nucl. Med. **1**, 5 (1971).

779. SCHIEFFER, W.: Frühdiagnose raumfordernder Prozesse im Schädelinnern. Deusch. med. J. **23**, 551 (1972).

779a. SCHIEFER, W., KUNZE, ST.: Die Echo-Encephalographie. Nervenarzt **44**, 617 (1973).

780. SCHLEIF, A., ALAZRAKI, N., HALPERN, S., COEL, M., ASHBURN, W.: A vertex view artifact on 99m-Tc brain scan in a child. J. nucl. Med. **13**, 393 (1972).

781. SCHULHOF, L. A., HEIMBURGER, R. F.: Frontal lobe epidermoid tumor with a positive brain scan. Surg. Neurol. **1**, 265 (1973).

781a. SHAPIRO, R.: Myelography. Chicago: Year Book Med. Publ. 1968.

782. SHARMA, S., QUINN, J. L.: Brain scans in autopsy proved cases of intracerebral hemorrage. Arch. Neurol. (Chic.) **28**, 270 (1973).

783. SHAW, R. A., DU SAULT, L. A., WILNER, H. I.: False negative brain scans excluding those found in cerebral infarction. Radiology **98**, 369 (1971).

783a. SHELDON, J. J., SMOAK, W. M., GARGANO, F. P., WATSON, D. D.: Dynamic scintigraphy in intracranial meningioma. Radiology **109**, 109 (1973).

784. SILBERSTEIN, A. B., LEVY, L. M.: 99m-Tc localization in the choroid plexus. Radiology **95**, 529 (1970).

785. SILFVERSKIÖLD, B. P., SÖDERBORG, B., KIIBUS, A.: Computer processing of cerebral scintillation camera studies. Acta neurol. scand. **47**, 209 (1971).

785a. SMOAK, W. M., GILSON, A. J.: Scintillation visualization of a vascular rim in subdural hematoma. J. nucl. Med. **11**, 695 (1970).

785b. SIMON, H.: Die Fluoresceinprobe zur Diagnostik der oto- und rhinogenen Liquorfistel. Z. Laryng. Rhinol. **49**, 55 (1970).

785c. SJÖLIN, P. G., GAUFFIN, C., BJÖRKMAN, J.: A computerised system for gamma camera data acquisition and image processing. Symposium Scintigraphy der IAEA, Monte Carlo 1972, Wien IAEA 1973.

786. SPIERS, A. S.: Cerebral metastases from carcinoma of the lung. Med. J. Aust. **II**, 178 (1969).

787. STALDER, A., KINSER, J., RÖSLER, H., SCHNAARS, P., HUBER, P.: Type-specific tumor patterns in the cerebral radioangiography. Neuroradiology **3**, 137 (1972).

788. STEINHOFF, H.: Die Leistungsfähigkeit der Hirnszintigraphie in der Differentialdiagnostik intrakranieller Prozesse. Acta neurochir. (Wien) **26**, 99 (1972).

789. STRAUSS, H. W., JAMES, A. E., HURLEY, P. J., DE LAND, F. H., MOSES, D. C., WAGNER, H. N.: Nuclear cerebral angiography. Arch. intern. Med. **131**, 211 (1973).

790. STRECKER, E. P., KONIGSMARK, B., BUSH, M., JAMES, A. E.: Cerebrospinal fluid alterations in the dog with chemical meningitis. Invest. Radiol. **8**, 33 (1973).

791. STRECKER, E. P., BUSH, M., JAMES, A. E.: Cerebrospinal fluid imaging as a method to evaluate communicating hydrocephalus in dogs. Amer. J. vet. Res. **34**, 101 (1973).

792. SUGITANI, Y., NAKAMA, M., YAMUSHI, Y., IMAIZUMI, M., NUKADA, T., ABE, H.: Neovascularization and increased uptake of 99m-Tc in experimentally produced cerebral hematoma. J. nucl. Med. **14**, 912 (1973).

793. SUNDER-PLASSMANN, M., GRUNERT, V., BÖCK, F., LACHMANN, D.: Der Wert der Ventrikuloszintigraphie zur Diagnose frühkindlicher Hirntumoren. Fortschr. Röntgenstr. **115**, 68 (1972).

794. SUTHICHALERM, CH., LANGAN, J. K., TRATTER, J. M., MUELLEHNER, G., WAGNER, H. N.: Tomographic imaging with the scintillation camera in the detection and characterization of brain lesions. Radiology **98**, 445 (1971).

795. SUTHERLAND, J. B., HILL, N., BANERJEE, A. K., GILDAY, D. L.: Brain scanning and brain abscesses. J. Ass. Canad. Radiol. **23**, 176 (1972).

796. SUWANWELA, CH., POSHYACHINDA, V., POSHYACHINDA, M.: Brain scanning in the diagnosis of intracraniell abscess. Acta neurochir. (Wien) **25**, 165 (1971).

796a. SUWANWELA, C., POSHYACHINDA, V., POSHYACHINDA, M.: Isotope cisternography and ventriculography in frontoethmoidal encephalomeningocele. Acta radiol. (Diagn.) (Stockh.) **14**, 5 (1973).

797. TATOR, CH. H., MURRAY, S.: A clinical, pneumencephalographic and radioisotopic study of normal-pressure communicating hydrocephalus. Cand. med. Ass. J. **105**, 573 (1971).

798. TEFFT, M.: More common radionuclide examinations in children: Indications for use with a discussion of radiation dose received. Pediatrics **48**, 802 (1971).
799. THOMPSON, R. W., DE NARDO, G. L., KOTTRA, J. J.: The diagnostic value of brain scanning in intracranial lymphomas. Radiology **102**, 111 (1972).
800. TOUYA, E., OSORIO, A., TOUYA, J. J., PAEZ, A., GUELFI, A., FERRARI, M.: Bilateral cerebrospinal fluid otorrhoea due to congenital malformation. J. nucl. Med. **11**, 369 (1970).
801. TOUYA, E., TOUYA, J. J., BEKERMAN, C., PERILLO, W., GARCIA GUELFI, A., OSORIO, A., FERRARI, M.: A new radiopharmaceutical for subarachnoid space scintillography (Colloidal 113m-In). J. nucl. Med. **10**, 376 (1969).
802. TRAPP, P., HASCHER, J., TZONOS, T.: Nuklearmedizinische und neuroradiologische Untersuchungsergebnisse bei postoperativen Hirntumorrezidiven. Nucl.-Med. (Stuttg.) **12**, 234 (1973).
803. TREMONTI, L., DART, L. H.: Focal encephalitis due to pseudomonas pseudomallei. J. Amer. med. Ass. **215**, 112 (1971).
804. TSUYUMU, M., HIRATSUKA, H., OHATA, M., HASHIMOTO, K., MATSUSHIMA, Y., INABA, Y.: Brain scanning of subdural hematoma in infants and children. Bull. Tokyo med. dent. Univ. **19**, 271 (1972).
805. THOMPSON, R. W., DE NARDO, G. L.: Therapeutic response of intracranial Hodgkin's disease documented by brain scanning. Cancer (Philad.) **24**, 981 (1969).
805a. UNGER, R. R., OLLMANN, S., SCHMITZ, W., GÖRNER, W.: Neurologisch-psychiatrische Nachuntersuchungsergebnisse nach Shunt-Operationen (Spitz-Holter) wegen frühkindlichem Hydrocephalus. Dtsch. Gesundh.-Wes. **24**, 1427 (1969).
806. UCMAKLI, A.: The pathological significance of corpus callosum involvement in brain scans. J. nucl. Med. **13**, 510 (1972).
807. VALENSTEIN, E., ROSMAN, P., CARTER, A. P.: Schilder's disease (Positive brain scan). J. Amer. med. Ass. **217**, 1699 (1971).
808. VAUGHAN, R. J., LOVEGROVE, F. T. A., FLEAY, R. F., QUINLAN, M. F.: Scintiscanning in the detection and diagnosis of subdural haematoma and hygroma. Austral. N. Z. J. Surg. **40**, 343 (1971).
809. VITYE, B., OSTIGUY, G., LE BEL, E.: Abnormal 99,-Tc brain scan in cerebral sarcoidosis. Canad. med. Ass. J. **101**, 169 (1969).
810. VOLPE, J. A., McRAE, J., ANGER, H. O.: Clinical experience with the multiplane tomographic scanner. J. nucl. Med. **12**, 101 (1971).
811. VOUTILAINEN, A., PAASIO, J., PESONEN, K.: Experiences with myeloscintigraphy. Acta neurol. scand. **45**, 583 (1969).
812. WAGNER, H. N., HOSAIN, F., DE LAND, F. H., SOM, F.: A new radiopharmaceutical for cisternography: 169-Ytterbium. Radiology **95**, 121 (1970).
812a. WAGNER, H. N., NATARAJAN, T. K., KNOWLES, L., McEWAN, CH. E.: Practical applications of the computer in radionuclide imaging. Symposium Scintigraphy der IAEA, Monte Carto 1972, Wien IAEA 1973.
813. WALTIMO, O., EISTOLA, P., VUOLIO, M.: Brain scanning in detection of intracranial arteriovenous malformations. Acta neurol. scand. **49**, 434 (1973).
813a. WATSON, D. D., NELSON, J. P., GOTTLIEB, S.: Rapid bolus injection of radioisotopes. Radiology **106**, 347 (1973).
814. WAXMAN, A. D., LEE, G., WOLFSTEIN, R., SIEMSEN, J. K.: Differential diagnosis of brain lesions by gallium scanning. J. nucl. Med. **14**, 903 (1973).
815. WEBER, G.: Das chronische Subduralhämatom. Schweiz. med. Wschr. **99**, 1483 (1969).
815a. WEISS, M. H., KAUFMAN, B., RICHARDS, D. E.: Cerebrospinal fluid rhinorrhea from an empty sella. J. Neurosurg. **39**, 674 (1973).
816. WELLMANN, H. N., LEWIS, H. P., CARROLL, R., RAMIREZ, R.: Visualization and function studies of the cerebrospinal fluid space with 99m-Tc sulfide colloid. Neurology (Minneap.) **18**, 1113 (1968).
816a. WHITE, D. N., HANNA, L. F.: Automatic midline echoencephalography. Neurology **24**, 80 (1974).
817. WIESMANN, R.: Über subdurale Empyeme. Acta neurochir. (Wien) **20**, 153 (1969).
818. WILKINS, R. H., WILKINSON, R. H., ODOM, G.: Abnormal brain scan in patients with cerebral arterial spasm. J. Neurosurg. **36**, 133 (1972).

819. WILLIAMS, J. O., HERZBERG, L., HICKS, E. P., WILLIAMS, N. E., CROFT, D. N.: Overall value of brain scans and electroencephalograms in detecting neurosurgical lesions. Lancet **1972 II**, 642.
820. WILLIAMS, J. P.: Isotope cisternography with intracranial masses. Bull. Los Angeles neurol. Soc. **36**, 119 (1971).
820a. WINKLER, C.: Ccmputer assisted differential diagnostics of human brain lesions. IRCS Int. Res. Communic. System: Paper (73—12) 16—23—2 (1973).
820b. WILSON, McC.: The anatomic foundation of neuroradiology of the brain. Boston: Little, Brown 1972.
821. WOLPERT, S. M., CARTER, B., FERRIS, E. J.: Lipomas of the corpus callosum. Amer. J. Roentgenol. **115**, 92 (1972).
822. WU, CH. CH.: Cerebral blood flow studies with intravenously injected sodium pertechnetate in cerebrovascular disease. J. Formosa med. Assoc. **71**, 551 (1972).
823. YATES, CH., TOMFSETT, R.: Reliability of brain scan diagnosis. Antimicrob. Agents Chemother. **10**, 112 (1970).
824. YEH, E. L.: Elimination of salivary gland uptake by lemon. J. nucl. Med. **12**, 770 (1971).
825. YOUNG, R. L., ROCKETT, J. F.: The brain scan as a routine screening procedure. Sth. med. J. (Bgham, Ala.) **65**, 65 (1972).
826. YOUNG, D. F., ELDRIDGE, R., GARDNER, W. J.: Bilateral acoustic neuroma in a large kindred. J. Amer. med. Ass. **214**, 347 (1970).
827. ZEIDLER, U., WEINRICH, W., BRUNNGRABER, C. V., ECKHARDT, W., JUNKER, D., BETTELS, G., KALDEN, J.: Indium-111 as a brain scanning agent. Symposium Scintigraphy der IAEA Monte Carlo 1972; Wien: IAEA 1973.
828. ZEIDLER, U., VOGELSANG, H. G., DIETZ, H., WEINRICH, W.: Tumor of the glomus v. iugularis with positive brain scan. (in preparation).
829. ZEIDLER, U., VOGELSANG, H. G., DIETZ, H., WEINRICH, W., BRUNNGRABER, C. V.: "Radioisotope arteriography" vs. angiography in arteriovenous malformations and vascular tumors of the brain. (In preparation).
830. ZINGESSER, L. H.: Scanning in diseases of the subdural space. Sem. nucl. Med. **1**, 41 (1971).

Sachverzeichnis

S. Wende, E. Zieler, N. Nakayama
Cerebral Magnification Angiography
Physical Basis and Clinical Results
With the Collaboration of
K. Schindler
141 figures. VII, 150 pages. 1974
Cloth DM 148,—; US $60.40
ISBN 3-540-06651-9

Distribution rights for Japan:
Igaku Shoin Ltd., Tokyo

Radiological Exploration of the Ventricles and Subarachnoid Space
By G. Ruggiero, J. Bories,
A. Calabrò, G. Cristi, G. Scialfa,
F. Smaltino, A. Thibaut
With the Cooperation of G. Gianasi,
G. Maranghi, C. Philippart,
E. Signorini
90 partly coloured figures
(279 separate illustrations)
XIV, 152 pages. 1974
Cloth DM 148,—; US $60.40
ISBN 3-540-06572-5

Distribution rights for Japan:
Igaku Shoin Ltd., Tokyo

Röntgendiagnostik des Schädels/Roentgen Diagnosis of the Skull
Redigiert von L. Diethelm, F. Strnad
(Handbuch der medizinischen
Radiologie/Encyclopedia of
Medical Radiology, Band 7)

1. Teil: 452 Abbildungen
XVI, 543 Seiten. 1963
Gebunden DM 290,—; US $118.40
Subskriptionspreis
Gebunden DM 232,—; US $94.70
ISBN 3-540-02995-8

2. Teil: 966 Abbildungen
XX, 1050 Seiten. 1963
Gebunden DM 390,—; US $159.20
Subskriptionspreis
Gebunden DM 312,—; US $127.30
ISBN 3-540-02996-6

A. Wackenheim
Roentgen Diagnosis of the Craniovertebral Region
With 500 figures. XXII, 601 pages
1974. Cloth DM 368,—; US $150.20
ISBN 3-540-06615-2

Distribution rights for Japan:
Igaku Shoin Ltd., Tokyo

Angiography/Scintigraphy
Symposium of the European
Association of Radiology,
Mainz, 1-3 October 1970
Editor: L. Diethelm
262 figures. XX, 445 pages. 1972
Cloth DM 86,—; US $35.10
ISBN 3-540-05804-4

T. Nomura:
Atlas of Cerebral Angiography
24 figures. 1 color plate,
212 special plates, 6 angiograms
XI, 322 pages. 1970
Cloth DM 90,—; US $36.80
ISBN 3-540-05222-4

Published by Igaku Shoin Ltd.,
Tokyo. Sole distribution rights
in all countries except the Far East:
Springer Verlag

A. Wackenheim, J. P. Braun
Angiography of the Mesencephalon
Normal and Pathological Findings
128 figures. XI, 154 pages. 1970
Cloth DM 108,—; US $44.10
ISBN 3-540-05266-6

Prices are subject to change
without notice

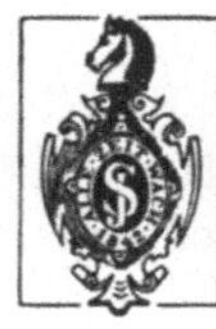

Springer-Verlag
Berlin
Heidelberg
New York

Journals

Neuroradiology

Organ of the European Society
of Neuroradiology

Title No. 234

Editorial Board: P. Amundsen,
N. Azambuja, H. L. Baker, J. Bories,
G. du Boulay (Editorial Secretary),
J. W. D. Bull, R. Chrzanowski,
G. Cornelis, S. Cronqvist,
D. O. Davis, G. Di Chiro,
R. Djindjian, R. Ethier, K. Hara,
P. Huber, J. Jirout, E. M. Klaus-
berger, G. Lombardi, T. H. Newton,
G. Ruggiero, M. M. Schechter
(Editorial Secretary), J. Solé Llenas,
M. Takahashi, J. Taveras,
A. Wackenheim (Editorial Secre-
tary), S. Wende (Editorial Secre-
tary), B. G. Ziedses des Plantes,
L. H. Zingesser

Advances in angiography and new
insights gained from the increasing
use of isotopes for diagnosis are
mainly responsible for the rapid
development of neuroradiology as a
separate discipline. As a result of
close cooperation among radiol-
ogists, neurologists, and neuro-
surgeons, new light is constantly
being shed on this promising field.
New knowledge about the morphological and functional relationships
of the organs contained within the
skull and the vertebral canal under
normal and pathological conditions
continues to be reported by re-
search workers throughout the
world. NEURORADIOLOGY by
making these reports readily avail-
able provides vital infomation for
assuring proper diagnosis.

Pediatric Radiology

Title No. 247

Editorial Board: W. E. Berdon
(Editorial Secretary), D. Bowdler,
A. R. Chrispin (Editorial Secretary),
B. J. Cremin, G. Currarino,
P. Defrenne, A. Doberti,
D. A. Domenech, J. S. Dunbar,
K.-D. Ebel (Editorial Secretary),
O. A. Eklöf (Editorial Secretary),
C. Fauré, Z. Fruchter, A. Giedion,
J. L. Gwinn, G. B. C. Harris (Edito-
rial Secretary), G. Iannaccone,
H. J. Kaufmann, K. Knapp,
K. Kozlowski, M. A. Lassrich (Edi-
torial Secretary), C. Manzono,
W. Porstmann, A. Rubin,
J. Sauvegrain, F. N. Silverman,
E. B. Singleton, J. Sutcliffe,
E. Willich (Editorial Secretary)

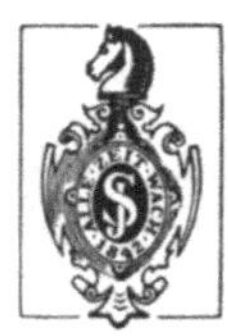

Springer-Verlag
Berlin
Heidelberg
New York